《金匮要略》方证经纬

李文学　潘　嘉　编著

陕西新华出版传媒集团

陕西科学技术出版社

Shaanxi Science and Technology Press

———— 西　安 ————

图书在版编目(CIP)数据

《金匮要略》方证经纬 / 李文学,潘嘉编著. — 西安：陕西科学技术出版社，2022.1

ISBN 978-7-5369-8319-9

Ⅰ.①金… Ⅱ.①李… ②潘… Ⅲ.①《金匮要略方论》—研究 Ⅳ.①R222.39

中国版本图书馆 CIP 数据核字(2022)第 027059 号

《金匮要略》方证经纬

JINGUI YAOLUE FANGZHENG JINGWEI

李文学　潘　嘉　编著

责任编辑	高　曼	
封面设计	徐娜娜	

出 版 者　陕西新华出版传媒集团　陕西科学技术出版社

西安市曲江新区登高路 1388 号陕西新华出版传媒产业大厦 B 座

电话(029)81205187　传真(029)81205155　邮编 710061

http://www.snstp.com

发 行 者　陕西新华出版传媒集团　陕西科学技术出版社

电话(029)81205180　81206809

印　　刷　西安牵井印务有限公司

规　　格　787mm×1092mm　16 开本

印　　张　24

字　　数　580 千字

版　　次　2022 年 1 月第 1 版

2022 年 1 月第 1 次印刷

书　　号　ISBN 978-7-5369-8319-9

定　　价　98.00 元

主 编 简 介

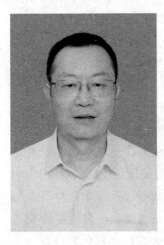

李文学，男，1964年12月出生，四川省仪陇县人。1987年毕业于成都中医学院（现成都中医药大学）医学系，医学学士。现就职于四川省仪陇县人民医院，中医主任医师，仪陇县名中医，第九届、第十届县政协委员。为南充市市级中医专家库成员，四川省中医药信息学会微医分会常务理事。

李文学从事临床30余年，崇尚《周易》《内经》《伤寒杂病论》等中医古典理论。对《伤寒杂病论》研究多年，有独特的见解，认为"万病找六经，经方治百病，合方治大病""整体六经方证观，驾驭百病之变"。对后世李东垣的脾胃学说，彭子益、黄元御气机升降理论及五行的圆运动理论，对钦安-卢氏中医扶阳医学有较深入研究。临证注重"脾胃学说""气机升降理论""坎离学说"。

将上述理论运用于临床，擅于运用"六经-方证"辨证兼以"脏腑-经络-方证"辨证，应用经方，善用生姜、桂枝、附子、乌头及生半夏、生南星，治疗常见病和各种疑难杂症，包括心脑血管病，如脑梗塞、脑出血后遗症；各种心脏病，如冠心病、肺心病、风心病；各种肺系疾病，如慢支炎、肺气肿；消化系统疾病，如慢性胃炎、胆汁反流性胃炎、胃溃疡、急慢性肠炎、急慢性胆囊炎、胆结石、各种肝炎、肝硬化；慢性肾炎、肾功衰；各种肿瘤（癌症）；颈椎病、腰椎病、各种风湿痹症；各种皮肤病；妇科经带产后疾病及小儿常见病等。

发表论文20余篇，独著出版了《伤寒论方证纵横》，主编出版了《中医疑难病秘验方大典》，参与编写出版了《中医膏丹丸散大典》《膏剂分典》《丹丸剂分典》《散剂分典》第一版）《经方方证探微》《广义经方——群贤仁智录》等中医著作。

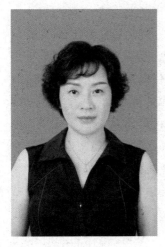

潘嘉,女,1970年出生,四川达州人。双硕士学历,毕业于成都中医药大学。四川省中医药科学院副研究员,现任四川省中医药科学院药理研究室主任。师承于多位全国著名中医药大家——四川省名中医宋兴教授、四川省名中医谭万信教授、四川省十大名中医王成荣研究员。

目前担任四川省中医药信息学会微医分会会长,四川省中医药信息学会常务理事,四川省中医药信息学会慢病专委会常务委员,四川省医养结合研究会常务理事。从事临床以及药理毒理研究工作近30年,获得了20余项国家、部、省级科研课题支助,包括国家中医药管理局中药研究课题——《鼻腔给药的吸收及黏膜毒性研究》,该项课题的立题至今在全国依然处于领先地位。作为主要研究人员,参加了国家科技重大专项课题以及重大新药创制研究开发——《双黄紫有效部位配方抗卵巢癌候选药物研究》,"九五"国家中医药科技攻关项目——《大川芎丸的研究》,"九五"国家中医药科技攻关项目——《风湿平的研究》,四川省教委青年基金资助项目,四川省教委重点科技项目,四川省科技厅多个项目,四川省中医药管理局中医药科学技术研究专项等项目。在全国核心期刊发表论文30余篇,SCI论文1篇,参与编写专著3部。

临床上擅长辨证论治,审证求因,对妇科、儿科、老年病、呼吸科、皮肤科等的中医治疗有丰富的临床治疗经验及独到的体会,潜心研究《伤寒论》《金匮要略》《脾胃论》《金匮要略心典》等,兼收并蓄,博采中医历史名家之所长;善于结合历代医家临床经验,灵活运用经方,用药精准,临床疗效显著。

序 一

　　川蜀名山俊秀，人杰地灵，自古名医辈出，医派纷呈，素有"中医之乡""中药之库"的美誉，是我国中医药重要的发源地之一。

　　医圣张仲景，勤求古训，博采众方，并凭脉辨证，撰著了不朽的医学名著《伤寒杂病论》，后世将其分为《伤寒论》和《金匮要略》，千古流传，奉为圭臬。《伤寒论》以六经辨证为主，治疗外感疾病，不仅为诊治外感疾病提出了辨证纲领和治疗方法，也为中医临床各科提供了辨证论治规范，奠定了中医辨证论治的基石。《金匮要略》以脏腑辨证为主，治疗内、妇科杂病，被誉为治疗杂病的典范。后世医家尊仲景为医圣，学习经典，应之临床，研习者蔚然成风。

　　四川省仪陇县人民医院李文学主任医师、四川省中医药科学院潘嘉副研究员，研习仲景学说 20 余载，独具心得体会，临证喜用经方，擅于运用"六经-方证""脏腑-经络-方证"辨证，对方证研究尤有心得，出版有《伤寒论方证纵横》一书，今又撰著了《〈金匮要略〉方证经纬》一书，独具特色。本书尤重对"方证"的解析，详列了剂量、用法、参考处方、煎服法、组方分析、辨证要点、临床运用等，注重临床实际运用，扩大了原方运用范围。书中还列举了 50 余例临床实战案例，体现了作者研习经方和善用经方的临床效验。

　　本书的出版发行，丰富了川派中医的学术思想，对研习经典著作的学生、医生、学者都大有裨益，必将嘉惠于中医药界同仁。欣闻《〈金匮要略〉方证经纬》即将付梓，故乐于推荐，并上述琐言，爱之为序。

中华中医药学会副会长

四川省中医药学会会长

成都中医药大学教授、博导

杨殿兴

2021 年于蓉城立秋日

序 二

　　本书作者之一的李文学乃我师弟,曾经在同一单位工作,深感其对古典医籍的精研细究,对古代名医的推崇备至,对临证经方的灵活运用。仲景所著《伤寒杂病论》博大精深,是中医学者必读之书。

　　李文学长期扎根基层,深研仲景学说,用以指导临床实践,疗效卓著,患者接踵而来,甚至一号难求,深得群众喜爱。

　　前著《伤寒论方证纵横》已出版发行,今又与潘嘉女士合著《〈金匮要略〉方证经纬》,两书相辅相成,是对仲景《伤寒杂病论》系统研究的集合。该书一是遵原义:旁征博引,注解明晰,按文精到;二是重方证:辨证施治,病机详析,君臣佐使,理法一致;三是举实例:理论联系实际,以仲景方证,灵活加减,既遵原理,又不拘泥,展示经方魅力,激发后学者兴趣。

　　中医学发展,守正与创新并重,经典原著是中医学的精髓,在研究经典中获得灵感,在理论实践中感悟经典。作者之著述,立足经典,紧扣临床,必将给后学者以启迪,为经典传承助力,予传统医学创新以希望。

川北医学院第二临床学院

南充市中心医院

郑和平

2021 年 8 月 16 日于嘉陵江畔

自 序

东汉末年,瘟疫流行,民不聊生。医圣张仲景,感往昔之沦丧,伤横夭之莫救,乃循求故训,博采众方,完成了不朽的医学巨著《伤寒杂病论》,千古流传。辨病脉证治,开辨证论治之先河,创立了以"六经-方证""脏腑-经络-方证"为辨证特色的经方医学体系,被后世誉为"辨证论治之祖,经方施治之宗"。千百年来,《伤寒杂病论》一直有效地指导着临床实践,至今仍然是内、妇、儿各科的临床指南。

《伤寒杂病论》是中医"四大经典"著作之一,其道大而简,其论精而详,其方效而显,指导临床高效便捷,是中医学者必研经典著作。长期以来,业界有"不读《伤寒杂病论》,不问天下病""不读伤寒,学无根基"之论。故凡杏林中人,既以学习《伤寒杂病论》为中医入门津梁,又以深研精求其"方证对应"及辨证论证规律为中医学术修炼的最高境界。可见,研习此书,对中医学者理论的造诣和临床疗效的提高,均具有极其重要的作用。

本人从小体弱多疾,是山村的中医挽救了我,使我幼小的心灵中对中医学有了崇高的敬意。1982年,本人怀着"不为良相,便为良医"之人生志向,考取了成都中医学院(现成都中医药大学),踏进了中医高等学府校门。在老师教导下,我对熟悉而又陌生的中医学有了浓厚的兴趣,以优秀的成绩完成了学业,毕业后被分配回家乡工作。斗转星移,寒暑易节,30余载光阴一晃而过。多年来,矢志不移,初心不改,潜心中医药事业,悬壶一方,济世活人。

《伤寒杂病论》分为《伤寒论》和《金匮要略》(以下简称《金匮》)两部分,原为一个整体,被后世分为两部著作。其中,《伤寒论》主要以"六经-方证"论述外感病的演变证治规律,兼论治杂病;《金匮》主要以"脏腑-经络-方证"论述杂病的辨证论治。《伤寒论》辨病脉证治,以"六经辨证"为纲,要"方证辨证"为目,立398法,创113方。以阴阳为纲,将疾病分为"三阴、三阳",阐述了外感病由表及里、由三阳转入三阴以及杂病由浅入深的演变证治规律。后世医家以不同的观点加以注解和研究,形成了以"六经-经络-藏象"学说、"六经-八纲-方证"学说、"六经-六气"学说、"体质-方证"学说、"三部-六病"学说等为代表的伤寒学派。

仲景辨证理论体系的一大特点,就是方证辨证。所谓"方证",即方剂的最佳适应证。仲景所有方剂,必有其对应的证,即方证同条,它包含了主症、兼症及病机,其中病机是其核心。《伤寒论》如此,《金匮》也是一样。如在《金匮要略方论》(即《金匮》)之序中曰:"尚以对方证者,施之于人,其效如神。"可见,《金匮》亦强调"方证对应",只有准确的"方证对应",才有卓著的临床疗效。正确理解《伤寒杂病论》中"方证"的内涵和外延,是解读仲景著作的重点和难点,也是用好经方和提高临床疗效的关键。"方证对应",是"方证辨证"的过程,除了"脉症对应"外,更重要的是"病机对应",此才是方证辨证的最高目标,亦是仲景辨证理论体系中最重要的一环。仲景在《金匮》中,创立方剂205首,列举病证70多种,运用脏腑经络理论加以阐述,应用"脏腑-经络-方证"辨证理论体系予以辨证论治,示人以规矩准绳。

临证之余,本人熟读《伤寒论》《金匮》条文,细心揣摩仲景原意,结合历代名家论述,力求融会贯通,并验之于临床。几十年如一日,日积月累,终有所感悟,认为"六经辨证统百病,寒温统一六经辨""经方治百病,合方治大病""整体六经方证观,驾驭百病之变"。学以致用,临证以仲景"六经-方证"兼"脏腑-经络-方证"辨证理论作指导,善用经方施治,注重"脾胃学说""气机升降理论""坎离学说",常获得满意的临床疗效。

"六经-方证辨证"兼以"脏腑-经络-方证辨证"论治体系,执简驭繁,指导临床高效直捷。"读经典,做临床"是本人日常工作生活的写实,临证之余,或朗读仲景著作原文、或研习名家论著、或整理临床案例,寒暑不辍,每有所获,便付诸笔端,经年积累,终在出版了《伤寒论方证纵横》一书的同时,今又完成了《〈金匮要略〉方证经纬》。

潘嘉女士,女中豪杰,同门学妹,聪颖娴熟,家庭幸福,事业有成。不但科研硕果累累,而且还饱览群书,兼收并蓄。研习仲景学说多年,师从多位中医名家,博采众长,运用仲景辨证论治体系,擅用经方,临床疗效卓著。此次同心合作,深感欣慰,寒暑几载,多易其稿,终于完成了《〈金匮要略〉方证经纬》一书。此书有以下特点:

(1)《金匮》(以林亿等校定的《金匮要略方论》为蓝本)共有25篇章,仅选前22个篇章,其后《杂疗方二十三》《禽兽鱼虫禁忌并治第二十四》《果实菜谷禁忌并治第二十五》在临床仅作参考,故未选入。

(2)前22篇章内容,以原著内容为序。对其中具体条文,为反映病证的"脉症、病因病机、治疗原则、方证"等顺序,对部分条文顺序略作了变化。

(3)在对原条文加以注解时,对"病因病机"重点加以分析,突出病机特点,反映"异病同治""同病异治"的原则。后加作者"按"语,或援引《内经》《难经》经文,或引用历代医家高论,或采用作者研经用经心得,以开阔视野、加深对原文的理解。

(4)对其中"方证",重点加以解析。凡具体"方证",列举包括《伤寒论》及《金匮》中所有条文论述,并逐一加以注解,以反映《伤寒杂病论》的整体性,避免在解读和理解仲景著作原文时,有一叶障目的弊端。

(5)在对具体"方证"进行解析时,对原方剂量、用法、参考处方、煎服法、组方解析、辨证要点、临床运用等逐一加以论述,紧扣临床,注重实际运用。尤其是"临床运用"栏,不仅概括了原文经方的运用,而且以"病机"为基础,扩大了原方运用范围。结合现实临床,反映经方在现代疾病中的运用,传承经典、守正创新。

(6)因受篇幅限制,仅列举了50余例临床实战案例,以反映作者应用仲景"六经-方证"辨证和"脏腑-经络-方证"辨证的思路和体会,展示历经千年的经方高效和确切的临床效验。

本书的付梓,得到了四川省原中医管理局局长、现中华中医药学会副会长、四川省中医药学会会长、成都中医药大学教授、博士生导师杨殿兴老师,四川省南充市原卫计局局长、现川北医学院第二临床学院、南充市中心医院党委书记、教授、中医主任医师郑和平两位老师的大力支持和肯定，并欣然为本书作序，特此深情致谢！同时，还得到了出版社及山东慧莲文化传媒公司的大力支持，在此一并表示感谢！

仲景著作，文字简约，寓意深奥。我们学识浅薄，此书论述及观点如有不妥，敬请同道斧正，我们不胜感激！

李文学

2021 年 8 月 18 日于故乡四川仪陇县

目　录

绪　言

东汉末年，瘟疫流行，民不聊生。医圣张仲景著《伤寒杂病论》，分为《伤寒论》和《金匮要略》（以下简称《金匮》）两部分。此书原为一个整体，被后世分为两部著作，其中《伤寒论》主要以"六经-方证"论述外感病的演变证治规律，兼论治杂病；《金匮》主要以"脏腑-经络-方证"论杂病的辨证论治。《伤寒论》辨病脉证治，以"六经辨证"为纲，"方证辨证"为目，立398法，创113方。以阴阳为纲，将疾病分为三阳病、三阴病，阐述了外感病由表及里、由三阳转入三阴以及杂病由浅入深的演变证治规律。后世医家以不同的观点加以注解和研究，形成了以"六经-经络-藏象"学说、"六经-八纲-方证"学说、"六经-六气"学说、"体质-方证"学说、"三部-六病"学说等为代表的伤寒学派。以前2种学说最为盛行，而且在学术界影响最大。然各种学说都自有长短，都不能全面地反映仲景的学术思想。如以"六经-八纲-方证"为特色的辨证体系，认为疾病病位分为表、里、半表半里三部，每一病位又有阴阳不同的病性反应，即疾病概括为表阳证（太阳病）、表阴证（少阴病）、里阳证（阳明病）、里阴证（太阴病）、半表半里阳证（少阳病）、半表半里阴证（厥阴病），即《伤寒论》的六经病。此学说概括了疾病最一般的规律反应和通治方法，在整体上把握了疾病的病位、病性和演变规律，但在某些疾病的具体定位方面，以及在对仲景原著具体条文解释方面显得不足。如少阳病为什么表现为"口苦、咽干、目眩、胸胁苦满"等症状，体表和五官、前后二阴等疾病如何定位，气血津液疾病的产生机理等诸多问题，如用上述"六经-八纲-方证"理论解释和辨证，就显得有些不足。人体是以五脏-经络为中心的整体系统，疾病的反应，必然有脏腑经络功能的失调，气血津液代谢的紊乱。上述问题如用脏腑经络学说理论诠释，就会迎刃而解。因此，将"六经-八纲-方证"辨证学说和"六经-经络-藏象"理论相结合，来认识人体生理病理，来研究《伤寒杂病论》理论体系和经方临床运用，就能较为准确地体现仲景的辨证论治观，亦能全面反映仲景的学术思想。

仲景辨证理论体系的另一特点，就是方证辨证。什么是"方证辨证"？所谓"方证"，即方剂的最佳适应证。仲景所有方剂，必有其对应的证，即方证同条，它包含了主症、兼症及病机，其中病机是其核心。《伤寒论》如此，《金匮》也是一样。如在《金匮要略方论》（即《金匮》）之序中曰："尚以对方证者，施之于人，其效如神。"可见，《金匮》亦强调"方证对应"，只有准确的"方证对应"，才有卓著的临床疗效。正确理解《伤寒杂病论》中"方证"的内涵和外延，是解读仲景著作的重点和难点，也是用好经方和提高临床疗效的关键。"方证对应"，就是"方证辨证"的过程，除了

"脉症对应"外,更重要的是"病机对应",此才是方证辨证的最高目标,亦是仲景辨证理论体系中最重要的环节。《伤寒论》"六经-方证"辨证的程序是先辨"六经(病)",再辨"方证",六经辨证是辨证的基础,方证辨证才是辨证的终极目标。如把"六经-方证"辨证比喻为一个工程,六经辨证是完成工程的"框架设计",方证为"模块",方证辨证则是完成工程的最终"模块拼装"。"六经辨证""方证辨证",两者相辅相成,缺一不可。

仲景在《金匮》中,创立方剂 205 首,列举病证 70 多种,运用脏腑经络理论加以阐述,应用"脏腑-经络-方证"辨证理论体系予以辨证论治,示人以规矩准绳。然而,纵观仲景学说的研究史,有重《伤寒论》而轻《金匮》的现象,对《金匮》中"方证"的研究则更少。有鉴于斯,笔者不揣浅陋,在对《金匮》原著中所列病证的脉症、病因病机、治则治法等加以注解和分析时,重点对"方证"加以解析,说明其使用方法、阐明其配伍法则、注明其应用标准、指明其加减化裁原则等,以期更好地把握《伤寒杂病论》全书的方证运用,提高临床疗效。

第一章　脏腑经络先后病脉证

本篇论述了脏腑经络先后病脉证,为全书纲领性篇章。仲景以《内经》《难经》理论为基础,以天人合一、整体恒动观为指导,对杂病的病因、病机、诊断、治疗及对疾病的预防等方面,都举例加以阐明,并做了原则性提示。

一、论治未病及预防疾病传变

【原文】

问曰:上工治未病,何也? 师曰:夫治未病者,见肝之病,知肝传脾,当先实脾。四季脾旺不受邪,即勿补之。中工不晓相传,见肝之病,不解实脾,惟治肝也。

【注解】

或问:上等医工,病未成而先治之,故能十全十,其义何也? 夫人身,具阴阳五行生克之理也,病则阴阳五行偏胜,治未病者,预取生克之理而救其偏。以肝受邪为例,见肝之病,即知肝病有传脾之可能,因肝属木,脾属土,木克土之故。在治肝病时,当先调补脾土,以防肝病传脾。但同时还知道五脏与四季时令的关系,因脾居中央,旺四季,即是在每季的最后18天,脾主旺时,即使患有肝病,也不需用实脾之药补之。中工不知生克虚实相传之理,在治疗肝病时,不解肝病传脾的道理,唯见肝治肝,不知治肝病需先实脾。

【原文】

夫肝之病,补用酸,助用焦苦,益用甘味之药调之。酸入肝,焦苦入心,甘入脾,脾能伤肾,肾气微弱,则水不行,水不行,则心火气盛,则伤肺;肺被伤,则金气不行,金气不行,则肝气盛,则肝自愈。此治肝补脾之要妙也。肝虚则用此法,实则不在用之。

经曰:"虚虚实实,补不足,损有余"是其义也。余脏准此。

【注解】

此段讲治肝虚病之法,补用酸,助用焦苦,益用甘味之药调之。因为酸味药入肝,焦苦之药入心,甘味之品入脾。《内经》曰:"形不足者,温之以气;精不足者,补之以味。"肝虚,常见肝血虚、肝阴虚,故以味补之。因酸入肝,所以用酸味之药补肝;肝属木,木生火,肝虚而火必不足,用焦苦之品,补心之不足,此补子实母之义,所以治肝虚要助其心火;《难经·十四难》曰:"损其肝者,缓其中",此"中"指中焦脾土。所以治肝虚,还要补其脾,故用甘味之药调之,因甘入脾。后面言其道理,是说:脾土有制约肾水的功能(土克水),实脾如克得太过,就会伤肾,而致肾气弱,"肾者,主水",因而水不行;水克火,今肾气弱,水不行不能制约心火,则心火盛;火克金,因心火盛,必伤肺金;肺被伤,则金气不行;金克木,因肺金被伤,金气不行,而肝木不被所克,所以肝气盛。肝气盛,则肝虚则愈,故曰此为"治肝补脾之要妙也"。肝虚病用此法,肝实病则不再用此法也。

《内经》上说:虚虚实实,用补虚之法治其虚,以祛邪的方法泄其实,就是补不足,损有余之意。治肝病是这样,治余脏腑之病,亦是如此。

【按】

第一段讲治肝实病,要知肝传脾,治肝时,必调理中焦脾土,以防肝病传脾。这一治未病思想,在临床中有指导意义。

肝实病,临床多见肝火上炎证、肝湿热证、肝郁气滞证、肝郁血瘀证等。以上的这些肝实证,往往会影响脾的运化功能,而表现为不思饮食,或脘腹胀满等,在治疗用药时,必须调理脾胃功能。同时,在运用清肝泄热药时,不要过于苦寒,或在用苦寒之品时,不能过量,以免损伤中焦脾土。

《素问·四气调神大论》曰:"圣人不治已病治未病,不治已乱治未乱……夫已成而后药之,乱已成而后治之,譬犹渴而穿井,斗而铸锥,不亦晚乎?"指出了未病先治的重要性。而且还指出既病要防止传变,如《素问·玉机真藏论》中说:"五脏有病,则各传其所胜。"《难经》根据这一规律,提出了"见肝之病,则知肝当传之与脾,故先实其脾气,无令得肝之邪,故曰治未病焉"。仲景在上述论述中,具体发扬和运用了这一治未病的学术思想。

第二段讲治肝虚者,补用酸,助用焦苦,益用甘味之药调之,以药之五味入五脏之理,论述补肝用药法则。如《素问·宣明五气篇》中说:"五味所入:酸入肝,辛入肺,苦入心,咸入肾,甘入脾,是谓五入。"指出了五味各入其脏。又论述了五味各有其特性,如《素问·藏气法时论》曰:"辛散、酸收、甘缓、苦坚、咸软……辛酸甘苦咸,各有所利。"亦强调了实脾补肝之妙,而且文中用了大段文字说明其理由。肝虚证,临床常见肝血虚、肝阴虚。盖因肝脏体阴而用阳,肝藏血,其体属阴,其用为阳。阴血之化源于中焦脾胃,用甘味补中,实亦可培肝血生化之源。脾胃为后天之本,气血生化之源。肝血不足、肝阴不足者,临床常肝脾同治,此有临床指导意义。

二、论病因

【原文】

夫人禀五常,因风气而生长,风气虽能生万物,亦能害万物,如水能浮舟,亦能覆舟。若五脏元真通畅,人即安和。客气邪风,中人多死。千般疢难,不越三条:一者,经络受邪,入脏腑,为内所因也;二者,四肢九窍,血脉相传,壅塞不通,为外皮肤所中也;三者,房室、金刃、虫兽所伤,以此详之,病由都尽。

【注解】

"五常"者,天之五气也,即燥、风、寒、热、湿;地之五行,即金、木、水、火、土是也。此五类物质的正常运动,称为五常。因风气而生长,指人禀天地之气生,此"风气"概指五行,人和万物都因风气而生长。但风气虽能生万物,亦能害万物,好比水能浮舟,亦能覆舟。此是说,正常的风气有益于人,厉风则会害人。其实,风气害人,不完全是因为邪风之气,还取决于人体正气的强弱。如五脏元真之气强而流畅,卫外固密,人则无病安和。元真之气,即正气,指先天之肾气,与后天水谷之气、呼吸之气合而为一,为生命的原动力。五脏都有元真之气,即五脏气。如五脏元真之气旺,抗邪能力强,人就不会生病,即所谓"正气存内,邪不可干";如正气弱,客气邪风乘虚而入,人即病矣,甚至死亡。

虽人体患病种类很多,但其患病途径不外3条:一者,内虚经络受邪,传于脏腑,使脏腑发生病变,此因正虚而邪气内侵,故"为内所因也",即为内因。二者,"四肢九窍,血脉相传,壅塞不通,为外皮肤所中也",指内虽不虚,但外邪侵入四肢皮肤、九窍,致血脉运行受阻、壅塞不通。其病由于感受外邪,从四肢肌肤、九窍而入,故"为外皮肤所中也",此即为外因。三者,房室、金刃、虫兽所伤,指房室不节,或者为金刃所伤,或者为虫兽意外所伤等,此既不同于内因,也不同于外因,故称其为不内外因。此三者详之,万病之由,都尽于此。

【按】

后世陈无择在《三因方》中,据此段论述将病因概括为:以自然界"六淫"所伤为外因,脏腑功能失调及情志所伤为内因,饮食、房室、金刃、虫兽等所伤为不内外因。形成了中医病因的"三因学说"。

三、论摄生预防和治疗

【原文】

若人能养慎,不令邪风干忤经络,适中经络,未流传脏腑,即医治之;四肢才觉重滞,即导引、吐纳、针灸、膏摩,勿令九窍闭塞;更能无犯王法、禽兽灾伤;房室勿令竭乏,服食节其冷热苦酸辛甘,不遗行体有衰,病则无由入其腠理。腠者,是三焦通会元真之处,为血气所注;理者,是皮肤脏腑之文理也。

【注解】

若人能养其正气,增加其抗病能力,不让六淫之邪干扰侵袭经络,就能健康无疾。如不慎感受外邪,邪气仍在经络,还未流传至脏腑,就要加以治疗;感受外邪,四肢才觉沉重、营卫运行不畅时,就给予自摩导引法,用道家的呼吸吐纳法,采用针灸、膏摩等方法及时治疗,不能让邪气深入,令九窍闭塞,更不要触犯王法,防止禽兽伤害;在行房室时,要节制,不能妄劳竭其精;饮食方面,冷、热、苦、酸、辛、甘各种食物都要有节制,不能过量。日常注意以上养生摄生法则,人体气血津液就会旺盛而不衰,邪气就不能侵其腠理。所谓腠者,是三焦通会元真之气之处;理者,是皮肤、脏腑纹理的部分。腠理气血流通,正气充实,行体不衰,则邪气不能入其肌肤、脏腑,身体安康无恙。

【按】

在养生摄生方面,《素问·上古天真论》曰:"上古之人,其知道者,法于阴阳,和于术数,饮食有节,起居有常,不妄作劳,故能形与神俱,而尽终其天年,度百岁乃去。"又曰:"夫上古圣人之教下也,皆谓之虚邪贼风,避之有时,恬憺虚无,真气从之,精神内守,病安从来。"《素问·四气调神大论》又云:"夫四时阴阳者,万物之根本也,所以圣人春夏养阳,秋冬养阴,以从其根,故与万物沉浮于生长之门。逆其根则伐其本,坏其真矣。"以上是《内经》关于摄生养生之法度,总其而言,概之为:顺应自然,法于阴阳;虚邪贼风,避之有时;春夏养阳,秋冬养阴;恬憺虚无,精神内守;饮食有节,起居有常。仲景此段的论述,体现了《内经》养生学的法度。

在不慎感受外邪,人体发病以后,要及时治疗,将疾病治愈在萌芽状态。如《素问·阴阳应象大论》曰:"故善治者,治皮毛,其次治肌肤,其次治筋脉,其次治六腑,其次治五脏。治五脏者,半死半生也。"《素问·八正神明论》更指出:"上工救其萌芽……下工救其已成,救其已败。"仲景的这段论述,正是《内经》关于疾病治疗法度的具体体现。

四、论四诊之望诊

【原文】

问曰:病人有气色见于面部,愿闻其说?师曰:鼻头色青,腹中痛,苦冷者死。鼻头色微黑者,有水气;色黄者,胸上有寒;色白者,亡血也。设微赤非时者死;其目正圆者,痉,不治。又色青为痛,色黑为劳,色赤为风,色黄者便难,色鲜明者,有留饮。

【注解】

四诊者,望、闻、问、切是也。望诊为其首,包括神、色、形、态,其中以神色为要。《灵枢·邪气藏府病形篇》云:"见其色,知其病,命曰明。"《灵枢·五色篇》提出了望色的纲领:"察其浮沉,以知浅深;察其泽夭,以观成败;察其散抟,以知远近;视色上下,以知病处;积神于心,以知往今。"概括了望诊之大要。

望色者,包括青、赤、黄、白、黑五色也。五色各有明暗,别之为"气"。《素问·脉要精微论》曰:"精明五色者,气之华也。"精明,指目的神气精光。精明见于目,五色见于面,目的神光和面的五色明润是五脏精气的外在荣华。所以,审查两目的有神无神,望面部的色泽,即可知五脏精气的盛衰。如见两目神光异常、面部色泽发生变化,便可知五脏功能、气血津液发生病变。

或问曰:人病于内,而色气之见于面部者,何以别之?愿闻其说。师曰:面部之要者,明堂也。明堂诊于鼻,据《灵枢·五色篇》所述,鼻之所主脾胃而言。如鼻部见青色,为肝木克脾土,因肝属木、其色青,鼻主脾、属土,所以木克土,肝脾不调,可出现腹中痛;如脾阳不足,以致中焦苦冷,阳虚阴寒内盛,吐泻交作,后天枯竭而亡。肾主黑色,鼻属脾,鼻头色微黑,为脾肾阳虚,水饮内停。鼻头色黄,黄为脾色,为脾虚水饮内停,上犯于胸,寒水停于胸中,故曰"胸上有寒"。鼻头色白,为脾虚化源不足,气血亏虚,盖亡血色白。如果鼻色微赤,非火邪、时令异常,则为虚阳上越所致,亡津、失血、亡阳,虚火外越,是为危候,故主死也。目为身之精华所聚,目睛正圆者,主阴精枯竭,阳亢而为痉,是为危重证,故曰不治。又面目之色,合而诊之,色青为气血瘀阻,故主痛;色黑为病穷及肾,故为劳;色赤为风动火盛;色黄便难者,脾虚不运也;其色鲜明者,有留饮泛溢于肌肤也。

【按】

望诊为四诊之首,望神、色、形、态是也。仲圣以望面部、鼻部之色及目之神态为例,强调了望诊的重要性。望诊之大要在于望两目与面部的有神无神。如两目反应灵敏,瞳神灵活,精明内含,炯炯有神,为有神表现;若两目反应迟钝,目光暗淡,瞳仁呆滞,昏不识人,为无神之表现。是故《脉要精微论》曰:"夫精明者,所以视万物,别白黑,审短长。以长为短,以白为黑,如是则精衰矣。"望色亦在察神,凡色之有神,则五色明润光泽,含蓄不露;色之无神,则五色晦暗枯槁,暴露不藏。因此,五色的明润与枯暗,含蓄与浮露,是望色察神的关键。后世喻嘉言说:"色者,神之旗也。神旺则色旺,神衰则色衰,神藏则色藏,神露则色露。"因此,望神色是望诊的关键所在,在临床上具有重要意义。

五、论四诊之闻诊

【原文】

师曰:患者语声寂然,喜惊呼者,骨节间病;语声喑喑然不彻者,心膈间病;语声啾啾然细而长者,头中病。

【注解】

闻诊包括听声音和嗅气味。《素问·脉要精微论》曰:"中盛藏满……声如从室中言,是中气之湿也;言而微,终日乃复言者,此夺气也;衣被不敛,言语善恶不避亲疏者,此神明之乱也;仓廪不藏者,是门户不要也;水泉不止者,是膀胱不藏也。"此指出,患者腹中气盛胀满,声音重浊不扬,是中焦湿浊阻滞;说话声低微,气不接续,喃喃自语,是中气虚脱表现;衣被不敛,语言不知善恶,行动不避亲疏,此为心神错乱也;脾胃不能藏水谷而泻下不止者,是肠胃功能失调,不能约束水谷之精所致;小便失禁,是膀胱不能收藏水液。《素问·腹中论》又云:"有病胸胁支满者,妨于食,病至则先闻腥臊臭。"提出了嗅气味的辨证先例。由上可知,《内经》精辟阐述了闻诊在临床辨证中的意义。

师曰:望色之要,前已言也。闻声大略,不可不知。如闻患者语声寂静,为肾中病,喜惊呼者,是肝病,以肝主筋,肾主骨也,故知其骨节筋间病。语声喑喑然不彻者,指语声细微说不出之意,是因为心阳不足,阳气不升,故知心膈间病。其语声啾啾然,细而长者,是因恐发声高,气流加快而振于头,故知为头中病;其语声啾啾然,指声音细小而长者也。

【按】

从临床实际看,此段论述有一定的意义,可作参考,但不可拘泥。如陆渊雷《金匮要略今释》云:"凡此所言,不过言某种病可以致某种声音耳,非可据以诊断,学者勿拘泥,他皆仿此。"

六、论呼吸之病理

【原文】

师曰:息摇肩者,心中坚;息引胸中上气者,咳;息张口短气者,肺痿唾沫。

【注解】

师曰:语声诊病前已略言,息声验病略示之。呼吸气息,摇动于肩背者,为心胸中邪气坚实;如息引胸中,上气者,为冲气动而作咳;息则张口短气者,为肺痿,必吐涎沫。

【按】

呼吸气息,示病之部位和虚实。一呼一吸谓之息。呼出者,在于心与肺;吸入者,在于肝与肾。呼吸之作,除肺的宣发与肃降功能外,还要依靠胸膈的收扩变化。因此,胸膈因外邪、痰饮、水饮、气滞、瘀血或者内部脏腑功能失调等致其运动障碍时,均可使肺的呼吸发生病变。临床见咳喘者,常因外邪犯肺或其他脏腑功能失调所致。然胸膈之病所致咳喘者,亦多见矣。

七、论吸气的病理

【原文】

师曰:吸而微数,其病在中焦,实也,当下之即愈,虚者不治。在上焦者,其吸促;在下焦者,其吸远,此皆难治。呼吸动摇振振者,不治。

【注解】

师曰:邪气之实,上条以息已概之。若脏虚邪实者,亦可闻其吸气而知之。如闻吸气短而微数,知其病邪坚实,阻碍中焦之气,当下其实,则愈。若邪实正虚者,下之反伤其正气,法为不治。如邪在上焦者,则呼吸之道受邪,吸入之气较少,必吸气急促以供需求;邪在下焦者,其上中之气犹通,故吸气较远。此虽有上中下之不同,但正虚邪实则一也,故皆为难治。呼吸时,周身筋脉动摇振振者,为阳脱气散之征,故属不治之证。

【按】

本条望、闻结合,着重通过闻其吸气以辨病位,并判断其愈后。

八、论色、脉与四季之关系

【原文】

师曰:寸口脉动者,因其王时而动。假令肝王色青,四时各随其色。肝色青而反色白,非其时色脉,皆当病。

【注解】

寸口者,统寸关尺三部脉也。脉动,变动也,法于春弦、夏钩、秋毛、冬石,强为太过,弱为不足。脉以胃气为本,又因其王时而变动,乃无病,然必合于外之色象而诊之。如肝木王春,其色青,其脉弦;心火王夏,其色赤,其脉钩;肺金王秋,其色白,其脉毛;肾水王冬,其色黑,其脉石;脾土王四季,其色黄,其脉缓。此为四时各随其所王之色脉。如肝王色当青,脉当弦,此不病之色脉;如色反白,脉不弦而反毛涩,非时之色脉,乃病之候也。余脏准此。

【按】

此段讨论了五脏色、脉与四时时令之关系,又是望诊、脉诊相结合的诊病法。

(1)常脉以胃气为本。如《素问·平人气象论》曰:"平人之常气禀于胃,胃者平人之常气也。人无胃气曰逆,逆者死……人以水谷为本,脉以胃气为本。"以上指出,正常人的常脉是禀于胃气,所以有胃气,就是平人脉的正常之气。同时,还指出了脉象与四时时令的变化关系,如在本篇还曰"春胃微弦曰平""夏胃微钩曰平""秋胃微毛曰平""冬胃微石曰平""长夏胃微软弱曰平"。后世医家对上述理论进一步加以阐述,《玉函经·生死歌诀》谓:"春弦、夏洪、秋毛、冬石,此乃四时之正脉。然亦须诊得有胃气,乃为和平无病之人……故四时皆以胃气为本。"

(2)寸口脉,又曰气口,《素问·经脉论别》云:"气口成寸,以决死生。"《素问·五脏别论》提出:"气口何以独为五脏主? 岐伯曰:胃者,水谷之海,六腑之大源也。五味入口藏于胃,以养五脏气,气口亦太阴也。是以五脏六腑之气味,皆出于胃,变见(现)于气口。"此论述了诊脉独取寸口的原理。

《金匮要略今释》曰:"古书凡寸口与关上尺中对举者,指两手寸部也。单举寸口,或与人迎趺阳对举者,即包括寸关尺三部而言。"指出了临床诊寸口脉的方法和意义,可作参考。

(3)脉合四时阴阳。人体脉象与自然界四时的阴阳变化是相应的,《素问·脉要精微论》指出:"四变之动,脉与之上下,以春应中规,夏应中矩,秋应中衡,冬应中权。"如果"春夏而脉沉涩,秋冬而脉浮大,名曰逆四时"。凡是"脉从四时,谓之可治""脉逆四时,为不可治"。《素问·玉机真藏论》曰:"春脉者肝也……其其来软弱轻虚以滑,端直以长,故曰弦,反此者病。""夏脉者心也……其气来盛去衰,故曰钩,反此者病。""秋脉者肺也……其气来轻虚以浮,来急去散,故曰浮,反此者病。""冬脉者肾也……其气来沉以搏,故曰营,反此者病。"总之,一年四季中,脉象应与四时阴阳变化相应,所谓"脉得四时之顺,曰病无他",其预后良好;如"脉反四时……曰难已",则预后不良矣。

九、论时令节气与气候的关系

【原文】

问曰:有未至而至,有至而不至,有至而不去,有至而太过,何谓也?师曰:冬至之后,甲子夜半少阳起,少阳之时阳始生,天得温和。以未得甲子,天因温和,此为未至而至也;以得甲子而天未温和,此为至而不至也;以得甲子而天大寒不解,此为至而不去也;以得甲子,而天温如盛夏五六月时,此为至而太过也。

【注解】

此段以问答之方式,以明节和气,有相应、有参错之不同,不可一执也。上之至,为节至。下之至,为气至。节与气不一定相应,万象各异,故有应节而至,有先节而至,有后节而至,有至而不去,有至而太过之不同。然其气,始于冬至初之子时,一阳萌于至阴之地下,为少阳之祖,下复而上,故冬至之后,而反有小寒大寒,犹如夏至阴复而反有小暑大暑也。冬至之后甲子者,是冬至之后六十日,正雨水节初之夜半,少阳出地则少阳初旺,阳气始宣,天得温和,乃为节、气相应。如未得甲子而天气因先温和,此为节未至,而气先至矣。如已得甲子,而天气犹未温和,是节至而气不至也。如已得甲子,而天大寒不解,为节至而气不去也。如已得甲子,而天温如盛夏五六月时,此为气至太过也。人生于气交之中,太过不及,皆可为病,惟明者察之。

【按】

元历起于冬至,其日必值甲子。此言冬至之后甲子者,正是雨水节之初日甲子也。后世岁月零余递迁,则冬至之日不必皆值甲子,大概以六十日值雨水节,不复以甲子限节气也。此时正当雨水,天气温和之始,少阳起,阳始盛而生万物矣。

十、以浮脉之部位,定病之深浅

【原文】

师曰:患者脉浮者在前,其病在表;浮者在后,其病在里。腰痛背强不能行,必短气而极也。

【注解】

此以关脉之前后分表里,而辨外感、内伤也。"脉浮者在前"指关脉前的寸脉浮,寸脉属阳主表,寸浮指外感表证;"浮者在后"指关脉后的尺脉浮,尺脉属阴主里,尺浮指内伤精血、虚阳外越之病证。尺脉主肾,腰为肾之府,肾虚则腰痛;肾脉贯脊属肾络膀胱,肾与膀胱互为表里,膀胱之经从膊内左右、别下贯胛、夹脊内,肾虚则膀胱经气不足,外邪入侵而背强不能行;肾虚气不归元,故短气而极也。

【按】

《金匮要略考注》曰:"言浮脉在寸前者,即为表阳之证,太阳表邪之类是也……浮脉在尺部者,即里虚之证,肾虚火动之类是也。"

本条"必短气而极"之"极",扬雄《方言》谓:"极,疲也。"

十一、厥阳证

【原文】

问曰:经云:"厥阳独行",何谓也?师曰:此为有阳无阴,故称厥阳。

【注解】

厥者,猝然倒地,气逆如死,气复返则生,不返则死。《素问·厥论》:以厥而手足寒者为寒厥,厥而手足热者为热厥。阳尽唯阴,谓之厥阴;阴尽唯阳,谓之厥阳。本节所论有阳无阴,乃大失阴血后而猝然昏厥者,阴血失而不能敛阳,厥阳独行,故称厥阳也。

【按】

清医家程郊倩:厥阳,即阳厥也。以其人秋冬夺于所用,有阳无阴。《内经》:肾气日衰,阳气独胜,故手足为之热,此厥阳独行之义也。

十二、卒厥之成因及预后

【原文】

问曰:寸脉沉大而滑,沉则为实,滑则为气,实气相搏,血气入脏即死,入腑即愈,此为卒厥,何谓也?师曰:唇口青,身冷,为入脏,即死;如身和,汗自出,为入腑,即愈。

【注解】

问曰:两手寸脉居上,当浮,今反沉大而滑,沉大为血中实邪,滑则为气中邪盛,两邪交搏,则邪随之血气窜流,入脏则死,入腑则愈,此名为卒厥,何谓也?师曰:藏者,属里,实邪入里深入,阳气闭阻于内,故唇口青,身冷,如厥不还者,即死也。腑者,属表,邪气在腑,入而易出,故身和汗出,即愈。

【按】

《素问·调经论》曰:血之与气并走于上,则为大厥,厥则暴死,气复返则生,不返则死。以上论述,知卒厥是突然昏倒,气血俱实之暴死证,气能返者生,不返者死。

十三、邪盛于内之脉脱证

【原文】

问曰:脉脱入脏即死,入腑即愈,何谓也?师曰:非为一病,百病皆然。譬如浸淫疮,从口起流向四肢者,可治;从四肢流来入口者,不可治。病在外者,可治;入里者,即死。

【注解】

问曰:邪实脉实者,入脏即死,入腑即愈,名为卒厥,前已闻也。今脉虚脱,亦云邪入脏即死,入腑即愈,何谓也? 师曰:此脉虚脱,是邪实阻滞而脉现虚脱,非正虚之虚脱脉也。邪入脏即死,入腑即愈,非卒厥一病,百病莫不皆然。譬如浸淫疮外证也,从口起流向四肢者,是从内达外,可治;如从四肢流来入口者,是从外及内,此皆不可治。

【按】

此条承上而言,凡病者,在表易治,正气强者,即愈;在里难治,正气败者,即死证也。

十四、疾病的类别

【原文】

问曰:阳病十八,何谓也? 师曰:头痛、项、腰、脊、臂、脚挚痛。阴病十八,何谓也? 师曰:咳、上气、喘、哕、咽、肠鸣、胀满、心痛、拘急。五脏病各有十八,合为九十病。人又有六微,微有十八病,合为一百八痛。五劳、七伤、六极、妇人三十六病不在其中。

【注解】

问曰:阳病有十八,何谓也? 师曰:阳者,三阳也。三阳主外,病有头痛、项、腰、脊、臂、脚挚痛等六病,此六者,三阳外病之所为也。三经各六,合为十八病,此阳病十八也。阴病十八,何谓也? 师曰:阴者,三阴也。阴病主内,病则咳、上气、喘、哕、咽、肠鸣、胀满、心痛、拘急等九病,此九者,三阴内病之所为也。一病以虚实二分,二九为十八也。又五脏病,各有十八,故合而为九十病也。又有六腑之病,较五脏病略轻微,故为六微。六腑有十八病,合而为一百零八病。更有五脏之劳,七情之伤,六腑之极(五劳、七伤、六极见《虚劳病篇》)及妇人三十六病(见《妇人杂病篇》)皆为所伤,故当别论,不在其中。

【原文】

清邪居上,浊邪居下,大邪中表,小邪中里。䅽饪之邪,从口入者,宿食也。五邪中人,各有法度,风中于前,寒中于暮,湿伤于下,雾伤于上,风令脉浮,寒令脉急,雾伤皮腠,湿流关节,食伤脾胃,极寒伤经,极热伤络。

【注解】

外邪伤人,本非一类,若天之清邪中人,居上;地之浊邪中人,居下。如外感风寒湿之大邪中人,则由皮肤孔窍之表而入,经络所受之。小邪则中脏腑之里,如䅽香烹饪之邪,从口入者,为宿食也。然风、寒、湿、雾、饮食五种邪气中人,各有一定之法度。风为阳邪,中于午前;寒为阴邪,中于日暮;湿邪重浊,易伤于下;雾邪轻清,易伤于上;风为阳邪,与三阳之阳气不相持,故令脉浮;寒为阴邪,与阳气相搏,故令脉紧急。雾露轻清,则伤皮腠;湿邪重浊,则流注关节;宿食之伤,则伤脾胃。经为阳气之出入,极寒则伤经之阳;络为阴血之流行,极热则伤络之阴也。

【按】

《金匮要略疏义》云:"此条当作二段看,前段举疾证大数,后段论五邪中人。"总而言之:阳邪亲上,阴邪亲下;热气伤阴,寒气伤阳。大邪者,外感六淫之邪,从肌表口鼻入,中表也;小邪者,立足临床,应为痰饮、瘀血、气滞、饮食、情志异常等为患,伤及脏腑之功能,故中里也;宿食之伤,脾胃也。

十五、病有缓急,治有先后

【原文】

问曰:病有急当救里救表者,何谓也? 师曰:病,医下之,续得下利清谷不止,身体疼痛者,急当救里,后身体疼痛,清便自调者,急当救表也。

【注解】

表证者,法当汗解之,医者误用下法,伤及里气,致下利清谷不止,此时虽有表证,出现身体疼痛,但里证为急,当先救里,然后再治其身疼痛。如正气已复,清便自调者,又急当救表也(参见《伤寒论》第91条)。

【按】

《金匮要略正义》云:"凡先表后里,一定常法。而救误如救灾,正当随机以应变,先后之间,不容毫发,所谓急也。"

十六、病有新久,治有先后

【原文】

夫病痼疾,加以卒病,当先治其卒病,后乃治其痼疾也。

【注解】

痼疾,久病也,非短时应效者;卒病,新病也,旦夕可取效者。久病者,正气已虚,补之应缓也;新病者,邪气尚浅,正气仍强,祛邪应急也。痼疾者,复感新病,应先急祛其邪,使新病即愈,然后再缓治其痼疾。

【按】

临证治病,有分治合治之分,分治又有先治后治之别,应辨清缓急新久,主客本末。如《金匮要略今释》曰:"痼疾加卒病,当先治卒病,后治痼疾,是为大法。若欲同时兼治,则药力庞杂,反不能取效,然有时因卒病而痼疾加剧,则方药亦当稍稍并顾。"

十七、五脏病之消长变化

【原文】

师曰:五脏病各有得者愈,五脏病各有所恶,各随其所不喜者为病。病者素不应食,而反暴思之,必发热也。

【注解】

此言五脏病,各有所相得,助之者必愈。所得者,阴阳五行、岁月日时、天干地支之相生,情志寒热、五味之相宜,皆为所得也。《内经》云:肝色青,宜食甘;心色赤,宜食酸;肺色白,宜食苦;脾色黄,宜食咸;肾色黑,宜食辛,此五脏得饮食而愈者。肝病愈于丙丁、起于甲乙,心病愈于戊己、起于丙丁,脾病愈于庚辛、起于戊己,肺病愈于壬癸、起于庚辛,肾病愈于甲乙、起于壬癸,此五脏自得其位而愈者。又五脏各有所恶,如心恶热,肺恶寒,肝恶风,脾恶湿,肾恶燥,此五脏各随其所不喜为病也。又病者，素不悦其食，而反暴思之，是脏气为邪所迁延，必发热也。

【按】

《金匮要略考注》云：“此条全是食复之谓也……五脏各有所喜，食之当愈。然又有所喜食之而成病者，故病举此三句，以警之也。”上论可作参考。

十八、脏病攻下之法

【原文】

夫诸病在脏欲攻之，当随其所得而攻之。如渴者，与猪苓汤，余皆仿此。

【注解】

无形之邪，入结于脏，必有所依附。所附者，水饮、痰湿、瘀血、宿食也。如热与水结，发热而渴，小便不利，故予猪苓汤，利水而热自去；热与食结，发热而腹胀，则承气汤，下其食而热自除；热与瘀血相结，祛其瘀则热自解，予桃核承气汤、抵当汤。无形之邪，岂可攻之？

【按】

《金匮要略浅述》曰：“本条论述各种疾病，当随其所宜而治之的法则。诸病在脏，应当随其所宜而治之。”如渴而小便不利，由于水与热结，阴气受伤而致者，用猪苓汤育阴利水，就是随其所宜而治之的具体例证。渴的治法如此，其余的病，都可仿此类推。本条“攻之”的“攻”字，注家多作“攻下”解，从所举渴者与猪苓汤的例子看，当作“治”字解。如《伤寒论·太阳病》谓：“先温其里，乃攻其表，温里宜四逆汤，攻表宜桂枝汤。”“反与桂枝欲攻其表”各条的文字，都作“治”字解，则本条的“攻之”，应作“治”之解，更为明显了。以上论述，可作参考。

第二章　痉、湿、暍病脉证治

本篇论述痉、湿、暍三病的辨证论治。因此三病均由感受外邪所致,故合为一篇论述。

痉病是感受外邪,筋脉受损,临床以项背或全身筋脉强急,口噤不语,甚则以角弓反张为特点。痉病有外感和内伤之别,外感多由感受风寒、热邪所致;内伤多由热病后甚,热伤津亏引起。

湿病邪在关节、肌肉,以发热、身痛、身重、骨关节疼痛为主要表现。有内湿和外湿之分,多兼有风、寒、热邪。本篇论述以外湿及其兼证为主。

暍病即是伤暑,又名中暑。以发热汗出,烦渴欲饮,小便赤热,少气脉虚为主要表现。由于暑为阳热之邪,具有易伤津耗气,暑多夹湿等特点,临床有不同兼证。本篇论述的主要是暑热伤津的证治。

一、刚痉提纲

【原文】

太阳病,发热无汗,反恶寒者,名曰刚痉。

【注解】

《说文》曰:"痉,强急也。"痉病,即以项背强直为临床特征。刚痉之证,形同伤寒,风寒伤表,以发热无汗、恶寒、项背强急为主要表现。

【按】

依据刚痉的临床特点,当属葛根汤方证。

二、柔痉提纲

【原文】

太阳病,发热汗出而不恶寒,名曰柔痉。

【注解】

营卫不足,表虚津亏,复感风寒之邪,表现为发热汗出、不恶寒、项背强急或者身体强急者,即是柔痉。

【按】

1)刚痉、柔痉之因,均以感受风寒所致,临证表现为项背强急,或全身筋脉挛急。以恶寒发热、无汗、形似太阳伤寒者,为刚痉;以恶寒发热、汗出、形似太阳中风者,为柔痉。

2)依据临床特征,柔痉当属栝蒌桂枝汤、桂枝加葛根汤方证。

3)关于"痉病"的成因。

（1）痉病是以症状命名的病证。最早见于《素问·至真要大论》："诸痉项强，皆属于湿。""诸暴强直，皆属于风。"其"项强""强直"皆为痉病的临床表现。《灵枢·经筋》篇说："经筋之病，寒则反折筋急。""足太阳之筋……脊反折，项筋急。""足少阴之筋……病在此者，主痫瘛及痉。"说明寒邪侵袭可以导致痉病的发生，同时也说明痉病主要和足太阳膀胱经、足少阴肾经的关系较为密切。《素问·骨空论》又说："督脉为病，脊强反折。"表明督脉的病变，亦可引起痉病。

痉病初期，首先有恶寒发热、头痛、肢体酸沉等表证，这是因为风寒湿邪侵犯经络、肌肉，卫阳受到阻遏所致，在表证出现以后，很快就见到痉病的特征：牙关紧闭，项背僵硬，角弓反张，脉象弦硬紧急，此为外邪遏阻经络，气血运行不畅，筋脉失于滋养而发生拘急。此外，痉证还表现为两足发冷，头部阵阵发热，不时地摇头，面部和双目发红，这是因为外感风邪，风邪化热所致。风属阳邪，容易化热，阳热壅向上部，则阵阵头热。正由于阳热向上，所以两足发冷；风性主动，当阳热上壅时，患者面目发红。

（2）温热病邪致痉与此不同。温热之邪，损伤营血，燔灼肝经，肝主筋，为风木之脏，热极生风，风动则木摇，故热盛动风而发痉。此外，在温热病后期，邪热劫灼真阴，致水不涵木，筋脉失养，虚风内动而发痉病。

（3）痰饮、瘀血阻滞经脉，致经脉气血运行受阻，经脉拘急、痉挛亦可引起痉病发生。

（4）痉证为筋脉之病，表现为项背强急、四肢抽搐、口噤不开，甚至角弓反张等。筋脉失养而拘急挛缩是其主要表现特征，而各种致病因素通过不同的发病途径损伤人体阴阳气血而致痉病发生。

（5）在发病上，除外感风寒湿热邪伤及太阳经脉外，由于治疗不当，导致阴血亏损，津液耗伤，是形成痉病的重要因素。仲景根据临床观察，指出"太阳病""风病""疮家"误治时，都容易转变为痉病。所以，治疗太阳病初期的"刚痉""柔痉"至关重要。

4）痉证的辨证施治。

（1）辨清外感和内伤。属于外感者，当区分邪气的性质，是风寒之邪，还是风寒湿夹杂，或是湿热入络；是风寒化热，还是温热毒邪。属于内伤者，又当区别是素体亏虚，还是失血产后；是因病误治，还是久病耗损；是气血两亏，还是兼有阳虚，以及兼痰饮或兼瘀血。

（2）治疗上，外感发痉以祛邪为主，分别采用发汗解表、解肌祛风、清热除湿、疏风清热、清热凉血、通腑泄热或兼豁痰或兼祛瘀等法；内伤发痉以扶正为主，分别采用益气、养血、滋阴、温阳之治，切忌仅用息风之品，以免治标而忽视其本。

（3）若正虚邪中，或邪盛正衰，皆宜正邪兼顾。由于痉证的病机关键是筋脉失养，故无论是外感、内伤，皆当注意培补气血、保护津液。由于痉证在临床上多见津伤血少者，所以治疗上采用滋阴养阴之法尤为重要。

临床上如遇到"脑炎""脑膜炎""癫痫""破伤风"等重危病出现项背强急、角弓反张、全身抽搐等表现者，当及时救治，加强护理，注意是否属他病并发症，并要积极治疗原发病，必要时配合西医和其他各种疗法，综合救治，以期迅速控制病情。

三、里虚痉病

【原文】

太阳病,发热,脉沉而细者,名曰痉,为难治。

【注解】

太阳病,脉应浮紧或浮缓,此伤寒与中风之别也。今脉沉而细,沉为在里,细为精血亏。此为正气不足,邪气入里之征,故难治。难治者,是相对邪在太阳,病位较轻浅易治而言。曰痉者,应还有项背强急,筋脉拘挛等表现。

【按】

依据临床表现,应为太阳、太阴、少阴合病,或者为血虚、阳虚、感受风寒之邪证。无汗者,可用葛根汤合附子理中汤;有汗者,可用桂枝加葛根汤合附子理中汤,或栝蒌桂枝汤合附子理中汤。

四、发汗太过致痉病

【原文】

太阳病,发汗太多,因致痉。

【注解】

太阳病,当以汗解,此为正法。但如发汗太多,或夺其津,或伤其阳,均使筋脉失养,而出现项背强急,或身体筋脉挛急,而发痉病。

【按】

《伤寒论》第20条:"太阳病,发汗,遂漏不止,其人恶风,小便难,四肢微急,难以屈伸者,桂枝加附子汤主之。"此论述即是佐证。

五、风病下之成痉

【原文】

夫风病下之则痉,复发汗,必拘急。

【注解】

风病者,太阳中风证也,宜桂枝汤养阴和营、祛风解肌。如下之,伤及津液,筋脉失养而致痉。若更发汗,则津液愈伤,必四肢拘急。

【按】

(1)太阳病,桂枝证,误下后,不但脾胃受损,而且津液亏虚,筋脉失于濡养,而发痉病;如复发汗,津液更伤,且阳随阴脱,致阴阳俱损,而四肢筋脉痉挛,甚则抽搐。依据临床特征,可用附子汤温阳健脾,生津和营。

(2)《金匮要略论注》曰:"风不宜下,下之则重伤其阴而痉,又发汗则阴阳两伤而拘急。"

六、疮家发汗致痉

【原文】

疮家虽身疼痛,不可发汗,汗出则痉。

【注解】

久患疮疡者,虽感受外邪而致身疼痛,不能发汗解表。因疮家耗损气血津液,正虚不足,感受外邪后,如发其汗,致津液大亏,筋脉失于濡养,而发痉病。

【按】

(1)《医室金鉴》曰:"(疮家)溃后,血气被伤,虽有身痛表证亦不可汗,恐汗出血液愈竭,筋失所养,因而成痉。"

(2)《素问·生气通天论》云:"阳气者,精则养神,柔则养筋。"依据以上临床特点,此病机属阴阳两虚,兼以外感,可用桂枝加附子汤,温阳和营、解肌祛寒。若气虚不足者,加人参;若中阳不足者,桂枝汤合附子理中汤;若气血亏虚者,桂枝加附子汤合当归补血汤。

七、痉病外证及汗后变证

【原文】

病者身热足寒,颈项强急,恶寒,时头热,面赤目赤,独头动摇,卒口噤,背反张者,痉病也。若发其汗者,寒湿相得,其表益虚,即恶寒甚。发其汗已,其脉如蛇。

【注解】

病痉者之初身发热而足下寒,《内经》曰:因于风者,上先受之,故身已热而足犹寒也。风寒之邪克于太阳经脉,故项背强急而恶寒。太阳表证,恶寒发热,故头热,面赤目赤;热盛风动,故独头动摇,卒口噤,背反张。此痉病之证成矣。此时若误发其汗,则亡阳气寒,太阳之表益虚,汗湿乘之与寒气相得,故恶寒更甚于前。发其汗已,不但成坏病,其脉亦如蛇也。

【按】

(1)依据文中论述,痉病之初,恶寒发热,项背强急,此为太阳表证之象。随着病情的进一步发展,其热势加重,有面赤目赤,而且有独头动摇,口噤,背反张等表现。综上述,此为太阳阳明合病,可用葛根汤加石膏主之,发汗解肌,透热清里。如单用发汗法,不但热势不减,痉病难除,而且大汗伤津亡阳,其表益虚,寒湿之邪相得为害,恶寒更甚,其脉劲急屈曲如蛇状。

(2)其脉如蛇。蛇脉形容汗后伤津亡阳、复感寒湿之邪,其脉劲急屈曲。本章中,第3条,脉沉而细者,名曰痉;第8条,脉反伏弦者痉;第9条,夫痉脉按之紧如弦,直上下行;第11条,脉反沉迟,此为痉。以上论述,皆为痉病之脉象,均说明血少津亏,筋脉拘急。

八、痉病之愈后

【原文】

暴腹胀大者,为欲解,脉如故,反伏弦者,痉。

【注解】

此承上条。是谓表已解,里气不和,见腹胀大者,主病欲解,其脉应浮而不沉,缓而不弦,故曰脉如故。若脉反伏弦者,是邪气入里,痉必不除。

【按】

《金匮要略考注》曰:"凡痉证必胸满,而腹不满。今暴腹胀满者,为欲解,以其脉如故,知欲解也。若脉反复见弦者,未解也。脉如故,谓脉如平生也。此三字宜入'胀'下而看,是倒草法。伏亦可从《玉函》《脉经》作'复'。"以上论述,可作参考。

九、痉病之脉象

【原文】

夫痉脉,按之紧如弦,直上直下。

【注解】

此承上条。痉病脉沉而细者,难治;脉反伏弦者,属邪气入里,为未解之脉。今脉紧如弦,三部脉直上直下,乃痉病之正脉也。

【按】

依据脉紧而弦,当属葛根汤方证,此为一证也。下条"身体强,几几然,脉反沉迟者,栝蒌桂枝汤主之。"可知,脉沉迟,亦是痉病之脉,临证当脉证合参。

十、痉病难治证

【原文】

痉病有灸疮,难治。

【注解】

灸疮为火毒相灼,津液已伤。如痉病又兼有灸疮者,重伤津血也,其病难治。

【按】

《金匮要略疏义》曰:"痉乃筋脉燥急之病,若有灸疮,便脓血久溃,津液内燥,汗下难专施力,故曰难治也。"

陈修园《金匮要略浅注》云:"余用风引汤减去桂枝、干姜一半,研末煮服,往往获效。"

风引汤,见《金匮要略·中风历节病脉证并治篇》,以上之论,可作参考。

十一、柔痉之栝蒌桂枝汤方证

【原文】

太阳病,其证备,身体强,几几然,脉反沉迟,此为痉,栝蒌桂枝汤主之。

【注解】

此太阳病,其证备,应指有头项强痛、发热、恶寒、汗出、恶风等太阳表证,又身体强几几然,此邪在太阳之表,其脉本应浮。但今脉见沉迟,故曰脉反沉迟,此属血少津亏之中风证,为风淫于外,津血亏于内,如柔痉之状。故用栝蒌桂枝汤,解肌祛风,生津止痉。

【按】

《金匮要略心典》曰:"沉本痉之脉,迟非内寒,乃津液少而营卫之行不利也。伤寒项背强几几,汗出恶风者,脉必浮数,为邪风盛于表。此证身体强几几然,脉反沉迟者,为风淫于外,而津伤于内,故用桂枝则同,而一加葛根以助其散,一加栝蒌根兼滋其内则不同也。"以上论述,可参考。

【栝蒌桂枝汤方证解析】

1.方剂组成

栝蒌根二两,桂枝(去皮)三两,芍药三两,生姜(切)三两,大枣十二枚,甘草(炙)二两。

2.用法

上六味,以水九升,煮取三升,分温三服,取微汗。汗不出,食倾,吸热粥发之。

3.参考处方

栝蒌根20 g,桂枝30 g,白芍30 g,生姜30 g,大枣10 枚,炙甘草20 g。上6味,以冷水800 mL 浸泡1 h,煎煮40 min,取汤600 mL。温服200 mL,分1~3次服。取微汗为效,不汗,继续服用,汗后,减量。

4.方解

栝蒌根苦寒,《神农本草经》谓:治消渴、身痛烦满,补虚安中。可见此药有滋润解热、消渴除烦之功能。本方于桂枝汤中加栝蒌根,用桂枝汤,解肌祛风,以治表证;以栝蒌根,生津润燥,以解经脉痉挛。故本方治桂枝汤证而身强拘急者。

按:本章第2条谓:"太阳病,发热汗出,而不恶寒,名曰柔痉。"本条所述,当是"柔痉"的证治。此可与葛根汤条互参。

5.辨证要点

①舌淡红、苔薄白,脉沉迟。②桂枝汤证。③津亏血少而见全身痉挛拘急、口渴。

6.临床运用

(1)桂枝汤证,兼身体强、拘急、口渴欲饮、少苔者。

(2)小儿抽搐、自汗、体虚者。

(3)颈椎病,脉沉迟、颈项强、渴欲饮水者。

(4)面肌痉挛,发热、汗出、恶风、脉沉迟者,加全蝎、蜈蚣(打粉冲服)。

(5)失眠、汗出、心烦、口渴、脉沉迟者,加龙骨、牡蛎。

十二、刚痉之葛根汤方证

【原文】

太阳病,无汗而小便反少,气上冲胸,口噤不得语,欲作刚痉,葛根汤主之。

【注解】

太阳病,无汗应属太阳伤寒证,为风寒束表。无汗而小便反少,是邪郁太阳经气于外,而太阳之府气不利于内,气化失司所致也。外无汗、小便不利,内外之寒湿不得宣泄,正气有向上向外出之势,而致气上冲胸。口噤不语,虽未成痉,但见欲作痉之机。因为无汗,故属刚痉,应还有项背强急。以上病机为风寒束表,表郁无汗,气上冲,欲作刚痉,以葛根汤外解风寒之实,内和营卫之气。

【按】

(1)《金匮要略心典》曰："无汗而小便反少者,风寒湿甚,与气相持,不得外达,亦并不下行也。不外达,不下行,势必逆而上冲,为胸满,为口噤不得语。驯至面赤头摇,项背强直,所不待言,故曰欲作刚痉。葛根汤即桂枝汤加麻黄、葛根,乃刚痉无汗者之正法也。"上述之论,可作参考。

(2)本章第7条曰："病者,身热足寒,颈项强急,恶寒,时头热,面赤目赤,独头动摇,卒口噤,背反张者,痉病也。"第1条又曰："太阳病,发热无汗,反恶寒者,名曰刚痉。"从以上之论,可知本条即述刚痉的证治。葛根汤本治项背强几几,实即项背肌肉失和致痉挛的证候。若此证严重时,则致第7条、第1条所述之痉病,故太阳病发热恶寒、无汗而痉者,当属刚痉,以本方主之。不过本方的应用,并不限于以上所论。由于葛根汤清凉解肌,而且解毒,故疹痘诸疾于初期太阳病时,概以本方治之。外感咳喘须发汗者,以用本方的机会为多。尤其发热无汗而恶寒剧甚者,不问项背急与否多属本方证。其他如腰肌劳损,本无表证,予本方治之多效。本方以解肌祛风之桂枝汤,加发汗解表之麻黄,重用清凉透邪、生津解肌之葛根而成。其君药葛根,《神农本草经》谓葛根功能为:"味甘,平。主消渴,身大热,呕吐,诸痹,起阴气,解诸毒。"

(3)葛根汤服后如病不解,必嘱患者服汤后温覆,使身体微微汗出,病即愈。

(4)《伤寒论》第31条,用本方治太阳病,无汗、项背强几几;第32条治太阳与阳明合病,恶寒无汗、下利者。本条可与之互参。

【葛根汤方证解析】

1.方剂组成

葛根四两,麻黄(去节)三两,桂枝(去皮)二两,生姜(切)三两,芍药二两,甘草(炙)二两,大枣(擘)十二枚。

2.用法

上七味,以水一斗,先煮麻黄、葛根,减二升,去白沫,内诸药,煮取三升,去滓,温服一升,覆取微似汗,余如桂枝汤法将息及禁忌。诸汤皆仿此。

3.参考处方

葛根45 g,麻黄20 g,桂枝15 g,生姜20 g,炙甘草15 g,白芍15 g,大枣10枚(擘)。

上7味,以冷水800 mL浸泡1 h,煎煮40 min,去上沫,取汤150 mL,温服200 mL,日1~3次。同时盖棉被取微微汗出,汗后减量。

4.方解

本方以桂枝汤,解肌和营、降气冲,故治气上冲胸;加葛根于方中,生津解痉,以治口痉不语;加麻黄,发汗解表,发散太阳经之寒,而使膀胱气化功能正常,小便得利,故治无汗而小便少。

5.仲景对此方证的其他论述

(1)《伤寒论》第31条:"太阳病,项背强几几,无汗恶风,葛根汤主之。"

注解:太阳病,项背强几几,汗出恶风者,则以桂枝加葛根汤主之;今因无汗,故加麻黄以成葛根汤,发汗解表、生津止痉。

(2)《伤寒论》第32条:"太阳与阳明合病者,必自下利,葛根汤主之。"

注解:既有头项强痛而恶寒的太阳表证,同时又有自下利的阳明里证,因谓为太阳与阳明合病,故宜以葛根汤既解太阳之表,又清透阳明之邪。

按:下利而现太阳证,则病欲从表解,故发汗则愈,无汗表实者宜本方。自汗表虚者宜桂枝汤,此证常见,临证宜注意。又太阳与阳明合病者,必自下利,宜读作"太阳与阳明合病必自下利者"。意思是说:太阳与阳明合病,必须有自下利者,才可用葛根主之,而不是说太阳与阳明合病者必定有自下利之证出现。

6.辨证要点

①舌淡,苔白,脉浮。②太阳病表实无汗。③项背强几几或口痉不语。④小便不利或见下利者。

7.临床运用

(1)麻黄汤证,有项背强几几,或口痉不语者。兼口干、口苦者,加黄芩、黄连;兼心烦、失眠者,合栀子豉汤。

(2)风疹、荨麻疹、无汗、脉浮者。

(3)带状疱疹,合麻黄连翘赤小豆汤合麻辛附。

(4)发热无汗、心烦口干者,加石膏。

(5)发热恶寒、脉浮、下利或者里急后重者。

(6)鼻痛、鼻干、流脓涕者,加石膏、白芷、鱼腥草。

(7)副鼻窦炎,前额疼痛、眼眶胀痛、脉浮大者。

(8)肩颈疼痛、手臂麻木、怕冷怕风、脉沉者,太阳少阴合病,合麻辛附。

(9)关节肿痛、恶寒者,加白术、附子。

(10)感冒,壮热、头身疼痛、脉浮、无汗者,合白虎汤。

(11)颈椎间盘突出,手臂麻木、肩背疼痛者,腰间盘突出、下肢麻木、行走疼痛者。脉浮,合五苓散;大便干燥者,合大柴胡汤。

(12)咽喉肿痛、扁桃体肿大、发热无汗者,合黄连解毒汤。

(13)头部疖疮者,加大黄。

(14)头痒、头皮屑多、无汗者。

(15)痛风,脉紧弦者,合大黄附子汤。

(16)风湿热,合白虎汤。

(17)颈椎病、肩周炎,脉沉者,太阳少阴合病,合真武汤。

(18)三叉神经痛、脉浮者。

(19)中耳炎、疼痛、流脓水者,太阳阳明少阳合病,合大柴胡汤。

(20)面部发红、失眠者,合葛根芩连汤。

(21)过敏性鼻炎,合玉屏风散。

(22)面部痤疮,合柴胡加龙牡汤加升麻。

(23)葛根汤证,见中阳不足者,合理中汤。

(24)上半身出汗、发热,合茵陈蒿汤。

(25)腰膝冷痛、下肢冷、麻木,合肾着汤加麻辛附。

(26)鹅掌风,脱皮、痒者,合当归四逆汤。

(27)牙周炎,红肿热痛者,合白虎汤加白芷。

(28)面肌痉挛、无汗者,加全蝎、蜈蚣。

(29)急性面神经炎,口眼歪斜、麻木、无汗者,加全蝎、蜈蚣。

【临床案例】

案1:患者张某,男,45岁,仪陇县城人,2020年12月2日以"颈项强痛,肩背疼痛1年,加重1月"就诊。

1年前,出现颈强痛,双肩背疼痛,在我院做颈部CT检查提示:颈椎间盘突出,骨质退行性改变。多处中西医治疗(用药不详),效不显。近1个月,上述症状加重,伴口臭,故来我处求治。

刻诊:颈强痛、活动受限,双肩背疼痛,右手抬举受限,口干欲饮,口臭。舌质淡红、苔白微厚,脉浮微紧。

中医辨证:太阳阳明太阴合病。

拟葛根汤合五苓散加味:

葛根30 g,麻黄15 g,桂枝15 g,白芍15 g,生姜15 g,炙甘草10 g,大枣10 g,茯苓15 g,猪苓15 g,泽泻15 g,炒白术15 g,藿香15 g,佩兰15 g,杏仁10 g。

上方加水8小碗,约1200 mL,将药泡1 h,小火煎煮1 h,去渣。分3次温服,每天1剂,共5剂。

12月7日复诊:颈强痛、肩背疼痛减轻,右手能抬举,但仍受限疼痛,口臭减轻。效不更方,继续原方5剂。煎服法同前。

12月13日复诊:颈强痛、双肩背疼痛明显减轻,右手能上抬。舌质淡、苔薄白、水滑,脉沉缓。

拟葛根汤合五苓散合当归芍药散:

葛根30 g,麻黄15 g,桂枝15 g,白芍15 g,生姜15 g,大枣15 g,甘草15 g,茯苓15 g,泽泻10 g,猪苓10 g,白术15 g,当归15 g,川芎10 g。

煎服法同前。7剂。

同时服用中成药:葛根汤颗粒(瑞阳制药股份有限公司生产)、复方补骨脂颗粒(补骨脂、锁阳、续断、狗脊、赤芍、黄精)(江西业盛堂经销),以解表散寒、解肌止痉、通经活络、补肾强筋。

12月22日,电话随访,服上方后,颈强痛、双肩背疼痛消失,右手能活动,诸症消失而愈。嘱继续服用上中成药,以巩固疗效。

按:葛根汤,由桂枝汤加麻黄、葛根而成。本方具有发寒解表、解肌祛风、生津解痉之功,据以上条文可知,用于太阳与阳明合病的恶寒发热、头痛身痛、颈背强急、口噤不语、下利、脉浮等。本案表现为颈强疼痛,双肩背疼痛,口臭,舌淡红、苔白、脉浮微紧,与葛根汤方证相合,故用之;口臭,为阳明有热,同时患者口干欲饮、苔白厚,此为内有水饮,故以五苓散解表化饮。两方合用,具有发表散寒、温经通络、解痉止痛、化气行水之功,与本案病机相合,故效验。加藿香、佩兰,芳香化湿,以化中焦之湿;加杏仁,开肺气而宣上焦之湿。

第一次复诊:服上方后,诸症减轻,继守原方5剂。

第二次复诊:颈强痛、双肩背疼痛减轻,右手能上抬活动。舌质淡、苔薄白、水滑,脉沉缓。此为表证仍在、水湿减少、津血亏虚之候,故继用前两方合养血活血的当归芍药散。

上方标本兼顾、表里同治,服后诸症消失,临床治愈。继续以中成药葛根汤颗粒、复方补骨脂颗粒发表散寒、通经活络、解肌止痉、补益肝肾、强筋健骨。

案2:患者肖某,女,55岁,仪陇县城人,2020年7月5日以"右胁下红色疱疹2天"就诊。

2天前,右胁下生红色疱疹,疼痛如针刺样,今日来院求治。

刻诊:右胁下红色疱疹呈片状,大小约为2 cm×6 cm,疼痛如针刺样,口干口苦、欲饮。舌质淡红、苔薄微黄,脉沉细。西医诊断为"带状疱疹"。

中医辨证:太阳阳明少阳少阴合病。

拟葛根汤合麻黄连翘赤小豆汤合小柴胡汤合麻辛附加味:

葛根60 g,生麻黄25 g,桂枝25 g,白芍25 g,生姜30 g,大枣25 g,炙甘草25 g,连翘30 g,赤小豆60 g,桑白皮30 g,柴胡60 g,黄芩25 g,生半夏30 g(热水洗5次,打碎),党参30 g,北细辛15 g,蒸附片15 g,生石膏60 g。

上方加水14小碗,约1800 mL,浸泡1 h,小火煎煮1 h,去渣。分6次温服,每天3次,2天1剂。共3剂。

7月12日复诊:服上方后,疼痛减轻,红色疱疹变为黑色,口干口苦减轻。效不更方,再服3剂,煎服法同前。

7月20日复诊:服前方后,疼痛消失,疱疹干,皮肤微痒。原方加地肤子、白鲜皮,再3剂,煎服法同前。

7月30日电话随访:服完药后,诸症消失而愈,无任何后遗症。

按:"带状疱疹"是发生在皮肤、肌肉之间的皮肤病,以"疼痛、灼热、水疱"为临床特点,多为寒湿、湿热、毒邪入侵肌表所致,治之应顺势而为,使邪从表解,故以葛根汤解表散寒、解肌清热。《伤寒论》第262条曰:"伤寒,瘀热在里,身必黄,麻黄连汤赤小豆汤主之。"本案是湿毒瘀于肌表所致"疱疹",与湿热瘀于肌表而致"黄疸"病机相同,故又用麻黄连翘赤小豆汤解表散邪、清利湿热。又病发于右胁下,此为少阳经虚,外邪易于入侵,故表现为口干口苦,以小柴胡汤和解少阳、培土生津为治。此案据临床症状,其脉应浮数或滑数,反见其脉沉细,知患者平素体质较虚,故以麻辛附温阳扶正、透邪外出。加石膏,辛寒清热,使邪从外出。诸方合用,与本案病机相合,故而奏效。

第一次复诊:诸症减轻,效不更方。继续原方治疗。

第二次复诊:疼痛消失,疱疹变干,微痒,加地肤子、白鲜皮祛风止痒。

第三次电话随访:诸症消失而愈,邪尽正安而无后遗症。

十三、痉病之大承气汤方证

【原文】

痉为病,胸满口噤,卧不着席,脚挛急,必齘齿,可与大承气汤。

【注解】

痉病者,发于太阳病,有柔痉和刚痉之别。此痉病,为阳明病之痉病也,阳明热邪壅积于里,冲于上者,胸满口噤不语;热邪于里,伤津致经脉挛急,角弓反张,故卧不着席;脚挛急,为经脉挛急也;热冲于上,热极生风,故咬牙切齿,甚者牙关紧闭。此热盛于里,液夺津伤,痉之极也,可与大承气汤,泻下里实,以救其阴。

【按】

(1)《医宗金鉴》曰:"痉病而更胸满,里急壅也,卧不着席,反张甚也,脚挛急,劲急甚也,必齘齿,牙紧甚也。此皆阳明热甚灼筋,筋急而甚之象,故以大承气汤直攻其热。"以上论述了本条痉病之病机和治疗。

(2)痉病之初,多以太阳病而发,有刚痉和柔痉之别。刚痉者,以葛根汤;柔痉者,以栝蒌桂枝汤。邪入阳明,为阳明病致痉病者,阳明热盛,热盛风动,手足抽动者,以白虎汤;伤及津液,致经脉挛急者,以白虎加人参汤;阳明里实,热盛伤津,而致胸满口噤,卧不着席,脚挛急,必齘齿者,以承气汤直泻其热,以救阴液。本条后"可与大承气汤"是告诉后学者,可用大承气汤,亦可用调胃承气汤,或小承气汤,临床需根据热邪里实的程度具体而定。对于少阳阳明合病之痉病者,临床除有痉病表现外,还有往来寒热,心烦喜呕,心下急或心下痞硬,以大柴胡汤解少阳之热兼泻阳明里实。热病后期,对于气阴两伤而致痉者,可予竹叶石膏汤,清其余热、益气养阴,以滋经脉;少阴厥阴阴亏而痉者,予脉汤,滋阴以润筋脉。

【大承气汤方证解析】

1.方剂组成

大黄(酒洗)四两,厚朴(炙,去皮)半斤,枳实(炙)五枚,芒硝三合。

2.用法

上四味,以水一斗,先煮二物,取五升,去滓,内大黄,更煮取二升,去滓,内芒硝,更上微火一二沸,分温再服,得下,余勿服。

3.参考处方

酒大黄10~15 g,厚朴45 g,枳实30 g,芒硝20 g。

以凉水600 mL,浸枳实、厚朴1 h,煎煮30 min,取汤400 mL。内大黄,煎取300 mL,芒硝分次冲服,温服150 mL。大便通后停服,或者减量服。

4.方解

本方由大黄、芒硝、枳实、厚朴4味组成。方中大黄,《神农本草经》曰:"味苦寒。主下瘀血,血闭寒热,破癥瘕积聚,留饮宿食,荡涤肠胃,推陈致新,通利水谷,调中化食,安和五脏。"芒硝,通下、泻热、软坚。二药合用,攻下颇峻,泻肠中燥屎,通腑泄热、推陈致新。佐以消胀、破结、除满的厚朴、枳实,荡涤肠胃、通腑泄热之力既迅且猛,任何大实、大热、大满,以至阻塞而不利或闭而不通者,均得攻而克之。本条之痉证,因阳明腑实所致,故以大承气汤,通腑泄热、荡涤肠胃,故"胸满口噤、卧不着席、脚挛急、必齘齿"等诸证可解。

5.仲景对此方证的其他论述

(1)《金匮要略·腹满寒病宿食病篇》第21条:"问曰:人病有宿食,何以别之?师曰:寸口脉浮而大,按之反涩,尺中亦微而涩,故知有宿食,大承气汤主之。"

注解:脉浮大主热盛,而涩主血少。胃为水谷之海,荣卫之源。宿食实于里则发热,荣卫源绝则血少,故脉应之浮而大,按之反涩,尺中亦涩而微。宿食当下,宜大承气汤。

(2)《金匮要略·腹满寒病宿食病篇》第22条:"脉数而滑者,实也,此有宿食,下之愈,宜大承气汤。"

注解:脉数而滑者,为热实于里之应。本条应还有腹胀、腹痛、不思饮食等症,故知此为有宿食,大承气汤下之即愈。

(3)《金匮要略·腹满寒病宿食病篇》第 23 条:"下利不欲食者,有宿食也,当下之,宜大承气汤。"

注解:下利一般多能食,里有宿食则不能食,条文中应还有腹胀、腹痛、泻下秽臭等症,此当下之,宜大承气汤。

(4)《金匮要略·呕吐哕下利病篇》第 37 条:"下利,三部脉皆平,按之心下坚者,急下之,宜大承气汤。"

注解:下利而脉不微弱,而三部皆平,为不虚之候。按之心下坚,为里有所实,边流边结之证,故当急下,宜大承气汤。

(5)《金匮要略·呕吐哕下利病篇》第 38 条:"下利,脉迟而滑者,实也。利未欲止,急下之,宜大承气汤。"

注解:脉迟主寒,但里实甚者则脉亦迟,今迟与滑俱见,则不为寒,而反为热实之候。故下利见此脉,知为里实所致,实不去则利不止,宜大承气汤下之。

(6)《金匮要略·呕吐哕下利病篇》第 39 条:"下利,脉反滑者,当有所去,下乃愈,宜大承气汤。"

注解:下利,脉当微弱。今脉反滑为里实之应,故谓当有所去,须下其实乃愈,宜大承气汤。

(7)《金匮要略·呕吐哕下利病篇》第 40 条:"下利已差,至其年月日时复发者,以病不尽故也,当下之,宜大承气汤。"

注解:此即所谓休息痢,因初病时未能驱尽其邪,故至时日又复发,当下尽其邪,宜大承气汤。

(8)《金匮要略·妇人产后病篇》第 1 条:"问曰:新产妇人有三病,一者病痉,二者病郁冒,三者大便难,何谓也?师曰:新产血虚,多汗出,喜中风,故令病痉;亡血复汗,寒多,故令郁冒;亡津液胃燥,故令大便难。产妇郁冒,其脉微弱,呕不能食,大便反坚,但头汗出。所以然者,血虚而厥,厥而必冒,冒家欲解,必大汗出。以血虚下厥,孤阳上出,故头汗出。所以产妇喜汗出者,亡阴血虚,阳气独盛,故当汗出,阴阳乃复。大便坚,呕不能食,小柴胡汤主之,病解能食,七八日更发热者,此为胃实,大承气汤主之。"

注解:痉、郁冒、大便难,为新产妇人常见的 3 种病。这是由于新产气血两虚、多汗出而易外感,血少津虚,经脉失养,再感外邪,故病痉;新产亡血复汗,再感受寒邪,故令郁冒;亡津液、胃中燥,故大便难。

"郁冒"即昏冒不省,俗谓为新产血晕。其脉微弱,为血虚之候,胃中有饮,故呕不能食;津液不下,故大便反坚但头汗出。血虚感寒,则四肢厥冷;厥冷者,同时也必郁冒。大便坚,呕不能食,为柴胡汤证,故以小柴胡汤主之。冒家欲解,必大汗出者,暗示郁冒本虚,服小柴胡汤后当战汗而解。

服小柴胡汤后,病即解而能食。若七八日后又发热者,是产后血虚津伤,外邪入里,肠中腑实之证,宜以大承气汤主之。

按:新产妇人,由于亡血多汗,易感外邪,往往有痉、郁冒、大便难 3 种病的发作。首段即说明三者之所以出现的道理。二段专论郁冒的证治,其实是承首段概括三病的治法,但只以三证中郁冒为主,特着重说明其发病原因,以及服小柴胡汤后必致瞑眩、战汗而解的理由。文中虽未明言"痉",但"痉"与"郁冒"往往同时存在。

(9)《金匮要略·妇人产后病篇》第6条:"产后七八日,无太阳证,少腹坚痛,此恶露不尽,不大便,烦躁发热,切脉微实,再倍发热,日晡时烦躁者,不食,食则谵语,至夜即愈,宜大承气汤主之。热在里,结在膀胱也。"

注解:产后七八日,既无太阳表证而少腹坚且痛,其为恶露结滞不去所致,其人不大便、烦躁发热,尤其倍于日晡时,而脉微实,不能食,食则谵语,此一派里实的证候,至夜即愈亦有别于一般的瘀证。上述可知,为热实于里,热与恶露结于少腹之证,故宜大承气汤主之。

按:产后恶露不尽,一般不宜大承气汤。但由于热实与恶露结而不去者,又非此不治,关键在于辨方证。

(10)《伤寒论》第208条:"阳明病,脉迟,虽汗出不恶寒者,其身必重,短气,腹满而喘,有潮热者,此外欲解,可攻里也。手足濈然汗出者,此大便已硬也,大承气汤主之;若汗多,微发热恶寒者,外未解也,其热不潮,未可与承气汤;若腹大满不通者,可与小承气汤,微和胃气,勿令致大泄下。"

注解:潮热谓其发热如潮,其势甚汹涌,一身如蒸,无处不热之意。本条可分以下3段解之:①脉迟,为不及脉,常主寒主虚。今阳明病脉迟,汗出而不恶寒,阳明病的外证已显。以其人仍身重短气等外湿内饮为证,当然此不可下。②若汗出不恶寒,其人腹满而喘,并有潮热者,则脉迟是由于里实气血受阻所致,此时是外欲解,里可攻也。若手足亦不断汗出,更是大便成硬的确征,则宜大承气主之。③若汗出不恶寒、其热不潮,则里热不实,不可予承气汤攻之,即便腹大满而不通者,亦只可予小承气汤微和其胃气,慎不可大泄下。

(11)《伤寒论》第209条:"阳明病,潮热、大便微硬者,可与大承气汤;不硬者,不可与之。若不大便六七日,恐有燥屎,欲知之法,少与小承气汤,汤入腹中,转矢气者,此有燥屎也,乃可攻之。若不转矢气者,此但初头硬,后必溏,不可攻之,攻之必胀满不能食也。欲饮水者,与水则哕,其后发热者,必大便复硬而少也,以小承气汤和之。不转矢气者,慎不可攻也。"

注解:燥屎即硬便,矢气即肛门排出的气体。有潮热为里实的确征,故阳明病潮热,若大便微硬者,即可予大承气汤以攻之。大便不硬者,不可予之。假如不大便已六七日,而无其他证候足以证明大便之硬否,可先予小承气汤,服后不大便而转矢气者,即为有燥屎,便可予大承气汤。若服小承气汤后不转矢气,则必解初头硬后必溏的大便,此不可予大承气汤。如果不经试服小承气汤,而误以大承气汤攻之,则必致腹胀满、不能食的里虚证。虚欲饮水自救,但胃气虚,与水不受而哕。其后发热者,服小承气汤,泄下先硬后溏的大便,潮热即已;若以后又复发潮热,此必大便又硬且少,仍宜予小承气汤和之。总之,服小承气汤后仍不大便者,则可予大承气汤;若不能转矢气者,慎不可予大承气汤以攻之。

按:阳明病潮热,为里实可下之候,但以什么汤下之,还需辨方证。大承气汤为攻下峻剂,尤其不可轻试。有潮热,同时见大便硬结者,为大承气汤的适应证。上条的手足濈然汗出,为大便硬的征候之一。而本条则无大便硬的明确征候,发潮热和六七日不大便,有可能为大便硬结,可以小承气汤试之。若潮热、不大便,即使系先干后溏者,亦小承气汤证;若试予小承气汤,只能使之转矢气,虽无效,但亦无害,而后再予大承气汤则最为妥当。故于大小承气汤疑似之证,先试以小承气汤可看成定法。

(12)《伤寒论》第212条："伤寒,若吐、若下后,不解,不大便五六日,上至十余日,日晡所发潮热,不恶寒,独语如见鬼状。若剧者,发则不识人,循衣摸床,惕而不安,微喘直视,脉弦者生,涩者死。微者,但发热谵语者,大承气汤主之。若一服利,则止后服。"

注释:太阳伤寒,法当发汗而解,若误用吐、下之法,病不解,反邪热乘吐下之虚而陷于里,因而不大便五六日,上至十余日。日晡所发潮热,而不恶寒,则外已解,可攻里也。独语如见鬼状,即谵语之甚者。潮热而谵语者,大便已硬,为大承气汤证。证之剧者,发则不识人。循衣摸床,即捻衣襟,手摸床沿。惕而不安,即无故恐怖而不安。此皆意识模糊、生机欲息之表现。气将脱则微喘,精欲竭则直视。若脉弦,属太过主实,故还可予大承气汤背水一战而望生。若脉涩、属不及,主血少、邪实正虚,已难于治,故不免于死。

若上述之轻微者,只发潮热而谵语,为里实热结,宜攻之,大承气汤主之。若服后得快利,则止后服。

(13)《伤寒论》第215条："阳明病,谵语有潮热,反不能食者,胃中必有燥屎五六枚也;若能食者,但硬耳。宜大承气汤下之。"

注解:谵语有潮热,为热实于里、阳明里实之确征。胃有热当能食,今反不能食者,乃里实更甚,即胃中亦有燥结的宿食。若其人能食,胃中无燥结但大便成硬者,均宜大承气汤下之。

(14)《伤寒论》第217条："汗出谵语者,以有燥屎在胃中,此为风也。须下者,过经乃可下之。下之若早,语言必乱,以表虚里实故也。下之则愈,宜大承气汤。"

注解:汗出多,则津液外越,胃中燥、屎必结,谵语即为里有燥屎的确征。此为风也,谓为太阳中风转属阳明里实者,燥屎当下,但须太阳证罢乃可下之。若下之过早,则使外邪陷于里,势必加甚其语言错乱。表虚里实,即是说表邪内陷则表已虚,邪并于里,则里实更甚,比原证更重,均下之当愈,宜大承气汤。

按:汗越于外,则津液竭于里,若复热实,燥结至速。谵语即有燥屎之候,故不可轻视,一旦表解,即须大承气汤下之。阳明病不怕证实,最虑夺津。后有发热汗出的急下证,意即在此,可互参。

(15)《伤寒论》第220条："二阳并病,太阳证罢,但发潮热,手足漐漐汗出,大便难而谵语者,下之则愈,宜大承气汤。"

注解:二阳并病,指太阳阳明并病,若太阳病证已罢,但发潮热,手足漐漐汗出,大便难而谵语者,此为阳明里实之证,大承气汤证已甚明,故下之则愈。

(16)《伤寒论》第238条："阳明病,下之,心中懊憹而烦,胃中有燥屎者,可攻。腹微满,初头硬,后必溏,不可攻之。若有燥屎者,宜大承气汤。"

注解:阳明病下之后,遗热未除,故心中懊侬而烦。若里有燥屎,腹当硬满而拒按,可攻之。若只微满,大便初头硬,后必溏,为栀子豉汤的虚烦证,不可攻之。如确审其有燥屎者,宜大承气汤下之。

按:心中懊侬而烦,为栀子豉汤和大承气汤的共有证,其主要区分即在腑实之有无,腹部的虚满与实满。腹诊是其鉴别之要点。

(17)《伤寒论》第239条："患者不大便五六日,绕脐痛,烦躁,发作有时者,此有燥屎,故使不大便也。"

注解：胃肠中干燥，大便成硬，欲行难通，故绕脐痛而烦躁。痛与烦时休时作，故谓发作有时，此亦有燥屎的确候，言外宜大承气汤攻之。

(18)《伤寒论》第 240 条："患者烦热，汗出则解，又如疟状，日晡所发热者，属阳明也。脉实者，宜下之；脉浮虚者，宜发汗。下之与大承气汤，发汗宜桂枝汤。"

注解：患者烦热，当发汗则解，如汗后，又如疟状，日晡则发热，此时发热属阳明。若其脉沉实，则已传阳明无疑，宜大承气汤下之；若脉浮虚，则仍在表，日晡发热，则是发热汗出的桂枝汤证，故宜桂枝汤以发汗解表。

按：此只日晡所发热的脉实，又何须大承气汤的猛攻，殊不知若发汗汗出即转属阳明，其病传变迅急，来势凶恶可见，于此正在变幻莫测之际，医者不仅要知其常，更要知其变，与后之急下诸条互参自明。

(19)《伤寒论》第 241 条："大下后，六七日不大便，烦不解，腹满痛者，此有燥屎也。所以然者，本有宿食故也，宜大承气汤。"

注解：大下以后，六七日又不大便，而原有的烦未解，并腹满且痛，此为有燥屎之证。其所以大下之后，还有燥屎者，因其人本有宿食，下而未尽之故，宜大承气汤再下之。

按：此即承前之"阳明病，下之，心中懊憹而烦，胃中有燥屎者，可攻"条，而重申攻下务尽之义。

(20)《伤寒论》第 242 条："患者小便不利，大便乍难乍易，时有微热，喘冒不能卧者，有燥屎也，宜大承气汤。"

注解：小便不利，则大便当溏，今以里热盛实，边结边流，因致大便乍难乍易。虽外时有微热，但其人喘冒不能卧，为实热自里追上的征候，此有燥屎的缘故，宜大承气汤下之。

(21)《伤寒论》第 251 条："得病二三日，脉弱，无太阳、柴胡证，烦躁，心下硬；至四五日，虽能食，以小承气汤少少与，微和之，令小安。至六日，与承气汤一升。若不大便六七日，小便少者，虽不受食，但初头硬，后必溏，未定成硬，攻之必溏；须小便利，屎定硬，乃可攻之，宜大承气汤。"

注解：无太阳、柴胡证，谓无太阳表证和少阳柴胡证。今烦躁而心下硬，并四五日不大便，里实的征候已显，况能食，更是多热无寒确征，似可以议下。但以脉弱，心下硬，亦可能是胃虚，可少予小承气汤微和其胃，可略安其烦躁；观察至 6 天，若还不大便，已可辨其非虚，故可增与小承气汤 1 L；延至六七日仍不大便，虽不能食，有似实结已甚，但若小便少者，大便仍初硬后溏，未定成硬，不可攻之，若不慎而攻之，则使溏泄不已。必须小便利，则屎定成硬，乃可攻之，攻之宜大承气汤。

按：本条的"脉弱"和首条的"脉迟"，均属"不及"的一类脉，阳明病见之，必须精心观察，慎重辨证用药。尤其是脉弱而伴心下硬，更当考虑胃虚。即有一二实候，亦不可妄试攻下。以小承气汤少少予之，令小安。至五六日再予 1 L，用药何等慎重，临证必须周详。治大病难，治疑难病更难。病家急躁，医者不可粗心而误事。条文中虽未说四五未大便，然据六七日不大便一语，则四五日至六七日未大便自在言外。

(22)《伤寒论》第 252 条："伤寒六七日，目中不了了，睛不和，无表里证，大便难，身微热者，此为实也。急下之，宜大承气汤。"

注解:目中不了了,谓视物不明之意。睛不和,谓睛昏暗而不光泽的意思。

伤寒六七日,其人突然目中不了了,睛不和,并无其他明显的表证和里证,而只大便难,身微热,此为热实于里、津液枯竭之征,属险恶证候。外迫虽微而上攻甚烈,病势猛剧,刻不容缓,宜大承气汤急下之。

按:伤寒表证突然而罢,里实证候不待形成即出现目中不了了、睛不和等精气欲竭的险恶征候。传变急剧,大有不可终日之势,应急釜底抽薪,以大承气汤急下承阴。

(23)《伤寒论》第253条:"阳明病,发热汗多者,急下之,宜大承气汤。"

注解:阳明病,若发热而汗多不已者,此热盛蒸腾,津液欲竭之象。宜急下热以救津,宜大承气汤。

(24)《伤寒论》第254条:"发汗不解,腹满痛者,急下之,宜大承气汤。"

注解:发汗而病不解,急传里而腹大满疼痛,传变如此迅速凶猛,稍缓则险象峰起,故宜大承气汤急下之。

按:以上3条,为大承气汤阳明病三急下证,均以病情变化迅猛,为应急制变之治。看似不重,稍有延误,危殆立至,宜仔细玩味而牢记。

(25)《伤寒论》第255条:"腹满不减,减不足言,当下之,宜大承气汤。"

注解:此承上条言,虽已下之,但腹满不减,即使有所减则微不足道,病未尽去,故还应当下之,宜大承气汤。

(26)《伤寒论》第256条:"阳明少阳合病,必下利,其脉不负者,为顺也。负者,失也,互相克贼,名为负也。脉滑而数者,有宿食也,当下之,宜大承气汤。"

注解:脉滑而数,主里有实热。故下利脉滑数,当有宿食,宜以大承气汤。

按:五行学说认为,阳明属土,少阳属木,阳明与少阳合病则呈木克土,故必下利。此和后之"脉不负"以下一段文字,均属五行推理之词。

(27)《伤寒论》第320条:"少阴病,得之二三日,口燥咽干者,急下之,宜大承气汤。"

注解:少阴病,津血本虚,若传阳明,则燥结异常迅速。口燥咽干,已有热亡津枯之势,应急下以救津液,宜大承气汤。

(28)《伤寒论》第321条:"少阴病,自利清水,色纯青,心下必痛,口干燥者,急下之,宜大承气汤。"

注解:自利清水,色纯青,此下利者皆青色秽浊的水样便。热结于里,故心下必痛,此即《温疫论》所谓为热结旁流者。边下清水,边实结心下,热亡津亡,灾祸立至。口干燥者,已见其端,故宜大承气汤急下之。

(29)《伤寒论》第322条:"少阴病,六七日,腹胀不大便者,急下之,宜大承气汤。"

注解:腹胀、不大便,已属里实可下之证,况由少阴病传来,须虑其津液枯竭而致虚,故宜大承气汤急下之。

按:津液虚损则易致热盛里实,热实更易致津液枯虚,虚实相搏,则虚者益虚,实者益实,正虚病实。故少阴入阳明略见其端,即宜急下存阴。以上3条,除自利清水1条外,其余2条皆少阴病传变为阳明病者,不可不知。

6.辨证要点

基于以上所论,可知大承气汤为攻下峻剂,当热实达至一定程度,又非此方不能救治。不当用而用,和当用而不用,均足以误人性命。燥屎宿食虽属本方应用的指标,但不是应用本方的目的。以上所述,在不同情况而有不同的证候,必须熟记。尤其"急下"各条,更要心中有数,以应急变。综上所述,大承气汤辨证要点可归纳为:

①舌质红、干、少津,苔黄厚或老黄,脉实大或者沉滑。②腹胀满,按之疼痛,或者疼痛拒按,脉有力。③或便干结,或不能食,或潮热汗出。④或心中懊侬而烦,或喘,或头痛眩晕。⑤或下利,或谵语,或烦躁。⑥或痉,或狂。⑦或目睛不了了、睛不和。

7.临床运用

(1)胸满口噤、卧不着席、脚挛急、齘齿者。

(2)阳明病脉迟,汗出、不恶寒、发潮热、手足濈然而汗出者。

(3)不大便、发潮热而谵语者。

(4)阳明病谵语有潮热、不能食有燥屎、能食屎定硬者。

(5)汗出谵语、无表证者。

(6)发潮热、手足漐漐汗出、大便难而谵语者。

(7)心中懊侬而烦、胃中有燥屎者。

(8)不大便五六日、绕脐痛、烦躁发作有时者。

(9)患者烦热汗出则解、日晡发热而脉实者。

(10)大下后六七日不大便、烦不解、腹满痛者。

(11)小便不利、大便乍难乍易、有时微热、喘冒不能卧者。

(12)脉弱、烦躁心下硬、六七日不大便、小便利者。

(13)伤寒六七日、目中不了了、睛不和,无表里证、大便难、身微热者。

(14)少阴病自利清水、色纯青、心下必痛、口干燥者。

(15)少阴病六七日、腹胀不大便者。

(16)下利脉滑而数或脉迟而滑、不欲食者。

(17)腹大满、二便不通或谵语、口干咽燥者。

(18)痢疾、谵语或者腹满痛、不能食者。

(19)狂躁、昼夜不寐、腹满不大便者,合抵当汤。

(20)暴发火眼即急性结膜炎,属里实热证者,加菊花、决明子。

(21)腹中燥屎、按之累累如卵石、口舌干燥者。

(22)闭经、腹满、便秘者,合抵当汤。

(23)食物中毒所致荨麻疹、腹满者。

(24)湿疹、腹满按之疼痛者。

(25)热毒发斑出血,加黄连、黄柏、黄芩、栀子。

(26)咳嗽声洪、腹满按痛者。

(27)口干燥、欲饮者,本方证合白虎加人参汤。

(28)燥屎便干者。

(29)遗尿,属阳明里热实证者。

(30)舌干燥、短缩、弯曲不伸、坚硬,属里热实证者。

(31)舌干燥、短缩、弯曲不伸、坚硬、手足逆冷、脉微细者,加人参、附子。

(32)舌生芒刺、干燥,属里热实证者。

(33)舌皲裂、干燥,属里热实证者,加增液汤。

(34)烦渴引饮、腹满按之疼痛者,合白虎加人参汤。

(35)大便失禁、意识障碍,属里热实证者。

(36)舌苔焦黑、大便干结者,加人参。

十四、湿痹之脉证及治疗原则

【原文】

太阳病,关节疼痛而烦,脉沉而细者,此名湿痹。湿痹之候,小便不利,大便反快,但当利其小便。

【注解】

太阳病者,谓外感邪气也。湿邪为六淫之一,风寒感人,常伤肌表;湿邪伤人,常流关节,使关节筋脉痹阻不通而成湿痹。凡湿侵于外,必因内伤于脾,脾不健运,湿流于内,内外合邪,流于关节而为痹。湿性重滞,气机不利,故疼痛而烦。风寒伤表,其脉浮,湿性濡滞,阻滞血脉运行,其脉沉细。小便不利,大便反快者,湿气内蕴盛也,治湿当利其小便,如后世李东垣曰:"治湿不利小便,非其治也。"

【按】

(1)湿邪之为病,有外湿、内湿之别。在外者,有肿胀、浮肿、身疼痛、阴黄疸之表现;在内者,湿邪,清者为水饮,浊者为痰。可与外湿为患,多流注关节,痹阻经脉,日久深入骨络,为痹证、为历节。水饮内患为胸腹水,外泛为四肢水肿;水饮下驱,为腹泻,为带下。或为痰,上泛为咳,为呕逆。内湿多责之于脾失健运,阳虚温煦失职。

(2)《素问·痹论》曰:"痹之安生?对曰:风寒湿三气杂至,合而为痹也。其风气胜者为行痹,寒气胜者为痛痹,湿气胜者为著痹也。"著痹者,湿痹也。《内经》这一论述,指出了痹证往往由风寒湿三气杂至而成,以临证表现分为风痹、寒痹、湿痹。风痹以游走疼痛为主,因风性善行而数变;寒痹以恶寒疼痛为主,因寒性伤阳收敛;湿痹以重浊疼痛为主,因湿性重浊黏滞。因此,治痹原则为:小发其汗以散风寒之邪,利小便以祛湿邪。

(3)《内经》又将痹证进一步分成:骨痹、筋痹、脉痹、肌痹、皮痹 5 种,并指出此五痹,不但与外邪有关,而且与五脏功能失调有密切关系。如《痹论》又曰:"五脏皆有合,病久而不去者,内舍于其合也。故骨痹不已,复感于邪,内舍于肾;筋痹不已,复感于邪,内舍于肝;脉痹不已,复感于邪,内舍于心;肌痹不已,复感于邪,内舍于脾;皮痹不已,复感于邪,内舍于肺。所谓痹者,各以其时重感于风寒湿之气也。"因此,痹证的又一治疗原则是:内外兼治,外祛风寒湿邪,内调五脏生理功能及气血津液变化。

十五、湿邪之阴黄证

【原文】

湿家之为病,一身尽疼,发热,身色如熏黄也。

【注解】

湿家,指患湿病之人,即久患湿病的人。一身尽疼痛,治湿邪充滞肌肉肢节之间,阻滞经脉,不通则疼痛。湿邪郁久化热,则有发热之证。湿热瘀里,可为皮肤发黄。如湿热俱盛或热重于湿,其身黄鲜明如橘色,称为阳黄,为阳明湿热发黄。如身黄如烟熏状,黄而晦暗,称为阴黄,为太阴湿盛发黄。

【按】

《伤寒论》第259条曰:"伤寒发汗已,身目为黄,所以然者,以寒湿在里不解故也,以为不可下也,于寒湿中求之。"以上论述,指出了寒湿在里所致阴黄的治疗原则,不能用汗下法,只能利小便。湿邪来源主要有以下3方面:一为脾失健运,二为气化不利、水湿内停,三为阳虚失于温化。因此,随证可选用茵陈五苓散、茵陈五苓散加术附、茵陈术附汤。

十六、湿家不可下

【原文】

湿家,其人但头汗出,背强,欲得被覆向火。若下之早则哕,或胸满,小便不利。舌上如胎者,以丹田有热,胸上有寒,渴欲得饮而不能饮,则口燥烦也。

【注解】

病湿之人,名曰湿家,其人皮毛为湿壅闭,故无汗,惟头为诸阳之会,阳气通而汗出。湿流经脉,则背强,湿为阴邪而伤阳气,故恶寒,欲得被覆向火以自温。若不当下而下之太早,则寒湿入里,伤及胃阳而哕;或挟阴邪上逆而胸满;湿困中焦脾土,土失运化而小便不利。湿郁三焦,则舌上苔白。丹田阳气被湿邪所郁,化热而感丹田有热;中阳被伤,寒邪上逆,而胸上有寒;中焦有寒,水津不运,则口渴欲饮;因水津不布,虽饮而解而口中仍燥也。

【按】

《金匮要略疏义》云:"此伸解湿郁之证,以示人湿家下早之变也。"

十七、湿家误下之危证

【原文】

湿家下之,额上汗出,微喘,小便利者死;若下利不止者亦死。

【注解】

上文言湿家下之早之变证。此言湿家误下,本久寒湿之人,中阳不足,运化失权而湿盛。误下后,则阴亏阳脱,真阳上越,头唯三阳之交,故额上有汗,阳气将绝,故微喘,下元虚败,则小便自利而不收,故主死;若下利不止者,为下后中气将绝,故亦主死。

【按】

此指阳虚湿盛之人,误下后,阴夺而虚阳上越,额上汗出;下元亏虚,肾不纳气,故上气而喘;下虚水液不能收持,故小便自利;下后,中阳不足而泻下不止。此言病情危重,阴脱亡阳,有阴阳离绝之势,故言"死证"。

十八、风湿之治则

【原文】

风湿相搏,一身尽疼痛,法当汗出而解,值天阴雨不止,医云此可发汗。汗之病不愈者,何也?盖发其汗,汗大出者,但风气去,湿气在,是故不愈也。若治风湿者,发其汗,但微微似欲出汗者,风湿俱去也。

【注解】

本条言风湿相合而为病,搏于筋骨肌肉间,致一身尽疼痛,法当微汗出而解。值天阴雨天,以助其湿邪,而疼痛不休,医云此可发汗。今汗之病不愈者,何也?盖因汗之不得法,令大汗如水出,但风气去,汗多又助其湿,流连于肌肉,是故病不愈也。如治风湿之正法者,但微微取汗,则风湿俱去也。

【按】

(1)此论述治风湿之法,但微微欲似汗出,不能令大汗出如水淋沥,否则,风气去,则湿气留,病必不愈。以上治风湿之法则,对临床具有重要指导价值。

(2)依据文中所论,风湿之初,邪中太阳,表现以身疼痛为主。其表实无汗者,以麻黄加术汤主之;表虚汗出者,以桂枝加术汤主之。

十九、上焦寒湿之治法

【原文】

湿家病身疼发热,面黄而喘,头痛鼻塞而烦,其脉大,自能饮食,腹中和无病,病在头中寒湿,故鼻塞,内药鼻中则愈。

【注解】

此条言雾露之湿气,中于清窍,流连于肌肉,致身疼痛,与阳气相持而发热,湿伤上焦,故但面黄,内伤于肺,故喘。阴乘阳位,故头痛、鼻塞、心烦;阴与阳搏,故其脉大。脏腑无病,故能饮食,腹中和。唯头中雾露之湿,故鼻塞,但纳药于鼻中,取嚏则愈。

【按】

《金匮要略心典》曰:"寒湿在上,则清阳被郁。身疼、头疼、鼻塞者,湿上甚也;发热、面黄、烦、喘者,阳上郁也。而脉大,则非沉细之比,腹和无病,则非小便不利、大病反快之比。是病不在其腹中而在头,疗之者宜但治其头而勿犯其腹,纳药鼻中,如瓜蒂散之属,使黄水出而寒湿去而愈。"以上之论,可作参考。

二十、湿兼风寒痹之麻黄加术汤方证

【原文】

湿家身疼烦,可与麻黄加术汤发汗为宜,慎不可以火攻之。

【注解】

湿家兼风寒之邪而伤太阳经气,为湿家之表证,而身烦疼不已,可与麻黄加术汤为宜,慎不可以用火法攻之,以劫其阴也。雨水之湿,为浊邪,从下伤滞于太阳之气,为小便不利者,但利小便则愈。雾露之湿,为清邪,中上之头部者,但纳药于鼻中则愈。如兼风寒之邪,但中太阳肌表者,以麻黄加术汤发汗为宜。

【按】

(1)麻黄汤,发太阳风寒之表郁,汗出则愈。但恐汗出经气愈虚,不能鼓动湿邪尽出,遂加白术培中以燥湿。

(2)《金匮要略浅注》曰:"湿家之表证,其身烦疼而不发黄,可知未郁于内而为热也。且无小便不利,可知未入里而为痹也。表则宜汗,而不宜大汗。斟酌其适可者,当与麻黄加术汤,发其微似汗为宜,慎不可以火攻之,致或逼汗过多而变证也。"以上之论,可参考。

(3)风湿病,身疼痛者,表阳实证,随证可用麻黄加术汤、麻杏苡甘汤、大青龙汤;表阳虚证,随证可用桂枝汤、桂枝新加汤、桂枝加术汤。表阴寒实证,随证可用麻黄附子细辛汤、麻黄附子甘草汤、乌头汤。表阴虚寒证,随证可用桂枝去芍药加麻辛附汤、桂枝加附子汤、桂枝附子汤。表里阴寒实证,可用桂枝芍药知母汤;表里阴虚寒证,可用甘草附子汤。

【麻黄加术汤方证解析】

1.方剂组成

麻黄(去节)三两,桂枝(去皮)二两,甘草(炙)一两,杏仁(去皮尖)七十个,白术四两。

2.用法

上五味,以水九升,先煮麻黄,减二升,去上沫,内诸药,煮取二升半,去滓,温服八合,覆取微似汗。

3.参考处方

麻黄 20 g,桂枝 15 g,炙甘草 10 g,杏仁 15 g,白术 30 g。

上 5 味,以冷水 800 mL,浸泡 1 h,煎煮 40 min,去上沫,取汤 450 mL,温服 150 mL。取微汗,汗后减量。

4.方解

本方于麻黄汤中加白术,以麻黄汤发汗解表,加白术培土燥湿,治麻黄汤证而有湿痹疼痛者。

5.辨证要点

①舌质淡、苔白,脉浮。②麻黄汤证而见湿痹烦痛者。

6.临床运用

(1)麻黄汤证,兼寒湿、身疼痛者。

(2)麻黄汤证,水肿、小便不利者。

（3）麻黄汤证，流鼻涕，肢体肿痛，咳喘者。

（4）关节炎、无汗、恶寒、脉浮者。

（5）关节炎、无汗、怕冷、脉沉者，加附子。

（6）风寒感冒、无汗、身痛、神疲、乏力、脉沉者，太阳少阴合病，合麻辛附。

（7）荨麻疹、无汗、恶寒、脉浮、兼湿者。

（8）痛风、无汗、关节红肿疼痛者，加薏苡仁、赤小豆、茵陈。

（9）一氧化碳中毒者。

二十一、风湿表实之麻杏苡甘汤方证

【原文】

病者一身尽疼，发热，日晡所剧者，名风湿。此病伤于汗出当风，或久伤取冷所致也。可与麻黄杏仁薏苡甘草汤。

【注解】

风湿之邪搏于肌表，阻于经脉，表现为一身肌表关节上下尽疼痛。风为阳邪，风湿相搏，故而发热；日晡阴盛湿旺，与风相搏，疼痛更甚、发热更剧，此名风湿。此形成是由于出汗时感受了风邪，汗随风入于肌腠，或长期受寒冷侵袭所致。可予麻杏苡甘汤，外散风寒，内清湿热。

【按】

（1）《金匮要略心典》云："此亦散寒除湿之法。日晡所剧，不必泥定肺与阳明。但以湿无来去，而风有休作，故曰此名风湿。然虽风湿，而寒湿亦在其中，观下文云汗出当风，或久伤取冷，意可知矣。"以上之论，可作参考。

（2）上条言寒湿之阴邪，在太阳经气者，以麻黄汤发太阳之寒邪，加白术以培土燥湿。此条言风为阳邪挟湿气之阴邪，在太阳阳明经气肌表之间者，故以麻黄汤去辛燥之桂枝，解表以发汗；加甘寒之薏苡仁，清热利湿。前者寒湿在太阳肌表，后者风湿在太阳阳明肌表间。

【麻杏苡甘汤方证解析】

1.方剂组成

麻黄（去节，汤泡）半两，杏仁（去皮尖，炒）十个，薏苡仁半两，甘草（炙）一两。

2.用法

上判麻豆大，每服四钱匕，水盏半，煮八分，去滓，温服。有微汗，避风。

3.参考处方

麻黄 6 g，杏仁 10 g，生薏仁 18 g，炙甘草 10 g。

上 4 味，以冷水 300 mL，浸泡 1 h，煎煮 30 min，取汤 150 mL，温服。取微微汗出，不汗出，继续煎服 2 剂。忌当风。

4.方解

薏苡仁味甘微寒，《神农本草经》谓："主筋急拘挛，久风湿痹。"此方为麻黄汤去桂枝，加薏苡仁而成。由于风湿是风之阳邪，与湿之阴邪，相搏于太阳阳明肌表之间，一身尽疼痛而发热，故去辛燥之桂枝，而用麻黄发汗解表；加甘寒之薏苡仁，清热利湿、除湿止痹；用杏仁宣肺气，以助太阳表解;用甘草健中生津,以防发汗伤阴,同时调和诸药。故本方治风湿在太阳阳明肌表间,一身尽疼痛而发热者。

5.辨证要点

①舌红、苔薄黄或黄而腻,脉浮。②周身关节痛,发热身重或肿者。

6.临床运用

(1)身体疼痛、下午甚、发热者。

(2)关节炎、红肿疼痛者,加石膏、苍术。

(3)痛风、关节红肿热痛者,合大黄附子汤。

(4)湿疹、无汗者。

(5)类风湿关节炎、经久不愈、关节肿痛剧者,加白术、附子。

(6)头皮瘙痒、头皮屑多者,合葛根汤。

(7)带状疱疹,合麻黄连翘赤小豆汤、麻辛附汤加蜈蚣、全蝎(研粉冲服)。

【临床案例】

患者王某,女,46岁,仪陇县城人,2021年5月10日以"双下肢酸痛,头晕头痛1月"就诊。

1个月前,出现双下肢酸痛,头晕头痛,咽喉不利、如有异物,双侧肩背冷等症。在院外服中药治疗(方药不详),效不显,故来我处求治。

刻诊:双下肢酸痛,头晕头痛,咽喉不利、加有异物感,双肩背冷痛,口不干、不苦,不欲饮水。舌质胖大、偏紫色、苔白微厚,脉沉微紧。

中医辨证:太阳太阴少阴合病。

拟麻杏苡甘汤合五苓散合半夏厚朴汤合麻辛附加减:麻黄10 g,杏仁10 g,薏苡仁15 g,炙甘草6 g,桂枝10 g,茯苓15 g,猪苓10 g,泽泻15 g,苍术15 g,炒白术15 g,姜半夏15 g,厚朴15 g,紫苏叶15 g,生姜15 g,北细辛5 g,蒸附片6 g。

上方加水8小碗,约1200 mL,将药泡1 h,小火煎煮1 h,去渣。分3次温服,每天1剂。共3剂。

5月14日复诊:服上方后,双下肢酸痛、头晕头痛、咽喉不利等症明显减轻。现口干口苦、乏力、不思饮食、肩背仍怕冷,月经量少。舌质淡、苔白,脉沉细。更方为:柴胡桂枝汤合麻辛附汤合当归芍药加减:柴胡25 g,黄芩15 g,人参10 g,姜半夏15 g,大枣10 g,炙甘草10 g,生姜15 g,桂枝15 g,白芍15 g,麻黄6 g,北细辛6 g,蒸附片10 g,全当归15 g,川芎10 g,白芍15 g,炒白术15 g,泽泻10 g,茯苓15 g,干生地15 g。

上方加水8小碗,约1200 mL,浸泡1 h,小火煎煮1 h,去渣。分3次温服,每天1剂。共5剂。

5月25日电话随访:服完上方后,诸症消失而愈。

按:麻杏苡甘汤方证,用于"风湿"伤于肌表,痹阻经络,一身尽疼痛,发热,日晡所剧者。此案以"双下肢酸痛、头晕头痛"为主要表现,虽无发热,但"双下肢酸痛"为湿邪郁而化热之征,故用麻杏苡甘汤。此方以麻黄、杏仁开太阳之表郁;以薏苡仁清热利湿;以甘草和中益气,以防麻黄之燥、薏苡仁之寒。患者还有"头晕头痛、舌质胖大、苔白厚"等表现,此为寒饮上逆、阻滞经络、痹阻不通所致,故以解表化饮之五苓散,外解表通络、内利水渗湿。"咽喉不利,如有异物",

为寒饮阻滞咽喉、气机不利所致,以半夏厚朴汤,化饮开结。"双肩背冷痛、脉沉",又为邪入少阴,故以麻细附温阳散寒、通经止痹。此四方合用,与本案病机相合,故能奏效。

第一次复诊:服方药后,双下肢酸痛、头晕头痛、咽喉不利等明显减轻,出现口干、口苦、乏力,不思饮食,肩背仍冷痛,月经量减少,舌淡、苔白、脉沉等脉症。此当属太阳少阳太阴少阴合病,故以柴胡桂枝汤合麻细附合当归芍药散加减治之。柴胡桂枝汤,解表通络、调和营卫、和解少阳、健胃生津;麻辛附,温阳解表、通经除痹;当归芍药散,加干生地,以补血活血、淡渗利湿。三方合用,与病机相合。

服完上方5剂后,电话随访,诸症消失而愈。

二十二、风湿表虚之防己黄芪汤方证

【原文】

风湿,脉浮,身重,汗出恶风者,防己黄芪汤主之。

【注解】

风性轻扬,则脉浮;湿性沉滞,则身重。浮而无汗为表实,浮而汗出恶风者为表虚,故用防己黄芪汤主治之。本方以防己通经利水以除湿,黄芪益气以固表虚,甘草、白术、大枣补土以胜湿,生姜发表以祛风。

【按】

(1)《医宗金鉴》曰:"脉浮风也,身重湿也,寒湿则脉沉,风湿则脉浮。若浮而汗不出恶风者,为实邪,可与麻黄杏仁薏苡甘草汤汗之。浮而汗出恶风者,为虚邪,故以防己、白术以去湿,黄芪、甘草以固表,生姜、大枣以和营卫也。"此上述,分析了风湿表实和表虚的病机及治疗方药,可作参考。

(2)本方证与桂枝汤方证相较,均为表虚感受外邪,都有汗出、恶风、脉浮等表虚证。但本方证是以感受风湿之邪为主,主要表现身重或肿,以湿性重浊下驱为特点;桂枝汤方证,是以感受风寒之邪为主,表现为头痛发热、身疼痛等,以上冲为特点。此为鉴别要目。

(3)本方证与桂枝加黄芪汤方证之鉴别:本方证为表虚风湿,主要表现为汗出、恶风、脉浮、身重或肿。桂枝加黄芪汤方证,其"汗出入水中浴,水从汗孔入得之"为表虚湿邪,湿郁肌表化热而成湿热之患,表现为发热、汗出、恶风、脉沉或浮、黄疸或黄汗,或有小便不利,其汗出以头汗、胸中汗出为甚,此亦有上冲特点。以黄芪补虚、实卫固表,以桂枝汤调和营卫发其汗,使郁表之湿邪从汗解。其病机和临床特点各不相同,仔细分析,不难鉴别。

【防己黄芪汤方证解析】

1.方剂组成

防己一两,炙甘草半两,白术七钱半,黄芪一两一分。

2.用法

上锉,麻豆大,每抄五钱匕,生姜四片,大枣一枚,水盏半,煎八分,去渣温服。

喘者,加麻黄半两;胃中不和者,加芍药三分;气上冲者,加桂枝三分;下有寒者,加细辛三分。服后当如虫行皮中,从腰下如冰,后坐被上,又以一被绕腰下,温令微汗差。

3.参考处方

防己 15 g,甘草 6 g,白术 9 g,黄芪 18 g,生姜 6 g,大枣 3 g。

喘者,加麻黄 8 g;胃中不和、疼痛者,加白芍 5 g;气上冲者,加桂枝 5 g;下有陈寒者,加细辛 5 g。

上 6 味,以冷水 600 mL,浸泡 1 h,煎煮 30 min,去渣。取汤 450 mL,温服 150 mL。加被覆,取微微汗出,不汗,继续服。汗后,减量。

4.方解

防己,苦寒,为利尿剂,除风湿、利水、消肿、通淋、祛风除痹,主治水肿、脚气、风湿热、痛风。黄芪,甘温,补益中气,温养脾胃,达皮肤肌肉、实皮固表、固护卫气、排脓生肌、升举气机;用于表虚所致水肿、自汗、表虚大虚久败溃疮;中气虚陷所致内脏下脱、少气、懒言;气虚水液下趋所致带下、崩漏,气虚失于固摄所致月经量多;气虚心脉运行无力所致心悸、怔忡。此两药为本方主药,益气固表、除湿利尿、祛风止痹。加白术、生姜、大枣,以加强补中益气,健脾胜湿之功。方后药证加减,仅供参考。

5.仲景对此方证的其他论述

(1)《金匮要略·水气病脉证并治篇》第 22 条曰:"风水、脉浮、身重、汗出恶风者,防己黄芪汤主之。"

注解:脉浮,主表;身重,有水气;汗出恶风,为表虚不固。故此风水为表虚水停于肌表,故以防己黄芪汤益气固表、实脾利水。

(2)《金匮要略·水气病脉证并治篇》附方:《外台》防己黄芪汤:治风水,脉浮为在表,其人或头汗出,表无他病,病者但下重,从腰以上为和,腰以下当肿及阴,难以屈伸。

注解:风水在表,表无他证,指无恶寒发热、头项强痛等表证;其汗出、脉浮,为表虚证;风水者,当身肿,腰以上为和,其腰下及阴部为盛者,因湿性重浊下趋故也;水湿滞于下肢肌表,故难于屈伸。

6.辨证要点

①舌质淡、苔白,脉浮而乏力。②自汗、恶风、身肿。③身重或身痛。

7.临床运用

(1)身重或身肿、汗出、恶风、脉浮而乏力。

(2)身疼痛、汗出恶风、脉浮者,脉沉者,加附子。

(3)骨疽、久不敛口、汗出者,恶寒甚者,加附子。

(4)皮肤溃疡久不愈合者,恶寒者,加附子。

(5)虚胖、皮肤白、关节疼痛,或者肿痛、易出汗者。

(6)小便不利、下肢水肿或者疼痛、或沉重,难以屈伸者,体胖易出汗者。

(7)妇人白带多、下肢水肿,或者虚胖者。

(8)白带多,腰以下冷者,合肾着汤。

(9)肥胖体型,汗出、易感冒者。

(10)阴囊水肿、体胖、舌质淡者。

(11)皮肤溃疡,多汗、水肿者,合当归芍药散。

（12）多汗、小便不利、易感冒者。

（13）下肢水肿，或者膝关节肿痛，易汗出、脉浮者。

（14）下肢水肿，冷痛、体肥胖，脉沉者，合麻辛附。

（15）风湿疼痛，体虚、体胖者。

（16）肥胖，少气乏力、汗出者。

（17）肥胖，少气怕冷者，加附子。

（18）膝关节腔积液，冷痛者，合麻辛附。

（19）膝关节积液，红肿疼痛者，合麻杏苡甘汤。

（20）桂枝汤证，体虚肥胖者。

二十三、风湿之桂枝附子汤及白术附子汤方证

【原文】

伤寒八九日，风湿相搏，身体痛烦，不能自转侧，不呕不渴，脉浮虚而涩者，桂枝附子汤主之。若大便坚，小便自利者，去桂加白术汤主之。

【注解】

伤寒八九日，风湿入侵，搏于肌表，阻于筋脉，故身体痛烦，不能自转侧；邪在肌表而未入里，故不呕不渴；脉浮虚者，表虚而感风邪也；脉涩者，湿阻经脉也。方以桂枝，温营气而散风邪；生姜、附子祛风湿而通关节；甘草、大枣益阳明以安中气。若见此证，而大便坚，小便自利者，是表虚湿盛，脾虚湿困，津液不运，水趋而小便自利，肠道干枯。此不能用桂枝之辛散发汗以夺其津液，但加白术健脾运湿，调节津液，则二便自利也；佐附子，令走肌表而逐湿也。

【按】

《伤寒贯珠集》曰："风湿相搏，身体痛烦，不能自转侧，不呕不渴，里无热也；脉浮虚而涩，风湿外持，而卫阳不振也。故于桂枝汤去芍药之酸寒，加附子之辛温，以振阳气而敌阴邪。若大便硬，小便自利，知其人在表之阳虽弱，而在里之气自治，则皮中之湿，所当驱之于里，使从水道而出，不必更出之于表，以危久弱之阳矣，故于前方去桂枝之辛散，加白术之苦燥，含附子之大力健行者，于以并走皮中，而逐水气。"以上论述，可作参考。

【桂枝附子汤方证解析】

1.方剂组成

桂枝（去皮）四两，生姜（切）三两，大枣（擘）十二枚，甘草（炙）二两，附子（炮，去皮，破八片）三枚。

2.用法

上五味，以水六升，煮取二升，去滓，分温三服。

3.参考处方

桂枝45 g，生姜30 g，大枣10枚，炙甘草20 g，炮黑（白）附子30～90 g。

上5味，先煎附子1 h（30 g以内不必先煎）。入4味，加沸水至800 mL，续煎40 min，取汤450 mL。温服150 mL，日3服。

4.方解

本方即桂枝汤去芍药加附子,增加桂、附的用量而成。附子温阳散寒,通络除痹;桂枝通经散寒,通利关节,增此二味用量,为治风湿关节疼痛而设,因名之曰桂枝附子汤,以示与原方主治有别。

5.仲景对此方证的其他论述

《伤寒论》第174条:"伤寒八九日,风湿相搏,身体疼烦,不能自转侧,不呕、不渴、脉浮虚而涩者,桂枝附子汤主之。若其人大便硬,小便自利者,去桂加白术汤主之。"

注解:素体有湿,又被风邪,因谓风湿相搏。太阳伤寒已八九日,又续发风湿相搏证,身体疼烦,为全身痛剧,以至烦躁不宁。不能自转侧,由于肢体痛剧,而不能以自由转侧之意。因未传少阳故不呕,未传阳明故不渴。虽病还在外,但已表虚入阴,故脉浮虚而涩。因以桂枝附子汤主之。若其人大便硬,而小便频利者,则津液亏于里,不宜再行汗解,因去桂加白术汤主之。

按:小便自利,理解为小便频数,白术健脾利湿,与附子为伍,温肾运脾,可治小便自利。两药相配亦能走表而散肌表之湿,故治表虚而湿气盛者。

6.辨证要点

①舌淡、胖大、苔白,脉浮虚而涩。②表虚寒、关节疼痛。

7.临床运用

(1)关节疼痛,证属表阴虚寒者。

(2)急性风湿病,属太阳少阴合病者。

(3)桂枝加附子汤证,身痛甚者。

(4)本方证、无汗者,合麻辛附。

(5)本方证,老年体虚、乏力者,加人参。

【去桂加白术汤(白术附子汤)方证解析】

1.方剂组成

附子(炮,去皮,破八片)三枚,生姜(切)三两,大枣十二枚,甘草(炙)二两,白术四两。

2.用法

上五味,以水六升,煮取二升,去滓,分温三服。初一服,其人身如痹,半日许复服之,三服都尽,其人如冒状,勿怪。此以附子、白术,并走皮内,逐水气未得除,故使之耳。法当加桂枝四两。此本一方二法:以大便硬,小便自利,去桂枝也;以大便不硬,小便不利,当加桂枝。附子三枚,恐多也。虚弱者及产妇,宜减服之。

3.参考处方

白术45 g,生姜30 g,大枣10枚,炙甘草20 g,炮黑(白)附子30～90 g。

上5味,先煎附子1 h(30 g以内不必先煎)。入4味,加沸水至700 mL,续煎40 min,取汤450 mL。温服150 mL,日1～3次。

4.方解

本方白术、附子为伍,不但逐湿解痹,而且治小便自利。故本方治桂枝附子汤证,小便自利而大便反硬者。

5.仲景对此方证的其他论述

见上桂枝附子汤方证。

6.辨证要点

①桂枝附子汤证。②无气上冲而见小便自利、大便干燥者。

7.临床运用

(1)本方与桂枝附子汤或者与甘草附子汤合方,治风湿关节炎、类风湿关节炎、肩周炎等,属阴寒证者。

(2)治习惯性便秘,属阴寒证者。

(3)便秘、腹肌软、无力、脉微者。

二十四、风湿之甘草附子汤方证

【原文】

风湿相搏,骨节疼烦,掣痛不得屈伸,近之则痛剧,汗出短气,小便不利,恶风不欲去衣,或身微肿者,甘草附子汤主之。

【注解】

此条承上,言风湿渐深,由肌表深入筋骨,风湿搏于筋骨间,则骨节疼烦或抽挛筋痛,不得屈伸,若近按之,则疼痛更甚;风气外泄而汗出,湿邪内阻而短气;太阳之府气不宣,而小便不利;表虚而恶风不欲去衣,或风湿流于肌肉,而身微肿者。以甘草补阳明而缓急,桂附温阳通经而利关节,白术健脾而除湿痹也。

【按】

《伤寒论浅注》曰:"风湿相搏业已深入,骨节疼烦,挚痛,不得屈伸,近之则痛剧,此风寒湿三气之邪,阻遏正气,不令宣通之象也。汗出短气,小便不利,恶风不欲去衣,或身微肿,卫气、营气、三焦之气俱病,总由于坎中元阳之气失职也,务使阳回气暖而经脉柔和,阴气得煦,而水泉流动矣,以甘草附子汤主之。"以上之论,可作参考。

【甘草附子汤方证解析】

1.方剂组成

甘草(炙)二两,附子(炮,去皮,破)二枚,白术二两,桂枝(去皮)四两。

2.用法

上四味,以水六升,煮取三升,去滓,温服一升,日三服。初服得微汗则解。能食,汗止复烦者,将服五合,恐一升多者,宜服六七合为妙。

3.参考处方

炙甘草 20 g,制黑(白)附子 50～90 g,白术 20 g,桂枝 45 g。

上 4 味,先煎附子 1 h(30 g 内不必先煎)。纳余 3 味,加沸水至 800 mL,再煎 40 min,取汤 600 mL。温服 200 mL,日 3 服。

4.方解

此方即桂枝甘草汤,加白术、附子而成。以桂枝甘草汤,温经祛风通络、降气平冲;桂枝、附子,温阳通经而除湿痹;白术、附子,温中利湿,补中暖肌益精气,用于寒湿痹痛效佳。

5.仲景对此方证的其他论述

《伤寒论》第175条:"风湿相搏,骨节疼烦,掣痛不得屈伸,近之则痛剧,汗出短气,小便不利,恶风不欲去衣,或身微肿者,甘草附子汤主之。"

注解:掣痛,谓疼痛如掣,言其疼痛剧烈。近之则痛剧,以手近之,即觉疼痛加剧,言其痛之敏感。骨节疼烦,掣痛不得屈伸,近之则痛剧,较前之桂枝附子汤证,不但剧烈,而且急迫。水伴气上冲,故短气而小便不利。汗出恶风,病还在表;但恶风以至不欲去衣,则已陷于少阴;表虚湿重,或身微肿。此宜甘草附子汤主之。

按:由以上可知,术、附合用为治寒湿痹痛的要药,加入适证的解表剂,用以治风湿关节痛,均有捷效。如有汗,桂枝加术附汤;无汗,葛根加术附汤;肿甚,越婢加术附汤等皆为常用之良方。

6.辨证要点

①舌淡、苔白,脉沉无力。②表虚寒证,关节痛剧、汗出恶风、小便不利者。

7.临床运用

(1)关节疼痛,或怕冷、怕风,或手足冷者。

(2)骨节肿痛、冷痛者。

(3)风湿性关节炎、类风湿性关节炎,属阴寒证者。

(4)手足寒、背心冷痛、乏力、不思饮食、心下痞满、脉沉者,加人参。

(5)类风湿关节炎、经久不愈,关节肿胀、疼痛剧、脉沉或沉弱者,合乌头汤。

(6)痛经、经期腹冷、白带量多、清稀、脉沉者,加茯苓、干姜。

(7)老年人,关节疼痛、腰酸膝软、夜尿频频者,合八味肾气丸。

(8)心悸、怔忡、汗出,属阴寒证者。

(9)胸痹、短气,脉沉者,合栝蒌薤白半夏汤。

(10)冠心病,心前区疼痛、汗出、口唇紫、脉微细者,合参附龙牡汤合桂枝茯苓丸。

(11)冠心病,心痛彻背、背痛彻心、脉沉紧者,合乌头赤石脂丸合抵当汤。

【临床案例】

患者邓某,女,43岁,仪陇县城人,2021年4月14日以"头晕、颈强痛1年加重1月"就诊。

1年前,因出现头晕、颈强痛,在我院做CT检查,诊断为"颈椎间盘突出、骨质退行性改变",住院理疗、针灸、推拿等治疗,效不显,经常发作加重。1月前,又出现头晕、颈强痛,经中西医治疗(不详),效不显,经人介绍,故来我处治疗。

刻诊:头晕、走路不稳、扶入诊室,颈强痛,转颈即头晕加重,怕冷,乏力,不思饮食。舌质淡、胖大、边有齿痕、苔白,脉沉细。

中医辨证:太阳太阴少阴合病。

拟甘草附子汤合《外台》茯苓饮合桂枝茯苓丸加减:桂枝15 g,炙甘草15 g,炒白术15 g,蒸附片30 g,茯苓15 g,人参10 g,枳实10 g,陈皮15 g,白芍15 g,桃仁10 g,牡丹皮10 g,葛根30 g。

上方加水8小碗,约1200 mL,将药泡1 h,小火煎煮1 h,去渣。分3次温服,每天1剂。共

6剂。

同时服用中成药:葛根汤颗粒(瑞阳制药股份有限公司生产)、复方补骨脂颗粒(补骨脂、锁阳、续断、狗脊、赤芍、黄精)(江西业盛堂经销),以解表散寒、解肌止痉、补肾强筋。

4月21日复诊:服上方后,头晕减轻,颈强痛减轻,乏力改善,饮食增加,仍怕冷怕风,以前额、巅顶为甚,汗出,夜尿多。舌质淡红、苔白,脉沉细。

拟金匮肾气丸合吴茱萸汤合防己黄芪汤合当归芍药散加减:蒸附片25 g,桂枝20 g,干生地35 g,山茱萸25 g,山药25 g,茯苓15 g,泽泻15 g,牡丹皮15 g,吴茱萸15 g(沸水冲泡5次),人参15 g,大枣20 g,炙甘草25 g,生姜25 g,防己25 g,黄芪30 g,全当归25 g,川芎15 g,白芍25 g,炒白术20 g。

上方加水14小碗,约1800 mL,泡1 h,小火煎煮1 h,去渣。分6次温服,每天3次。共4剂。

继续服用中成药,同上。

5月6日复诊:因五一休假,6日来诊。述服上方后,诸症减轻,要求继续用药,以巩固疗效。继用上方5剂。煎服法同前。

继续服用中成药,同上。

按:本案以头晕、不能行走、动即加重,颈强痛为表现,伴怕冷、乏力、不思饮食、舌质淡、胖大、苔白、脉沉细。从以上表现分析,有4个方面特点:一是恶寒、颈强痛,有太阳表证反应;二是头眩晕,舌质淡、胖大、苔白,为水饮上犯表现;三是乏力、不思饮食、舌淡、苔白,有太阴病、水饮为患、气血不足之征;四是恶寒、乏力、脉沉细,为少阴病。综合上述,此案为素体脾肾阳虚、感受寒邪、太阳不利、颈项强痛、中焦阳虚、水饮为患、气血不足、水饮上逆所致,故选用甘草附子汤。方中桂枝甘草汤温散寒邪,解太阳表邪;白术、附子,温阳利水;用《外台》茯苓饮,健中利水、行气导滞。以桂枝茯苓丸,温阳利水、通经活血。以上三方合用,又有苓桂术甘汤、真武汤方义,此二者,均能治水饮上犯所致眩晕;加葛根,又有桂枝加葛根汤方义,可治项背强几几,即是本案之颈项强痛。因此,甘草附子汤合茯苓饮合桂枝茯苓丸加葛根,与本案病机相合,故用之即效。

第二诊时,头晕、颈强痛减轻,但又出现怕风怕冷、汗出、夜尿多,舌质淡红、苔白、脉沉细等症。此案病机表现以肾气不足、脾虚湿盛、水气上逆、气血亏虚、表虚不固为特点,故选用补肾气的八味肾气丸,温中降逆的吴茱萸汤,固表利水的防己黄芪汤,养血活血利水气的当归芍药散。诸方合用,有补益肾气、健脾运湿、气血双补、降逆利水、实卫固表之功,全面顾及上述病机,能标本兼顾、扶正祛邪,故能奏效。

第三诊时,诸证减轻。故效不更方,继续原方巩固。

二十五、暍病提纲

【原文】

太阳中暍,发热恶寒,身重而疼痛,其脉弦细芤迟。小便已,洒洒然毛耸,手足逆冷;小有劳,身即热,口开前板齿燥。若发其汗,则其恶寒甚;加温针,则发热甚;数下之,则淋甚。

【注解】

中暍者,即中暑也。暑中太阳之气,则发热恶寒,暑多挟湿,故身重而疼痛;暑为阳热之邪,其性升散,能发泄营卫之气,其营卫俱虚,故其脉弦细而芤,非如寒邪之凝敛而脉浮紧也。小便已,洒洒然战寒而摇耸者,以膀胱之气外应皮毛,小便出则膀胱之气泄,而皮毛营卫愈虚,故耸动也。营卫不充,则手足逆冷,气虚则阳易扰,故小有劳作,则身即发热。暑热伤阴,则唇焦口开,前板齿亦燥,此气阴两败也。若发汗则亡阳,故恶寒更甚;加温针则亡阴,而发热更甚;若数下之则津液伤,而小便淋沥更甚。

【按】

此论述了感受暑热湿邪,表现恶寒发热,身重疼痛,类似伤寒之证,但其脉弦细而芤迟,手足厥冷,小有劳者身热,口开,前板齿燥等为气阴两伤表现。虽无治法立方,但后世李东垣有清暑益气汤可补仲景之未逮。《温病条辨》中又再论此条曰:“可与东垣清暑益气汤。”清暑益气汤(处方:黄芪、黄柏、麦冬、青皮、白术、升脉、当归、炙甘草、神曲、人参、泽泻、五味子、陈皮、苍术、葛根、生姜、大枣)为辛甘化阳以祛湿,酸甘化阴以养阴,有清暑化湿、益气养阴、健脾胜湿之功能,主治暑湿伤人、恶寒发热、身体疼重、乏力口渴、不思饮食、小便不爽、舌红苔黄或白厚、脉弦细而芤迟。其功效主治与本条所述主症病机相合,故而可用之。

二十六、暍病之白虎加人参汤方证

【原文】

太阳中热者,暍是也。汗出恶寒,身热而渴,白虎加人参汤主之。

【注解】

太阳中热,就是暍病,即被暑热所伤。暑为阳邪,其性升散,易伤津耗气,气伤而汗出恶寒;暑热内灼,故身热;津伤则口渴。以大剂石膏辛寒清热,佐知母苦寒,清热坚阴除烦;加人参、甘草、粳米,健胃生津,益气养阴。故此证,白虎加人参汤主之。

【按】

(1)本条承前条,前者为暑邪挟湿,有恶寒发热、身疼痛而重,无汗,其脉弦细而芤迟,气津损伤较重,只论证而无治方,可用后世东垣清暑益气汤主治之。此以暑热中人,而不挟湿邪,发热重而汗出伤津,以白虎汤清热益气养阴为主治之。

(2)《金匮要略浅注》曰:“中热即中暍。太阳中暍,腠理开泄,故汗出恶寒;热蒸肌腠,气液被伤,故身热口渴。白虎加人参汤,石膏辛寒以清表热,知母苦寒以清里热,甘草、粳米甘平养胃,人参甘寒,益气生津,故主治之。”此证实属阳明病阳热虚证。

(3)白虎加人参汤方证解析,可参见《伤寒论》第26条、第168条、第169条、第170条、第222条等有关论述。

【白虎加人参汤方证解析】

1.方剂组成

知母六两,石膏(碎,绵裹)一斤,甘草(炙)二两,粳米六合,人参三两。

2.用法

上五味,以水一斗,煮米熟汤成,去滓,温服一升,日三服。

3.参考处方

知母45 g,石膏60～90 g,炙甘草20 g,粳米30 g,人参20 g。

上5味,以冷水800 mL,浸泡1 h,煎煮40 min,去渣,取汤600 mL。温服200 mL,1天3次。

4.方解

暍病者,中暑热之邪,以发热汗出、伤津口渴为主症。以白虎汤清暑热之邪,加人参以养津液,故以白虎加人参汤主治之。

5.仲景对此方证的其他论述

(1)《伤寒论》第26条:"服桂枝汤,大汗出后,大烦渴不解,脉洪大者,白虎加人参汤主之。"

注解:服桂枝汤,以微汗出者佳,若服之不得法,而使大汗出,则病必不除;由于大量亡失体液,胃中干燥,因转属阳明证,津液大量损伤,故大烦渴不解;脉洪大者,为热盛津虚之应。上述脉证,以白虎加人参汤主之。

(2)《伤寒论》第168条:"伤寒病,若吐、若下后,七八日不解,热结在里,表里俱热,时时恶风,大渴,舌上干燥而烦,欲饮水数升者,白虎加人参汤主之。"

注解:伤寒法当发汗,误施吐下,津液大伤,转属阳明,因致热结于里;但时时恶风,则外邪还不了了,故谓为表里俱热;大渴、舌上干燥而烦,为津虚热盛之候,欲饮水数升,饮水自救之征。以上诸症,宜以白虎加人参汤主之。

(3)《伤寒论》第169条:"伤寒无大热,口燥渴,心烦,背微恶寒者,白虎加人参汤主之。"

注解:无大热,指身热不甚,并非无热之谓;口燥渴、心烦为热盛伤津之症;里热甚者,阳气被遏,则背反微恶寒。宜白虎加人参汤主之。

按:热实于里,势必迫于外,而身蒸蒸发潮热,为可下证候。但无大热,谓虽然身热而未至潮热之大,故宜石膏之配剂以清热,而不宜承气辈以攻下之。又热盛于里者,亦常有恶风寒的自觉症,如上条的"时时恶风"和本条的"背微恶寒"均属之。

(4)《伤寒论》第170条:"伤寒脉浮,发热无汗,其表不解,不可与白虎汤。渴欲饮水,无表证者,白虎加人参汤主之。"

注解:伤寒脉浮、发热无汗,若表不解者,为麻黄汤证,自不可予白虎汤。若渴欲饮水,并确无表证者,则宜白虎加人参汤主之。

按:本条可知,上2条的"时时恶风"和"背微恶寒"均非表不解的外证甚明。

(5)《伤寒论》第221~223条:"阳明病,脉浮而紧,咽燥口苦,腹满而喘,发热汗出,不恶寒,反恶热,身重。若发汗则躁,心愦愦,反谵语。若加温针,必怵惕,烦躁不得眠;若下之,则胃中空虚,客气动膈,心中懊侬,舌上胎者,栀子豉汤主之。"

"若渴欲饮水,口干舌燥者,白虎加人参汤主之。"

"若脉浮发热,渴欲饮水,小便不利者,猪苓汤主之。"

注解:此为表里俱热的三阳合病。脉浮紧属太阳,咽燥口苦属少阳,腹满而喘以下概属阳明。由于阳明的证候独盛,固以阳明病谓之。不过身重为有湿郁,里虽热而未实,乃白虎汤证,而不可汗下。若误发其汗,重亡津液,则胃中干、大便硬,其人必躁烦心乱而谵语。若烧针使汗出,更属逆治,因火助热,其人必惊惧烦躁不得眠。若下之,胃本不实,必因误下而伤及胃,而出现胃中空虚,则客热邪气乘其虚上动于膈。若心中懊侬,舌上苔者,为虚热上犯之证,宜栀子豉汤主之。若下之后,渴欲饮水、口干舌燥者,则热仍盛而津已虚,宜白虎加人参汤主之;若下之后,脉浮发热、渴欲饮水、小便不利者,此水停不行,郁热不除之证,故宜猪苓汤主之。

按:此与白虎汤条的三阳合病,均属表里俱热的热病,只宜白虎汤以清热,汗下烧针俱属逆治。本条虽亦论及发汗和烧针误治后的变证,但重点在误下,因其病似阳明病的里实证。医者最易弄错,故于前二者均未出方。不过误下后的变证,亦不只限于栀子豉汤证、白虎加人参汤方证、猪苓汤方证三者。由于此三者均主烦热,为示其应用的鉴别法,因并出此。概言之,栀子豉汤证以烦为主,突出的反应为心中懊恼而不渴,病变在上焦;白虎加人参汤证与猪苓汤证,虽均渴欲饮水,但白虎加人参汤证的渴,由于热盛津枯,故口舌干燥,病变在中焦;而猪苓汤证之渴,由于热盛伤津,水停不化,故小便不利,病在下焦,是其鉴别要点。

6.辨证要点

①舌质红、苔薄黄,脉洪大。②白虎汤证口渴明显、渴欲饮水者。

7.临床运用

(1)中暑、中热、烧伤等,口舌干燥、脉洪大者。

(2)白虎汤证,渴欲饮水、口干舌燥明显者。

(3)发热、汗出、背微恶寒、脉洪大者。

(4)心下痞硬、口渴欲饮者。

(5)咳喘、发热多饮者,加麻杏石甘汤。

(6)高热、脉虚大、口渴者。

(7)消渴、脉洪大者,合葛根芩连汤。

(8)糖尿病、甲亢、肥胖者,见消渴、易饥、汗出者,加黄芩、黄连。

(9)尿崩症,见口渴欲饮、脉洪大者。

(10)湿疹、有热感、咽干口渴者。

(11)白虎汤证,而心下痞硬者。

(12)白虎汤证、脉细数者。

(13)遗尿、烦渴多饮者。

(14)皮肤病,汗出、口舌干燥、脉洪大者。

(15)易饥烦渴,口干舌燥者。

(16)消瘦、烦渴引饮者。

(17)自汗、盗汗、烦渴、脉洪大者。

(18)精神分裂症、狂躁症,汗出、烦渴、欲饮水、脉洪大者合抵当汤。

(19)承气汤证、服汤后,发热、口渴、脉浮而微数者。

【临床案例】

患者薛某,男,39岁,仪陇复兴镇人,2021年3月30日以"发热恶寒,咳嗽1周"就诊。

1周前,因外感出现发热恶寒,咳嗽,声嘶哑,汗出,渴欲饮水,清鼻涕等,在当地服中西药治疗(用药不详),效不显。经人介绍来我处就诊。

刻诊:发热恶寒,流清涕,汗出,口渴欲饮,咳嗽、咳白色痰,声嘶哑。舌苔边尖红、少苔,脉浮数。

中医辨证:太阳阳明合病。

拟白虎加人参汤合厚朴麻黄汤加味:生石膏 45 g,知母 15 g,人参 10 g,淮山药 15 g,炙甘草 10 g,厚朴 15 g,麻黄 10 g,杏仁 15 g,姜半夏 15 g,五味子 10 g,北细辛 10 g,干姜 10 g,浮小麦 25 g,紫菀 15 g,款冬花 15 g,桔梗 15 g。

上方加水 8 小碗,约 1200 mL,将药泡 1 h,小火煎煮 1 h,去渣。分 3 次温服,每天 1 剂。共 5 剂。

4 月 6 日复诊:服上方后,恶寒发热、咳嗽、口渴欲饮等减轻,声嘶、流清涕消失。述咽喉不利,胸闷,心下痞。舌质边尖红、苔白,脉浮。

中医辨证:太阳阳明太阴合病。

更方为厚朴麻黄汤合半夏厚朴汤合外台茯苓饮加减:厚朴 15 g,麻黄 10 g,杏仁 15 g,生石膏 30 g,炙甘草 10 g,姜半夏 15 g,五味子 10 g,干姜 10 g,北细辛 6 g,茯苓 15 g,紫苏叶 25 g,炒白术 15 g,人参 10 g,莱菔子 20 g,陈皮 15 g,紫菀 15 g,冬花 15 g。

煎服法同前,共 5 剂。

4 月 12 日复诊:服上方后,咳嗽明显减轻,乏力,食欲不佳,口干欲饮。舌质淡红、苔白水滑,脉乏力。

中医辨证:阳明太阴合病。

拟苓甘五味姜辛夏杏汤合补中益气汤合外台茯苓饮加味:茯苓 15 g,干姜 10 g,五味子 10 g,北细辛 6 g,姜半夏 15 g,杏仁 10 g,炙甘草 10 g,人参 10 g,黄芪 15 g,炒白术 15 g,陈皮 15 g,全当归 10 g,柴胡 6 g,枳实 15 g,生石膏 30 g。

煎服法同上,共 5 剂。

4 月 20 日电话随访:服上方后,诸症消失而愈。

按:据上所述,白虎加人参汤方证为阳明热证伤津证,适用于发热、汗出、口渴欲饮、脉洪大等症。本案一方面表现为恶寒、流清涕、咳嗽声嘶、脉浮等太阳表证;同时又表现有发热、汗出、渴欲饮水、脉数等阳明里热伤津证,即白虎加人参汤方证。综上所述,本案表现为太阳阳明合病兼伤津证。太阳热盛伤津证,为白虎加人参汤所主,故此方作为首选。同时在第七章《肺痿肺痈咳嗽上气病脉证治》中曰:"咳而脉浮者,厚朴麻黄汤主之。"厚朴麻黄汤,适用于外有太阳表证而内又有里热证,其表现为恶寒发热、有汗或无汗、咳喘、胸满、脉浮等。与本案的恶寒发热,流清涕、汗出、咳嗽、咳白色痰,声嘶哑,舌苔边尖红、脉浮数等表现相似,其病机为太阳阳明合病。因此,前面两方合用,与本案病机相合,故用之效验。加紫菀、款冬花、桔梗,以宣肺止咳。

第一次复诊:服上方后,恶寒发热、咳嗽、汗出、口渴欲饮等减轻,声音嘶哑、流清涕等消失。患者又有咽喉不利、胸闷、心下痞满等,此为痰浊郁滞咽喉、水饮停于胸及心下所致,故继用厚朴麻黄汤,解表清里、宣肺止咳;合半夏厚朴汤、外台茯苓饮,化痰行滞、健脾和中、利水渗湿。

第二次复诊:服上方后,恶寒发热等表证消除,咳嗽减轻。患者又表现为乏力、不思饮食、口干欲饮等,此为阳明与太阴合病。故用苓甘五味姜辛夏杏汤,温化水饮、宣肺降逆止咳;以补中益气汤,补中益气;以外台茯苓饮,健脾运湿、消胀除满;加石膏,清阳明里热。诸药合用,有温化水饮、宣肺降气、健脾运湿、补中益气、兼清里热之功。

服上方后,电话随访,诸症消失而愈。

二十七、暍病之一物瓜蒂散方证

【原文】

太阳中暍,身热而重而脉微弱,此以夏月伤冷水,水行皮中所致也,一物瓜蒂汤主之。

【注解】

太阳中暍者,暑热从表而入,故发热,此与伤寒发热有别;暑挟湿邪,故身重;暑热损伤气阴,而脉微弱。此因夏月伤冷水,水行皮中所致也,以一物瓜蒂散主之。

【按】

(1)《金匮要略直解》云:"脉虚身热,得之伤暑,此证先中于热,再伤冷水,水气留于腠理皮肤之中,则身热疼重也,与瓜蒂汤以散水气。"以上论述可参考。

(2)瓜蒂,苦寒,有催吐、祛水、祛湿热、消水肿之功。本条作汤剂,解热祛水气,作散剂即催吐用。如《伤寒论》第166条,与赤小豆为散,即瓜蒂散,为催吐剂。

(3)瓜蒂汤,除用于本证外,亦可用于:①暑热挟湿壅于肌肤而发热、水肿者。②湿热郁于肌表而发黄者。③夏月伤于冷水而身重不能转侧者。

第三章 百合、狐惑、阴阳毒病脉证治

本篇论述百合、狐惑、阴阳毒3种病的辨证治疗。

百合病多发生在热病后期，余热未尽，由阴虚内热，或情志化火所致。以精神恍惚不定、口苦、小便赤、脉微数为临床表现特点。

狐惑病是由于湿热虫毒所致。以目赤，咽喉及前后二阴腐蚀溃烂为特点。咽喉溃烂者，为惑；前喉阴溃烂者，为狐。

阴阳毒，是感受疫毒邪气所致。以发斑、咽喉疼痛为主要表现，属于急性热病范畴。

此3种疾病虽各有其特点，但在病机上与"热"有关，故合于一篇讨论。

一、百合病脉证、预后及治疗大法

【原文】

论曰：百合病者，百脉一宗，悉致其病也。意欲食复不能食，常默然，欲卧不能卧，欲行不能行，饮食或有美时，或有不欲闻食臭时，如寒无寒，如热无热，口苦，小便赤，诸药不能治，得药则剧吐利，如有神灵者，身形如和，其脉微数。每尿时头痛者，六十日乃愈；若尿时头不痛，淅然者，四十日愈；若溺快然，但头眩者，二十日愈。其证或未病而预见，或病四五日而出，或病二十日、或一月微见者，各随证治之。

【注解】

百合病者，以人身百脉一宗，悉致其病也。一宗合而为综也。其证因脏气虚，而诸经无所主，邪正无定，故意欲食，中气虚复不能纳食。心主神明，心气虚，则失志而默然。阴不潜阳，故欲卧不得卧。阴虚而筋软，故欲行而不能竟行。间因胃气偶盛，欲得本经之气以自助者，故饮食或有甘美之时，或者邪扰胃气，有不闻食臭时。邪正更替，故如寒无汗，如热无热。木火之气，上炎而口苦，三焦气郁化热，而小便赤。不悉病原，则诸药不能治。补则助邪，攻则伤正，和则不知其端，故得药则病反剧，或邪上逆而吐，或下陷而利，作止无时。邪正杂处，多无差别，故身形如和。阳虚则微，阴虚则数，故其脉微数。

每溺时而头痛者，溺则元气泄于下，真气虚于上，髓海不充，故作痛也，此乃正虚甚者，需侍六十日，正复乃愈；若溺时头不痛，但若被水，洒淅然而惊栗者，此真气未甚大亏，故四十日可愈；若溺时快然，但头眩者，此真气犹能自主，故二十日可愈。其致此证之由不一，或未病他证，因忧虑惊疑而预见；或因伤寒温病误治，至四五日而出；或因病久，正虚邪乱，至二十日，或一月之后乃见者。以上诸端，宜各随证而治之。

【按】

(1)百脉一宗,悉致其病,即百脉俱病,病无定现,治无头绪。肺朝百脉,其舍魄;心主血脉,其藏神。百合病者,表现为神经精神病变,以多变不定为特征;然临证又以口苦、小便赤、脉微数为定数,所以概括之即是心肺阴虚内热的神经症。治心肺,则百脉皆治。是百脉合综而病者,亦有合综而治之之法也。

(2)百合,气凉,味甘。清热生津,养心安神,润肺止咳,利二便,补中益气。用于心阴不足、虚热内生所致心悸、失眠、神志恍惚、情绪不能自主、口苦、大便干、小便赤、脉微数等;肺阴虚热所致干咳、少痰、声音嘶哑、咽喉干燥;胃阴不足,胃脘胀满等。据以上可知,百合者,为治心肺阴虚、虚热内盛的要药,是治疗本病的主药,故以百合名之,而曰百合病。

(3)《金匮要略本义》曰:"百合病之名,即用百合一味而廖此疾,因得名也,如《伤寒论》条内云,太阳病桂枝证,亦病因药而得名之义也。"以上之论,即百合病之由来也。

二、百合病的治疗原则

【原文】

百合病见于阴者,以阳法救之;见于阳者,以阴法救之。见阳攻阴,复发其汗,此为逆,见阴攻阳,乃复下之,此亦为逆。

【注解】

本条论述百合病的治疗原则。百合病是阴虚内热,治当养阴清热,即"见于阳者,以阴法救之"。若见阳虚者,即表现神疲乏力、默默然、不欲饮食等,治当考虑温阳扶正之法,即所谓"病于阴者,以阳法治之";如见虚热证,即用清热法或者发汗法,进一步损伤阴液,此为逆治;若见阳虚阴证,不予扶阳和阴,反而攻其阳,则阳气更伤,又复下之,并伤其阴,致阴阳俱伤,此治疗亦是错误的。

【按】

以上论述可知,百合病虽以阴虚内热多见,但亦有阳虚者。

三、百合病之百合知母汤方证

【原文】

百合病,发汗后者,百合知母汤主之。

【注解】

百合病,本为阴虚内热,不能汗、吐、下法治之。若误汗后,阴伤更甚,土金皆燥,故用百合气凉味甘,以泻肺金之热,而补肺气之虚;以知母苦寒多汁,清燥土之热而生津液。用泉水寒冽以镇阴,则热邪消去,土金相化,而阴阳之气自和也。

【按】

此方养阴清热,用于治疗里热虚证的百合病。《医宗金鉴》云:"百合病不应汗而汗之,不解者,则致燥,以百合知母汤主之者,清而润之也。"

【百合知母汤方证解析】

1.方剂组成

百合(擘)七枚,知母(切)三两。

2.用法

上先以水洗百合,渍一宿,当白沫出,去其水,更以泉水二升,煎取一升,去渣;别以泉水二升煎知母,取一升,去渣,后合和煎,取一升五合。分温再服。

3.参考处方

百合(温水洗,擘)30 g,知母30 g。

以温水洗百合5次,擘烂。上2味,以冷水600 mL,浸泡1 h,煎煮40 min,去渣。取汤300 mL,温服150 mL,日2次。

4.方解

百合病的特点,为虚热证,津虚又有热。此证不能用汗、吐、下法治之,以免更夺其津液。百合,甘寒(平),养阴补虚祛热,补中益气,补虚润燥,通利二便,缓急迫,安神定志,为治疗百合病主药。《神农本草经》谓:"百合,味甘,平。主邪气腹胀心痛,利大小便,补中益气。"更加知母,苦寒,益阴清热。二药合用,补虚益阴,清热除烦,以治百合病汗后阴伤虚热、神志不宁、咽喉干燥、二便不利等症。

5.辨证要点

①舌红少苔,脉细数。②阴伤虚热,烦躁不宁。③阴虚二便不利,咽干口燥。

6.临床运用

(1)心烦、失眠、汗出、口干,脉细数者。

(2)咳、喘,属肺阴虚热者。

(3)低热、大便干燥、尿短黄者,合柴桂干姜汤。

(4)痛风、肢节肿痛者,合桂枝芍药知母汤。

四、百合病之滑石代赭汤方证

【原文】

百合病,下之后者,滑石代赭汤主之。

【注解】

百合病,不可下。下后损伤中气,气陷而下利不止,气逆则呕吐不止;下后津伤虚热,而小便不利。故用百合治其本病,加滑石清热分利小便,而下利可止;加赭石,降逆和胃而止呕吐。

【按】

(1)本方用于治疗里虚热挟湿证的百合病。

(2)《金匮要略诠解》云:"百合病主要是由心肺阴虚内热所致,不可妄施攻法,如见'意欲饮食复不能食''口苦''小便赤'等症,便视为里热实证,而用下法,是犯'虚虚'之戒。误下之后,一则津液更伤,内热加重,一则苦寒攻下之品损伤胃之气阴,和降失常,因而在百合病基本症状外,又可见小便短赤而涩、呕吐、呃逆、口渴等症,对此(百合)滑石代赭汤养阴清热,和胃降逆。"以上论述可信。

【滑石代赭汤方证解析】

1.方剂组成

百合(擘)七枚,滑石(碎,绵裹)三两,代赭石(碎,绵裹)如弹子大一枚。

2.用法

上以水洗百合,渍一宿,当白沫出,去其水,更以泉水二升,煎取一升,去渣;别以泉水二升煎滑石、代赭,取一升,去渣;后合和重煎,取一升五合,分温服。

3.参考处方

百合 20 g(擘,温水洗),滑石 30 g,代赭石 15 g。

以温水洗百合 5 次,擘烂。上 3 味,以冷水 600 mL,浸泡 1 h,煎煮 40 min,去渣。取汤400 mL,温服 200 mL,日 2 次。

4.方解

以百合养肺润燥、宁心安神、补中益气,以治百合本病;加滑石,清热分利小便;代赭石,降逆和胃止呕。诸药合用,以治百合病,误下后伤津更甚,出现神志不宁,精神失守,心烦不寐,口渴欲饮等诸症;下后,出现中气损伤而上吐、下利,或小便不利等症。故百合病,下之后,以滑石代赭汤主之。

5.辨证要点

①舌红、苔黄或黄微厚,脉细数。②百合病兼下利、或呕逆、或小便不利等。

6.临床运用

(1)下利、小便黄赤、心烦口渴,舌红苔黄、脉细数者。

(2)呕吐、呃逆、渴而小便不利。

(3)头痛、小便不利,脉细数者。

(4)呕吐、小便不利,脉细数者。

(5)心烦失眠、小便不利、口苦口渴,脉微数者。

五、百合病之百合鸡子汤方证

【原文】

百合病,吐之后者,百合鸡子汤主之。

【注解】

百合病为虚热证,不能用汗下法,更不能用吐法。吐后伤胃气,胃的津液受损,治之不能温补,亦不能滋补。所以,以百合治其本病,加补而不腻之鸡子黄,以滋养胃液,补中益气,养心安神。

【按】

(1)鸡子黄为养心安神、滋阴润燥之要药。本方之用鸡子黄,在于滋养胃液,补而不腻,同时又养心安神、滋补心肺之阴,对百合病亦可辅以治之。

(2)《金匮要略论注》曰:"吐伤元气而阴精不上奉,故百合病,在吐后者,须以鸡子黄之养阴者,同泉水以滋元阴,协百合以行肺气,则气血调而阴阳自平。"

【百合鸡子汤方证解析】

1.方剂组成

百合(擘)七枚,鸡子黄一枚。

2.用法

上先以水洗百合,渍一宿,当白沫出,去其水更以泉水二升,煎取一升,去渣,内鸡子黄,搅匀,煎五分,温服。

3.参考处方

百合(擘,温水洗)20 g,鸡子黄 1 枚。

将百合用温水洗 5 次,擘烂,用冷水 300 mL,浸泡 1 h,煎煮 40 min,去渣,取汤 150 mL。内鸡子黄,搅匀,再煎 5 min,温顿服。

4.方解

百合病,吐后胃气虚,胃阴亏损。用百合治其本病,加鸡子黄,养胃气,滋阴液,补中气虚,亦能养心安神,协助百合治疗百合本病。

5.辨证要点

①舌红、少苔,脉细数。②百合病胃阴虚、心烦不眠者。

6.临床运用

(1)百合病,胃阴不足、口渴欲饮、脉细数者。

(2)心烦不寐、舌红少苔者。

(3)百合地黄汤证,虚烦者。

六、百合病之百合地黄汤方证

【原文】

百合病不经吐、下、发汗,病形如初者,百合地黄汤主之。

【注解】

百合病,病形如本章第一条所述,未经吐、下、发汗等误治,为百合病本证,当用白合地黄汤主治之。

【按】

(1)本条所述,即是百合病,未经吐、下、发汗等误治,而病形如第一条所述之初起证,用百合地黄汤主之,此为正治之法。

(2)《金匮方歌括》云:"百合地黄汤者,以百合苦寒,清气分之热;地黄汁甘润,泄血分之热。皆取阴柔之品,以化阳刚,为泄热救阴法也。"以上之论可信矣。

【百合地黄汤方证解析】

1.方剂组成

百合(擘)七枚,生地黄汁一升。

2.用法

上以水洗百合,渍一宿,当白沫出,出其水,更以泉水二升,煎取一升,去渣,内生地黄汁,煎取一升五合,分温再服。中病,勿更服,大便当如漆。

3.参考处方

百合 25 g,生地黄 30 g。

上 2 味,以冷水 600 mL,浸泡 1 h,小火煎煮 40 min,去渣,取汤 300 mL,温服 150 mL,日 2 次。

4.方解

本方百合苦寒,养阴清热;生地甘寒,滋阴清热。两药合用,共奏滋阴液、清虚热之功。

5.辨证要点

①舌红、少苔,脉细数。②第一条百合病诸症。③心烦、口干、失眠。④口干、大便干燥、小便赤。⑤咳嗽、少痰、咽喉干燥、声音嘶哑。

6.临床运用

(1)意欲饮食不能食,常默然,欲卧不得卧,欲行不得行。

(2)欲食或有美食,或有不闻食臭时。

(3)如寒无寒,如热无热。

(4)如有神灵,身形如和。

(5)口苦、小便赤者。

(6)心烦、失眠、咽干者。

(7)干咳、少痰、咽喉不利者。

七、百合病之百合外洗方证

【原文】

百合病一月不解,变成渴者,百合洗方主之。

百合洗方:上以百合一升,以水一斗,渍之一宿,以洗身。洗已,食煮饼,勿以盐豉也。

【注解】

本论为百合病久不愈的外治法。百合病一月不解,指经月不解,久不愈,出现口渴的症状,表明其内热较重,如单服百合地黄汤,其效可能不佳,应加用百合外洗方,以助药力。肺和皮毛,通过外洗皮肤,可以增强清热养阴之效。同时又通过食物调补,食用小麦饼,以益气养阴。然后,忌食盐。

【按】

《医宗金鉴》曰:"外以百合汤浸洗其身,通表泻热,内食煮饼,勿以盐豉,不致引饮,而渴自止也。"

八、百合病之栝蒌牡蛎散方证

【原文】

百合病,渴不差者,栝蒌牡蛎散主之。

栝蒌牡蛎散方:栝蒌根,牡蛎熬,等分。

上为细末,饮服方寸匕,日三服。

【注解】

此条论述百合病渴不差的治法。此条承上条所述,指用上条内服外用方药后,仍然口渴不差者,以栝蒌牡蛎散治之。此方栝蒌根苦寒,清热养液、生津止渴;牡蛎咸寒,引热下行,不致上炎而伤津。故其热得清,阴液能生,其渴自止。

【按】

《金匮要略心典》曰:"栝蒌根苦寒,生津止渴;牡蛎咸寒,引热下行,不使上烁也。"

九、百合病之百合滑石散方证

【原文】

百合病变发热者,百合滑石散主之。

百合滑石散方:百合一两,炙,滑石三两。

上为散,饮服方寸匕,日三服,当微利者,止服,热则除。

【注解】

本条论述百合病发热证治。百合病本如前条所述,如寒无寒,如热无热,即不应发热。现出现发热,是久治不愈,内热较盛,从里外达之象,除发热外,应还有小便不利,治宜百合滑石散。以百合滋阴清热、以润其燥;滑石利尿泄热,使热从小便而去,从而小便得利、里热得除,肌肤之表热可解。

【按】

《金匮要略释义》云:"百合病原为如寒无寒,如热无热,今变发热者,是里热盛而淫于肌肤也。故用清里,利小便,而善去肌热之滑石,俾热邪从小便出,因此证除由如热无热变为发热外,其余百合病证尚在……故以百合滑石二味为散。"

十、狐惑病之甘草泻心汤方证

【原文】

狐惑之为病,状如伤寒,默默欲眠,目不得闭,卧起不安,蚀于喉为惑,蚀于阴为狐,不欲饮食,恶闻食臭,其面目乍赤、乍黑、乍白。蚀于上部则声喝,甘草泻心汤主之。

【注解】

此条论述狐惑病之证治。狐惑病由湿热内蕴、正气不足所致。其可有发热症,故状如伤寒;湿热内蕴,气机不畅,故默默欲眠;热扰心神,其目不得闭、卧起不安;湿热久郁,上熏于喉,蚀咽喉糜烂则为惑,下蚀前后二阴则为狐;由于脾胃虚弱、正气不足,则不欲饮食、恶闻食臭、食不知味。脾胃虚弱、湿毒上冲其面,或湿邪独重、或热重于湿、或湿热俱重,其面部出现乍赤、乍黑、乍白的不同反应。上部咽喉被蚀,发声嘶哑,甘草泻心汤主治之。方中黄芩、黄连,苦寒清热利湿;半夏、干姜,辛燥化湿;人参、大枣、甘草(重用),健中益气、扶正祛邪。多药合用共奏清热化湿、健中益气之功。

【按】

(1)《医说》曰:"古人论疾,多取象取类,使人易晓。以时气声嗄咽干、欲睡复不安眠为狐惑,以狐多疑惑也。"以上之论,可参考。

(2)本方可用于治疗白塞综合征、复发性口腔溃疡、渗出性皮炎等。

【甘草泻心汤方证解析】

1.方剂组成

甘草(炙)四两,黄芩三两,干姜三两,半夏(洗)半升,大枣(擘)十二枚,黄连一两。

2.用法

以水一升,煮取六升,去滓,再煎取三升。温服一升,一日三次。

3.参考处方

甘草(炙)30 g,黄芩10 g,黄连6 g,人参10 g,清(生)半夏20 g,干姜10 g,大枣10 g。

上7味,以水1200 mL,泡1 h,煎煮40 min,去渣。取汤800 mL,再煎汤20 min,取汤600 mL,温服200 mL,日3次。

4.方解

本方即半夏泻心汤,加重甘草用量而成。以甘草为君药,和人参、大枣补中益气、扶正祛邪;黄芩、黄连,苦寒清热除湿;半夏、干姜,辛燥化湿。诸药合用,清热燥湿、健脾和胃、扶正祛邪。原方无人参,当属传抄脱漏。

5.仲景对此方证的其他论述

《伤寒论》第158条:"伤寒中风,医反下之,其人下利日数十行,谷不化,腹中雷鸣,心下痞硬而满,干呕心烦不得安。医见心下痞,谓病不尽,复下之,其痞亦甚。此非热结,但以胃中虚,客气上逆,故使硬也。甘草泻心汤主之。"

注解:伤寒中风,当以汗解之。而医者误用下法,使中焦脾胃虚弱,出现下利日数10次的变证;由于脾胃虚,不能腐熟水谷,而谷不化;脾胃虚,水饮停内,荡击肠腑而腹中雷鸣;胃气虚,邪热壅积而心下痞满,胃气上逆而干呕,热扰心神而心烦不安。此时,医见心下痞,误认为邪热不尽,又再用下法,使脾胃更虚,痞亦更甚。医不知此心下痞,不是因邪热甚所致,而是由于脾胃气虚、邪气上逆所致,所以再用下法,使脾胃更虚,心下痞更重。此宜健中益气、清上温下、和胃消痞,用甘草泻心汤主之。

6.辨证要点

①舌红、苔黄或黄腻,脉弱。②寒热错杂之口腔、咽喉、二阴溃烂者。③寒热错杂证,见心下痞、下利不止。

7.临床运用

(1)复发性口腔溃疡者、大便秘结者,加大黄。

(2)反复口腔溃疡、恶寒者,合附子泻心汤。

(3)白塞病,加秦艽、薏苡仁。

(4)心下痞、下利不止者。

(5)下利不止、心烦者。

(6)慢性舌炎者,加肉桂、黄柏。

(7)寒热错杂之抑郁证,精神恍惚、失眠心烦者,合柴胡桂枝干姜汤。

(8)癫痫,心下痞、口苦口干者,合柴胡加龙牡汤。

(9)皮肤病、有渗出者,合茵陈五苓散。

(10)外阴溃疡者,合四逆汤。

(11)慢性腹泻、口苦、小便黄者。

(12)失眠、焦虑、心烦、心下痞满者,合栀子豉汤。

(13)甲状腺功能亢进症、心烦失眠、下利者,合白虎汤。

(14)声音嘶哑、心下痞、精神不安者。

(15)口臭、肠鸣、下利者。

(16)半夏泻心汤证,腹中雷鸣、下利甚者。

(17)半夏泻心汤证,心烦不安、失眠者。

(18)梦游、心下痞满者,合桃核承气汤。

(19)口腔癌者,合四逆汤。

(20)龋齿、心下痞者。

(21)慢性咽喉炎、心下痞满者,合半夏厚朴汤。

【临床案例】

案1:患者郑某,女,49岁,仪陇县城人,2020年11月11日以上腹胀满、大便溏泻1年,加重1月就诊。

1年前,患者出现上腹胀满,大便溏泻,每天4次左右,伴口干口苦,不思饮食等。经我院西医诊断为慢性胃炎、肠道功能紊乱。西药治疗后(用药不详),效果不显,时好时坏。经人介绍,来我处求中医治疗。

刻诊:上腹胀满,腹满溏泻,每天3～5次,肠鸣,口干口苦,心烦,失眠。舌质淡红、苔黄微厚,脉沉弦细。

中医辨证:太阴厥阴合病。

拟甘草泻心汤合藿香正气散加减:炙甘草25 g,姜半夏15 g,党参10 g,干姜8 g,大枣8 g,黄连6 g,黄芩10 g,藿香15 g,大腹皮15 g,陈皮15 g,紫苏梗10 g,桔梗10 g,厚朴15 g,炒白术15 g,茯苓15 g,炒谷麦芽各15 g。

上方加水8小碗,约1200 mL,将药泡1 h,小火煎煮1 h,去渣。分3次温服,每天1剂。共3剂。

11月13日复诊:服上方后,上腹胀满减轻,大便每日2次左右,口干口苦减轻,睡眠改善。舌质淡红、苔薄微黄,脉沉弱。效不更方,继用前方5剂。煎服法同前。

11月20日复诊:诸症明显改善,大便仍稀溏,每天1～2次。舌质淡红、苔薄,脉沉弱。上方去藿香正气散,更方为甘草泻心汤合参白术散加减:炙甘草25 g,姜半夏15 g,党参15 g,黄芩10 g,黄连6 g,干姜10 g,大枣10 g,茯苓15 g,炒白术15 g,桔梗10 g,莲子10 g,扁豆10 g,春砂仁10 g。

上方加水8小碗,约1200 mL,将药泡1 h,小火煎煮1 h,去渣。分3次温服,每天1剂。共5剂。

11月28日,服完上方后,诸症消失而愈。

按:甘草泻心汤,据上文所述,既可用于寒热错杂、虚实挟杂的狐惑病,亦可用于病机相同的心下痞满、下利证。此案表现为上腹胀满,即下下痞,腹胀腹泻、肠鸣,口苦口干,心烦失眠,舌质淡红、苔黄微厚,脉沉弦细。此正是寒热错杂、虚实挟杂的厥阴病,与甘草泻心汤病机吻合,故可选用之。又表现为腹胀、肠鸣、泻下、苔厚,此为湿盛于内、阻滞气机所致,故又以藿香正气散芳香化湿、淡渗利湿、行气除满。两方合用,有清热燥湿、健脾运湿、辛开苦降、行气除满之功,故效验。

第一次复诊:服上方后,上腹胀满、腹满腹泻等症均减轻,大便仍稀溏,每天1～2次,舌苔变薄、脉沉细,湿邪已除大半,而中焦脾虚已甚。故去藿香正气散,以健脾渗湿的参苓白术散易之。

第二次复诊:服用甘草泻心汤合参苓白术散后,诸症消失而愈。

案2:患者龚某,女,57岁,仪陇县城人,2021年7月12日以反复口腔溃疡1年,加重1月就诊。

1年前,患者出现口腔溃疡,反复发作,时好时坏,有时1个月发作不间断,此愈彼发,疼痛难忍。经中西医治疗(用药不详),效不佳。近1个月,几乎发作未间断、疼痛难忍、不能吃东西。经人介绍,来我处求治。

刻诊:口腔内多个溃疡面、淡红,口不干、不苦,夜不能寐,大便稀溏,上腹胀满,怕冷,夜尿2～3次。舌质淡红、边有齿痕,脉寸关弦细微滑、双尺沉弱。

中医辨证:太阴少阴厥阴合病。

拟甘草泻心汤合八味肾气丸加味:炙甘草25 g,姜半夏15 g,黄芩15 g,黄连8 g,人参10 g,干姜10 g,大枣15 g,蒸附片6 g,桂枝6 g,干生地25 g,山药15 g,山茱萸15 g,茯苓15 g,泽泻10 g,牡丹皮10 g,磁石15 g。

上方加水8小碗,约1400 mL,将药泡1 h,小火煎煮1 h,去渣。分3次温服,每天1剂。3剂。

7月16日复诊:服上方后,口腔溃疡愈合、疼痛消失,未再复发。大便稀溏改善,每天1次,睡眠改善。继用原方加龙骨、牡蛎:炙甘草25 g,姜半夏15 g,黄芩15 g,黄连8 g,人参10 g,干姜10 g,大枣15 g,蒸附片6 g,桂枝6 g,干生地25 g,山药15 g,山茱萸15 g,茯苓15 g,泽泻10 g,牡丹皮10 g,磁石15 g,龙骨10 g,牡蛎10 g。

煎服法同前,3剂。

7月20日复诊:服上方后,口腔溃疡未再复发。睡眠改善,大便每日1次,夜尿每晚1次。继续上方5剂,以巩固疗效。煎服法同上。

按:据上文所述,甘草泻心汤用于中焦脾虚、湿热蕴积所致口腔、咽喉、前后二阴溃疡,及心下痞满、呕吐、腹泻等症。本案反复发作口腔溃疡,必为正虚邪恋、正补胜邪所致,与甘草泻心汤虚实挟杂、寒热错杂的病机相合,故宜用之。同时,患者还表现为夜不能寐、怕冷、夜尿多、舌淡红、边有齿痕,双尺脉弱等,此为肾阴阳俱虚、肾气不足、虚阳上越所致,与八味肾气丸病机吻合。两方合用,脾肾双补、清热燥湿、引火归原、扶正祛邪,故奏效甚捷。

第一次复诊:服上方后,口腔溃疡即愈合、疼痛消失,大便、睡眠、夜尿多等均改善。效不更方,加磁石、龙牡,引火归原、交通心肾。

第二次复诊:服前方后,口腔溃疡未再复发。睡眠改善,大便日1次,夜尿减少。继以原方巩固之。

十一、狐惑病之苦参汤方证

【原文】

蚀于下部则咽干,苦参汤洗之。

苦参汤方:苦参一升。

以水一斗,煎取七升,去渣,熏洗,日三服。

【注解】

本条论述狐惑病前阴蚀烂的外治法。狐惑病前阴溃烂是因湿热侵犯厥阴肝经所致。肝经循阴器,抵少腹,上通于咽喉,其湿热毒邪循经攻下,则前阴蚀烂;上熏于咽喉,则咽喉干燥。可用苦参汤,清热燥湿,洗阴以治之。

【按】

(1)《金匮发微》云:"苦参汤洗阴蚀,则以苦参性寒,兼有杀虫之功用也。"

(2)本方外洗可用于外阴溃烂、外阴瘙痒、肛门瘙痒、银屑病等病机属湿热证者。

十二、狐惑病之雄黄熏方证

【原文】

蚀于肛者,雄黄熏之。

雄黄。

上一味为末,筒瓦二枚合之,烧,向肛熏之。

【注解】

本条论述狐惑病后阴溃烂的治法。肛门溃烂,可用雄黄熏患处,以解毒燥湿杀虫。

【按】

《高注金匮要略》云:"雄黄气熏,能排邪而引正,加之火烧烟性,又能驱秽燥湿故也。"

十三、狐惑病之赤小豆当归散方证

【原文】

病者脉数,无热,微烦,默默但欲卧,汗出。初得之三四日,目赤如鸠眼,七八日,目四眦黑。若能食者,脓已成也,赤小豆当归散主之。

赤小豆当归散:赤小豆三升,浸令牙出,曝干,当归三两。

上二味,杵为散,浆水服方寸匕,日三服。

【注解】

此条论述狐惑病眼部成脓的证治。病者脉数、微烦、默默但欲卧、汗出,为里热证。但外证又表现为无热象,此为热毒深入营血。初得之三四日,不一定是实数,指发病之初,热毒循肝经上犯,故眼睛如斑鸠眼样,成赤红色;到了后期(七八日),双眼四眦变黑,是瘀血内积、脓已成熟的标志。因病变在局部,脾胃功能未受到影响,所以病者能食。用赤小豆当归散主治之。赤小豆清热利湿、解毒排脓,当归活血祛瘀,两药共用,可清热利湿排脓、活血化瘀生新。

【按】

（1）本方还可用于痔疮出血、肛门脓肿、大便出血及痈肿溃脓病机属湿热毒邪者。

（2）参见第十六章《惊悸吐衄下血胸满瘀血病脉证治》中"十二、湿热血证之赤小豆当归散方证"相关内容。

十四、阳毒之升麻鳖甲汤方证

【原文】

阳毒之为病，面赤斑斑如锦纹，咽喉痛，唾脓血。五日可治，七日不可治，升麻鳖甲汤主之。

阴毒之为病，面目青，身痛如被杖，咽喉痛，五日可治，七日不可治，升麻鳖甲汤去雄黄、蜀椒主之。

【注解】

本条论述阳毒的证治。阳毒系感受疫毒所致。面赤斑斑如锦纹，咽喉痛，唾脓血，是血分热盛，故面部红赤、发斑如红锦样；热邪灼伤咽喉，故咽痛；热盛而肉腐，故唾脓血。五日可治，七日不可治，是言此病应早期治疗。"五日""七日"，不一定拘泥于此数。发病之初，正气尚能抗邪，愈后较佳；如病程日久，正虚邪盛，则愈后不好。宜升麻鳖甲汤主治之。此方以升麻、甘草解毒；鳖甲、当归养阴活血；雄黄、花椒解毒散邪。诸药共奏清热、解毒、散邪、活血之功。

身痛如被杖，谓身体疼痛剧烈，如被杖刑那样难于忍受。阴毒即指面目青，身体如被杖、咽喉痛不吐脓血者。亦是五日可治，七日不可治，宜本方去雄黄、蜀椒主之。面色赤为阳气拂郁在表，谓之"阳毒"；面青则邪在内，谓之"阴毒"。阴毒不宜发散，故去蜀椒；因不吐脓血，故去雄黄。

【按】

（1）《金匮要略心典》曰："毒者，邪气蕴结不解之谓……邪在阳者为阳毒，邪在阴者为阴毒。"

（2）本方用于治疗白血病、红斑狼疮、白塞综合征，病机为阳毒者。

（3）此方与《伤寒论》中麻黄升麻汤均治疗咽喉痛、唾脓血，都有升麻、甘草、当归3味，可见此3味组合为治咽喉疼痛要药。

【升麻鳖甲汤方证解析】

1.方剂组成

升麻二两，当归一两，蜀椒（炒，去汗）一两，甘草二两，鳖甲（炙）手指大一片，雄黄（研）半两。

2.用法

上六味，以水四升，煮取一升，顿服之，老少再服取汗。

3.参考处方

升麻20 g，当归10 g，蜀椒10 g，炙甘草20 g，鳖甲15 g，雄黄3 g。

上6味，以冷水600 mL，浸泡1 h，煎煮40 min，取汤300 mL，温服150 mL，日1～2次。

4.方解

本方以升麻伍蜀椒，以解肌发表，使邪从表出；升麻伍甘草以解百毒，并治咽痛；复加鳖甲、当归活血祛瘀,养阴托邪;用雄黄攻肿毒痈脓。故此治疫证咽喉痛而有痈脓或瘀血者。

5.辨证要点

①舌红、苔黄,脉数或细数。②感受疫毒之邪,面赤斑斑、咽喉疼痛、吐脓血者(阳毒),或者身痛如背杖、咽喉疼痛者(阴毒)。

6.临床运用

(1)结核病发热者,加地骨皮、蜈蚣。

(2)红斑狼疮、荨麻疹、结节性红斑、银屑病,阴阳错杂者,合桃红四物汤。

(3)白塞病,加秦艽。

(4)痔疮、阴阳错杂者,合葛根芩连汤。

(5)肺癌、咽喉疼痛、吐脓血者,合黄连阿胶汤。

(6)支气管扩张,吐血者,合黄连阿胶汤。

(7)身体疼痛、心烦意乱,或吐血下利、属寒热错杂者,合麻黄升麻汤。

第四章　疟病脉证治

本篇专论疟病,主要内容有疟病的脉症、分类及其治法。疟病是一种以感受疟邪引起的,以往来寒热、寒战壮热、休作有时为特点的一类疾病。仲景在《素问·疟论》和《素问·刺疟》等篇的理论基础上,依据疟病的脉症与寒热的多少将其分为瘅疟、温疟、牝疟,同时指出疟病日久不愈,可形成疟母。治法上补充了《素问·刺疟》刺法之未备,提出汗、吐、下、清、温、针、灸、饮食调理等治疗方法,为后世医家研究疟病奠定了理论与实践基础。

一、论疟脉及治疗原则

【原文】

师曰:疟脉自弦,弦数者多热,弦迟者多寒,弦小紧者下之差;弦迟者可温之,弦紧者可发汗、针灸也;浮大者可吐之,弦数者风发也,以饮食消息止之。

【注解】

本文从脉象论述疟病的病机和治则。疟病是感受疟邪引起的疾病,以寒战壮热、发作有时为临床特征,病位在半表半里,多归属于少阳。弦为少阳主脉,故疟脉自弦。但因患者体质和发病原因不同,故疟病脉弦往往兼见不同的脉象。如热重者多见弦数,寒盛者多见弦迟;其病情变化则有偏表偏里、在上在下、属寒属热的不同。如弦小而紧,是病偏于里,多兼有食滞,可酌用下法;如脉浮而大,是病偏在上,可酌用吐法;至于迟紧两脉,虽均主寒,但有表里不同,如弦紧是病偏于表,多兼感风寒,可用发汗法,或结合针灸治疗;如弦迟则为里寒,可用温法;弦而兼数是里热炽盛之象,病属阳邪,故言"风发",可酌以甘寒饮食调理治疗。

【按】

(1)本条以脉象阐述病机及治则。根据疟病的脉象,治疗除和解少阳之外,还提出了汗、吐、下、清、温等多种治疗方法。应当结合临床辨证施治,不宜局限于脉弦而和解少阳。依据疟病脉证,可随证选用柴胡桂枝汤、小柴胡汤、大柴胡汤、柴胡加龙牡汤、小柴胡加石膏汤、大柴胡加石膏汤、小柴胡加芒硝汤、柴胡桂枝干姜汤等加青蒿(捣汁兑服)、常山等抗疟截疟药物。

(2)古人认为,风寒暑湿、情志劳倦、痰食内滞、起居不慎等均可致疟病发生,同时也认识到疟邪、瘴毒也可致疟。但感受疟邪、瘴毒常因兼感风寒暑湿等时令邪气不同,以及夹杂情志、劳倦、痰食和体质的差异等因素,而形成不同的疟疾症候。当疟邪、瘴毒入侵人体后,伏于半表半里,出于营卫之间,入与阴争则恶寒,出与阳争则发热,正邪交争则往来寒热。若正邪相离,邪气藏伏,不与营卫相争,则寒热休止。邪在阳分病浅则发作日早,邪陷阴分病深则发作日迟,故疟疾有一天一发,两天一发,三天一发之不同。

（3）疟疾之名，首见于《内经》，有"痎疟""寒疟""温疟""瘅疟""风疟"之称。在《素问·疟论》及《素问·刺疟》等篇对疟疾之病因、症候、治法作了详细的论述。本篇仲景在继承《内经》的基础上，认识到弦脉为疟病的主脉，由于外邪的偏盛及患者体质的不同，又有弦数、弦迟、弦小紧、弦大等区别。治疗上，除以和解少阳外，根据体质强弱，感邪的不同，而用不同的方药。疟病在药物治疗方面，《神农本草经》就有了恒山（常山）治疗"温疟"及蜀漆"主疟"的记载。在晋代《肘后备急方》中记载："青蒿一握，以水二升渍，绞取汁尽服之。"明确了青蒿为治疗疟疾的要药，而且还认识到青蒿不能高温久煎，要绞汁服用。

（4）现代医学认为，疟疾为疟原虫感染引起的寄生虫病，由蚊虫叮咬传染，用"氯喹""奎宁"等药物治疗。我国科学家屠呦呦带领的科研团队，受《肘后方》中"青蒿"治疗疟疾记载的启示，发明了"青蒿素"，对疟疾的治疗有很好的疗效，挽救了无数疟疾患者的生命，获得了"世界诺贝尔生物学奖"等多个大奖。

二、疟母之鳖甲煎丸方证

【原文】

病疟，以月一日发，当以十五日愈；设不差，当月尽解；如其不差，当如何？师曰：此结为癥瘕，名曰疟母，急治之下，宜鳖甲煎丸。

鳖甲（炙）十二分、乌扇（烧）三分、黄芩三分、柴胡六分、鼠妇三分（熬）、干姜三分、大黄三分、芍药五分、桂枝三分、葶苈（熬）一分、石韦（去毛）三分、厚朴三分、牡丹（去心）五分、瞿麦二分、紫葳三分、半夏一分、人参一分、䗪虫（熬）五分、阿胶（炙）三分、蜂窠（熬）四分、赤消十二分、蜣螂（熬）六分、桃仁二分。

上二十三味为末，取锻灶下灰一斗，清酒一斛五斗，浸灰，候酒尽一半，着鳖甲于中，煮令泛烂如胶漆，绞取汁，内诸药，煎为丸，如梧子大，空心服七丸，日三服。

《千金方》用鳖甲十二片，又有海藻三分、大戟一分、䗪虫五分，无鼠妇、赤消二味，以鳖甲煎和诸药为丸。

【注解】

本条论述疟母的形成和治法。古人以十五天为一节气，节气变更，人体气血亦随之变更。天人之气相应，营卫气血旺盛，正能胜邪，故曰"病当以千五百愈"；若不愈则到下个节气，人体气血再旺时，才能胜邪，故曰"当月尽解"。疟病迁延日久，反复发作，必致正气渐衰，疟邪则可假血依痰，结成痞块，居于胁下而成疟母。由于疟病寒热易于复发，且日久伤气血，正气日衰则很难治愈，故言要"急治之"。

【按】

（1）此从整体观念出发，说明天气变化对人体正气盛衰和疾病的转归会产生一定的影响，但不能机械地理解为无须治疗则病可自愈。

（2）《金匮要略心典》曰："天气十五日一更，人之气亦十五日一更，气更则邪当解也。否者十五日天人之气再更，而邪自不能留矣。设不愈，其邪必假血依痰，结为癥瘕，僻处胁下，将成负固不服之势，固宜急治。鳖甲煎丸行气逐血之药颇多，而不嫌其峻，一日三服，不嫌其急，所谓乘其来集而击之也。"上述所言极是。

（3）辨治疟母的临床要点是疟病日久，胁下腹内有癥块者，与现代医学所言疟疾导致的肝脾肿大相似。《金匮发微》云："方中用桃仁、䗪虫、蜣螂、鼠妇之属以破血，葶苈以涤痰，君鳖甲以攻痞，而又参用小柴胡汤以清少阳，干姜、桂枝以温脾，阿胶、芍药以通血，大黄、厚朴以调胃，赤硝、瞿麦以利水而泄湿。"

（4）本方已有成药销售，除治疟母外，还可用于慢性肝炎、血吸虫病、黑热病所致的肝脾肿大、肝纤维化、肝硬化、肝癌、子宫肌瘤、皮肤疣、各部息肉、各部囊肿等病症，具有正虚邪实、瘀结痰阻之病机者。

三、瘅疟之病机及主症

【原文】

师曰：阴气孤绝，阳气独发，则热而少气烦冤，手足热而欲呕，名曰瘅疟。若但热不寒者，邪气内藏于心，外舍分肉之间，令人消铄脱肉。

【注解】

本条论述瘅疟的病机和主症。"阴气孤绝，阳气独发"言其病机。阴液不足，阳热亢盛，则"但热不寒"；热盛伤气，故见少气、心中烦闷不舒；四肢为诸阳之本，邪热侵扰，表里俱热，故手足发热，热扰于胃，胃气上逆，故欲作呕吐。"邪气内藏于心，外舍分肉之间"，说明瘅疟的病机为内外热盛，阴液耗伤，故令人肌肉消损而形体消瘦。

【按】

瘅疟的临床辨证要点是身热、手足热、欲呕、心胸烦闷，舌红苔黄，脉弦数或弦滑。原文虽未出方药，后世医家多以清热救阴为主，主张用白虎加人参汤、竹叶石膏汤化裁，随证治之。

四、温疟之白虎加桂枝汤方证

【原文】

温疟者，其脉如平，身无寒但热，骨节疼烦，时呕，白虎加桂枝汤主之。

【注解】

本条论述温疟的证治。温疟为里热炽盛，兼表有寒邪，为太阳阳明合病。首条"疟脉自弦""弦数者多热"说明了疟病脉象的特点。此条谓"其脉如平"，意指温疟的脉象和疟病常见的脉象一样，多为弦数，或者滑数，不是指正常之脉。身无寒但热，为内热盛；骨节疼烦，为表邪郁滞肌表，经络痹阻所致；时时作呕为热伤胃气，胃气上逆所致。本证以白虎汤辛寒清热，兼有表邪，经络不通则痛，里有热，故骨节烦疼；以桂枝甘草汤，解表以温通经络、降气冲以止呕。方后言其"汗出愈"，即可看出有表证。

【按】

（1）按瘅疟、温疟均属疟病热盛证型，但二者在病机、症状等方面有所不同。

（2）白虎加桂枝汤适用于温疟里热炽盛兼表有寒邪之证，以身热、汗出、口渴、时呕为主症，兼微恶寒、骨节疼烦，舌淡红、苔白或薄黄，脉浮洪或弦数。本方临床可用于治疗多种发热性疾病和其他具有里热外寒病机者,如急性风湿性关节炎、肺炎、乙型脑炎、变异性亚败血症、系统性红斑狼疮、结节性红斑等。

(3)《金匮玉函经二注》曰:"用白虎治其阳盛也,加桂疗骨节痹痛,通血脉散疟邪,和阴阳以取汗也。"《金匮要略论注》也曰:"主以白虎加桂枝汤是从太阳阳明之例为治。"以上论述,概括了白虎加桂枝汤治疗温疟之机理。

【白虎加桂枝汤方证解析】

1.方剂组成

知母六两,甘草二两,炙石膏一斤,粳米二合,桂枝三两,去皮。

2.用法

上锉,每五钱,水一盏半,煎至八分,去滓。温服,汗出愈。

3.参考处方

知母 20 g,炙甘草 6 g,生石膏 60 g,粳米 15 g,桂枝 15 g。

上 5 味,以冷水 800 mL,浸泡 1 h,煎开锅后 40 min,取汤 600 mL。温服,每次 200 mL,日 3 次。汗出效佳。

4.方解

本方以白虎汤辛寒清热,治温疟发热;又加桂枝甘草汤,散外寒以通经络,故治骨节疼烦;且桂枝又有降气冲之功,故治胃气上逆而呕。

5.辨证要点

①舌红、苔黄,脉弦数或滑数。②身热不恶寒,骨节疼烦。

6.临床运用

(1)温疟,发热、汗出恶风者。

(2)温疟,发热、欲呕者。

(3)发热不恶寒、身疼痛者。

(4)白虎汤证,兼肢体疼痛者。

(5)身体疼烦、脉浮滑者。

(6)荨麻疹、瘙痒,口渴者。

(7)白虎汤证,头痛身痛者。

(8)白虎汤证而呕者。

(9)痛风、脉滑、烦渴者。

(10)风湿热、关节红肿疼痛者,加薏苡仁、防己。

五、牝疟之蜀漆散方证

【原文】

疟多寒者,名曰牝疟,蜀漆散主之。

蜀漆(烧去腥)、云母(烧二日夜)、龙骨等份。

上三味,杵为散,未发前,以浆水服半钱。温疟加蜀漆半分,临发时,服一钱匕。

【注解】

本条论述牝疟的证治。牝疟多由素体阳虚,加之痰饮阻遏而成,故临床以寒多热少为特征。蜀漆散乃祛痰止疟之剂,方中蜀漆(常山苗)祛痰截疟为主药;配云母升阳以扶正,龙骨收敛浮阳、镇逆安神,共为佐药;浆水和胃,且酸收敛阴,防止蜀漆涌吐太过。

【按】

(1)《医方考》曰:"牝,阴也,无阳之名,故多寒者名牝疟。"

(2)治疟疗效与服药时间有关,故方后强调"未发前"和"临发时服",对截疟和治疗疟病具有非常重要的临床实践意义。

(3)蜀漆有致吐的副作用,可用酒煎或姜炒熟后使用,也可适当配伍半夏、陈皮等和胃止呕药物,以减轻其副作用。

(4)《金匮要略论注》曰:"故以蜀漆,劫去其有形之涎,盖常山能吐疟,而蜀漆为常山之苗,性尤轻虚,为功于上也;云母甘平,能内除邪气,外治死肌,有通达心脾之用;龙骨收湿安神,能固心气,安五脏,故主以蜀漆,而以二药为佐也。"《金匮悬解》也曰:"蜀漆散,云母除漆湿寒,龙骨收其浊瘀,蜀漆排决积滞,以通阳气也。"以上论述,阐明了蜀漆散之配伍法度及对牝疟的治疗机理。

(5)本方除用于牝疟外,还可治疗癫痫、癫狂、带下等属痰浊瘀阻者。

六、治牝疟之《外台》牡蛎汤方证

【原文】

《外台》牡蛎汤:治牝疟。

牡蛎(熬)四两、麻黄(去节)四两、甘草二两、蜀漆三两。

【注解】

本方适用于痰湿内结兼有表寒的疟病,症以寒多热少为特点,兼见头痛、鼻塞、咳嗽等。方中蜀漆配麻黄开阴邪之固闭,配牡蛎咸寒,软坚散结消痰,一敛一收,邪去而正不伤。麻黄亦可发散在表之寒邪,甘草甘缓调和诸药。全方具有化痰截疟散邪之功。

【按】

(1)牡蛎汤与蜀漆散皆为治疗寒多热少之牝疟,然前者兼有风寒表邪。其辨证要点是,疟证兼头痛、鼻塞、咳嗽、舌淡、苔薄白、脉沉迟等。

(2)《金匮玉函经二注》曰:"牡蛎者,能软坚散结,出滞血,今更佐之蜀漆,以理心下所结之邪,而甘草佐麻黄,非独散寒,且可发越阳气而通于外,阳通结去,其病即瘥。"

(3)本方除治疗牝疟外,还可用于表寒痰湿之胸腹动悸者。

七、治疟病之《外台》柴胡去半夏加栝蒌根汤方证

【原文】

《外台》柴胡去半夏加栝蒌汤:治疟病发渴者,亦治劳疟。

【注解】

本条论疟病邪在少阳兼津枯的证治。本方证的病因病机为邪客少阳兼有津伤。疟疾亦往

来寒热,邪在半表半里,所以用小柴胡汤和解少阳,以去半表半里之邪。渴为木火炽盛,灼伤胃津,故去半夏之辛燥,加栝蒌根之甘寒清热生津解渴。煎药法是将药先煮去渣,后再煮,意在和解。如久疟不愈,正虚邪恋者,即所谓"劳疟",亦可用本方治疗。

【按】

(1)本方即小柴胡汤加减,具有和解少阳、清热生津功效。临床以寒热往来、发作有时、口渴欲饮、舌红少津、脉弦细为辨证要点。

(2)《金匮要略论注》曰:"疟疾亦在半表半里,故入而与阴争则寒,出而与阳争则热,此少阳之象也……所以小柴胡亦为治疟主方。渴易半夏加栝蒌根,亦治少阳成法也,攻补兼施,故亦主劳疟。"

(3)除可治疟病发渴、劳疟等证属邪客少阳兼津伤外,亦可用于现代医学的多种具有本方证病机疾病。如糖尿病、产后发热、肺结核、肝炎等。

【柴胡去半夏加栝蒌根汤方证解析】

1.方剂组成

柴胡八两,人参三两,黄芩三两,生姜二两,甘草三两,栝蒌根四两,大枣十二枚。

2.用法

上七味,以水一斗二升,煮取六升,去滓,再煎取三升,温服一升,日二服。

3.参考处方

柴胡45 g,黄芩18 g,人参15 g,栝蒌根25 g,生姜15 g,大枣8枚,炙甘草15 g。

上7味,先以冷水1200 mL,浸泡1 h,煎煮40 min,取汤800 mL,去渣,再煎汤30 min,取汤600 mL,温服200 mL,日1~3次。

4.方解

疟病邪在半表半里,寒热往来,热邪伤津,而口渴。故用小柴胡汤,和解少阳邪热,以治寒热往来;因热邪伤津而口渴,故去半夏之燥,加栝蒌根滋阴润燥。即以小柴胡去半夏加栝蒌根汤,治疟病发渴者。本方健胃生津、益气养血、和解少阳,故又可用于疟病日久,正虚邪恋之"劳疟"。

5.辨证要点

①舌红、少苔,脉弦细。②小柴胡汤证不呕而口渴甚者。

6.临床运用

(1)疟病,往来寒热、口渴甚、胸胁苦满者。

(2)疟病,身疲乏力、低热不退、渴甚者。

(3)小柴胡汤证,不呕而渴者。

(4)口苦、口干燥而渴者。

(5)口腔干燥者。

(6)大便干燥,解而不爽者,加火麻仁、杏仁、莱菔子。

(7)老年习惯性便秘,夜尿多、口渴欲饮,舌少苔、脉沉细弱者,少阳少阴合病,本方和八味肾气丸。

(8)肺结核,潮热盗汗、手足心热、身体羸瘦、脉细数者,本方合知柏地黄汤加蜈蚣(打粉、冲服)。

(9)糖尿病,口渴欲饮、大便秘结、腰膝酸软、小便多、舌红少苔者,本方合八味肾气丸加火麻仁、杏仁、莱菔子。

(10)干燥综合征,脉弦细者。

(11)肝炎,乏力、胸胁苦满、低热、口渴者。

【临床案例】

患者郑某,女,44岁,仪陇县城人,2021年6月5日,以恶寒发热,流清涕,咳嗽2天就诊。

2天前,因天气变冷感冒,出现恶寒发热、流清涕、咳嗽、咽喉不利等症。自己在药店买抗病毒冲剂、三九感冒冲剂等服后,效果不显,故来我院中医治疗。

刻诊:恶寒发热,鼻孔灼热、流清涕,咳嗽、咳白色稠痰,口干欲饮,咽喉不利、疼痛,舌质边尖红、苔薄白,脉迟缓。

中医辨证:太阳少阳太阴合病。

拟柴胡去半夏加栝蒌根汤合桂枝汤合半夏厚朴汤加减:柴胡25 g,黄芩15 g,人参10 g,花粉15 g,大枣15 g,炙甘草15 g,生姜15 g,桂枝15 g,白芍15 g,厚朴15 g,茯苓15 g,苏叶20 g,葛根15 g,白芷15 g,杏仁10 g,桔梗10 g。

上方加水8小碗,约1200 mL,将药泡1 h,小火煎煮1 h,去渣。分3次温服,每天1剂。共3剂。

6月9日复诊:服上方后,恶寒发热,流清涕,鼻灼热,咳嗽等症消失,但咽喉不利,上腹胀满,继用原方加砂仁10 g、谷麦芽各15 g、建曲15 g。即柴胡25 g,黄芩15 g,人参10 g,花粉15 g,大枣15 g,炙甘草15 g,生姜15 g,桂枝15 g,白芍15 g,厚朴15 g,茯苓15 g,苏叶20 g,葛根15 g,白芷15 g,杏仁10 g,桔梗10 g,砂仁10 g,谷麦芽各15 g,建曲15 g。

煎服法同前,共3剂。

按:此案患者因受寒而发病,表现为恶寒发热、流清涕、脉缓,为太阳中风证,故用桂枝汤,调和营卫、解肌祛风;恶寒发热,口干欲饮,咽喉不利、疼痛,舌质边尖红,脉迟缓,为少阳证;其脉迟缓、口干欲饮,为津液亏虚之症,故去半夏之燥,而加栝蒌根,以清热滋阴,此即柴胡去半夏加栝蒌根汤,和解少阳、清热养阴。半夏厚朴汤,以桔梗易半夏,祛痰利气;加杏仁、葛根、白芷,清透郁热、宣肺止咳。诸药合用,和解少阳、调和营卫、解肌祛风、宣肺利气,故疾病可愈。

第二诊时,恶寒发热、流清涕、鼻灼热、咳嗽等症皆消除,仅咽喉不利、上腹胀满。继用原方,加砂仁、谷麦芽、建曲,以行气消食、健胃和中。

八、疟之《外台》柴胡桂姜汤方证

【原文】

《外台》柴胡桂姜汤:治疟寒多微有热,或但寒不热。服一剂如神。

【注解】

从本方治疗寒多微有热、或但寒不热的疟病可知,此疟既是半表半里的阴证,也是厥阴病。柴胡桂枝干姜汤,由小柴胡汤、桂枝甘草汤、甘草干姜汤、栝蒌牡蛎散等方化裁而成。即由小柴胡汤,去人参、半夏、大枣、生姜,加桂枝、干姜、牡蛎、栝蒌根。以柴胡为主,佐以牡蛎咸寒散结气,桂枝、干姜温散寒邪,黄芩、栝蒌根清热润燥,甘草调和诸药。诸药合用,为寒温并用,调和阴阳之剂,为厥阴病的代表方。从条文可知,此疟病为厥阴病,故此方主之,其效如神。初服微烦是正邪相争汗未出,复服汗出是正气胜邪,故愈。

【按】

(1)本方用于治疗寒多微有热,或但寒不热的疟病,以方测证,应还有胸胁苦满、汗出、手足冷、口渴、心烦等症。此方还可用于治疗肝炎、窦性心动过速、冠心病心动过缓、月经不调、糖尿病、口腔炎、乳腺囊性增生、肠易激综合征等属肝郁脾虚、寒热错杂者。

(2)本条可与《伤寒论》第147条"伤寒五六日,已发汗而复下之,胸胁满微结,小便不利,渴而不呕,但头汗出,往来寒热,心烦者,此为未解也,柴胡桂枝干姜汤主之"互参。

【柴胡桂姜汤方证解析】

1.方剂组成

柴胡半斤,桂枝(去皮)三两,干姜二两,栝蒌根四两,黄芩三两,牡蛎(熬)二两,甘草(炙)二两。

2.用法

上七味,以水一斗二升,煮取六升,去滓,再煎取三升,温服一升,日三服。初服微烦,复服汗出便愈。

3.参考处方

柴胡45 g,桂枝20 g,干姜20 g,栝蒌根30 g,黄芩18 g,生牡蛎15 g,炙甘草10 g。

上7味,先以冷水1200 mL,浸1 h,煎煮40 min,去渣。再煎汤30 min,取汤600 mL,温服200 mL,日3次。

4.方解

本方为小柴胡汤,去半夏、生姜、大枣、人参,加栝蒌牡蛎散、干姜甘草汤、桂枝甘草汤。柴胡、牡蛎以散气结;桂枝、干姜以温阳散寒;黄芩、栝蒌根,清热润燥;甘草调和诸药。诸药合用,为寒温并用、调和阴阳之剂,故治寒热错杂之疟病,寒多热少,或但寒不热者有佳效。

5.仲景对此方证的其他论述

《伤寒论》第147条:"伤寒五六日,已发汗而复下之,胸胁满微结,小便不利,渴而不呕,但头汗出,往来寒热,心烦者,此为未解也,柴胡桂枝干姜汤主之。"

注解:伤寒五六日,虽已发汗,病不解则常转入少阳柴胡汤证。医复下之,因使邪热内陷,虽胸胁满未去,但已微结。津液不下,故小便不利。津液虚少,热更伤津致燥,故渴而不呕;气冲于上,故但头汗出。往来寒热、心烦,为柴胡证还未解,宜以柴胡桂枝干姜汤主之。

按:此微结是对大陷胸汤证而言,即是说此结轻微,与大陷胸汤证结之"心下石硬者"不同。

6.辨证要点

①舌质淡红、苔薄白,脉弦。②寒多热少或者但寒不热之疟病。③小柴胡汤证,而见口干渴明显,胸胁满微结、气上冲或外不解者。

7.临床运用

(1)疟病,寒多热少或者但寒不热者。

(2)胸胁苦满、口苦、口渴甚者。

(3)失眠或者心悸失眠、口渴者,合栀子豉汤。

(4)口腔溃疡,口渴、脉弦细者。

(5)恶寒、胸胁满、心下满、打呃嗳气者,合香砂枳术汤。

(6)慢性胃肠炎,胸胁满、烧心、打呃、胸胁满、口苦、大便不爽者,合黄连汤。

(7)乏力、消瘦、口干燥、大便秘结者。

(8)大便稀、口干口渴、小便不利、盗汗、乏力者。

(9)头晕、胸胁满、口干口渴者。

(10)肝硬化、门静脉增宽者,合当归芍药散加鳖甲;如小便不利、腰酸膝软者,合当归芍药散合八味肾气丸加鳖甲。

(11)肝硬化伴腹水,少阳病兼水饮瘀血者,合当归芍药散合茵陈五苓散;如兼肾气不足者,少阳少阴合病兼水饮瘀血,再合八味肾气丸。

(12)肝癌者,少阳少阴合病,合四逆汤。

(13)老年习惯性便秘、大便细小、解不尽、小便量多、口渴欲饮者,少阳少阴合病,合八味肾气丸。

(14)小柴胡汤证,大便稀溏者。

(15)小柴胡汤证,口渴或者口唇干燥者。

(16)结核病,低热不退、口干燥、面色潮红、盗汗、消瘦者,加龟板、鳖甲、生地、秦艽。

(17)红斑狼疮,见口渴、心烦、恶风、倦怠、乏力、小便不利或者大便溏泻者。

(18)面部痤疮,无汗者,合葛根汤加漏芦、白芷。

(19)乳腺增生者,合栝蒌薤白半夏汤;乳腺囊肿者,合桂枝茯苓丸。

【临床案例】

患者谢某,女,55 岁,仪陇石佛乡人,2019 年 1 月 5 日,以"腹胀、消瘦 1 年、加重 1 月"就诊。

1 年前,消瘦、饮食减少、面黄,被我院诊断为慢性乙肝、肝硬化(代偿期),经门诊中西医治疗,病情稳定。1 个月前,出现皮肤及巩膜黄染,不思饮食,牙龈出血,腹胀腹痛,双下肢凹性水肿等。住我院消化科治疗,诊断为慢乙肝、肝硬化(失代偿期)、腹水、门静脉高压症、脾肿大、血小板减少症。经保肝、降酶、输用白蛋白等方案治疗,效不显,故出院求中医治疗。

刻诊:面色及巩膜黄染、神差、消瘦、不思饮食、口干口苦但不欲饮、牙龈出血、腹胀如鼓、双下肢凹性水肿、小便色黄、大便干燥、大便细小、解之不利爽、舌质淡、苔薄白、中间裂纹少苔、舌下静脉瘀滞、粗大,脉弦细数,双尺沉细。

中医辨证:少阳太阴少阴合病,兼气滞血瘀、水毒为患。

拟柴胡桂枝干姜汤合香砂理中汤合当归芍药散合八味肾气丸加减:柴桂 65 g,黄芩 25 g,桂枝 30 g,筠姜 30 g,炙甘草 30 g,生牡蛎 30 g,栝蒌根 45 g,木香 15 g,春砂仁 20 g,炒白术 30 g,红参 20 g,全当归 30 g,川芎 15 g,白芍 30 g,茯苓 45 g,泽泻 45 g,蒸附片 30 g,干生地 45 g,淮山药 30 g,山茱萸 45 g,牡丹皮 30 g,炙龟板 25 g,炙鳖甲 25 g,磁石 30 g,大腹皮 50 g,厚朴 50 g、茵陈 60 g、猪苓 45 g。

上方加水 14 小碗,约 1800 mL,将药泡 1 h,小火煎煮 1 h,去渣。分次少量频服,2 天 1 剂。共 5 剂。

1 月 20 日复诊:服上方后,患者精神转佳,皮肤及巩膜黄染减轻,双下肢轻度水肿。能食米饭一小碗,食欲转佳,牙龈出血减少,腹胀腹痛明显减轻,小便黄色变浅,口干口苦减轻,大便1天1次。舌质淡红、少苔,脉细数。效不更方,继用前方。

煎服法同前,共5剂。

2月11日复诊:由于患者经济困难,病有好转,就自己改为3天1剂。见精神转佳,面部及巩膜黄染基本消除,饮食好,牙龈未再出血,大便正常、每天1次,小便变为淡黄色,腹不胀不痛,双下肢水肿消除。B超提示:肝缩小、门静脉增宽,脾大,未见腹水。肝功能:各种酶略高出正常值,白蛋白正常。述:双小腿转筋,仍乏力,夜尿多,舌质淡、苔薄白、少苔,脉沉细。继用上方去茵陈、猪苓,重用白芍,加天麻、枸杞子。即柴胡65 g,黄芩25 g,桂枝30 g,筠姜30 g,生牡蛎30 g,花粉45 g,炙甘草30 g,广木香15 g,春砂仁20 g,红参25 g,炒白术30 g,全当归30 g,川芎15 g,白芍60 g,茯苓30 g,泽泻30 g,蒸附子25 g,干生地45 g,山萸萸45 g,淮山药30 g,牡丹皮30 g,天麻20 g,枸杞子30 g,厚朴30 g,大腹皮30 g,生谷麦芽各30 g。

上方加水14小碗,约1800 mL,将药泡1 h,小火煎煮1 h,去渣。分6次温服,每天3次,2天1剂。共10剂,以进一步巩固疗效。

门诊电话随访:黄疸消退,水肿消除,腹水未再复发,精神佳,饮食尚可,二便正常、病情稳定。

按:本案病程久、病情复杂。消瘦、精神差、不思饮食,属"虚劳";面目发黄、小便黄,属"黄疸";还有腹胀如鼓、双下肢水肿,属"鼓胀"范畴。精神差、消瘦、不思饮食、口干口苦、大便干燥、大便不爽,舌淡、苔白、少苔、脉弦细等脉症,为肝郁化热、脾虚津亏、寒热错杂证,当以柴胡桂枝干姜汤主之。本方有"热解郁热、舒肝健脾、温运中焦"之功,与上述病机相合,故首选;合理中汤,以加强温中健脾之功。目黄、身黄、小便黄、牙龈出血、腹胀如鼓、双下肢水肿、舌下静脉瘀滞等,此为水饮为患、湿郁发黄、肝郁血瘀所致,以当归芍药散加鳖甲、龟板、茵陈、猪苓、木香、砂仁、厚朴、大腹皮、谷麦芽等活血化瘀、软坚散结、利水退黄、行气导滞。舌淡裂纹少苔、双尺脉沉细、腹胀如鼓、下肢水肿等,为阴阳不足、肾气亏虚、膀胱气化功能失司所致,故以肾气丸,阴阳双补、化气行水。以上诸方合用,与本案病机相合,故能奏效。

第一次复诊:服上方后,黄疸减退,腹胀减轻,下肢水肿消退,牙龈出血减少,精神转佳。效不更方,继以原方治疗。

第二次复诊:服前方后,黄疸明显减轻,腹胀消失,双下肢水肿消除,精神佳,饮食可,牙龈未再出血。B超提示:腹水消失、肝缩小、门静脉扩张、脾大。肝功能:各项指标略高,白蛋白正常。患者小腿转筋、乏力,舌淡、苔白少苔,脉沉细,此为肝肾阴亏,筋脉失养所致,故去利湿退黄的茵陈、猪苓,重用白芍、天麻、枸杞以养肝滋阴、息风止痉。

上方服10剂后,电话随访,诸症消失,临床治愈。建议定时复查肝功,休息不要劳累,服用乙肝抗病毒药恩替卡韦。

第五章　中风、历节病脉证治

本篇论述中风和历节 2 种疾病的辨证论治。

中风是以半身不遂、口眼㖞斜、言语不利、甚或突然昏仆、不省人事为主要临床表现的疾病。

历节是以疼痛遍历关节，痛势剧烈，日久可致骨节变形为主要临床表现的疾病。

两者均属广义风病的范畴，且皆有内虚感受外邪的病机特点，症状上以肢体病变为主，故合为一篇。

一、中风的病因病机及辨证纲领

【原文】

夫风之为病，当半身不遂，或但臂不遂者，此为痹。脉微而数，中风使然。

【注解】

本条论述中风病的脉证。中风病是以患者半身肢体或一侧手臂不能随意运动为主要症状的疾病。病由风寒湿痹阻经脉所致，故云"此为痹"。脉微为气血不足，是正虚的反应；数为病邪有余，是邪实的反应，说明中风的基本病机为气血不足、外邪痹阻经脉。

【按】

(1)对"或但臂不遂者，此为痹"一句，喻嘉言、张璐等认为，中风的症状有轻重不同的表现，"痹"意在强调中风的基本病机是经脉痹阻。尤怡、沈明宗等认为，该句提出了中风和痹证的鉴别。从临床实际所见，以前者所论较为合理。

(2)从临床看，中风可见于西医学中的急性脑血管疾病、脊髓病变等；痹证则多见于骨与关节等疾病。中风(中经络)与痹证病机相似，均为经络痹阻不通所致，但中风临床表现主要以半身不遂为主，痹证主要以肢体疼痛为主。

【原文】

寸口脉浮而紧，紧则为寒，浮则为虚；寒虚相搏，邪在皮肤；浮者血虚，络脉空虚；贼邪不泻，或左或右；邪气反缓，正气即急，正气引邪，㖞僻不遂。

邪在于络，肌肤不仁；邪在于经，即重不胜；邪入于腑，即不识人；邪入于脏，舌即难言，口吐涎。

【注解】

本条论述中风病的病因病机和辨证纲领。寸口脉浮而紧，浮因血虚，络脉空虚，卫阳浮越所致，故脉浮而无力；紧为寒邪外袭，此脉象提示"内虚邪中"是中风的病机。血脉空虚，邪气阻络，故邪正交争于肌表，无论病在左侧还是右侧，都会引起经脉的气血瘀滞不畅，而致受邪肢体废而不用,呈现弛缓状态,此为"邪气反缓"。而无病(正常)一侧气血运行正常,肢体能发挥正常功能,即"正气即急"之意;故能牵引患侧,呈现口眼㖞斜,此即"正气引邪,㖞僻不遂"。

中风的病情,因邪气痹阻的部位不同,有轻重之别。邪中于络,则营气不能畅行于肌表,肌肤失养则麻木不仁;若邪中于经,气血不能运行于筋骨,则肢体萎废,不能举动;若邪中于腑,此腑指"脑",浊气蒙闭清窍,则昏不识人;邪入于脏,此脏当指"心",心主血脉而藏神,开窍于舌;邪入于心,血脉凝涩,则舌强;损伤心神,则机窍不灵,言语不利,口吐涎。

【按】

《金匮要略》首先提出中风的病名。就病因病机而言,本篇持"内虚邪中"之论,外邪重点指出了风寒邪气。但"贼邪不泻""贼邪"者害也,亦有泛指之意,当包括外邪和体内的瘀血、痰饮、内风等内生之邪,为后世医家将中风分为"中经络""中脏腑"奠定了基础,开辟了扶正祛邪、祛风通络、活血化瘀、涤痰开窍、镇肝息风等治疗原则。

二、中风深浅不同之脉证

【原文】

寸口脉迟而缓,迟则为寒,缓则为虚,营缓则为亡血,卫缓则为中风。邪气中经,则身痒而瘾疹。心气不足,邪气入中,则胸满而短气。

【注解】

本条论述中风、瘾疹、胸闷等风病的病机。寸口主表,亦主营卫、上焦心肺。寒邪凝滞则脉迟,营卫气血不足则脉缓。营血不足,卫表不固,易受风邪入侵而现太阳中风表证。若邪气中经脉,风血相搏,则发瘾疹,身痒为邪郁不能透达所致。若心肺之气血不足,邪气入侵,使胸中气机不利,则胸满短气。

【按】

(1)本条强调营卫气血不足之人易为风邪侵袭,风邪为病,变化多端,可见太阳中风证、中风瘾疹、胸满短气等。可见此为仲景对风邪为病,举一反三之例,又以调和营卫之法治疗多种风病,其理可知。依据文中所述,依次可用桂枝汤、桂枝麻黄各半汤或桂枝二麻黄一汤、桂枝人参汤等治疗。

(2)瘾疹是皮肤出现红色或苍白风团并出现时隐时现的瘙痒性、过敏性皮肤病,其发病除与外风有关外,还与湿热、内生虚风等有关。本条瘾疹仅强调风邪致病。从临床看,可见于西医学荨麻疹、接触性皮炎、药疹等疾患。

三、中经络之侯氏黑散方证

【原文】

侯氏黑散:治大风,四肢烦重,心中恶寒不足者。《外台》治风癫。

【注解】

本条论述中风病中经络的证治。"大风"强调风中经络,病重且传变快。风湿相合,痹阻经脉,郁而化热,故四肢烦重。心脾两虚,气血不足,阳气不运,心中恶寒。治宜扶正祛邪,方用侯氏黑散。方中菊花疏风潜阳为君,牡蛎平肝息风,清热化痰;细辛、防风、桂枝祛风散寒;矾石、桔梗化痰除湿;黄芩清泄郁热;人参、白术、干姜、茯苓温阳健脾;当归、芍药养血活络。诸药合用,相得益彰,共达祛风散寒、化痰清热以驱邪,健脾平肝、益气养血以扶正之功。

本方证为寒热错杂、虚实夹杂之证,属于"厥阴病"范畴,病程较长,难于速愈,方用散剂,量小便于消化吸收,又服药方便,利于长期服药。前20天,用温酒送服能使药力迅速通达全身经络,通络开痹。注意忌各种鱼肉大蒜等腥膻油腻刺激性强之品,以免碍胃气。20天后,人体皮毛肌腠气血通达得养,外愈则治内,宜冷食,使药力不散而内聚于腹中缓缓发挥补养作用,即"冷食自能助药力"之意。

【按】

(1)方中菊花用量独重,其外能疏风,内能平肝潜阳息内风。《神农本草经》亦载:"菊花,味苦,平。主诸风,头眩,肿痛,目欲脱,泪出,皮肤死肌,恶风湿痹。久服利血气,轻身、耐老、延年。"可见,本方虽重在调理心脾,亦能平肝潜阳。

(2)本方适用于心脾气血不足,风邪闭阻经络的中风。临床常用于符合该病机的脑梗死、缺血性中风后遗症、高血压、风湿性关节炎等,其症当见四肢烦重、肢体麻木不用、头晕目眩、心中恶寒,舌淡苔薄白或黄润,脉迟弦或细弦。

(3)《金匮要略方论集注》云:"此方用补气血药于逐风寒湿热剂中,俾脏腑坚实,营卫调和,则风自外散也。君以菊花之轻升,清头部之风热,佐以防风祛风,白术除湿,归芎补血,参苓益气,桂牡行痹,姜辛驱寒,桔梗涤痰开胸,黄芩泄火解菀,矾石解毒,善排血液中之瘀浊,且能护心,俾邪无内凌,酒运药力直达经络。"

(4)《外台》引用本方,治疗心脾不足、气血亏虚、痰热闭窍之癫痫。

【侯氏黑散方证解析】

1.方剂组成

菊花四十分、白术十分、细辛三分、茯苓三分、牡蛎三分、桔梗八分、防风十分、人参三分、矾石三分、黄芩三分、当归三分、干姜三分、川芎三分、桂枝三分。

2.用法

上十四味,杵为散,酒服方寸匕,日一服。初服二十日,温酒调服,禁一切鱼肉大蒜,常宜冷食,六十日止。即药积在腹中不下也,热食即下矣,冷食自能助药力。

3.参考处方

(本方改汤剂)菊花 30 g,白术 10 g,细辛 6 g,茯苓 10 g,桔梗 10 g,防风 10 g,人参 10 g,矾石 6 g,黄芩 12 g,当归 10 g,干姜 6 g,川芎 10 g,桂枝 10 g。

上方 13 味,加冷水 1000 mL,浸泡 1 h,加清酒 100 mL,小火煎煮 40 min,去渣,取汤600 mL,温服 200 mL,日 3 次。

4.方解

本方以人参、白术、茯苓健中利湿,加矾石燥湿;桂枝、防风、桔梗祛风解外;干姜、细辛温阳化饮;菊花、黄芩清热;牡蛎逐痰邪;川芎、当归养血活血。诸药合用,清上温下、健脾利湿、活血养血、化饮逐痰、祛风通络。对中风后肢体重着、麻木、偏瘫不用、血虚湿困、上热下寒者,本方尤为适宜。

5.辨证要点

①舌红或淡红、苔白厚或黄,脉浮数乏力。②身体重着、血虚湿困、上热下寒者。③肢节痹痛。④半身不遂。

6.临床运用

(1)中风后,肢体重着、行动不便、心烦不眠、脉沉弱者。

(2)风癫,身体困重、心烦者。

(3)身体困重乏力,苔厚,脉弦滑者。

(4)中风后,半身不遂、肢体肿、心烦者。

(5)高血压,身体困重、乏力者。

(6)高血压,肢体疼痛、麻木、行动维艰者。

(7)中风后,半身不遂、背心冷者。

(8)老年白内障,视力下降、头晕目涩、眼干流泪、口干口苦、不思饮食、上腹痞满者。

(9)治痹证,风寒盛者,加麻黄、附子;湿盛者,加羌活、独活;湿热盛者,加薏苡仁、苍术;关节强硬者,加全蝎、炮山甲;在背脊者,加狗脊、淫羊藿。

(10)治疗痤疮,属上热下寒者。

【临床案例】

案1:患者刘某,男,73岁,仪陇县城人,2021年6月2日以"双上肢颤抖,头晕1年,加重1月"就诊。

1年前,病员出现头晕、双上肢抖动,即在我院就诊,被诊断为"脑梗塞,帕金森综合征",长期服用多巴丝肼,0.25 g,每天3次。1个月前,双手颤抖加重,伴头晕、乏力、失眠等,经西医治疗效果不佳,故来求中医治疗。

刻诊:患者精神差,双手颤抖不止,头晕、乏力、心烦、失眠、颈强、不思饮食、大便干燥,扶入诊室。舌质边尖红、苔白微厚,脉沉弱。

中医辨证:厥阴病兼血瘀痰饮阻滞。

拟侯氏黑散合桂枝茯苓丸加减:菊花20 g,黄芩10 g,牡蛎10 g,桔梗10 g,桂枝10 g,炒白术10 g,人参10 g,炙甘草10 g,防风10 g,北细辛6 g,全当归15 g,川芎10 g,茯苓15 g,白芍15 g,牡丹皮10 g,桃仁10 g,天麻10 g,莱菔子(炒)25 g,葛根30 g,肉苁蓉25 g,杏仁10 g。

上方加水8小碗,约1200 mL,将药泡1 h,小火煎煮1 h,去渣。分3次温服,每天1剂。共5剂。

6月7日复诊:服上方后,双手颤抖减轻,头晕减轻,失眠改善,大便1日1行,仍乏力、不思饮食。舌质淡、苔白微厚,脉沉弱。

原方加黄芪25 g,红曲3 g。煎服法同前,共7剂。

6月15日复诊:双手颤抖基本消除,偶尔抖动,头晕、乏力减轻,睡眠好。继用前方7剂,以巩固疗效。煎服法同前。

按:此案以临床表现看,双手颤、头晕、失眠、舌质边尖红、苔微厚,为痰热上犯、肝风内动所致;精神差、乏力、不思饮食、大便干燥、脉沉弱,为脾虚不运、痰湿内生。综合上述,此为上热下寒、虚实挟杂证。侯氏黑散,上文中"治大风,四肢苦烦重,心中恶寒不足者"即是上热下寒、寒热错杂的"厥阴病"范畴。本案亦属上由痰热、肝风内动,下由脾虚不运,气血生化无源所致,故用侯氏黑散符合本案病机。方中重用菊花,清热平肝息风;黄芩、桔梗、牡蛎,清热化痰;人参、白术、干姜、茯苓、甘草,健脾温中除湿;桂枝、细辛、防风,祛风通络;当归、川芎,养血活血。加桂枝茯苓丸,化痰活血消瘀。加天麻,养肝息风;加莱菔子、杏仁,行气开结、化滞通便;肉苁蓉,润肠通便;葛根,生津解痉,以治颈强。诸药合用,平肝息风、清热化痰、活血祛瘀、健脾化饮、开结行滞、润肠通便,故疗效确切。

第二诊后双手颤抖、头晕、失眠、便秘等症明显好转,但不思饮食,乏力较突出,故加黄芪,补中益气;加红曲,健胃消食。

三诊时,诸症明显减轻。故用第二诊方药,继续巩固疗效。

案 2:患者马某,女,30 岁,仪陇县城人,2021 年 5 月 11 日初以心烦、失眠 1 月就诊。

3 个月前生产后在家休息,近 1 个月来,心烦、失眠、背心冷、易感冒、两乳房胀痛,故来求诊。

刻诊:面色萎黄,精神差,自述通夜失眠、不能入睡,心烦易怒,易感冒,背心怕冷,乏力,乳腺胀痛。舌质淡红,苔中间微黄厚,左脉弦细、右脉弦细微滑。

中医辨证:太阴厥阴合病兼血虚血瘀。

拟侯氏黑散合当归芍药散加减:菊花 20 g,黄芩 10 g,桔梗 10 g,生牡蛎 10 g,桂枝 10 g,北人参 10 g,炒白术 10 g,干姜 10 g,茯苓 15 g,防风 6 g,北细辛 6 g,全当归 15 g,川芎 10 g,白芍 15 g,泽泻 10 g,栀子 10 g。

上方加水 8 小碗,约 1200 mL,将药泡 1 h,小火煎煮 1 h,去渣。分 3 次温服,每天 1 剂。共 7 剂。

同时服用中成药:眠安宁颗粒(丹参、熟地、首乌藤、白术、陈皮、远志、大枣),健脾补肾、滋阴养血、宁心安神。

5 月 18 日复诊:服上方后,睡眠改善,每晚能睡 6 h 左右,梦多,不再烦躁,仍乏力,不思饮食。舌质淡红、苔薄白微黄,脉弦细。

效不更方,原方再服 7 剂。煎服法同前。继续服用眠安宁颗粒。

6 月 2 日复诊:述服上方后,睡眠改善,心不烦,精神好转,饮食可,二便正常,但双乳房胀痛。舌质尖红、苔薄白,脉弦细。

原方合柴胡桂枝干姜汤加全栝蒌:菊花 20 g,黄芩 10 g,桔梗 10 g,生牡蛎 10 g,桂枝 10 g,北人参 10 g,炒白术 10 g,干姜 10 g,茯苓 15 g,防风 6 g,北细辛 6 g,全当归 15 g,川芎 10 g,白芍 15 g,泽泻 10 g,栀子 10 g,柴胡 25 g,全栝蒌 15 g。

煎服法同前,共 7 剂。

同时服用中成药:乳安片(牡蛎、黄芪、三棱、麦芽、天冬、没药、淫羊藿、丹参、白术、海藻、柴胡、莪术、鸡内金、青皮、乳香),疏肝理气、活血化瘀、软坚散结。

按:此案产后多虚多瘀,故面色萎黄、精神差,以当归芍药散,补血活血;心烦易怒、失眠,舌质淡红、苔微黄厚,为痰热扰乱心神所致;易感冒、背心冷、乏力,为中焦虚寒,气血生化失司。综合上述,此上有痰热、下寒血虚,以侯氏黑散治之,符合病机。侯氏黑散治大风,四肢烦热,心中恶寒不足者。文中简约,但本方证用于上有痰热、下中焦虚寒、气血不足、经络空虚、风邪直中所致头晕目眩、心烦失眠、四肢萎软、乏力不支、不思饮食、面色萎黄、大便溏泻等。故本案以治上热下寒、上实下虚、寒热错杂、虚实兼挟的侯氏黑散,与治血虚血瘀兼水湿的当归芍药散合方,与病机相合,故而效佳。

第二诊:效不更方,服后诸症消失。

第三诊:乳房胀痛,为肝气不舒、痰饮为患,原方合柴胡桂枝干姜汤,舒肝清热、温中化饮;加全栝蒌,行气化痰。

四、热盛风动之风引汤方证

【原文】

风引汤:除热瘫痫。

【注解】

风引汤以主治病症而命名,即因风掣引。"热瘫痫"强调因热极动风,而致瘫痪、癫痫。方用风引汤清热泻火,镇肝息风。方中寒水石、滑石、赤石脂、白石脂、紫石英、石膏6味矿石药清热重镇息风;龙骨、牡蛎平肝潜阳;大黄导热下行;桂枝、干姜、甘草防止重镇寒凉伤正败胃。该方服用剂量小,时间长,故顾护脾胃尤为重要。

【按】

(1)本方适用于热盛动风证,临床常用于符合该病机的癫痫、蛛网膜下腔出血、高血压、中枢神经系统感染,如脑炎、脑膜炎、精神分裂症等当见半身不遂、抽搐、高热、舌红苔黄、脉弦滑数者。

(2)《金匮发微》曰:"盖此类病证,胸中先有热痰,外风引之,乃并热血而上入于脑,如风起水涌者然。方中大黄用以泄热,非以通滞,此与泻心汤治吐血同,所谓釜底抽薪也。干姜炮用,能止脑中上溢之血……所以用龙骨、牡蛎者,此与伤寒太阳病误下。烦惊、谵语,用柴胡加龙骨、牡蛎,火迫劫之发为惊狂,桂枝去芍药加蜀漆、牡蛎、龙骨,及下后烧针烦躁主桂甘龙牡汤,用意略同,二味镇浮阳之冲脑,而牡蛎又有达痰下行之力也,所以用桂枝、甘草者……欲其不能逾中脘而上冒也。其余所用寒水石、滑石、紫石英、石膏,不过清凉重镇,使诸藏百脉之气,不受外风牵引而已。"

【风引汤方证解析】

1. 方剂组成

大黄、干姜、龙骨各四两,桂枝三两,甘草、牡蛎各二两,寒水石、滑石、赤石脂、白石脂、紫石英、石膏各六两。

2. 用法

上十二味,杵,粗筛,以韦囊盛之,取三指撮,井花水三升,煮三沸,温服一升。治大人风引,少小惊痫瘈疭,日数十发,医所不疗,除热方。

3. 参考处方

大黄、干姜、龙骨各15 g,桂枝12 g,甘草、牡蛎各10 g,寒水石、滑石、赤石脂、白石脂、紫石英、石膏各30 g。

以上12味,加水800 mL,浸泡1 h,煎煮30 min,去渣。取汤600 mL,温服200 mL。泻下

后,停服或减量服。

4.方解

方中大黄泄热通腑,滑石、石膏、寒水石清热泻火,赤石脂、白石脂、紫石英、龙骨、牡蛎潜镇安神,干姜、桂枝、甘草温阳扶正,兼有反佐凉药之功,以免过凉损伤胃气。诸药合用,具有泄热镇惊、息风止痉之功。

5.辨证要点

①舌质红、苔黄或黄腻,脉弦或滑数。②癫痫、惊狂、寒热错杂证者。

6.临床运用

(1)发热、抽搐、惊厥者。

(2)乙型脑炎,高热、抽搐者。

(3)精神分裂症,狂躁,属阳证者。

(4)癫痫,属阳证者。

(5)小儿多动症,属阳证者。

(6)高血压,面红、目赤、烦躁者。

五、血虚风动之防己地黄汤方证

【原文】

防己地黄汤:治病如狂状,妄行,独语不休,无寒热,其脉浮。

防己一分、桂枝三分、防风三分、甘草二分。

上四味,以酒一杯,渍之一宿,绞取汁。生地黄二斤,㕮咀,蒸之如斗米饭久,以铜器盛其汁,更绞地黄汁,和分再服。

【注解】

本条论述了血虚动风的证治。由于阴血亏损,不能滋潜风阳,风火内扰心神,则见病如狂状,妄行。肝旺克脾,痰湿内生,蒙蔽心神,则独语不休。脉浮而无寒热,指出非外感,而是阴血亏虚,风阳浮越之象。治用防己地黄汤滋阴降火,养血息风,化痰通络。方中生地黄独重,热蒸取浓汁,归之于阴以养血;防己、桂枝、防风祛风,且防己兼除湿利尿;甘草调和诸药,兼护脾胃。此四药以酒生渍取汁,归之于阳以散邪。整个方剂祛风而不耗阴血,平肝而弃重镇,滋水涵木,以疗风动。

【按】

(1)本方适用于阴血亏虚,虚火内动证。临床可用于符合该病机的精神病(癔病、狂躁证、癫证等)、急性风湿性关节炎、肺性脑病、银屑病等。

(2)《金匮要略心典》曰"此无寒热,其脉浮者,乃血虚里热,邪并于阳而然。桂枝、防风、防己、甘草,酒浸取汁,用是轻清,归之于阳,以散其邪;用生地黄之甘寒,熟蒸使归于阴,以养血除热。"上述之论,指明了本方之病机。

六、气血虚风寒中风之《古今录验》续命汤方证

【原文】

《古今录验》续命汤:治中风痱,身体不能自收持,口不能言,冒昧不知痛处,或拘急不得转侧。姚云:与大续命同,兼治妇人产后去血者,及老人小儿。

【注解】

本条论述气血两虚感受风寒的中风偏枯证治。《医学纲目》曰"痱,废也。"因气血不足,营卫不调,腠理空疏,邪风中人,客于腠理,内不得通,外不得泄,阻碍气血运行,经脉失养,故见经脉弛软无力,则身体不能自收持,经脉痹阻紧张,则拘急不得转侧。风中于心,则心神失灵,故口不能言,冒昧不知痛处。风寒伤肺,气滞津凝,肺失宣降,则咳逆上气,不得平卧,面目浮肿。治以《古今录验》续命汤,祛风散寒、益气养血、温经通络。本方以麻黄汤发汗解表、祛风散寒、宣肺利尿、温通经脉;加石膏之辛寒,以减麻黄发汗之力,而专以宣肺温通之功。人参、干姜、甘草温胃健脾、生化气血。当归、川芎养血活血,祛瘀以通络。全方使气血旺、营卫通、风寒除、经脉畅,亦能益气养血、发汗解表、宣散水饮、宣肺平喘,故方用法后曰:"并治但伏不得卧,咳逆上气,面目浮肿。"

方后"兼治妇人产后去血者,及老人小儿"与"当小汗"均说明本方强于扶正,适合于虚弱体质之人。

【按】

(1)《本草纲目·神农本经名例》中记载有"仲景小续命汤",但《金匮要略》中只有(大)续命汤而无小续命汤。现小续命汤方药出自《备急千金要方》。

(2)本方适用于病机为气血两虚中风寒的中风病,其症当见身体不能自收持,口不能言,冒昧不知痛处,或拘急不得转侧,但伏不得卧,咳逆上气,面目浮肿,舌淡苔白,脉浮。临床可用于符合该证机的脑血管疾病(脑梗死、脑溢血等)、类风湿关节炎、风湿痹证、急性脊髓炎、上呼吸道感染、过敏性鼻炎、慢性支气管炎、急慢性肾炎等。

(3)《金匮要略心典》曰:"痱者,废也。精神不持,筋骨不用,非特邪气之扰,亦真气之衰也。麻黄、桂枝,所以散邪;人参、当归,所以养正;石膏合杏仁,助散邪之力;甘草合干姜,为复气之需,乃攻补兼行之法也。"《金匮方歌括》也曰:"取其祛风走表,安内攘外,旋转上下也。方中麻黄、桂枝、干姜、杏仁、石膏、甘草以发其肌表之风邪,兼理其内蕴之热,又以人参、当归、川芎补血调气,领麻黄、石膏等药穿筋骨、透经络、调荣卫、出肌表之邪,是则此方从内达外,旋转周身,驱邪开痱,无有不到。"以上论述了本方的病因病机及配伍法度,可供参考。

【续命汤方证解析】

1.方剂组成

麻黄、桂枝、当归、人参、石膏、干姜、甘草各三两,川芎一两、杏仁四十枚上。

2.用法

上九味,以水一斗,煮取四升,温服一升,当小汗,薄覆脊,凭几坐,汗出则愈;不汗,更服。无所禁,勿当风。并治但伏不得卧,咳逆上气,面目浮肿。

3.参考处方

麻黄 20 g,桂枝 20 g,当归 20 g,人参 15 g,生石膏 35 g,干姜 20 g,炙甘草 20 g,川芎 10 g,杏仁 20 g。

上 9 味,以冷水 1000 mL,浸泡 1 h,煎煮 40 min,去上沫,取汤 600 mL,温服 200 mL,日1~3 次。微汗为佳,汗后减量。

4.方解

本方以麻黄加石膏汤清热、解外之邪;加人参、干姜温里健中;当归、川芎补血活血。故治外邪凝滞经隧,气血脉络空虚,而致"中经络"者。

5.辨证要点

①舌淡红或红、苔薄黄,脉浮或浮。②半身不遂或身痛或麻木者。③咳喘、面目四肢水肿者。

6.临床运用

(1)中风后,半身不遂、肢体麻木、口干心烦、脉浮虚无力者。

(2)老年人,气血亏虚、被风寒所中,肢体麻木、活动受限或者语言不清、脉浮虚、无汗者。

(3)体虚外感、乏力、身疼腰痛、肩背麻木、无汗心烦者。

(4)外感、咳喘、脉浮、无汗、乏力者。

(5)急慢性脊髓炎、脊髓空洞症、格林巴利综合征、多发性硬化、运动神经元性疾病所致运动障碍等疾病,出现语言障碍、感觉障碍、肌力与肌张力障碍、脉浮滑者,如脉沉者,合四逆汤;如脉弱者,合补阳还五汤(大剂黄芪 200 g 以上)。

(6)颈椎病,肩背疼痛、项强、脉浮、无汗者,加葛根。

(7)面神经炎、面肌痉挛,体虚或者慢性者、脉浮虚或者脉浮大者,加蜈蚣、全蝎(二味打粉冲服)。

(8)小青龙汤证,有气血亏虚、心烦口干者。

(9)运动神经元病、脉沉者,逐渐加大麻黄用量并加大附子量。

(10)风湿关节炎,经久不愈、脉浮或浮虚者。

(11)妇人产后,身疼痛、腰足冷痛、无汗者。

(12)脊髓空动症,合补阳还五汤加附子、鹿胶、龟胶。

(13)老年体虚、急性肾炎,面目及下肢肿者。

【临床案例】

患者许某,女,74 岁,仪陇光华乡人,2021 年 6 月 4 日以"面部浮肿、双下肢水肿,伴心累、心跳半月"就诊。

半月前,不明原因出现面部浮肿、双下肢水肿、心累、心跳等,曾在当地中西医治疗(用药不详),效果不显,上述症状加重。经人介绍,来我院诊治。经我院 B 超提示:肝胆脾肾未见异常。心脏:心尖瓣、三尖瓣、主动脉瓣反流。西医诊断考虑:老年退行性心脏病,心功能不全。小便常规:无异常。

刻诊:面部浮肿、双下肢凹陷性水肿、心累、心跳、无汗出、口干口苦、乏力、不思饮食,舌质瘦小、苔薄白、中间裂纹,脉浮虚、重取无力。

中医辨证:太阳阳明太阴少阴合病。

拟续命汤合金匮肾气丸加减:麻黄 15 g,桂枝 15 g,杏仁 15 g,大枣 15 g,炙甘草 15 g,干姜 15 g,白人参 15 g,生石膏 35 g,全当归 15 g,川芎 15 g,蒸附片 15 g,干生地 35 g,山药 25 g,山茱萸 25 g,牡丹皮 15 g,茯苓 20 g,泽泻 20 g,炒白术 20 g,防己 20 g,柴胡 15 g,黄芩 15 g,白芍 15 g。

上方加水 14 小碗,约 1800 mL,将药泡 1 h,小火煎煮 1 h,去渣。分 6 次温服,每天 3 次,2 天 1 剂。共 4 剂。

6 月 12 日复诊:服上方后,面部浮肿、双下肢水肿消失,心累、心跳减轻,口苦、口干好转,乏力改善,饮食增加。舌质淡红、苔薄白,脉沉弦细。

效不更方,继用原方药。煎服法同前,共 5 剂。

按:续命汤,出自《古今录验》中,其治疗"中风痱(同'废'),身体不能自收持,口不能言语,冒昧不知痛处,或拘急不得转侧"。在服用法中,又云:"并治但伏不得卧,咳逆上气,面目浮肿。"此方由麻黄汤加石膏,有发表通络或解表散水气或宣肺平喘之功,其中石膏的作用是清郁热或制约麻黄、桂枝之燥;加人参、干姜,温中健脾除寒;加当归、川芎,养血活血通经。本方用于脾虚寒湿、气血不足、感受风寒之邪所致中风证,表现为半身不遂、身体不能自收持、冒昧不知痛处、拘急不得转侧等;或者感受风寒所致咳喘、上气;或寒湿郁滞肌表所致面目浮肿等。本案表现面目浮肿、无汗为水郁肌表所致,心累、心跳、乏力、不思饮食、口干、脉浮虚为气血不足、水气上泛所致,与续命汤之病机符合,故选用此方证。同时,双下肢凹性水肿、舌质瘦小、苔薄白、中间裂纹、脉浮虚无力,此与肾气丸方证吻合。本章中有"治脚气上入,少腹不仁",崔氏八味丸(八味肾气丸)主之。肾气虚、膀胱气化功能失司,故双下肢水肿。两方合用,与本案病机符合。《金匮·水气病脉并治篇》云:"诸有水者,腰以下肿,当利小便,腰以上肿,当发汗乃愈。"此案即是这一原则的具体体现。

第二诊,面目浮肿、双下肢水肿消失,心累、心跳明显好转,乏力改善,饮食增加。故效不更方,继守原方巩固之。

七、头风之头风摩散方证

【原文】

头风摩散方:大附子(炮)一枚、盐等份。

上二味,为散,沐了,以方寸匕,已摩疾上,令药力行。

【注解】

头风病是一种发作性剧烈头痛、头眩或头重之病,多因感受风寒,经脉气血凝涩不通所致。病在头部经络,用头风摩散外治涂搽头部,用之便捷、效佳。方中附子大辛大热,温经散寒止痛,盐味咸微辛,能入血分去皮肤之风毒,引附子入经络而通血脉,使气血调达。

【按】

(1)本方适用于风寒湿邪伏于经脉,导致经脉气血凝滞引起的反复发作性局部疼痛、麻木、舌淡苔白、脉迟涩等症。临床可用于符合上述证机的血管性头痛、中风后遗症、皮神经炎等。

(2)《金匮玉函经二注》曰:"头者,诸阳之所会,太阳为之长,若风寒湿客之,诸阳不得流通,与邪壅塞于巅而作痛,故用附子性之走者于疾处散其邪,以盐味之润下……则壅通而病愈矣。"

(3)本方外用,适用于风寒所致的头风疼痛、面瘫、血管性头痛、偏头痛、中风后遗麻木等。

八、历节病之脉证及病因病机(一)

【原文】

寸口脉沉而弱,沉即主骨,弱即主筋,沉即为肾,弱即为肝。汗出入水中,如水伤心,历节黄汗出,故曰历节。

【注解】

本条论述肝肾不足,水湿浸渍为历节病之病因病机。寸口脉沉而弱,沉为阴脉,在时应冬,在脏应肾,肾主骨;弱脉主气血俱虚,筋脉失养,肝主筋。故肝肾亏虚,筋骨虚弱为历节发病的内因。汗出者腠理开泄,"汗出入水中",是言其汗出时沐浴或从事水中作业或冒雨涉水等,致水湿之邪内侵。心主血脉,如水伤心,犹言水湿伤及血脉。以上概之,筋、骨、血脉为水湿所害,遂发全身诸多关节疼痛,关节局部汗出色黄,而为历节病。

【按】

(1)历节病名首见《金匮要略》,归于《内经》"痹"之范畴。《诸病源候论》称"历节风",《外台秘要方》称"白虎病",朱丹溪称之为"痛风",除此外还有"鹤膝风""鼓槌风""旭痹"之称。现统称为痹证。

(2)依据以上脉证,临证可用桂枝加黄芪汤加茯术附治之。

(3)《金匮要略述义》曰:"汗出入水中,恐不遽伤及心。且历节是筋骨间病,固不于心脏,疑'心'字有讹。"《金匮要略校注语译》云:"心似为'之'之误字,'心'之草书易混,传抄致误。"以上之论,可作参考。

九、历节病之脉证及病因病机(二)

【原文】

趺阳脉浮而滑,滑则谷气实,浮则汗自出。

【注解】

本条论述胃有蕴热,外感风湿之历节的病因病机。趺阳脉候胃气之脉。滑则谷气实,为胃有饮食积滞,湿热内蕴。热盛鼓动气血,浮盛于外,而显脉浮。热盛迫津而出,则见汗自出。汗出腠理开泄,易感风湿之邪,风湿热搏结于关节,遂发历节病。

【按】

(1)对于本条,学者多认为语气未完,疑有脱简。似"浮则汗自出"之后,当有汗出入水中,或汗出当风,病历节痛,不可屈伸等语。

(2)《金匮要略疏义》曰:"此就趺阳示其脉也。滑则阳盛之诊,故谷气实。浮则表热之候,故汗自出。谷气,胃气也。窃疑此章条末有脱落,故文意不贯,不可强解也。"《金匮要略广义》曰:"趺阳,胃脉也,诊在冲阳。"即足大趾次趾间的动脉。以上之论,可供参考。

十、历节病之脉证及病因病机（三）

【原文】

少阴脉浮而弱，弱则血不足，浮则为风，风血相搏，即疼痛如掣。

【注解】

本条论述阴血不足，风血相搏之历节的病因病机。少阴为心、肾之脉。少阴脉弱为阴血不足表现；脉浮者风邪也，汗出当风，风血相搏于筋骨血脉，气血瘀滞，不痛则痛，致关节掣痛，不可屈伸。

【按】

（1）阴血亏虚，不仅易致外风侵袭，也易致虚风内生。无论是外风还是内风，本条虽未提出治法，但强调了历节养血之重要。治疗外风者配伍养血药，能制约祛风药的辛温香燥；另一方面，滋阴养血亦能平息内风，此乃"治风先治血，血行风自灭"之精义。

（2）《金匮要略广义》曰："少阴，肾脉也，诊在太溪。"即足内踝后跟骨上动脉陷中。

十一、历节病之脉证及病因病机（四）

【原文】

盛人脉涩小，短气，自汗出，历节疼，不可屈伸，此皆饮酒汗出当风所致。

【注解】

本条论述形盛气衰，风湿相搏之历节的病因病机。形盛之人，气血旺盛，脉多滑数，今见脉涩小，当为气衰于内。气虚不足则短气，卫气不固则自汗出，又肥人多湿，饮酒助湿，又汗出当风，终致风湿相搏，留滞于筋骨关节之间，经脉气血痹阻，遂发历节疼痛，不能屈伸。

【按】

本节论述肥胖之人，本虚标实，又饮酒多湿，体虚当风，风湿相合，终成历节。指明了体质因素与历节病的关系，在临床中有一定的参考价值。

十二、饮食习惯致历节病及与黄汗的鉴别

【原文】

味酸则伤筋，筋伤则缓，名曰泄。咸则伤骨，骨伤则痿，名曰枯。枯泄相搏，名曰断泄。荣气不通，卫不独行，荣卫俱微，三焦无所御，四属断绝，身体羸瘦，独足肿大，黄汗出，胫冷。假令发热，便为历节也。

【注解】

本条论述过食酸咸、内伤肝肾之历节的病因病机，并与黄汗病加以鉴别。五味调和以养五脏，若五味太过或不及，反能伤害五脏。酸入肝，本能养肝，若食之过量，反伤肝。肝主筋，肝伤则筋缓无力，谓之"泄"。过食咸，抑肾之封藏，使精耗而肾气热，而发骨痿，谓之"枯"。"枯泄相搏，名曰断泄，荣气不通，卫不独行，荣卫俱微，三焦无所御，四属断绝"，强调三焦不能统驭营卫气血的运行及濡养作用，致四肢气血不畅，而得不到滋养，气血不足则身体日渐消瘦。三焦气化失司，决渎失职，以致湿浊不去，反流注于下，故独足肿大。若胫冷，遍身出黄汗而无痛楚，是为

黄汗病;若关节热痛,即使有黄汗,亦仅在关节痛处,是为历节病。由此可以看出,黄汗、历节病因病机相似,但临床表现确有不同。历节病在四肢关节,以疼痛为主;黄汗病在肌腠,汗出如柏汁,有肢体肿,一般无疼痛。

【按】

(1)本条某些词义颇难索解,如"泄""枯""枯泄相搏""四属"等,历代注家意见亦不一致,未有定论。但就本条主要精神而言,强调肝肾亏虚为历节之本,而饮食不节也是历节重要病因。

(2)本条所谓"身体羸瘦,独足肿大,黄汗出,胫冷",属于桂枝加黄芪汤方证。若"身体羸瘦,独足肿大,黄汗出,胫冷,假令发热,便为历节",则属于桂枝芍药知母汤方证。

十三、风湿历节之桂枝芍药知母汤方证

【原文】

诸肢节疼痛,身体尪羸,脚肿如脱,头眩短气,温温欲吐,桂枝芍药知母汤主之。

【注解】

本条论述风湿历节的证治。风寒湿痹阻于关节,气血运行不畅,则诸肢节疼痛,关节肿大;若郁而化热,可见红肿;气血不能濡养肌肉,则见羸瘦;湿邪流注于下,痹阻经脉,则脚肿如脱。风湿侵袭,清阳不升,则头眩;湿阻中焦,气机不利则短气;胃失和降则呕恶。本证病机为风寒湿痹阻筋脉关节,渐次化热伤阴,故治以桂枝芍药知母汤祛风除湿、温阳散寒,佐以滋阴清热。方中桂枝、麻黄、防风祛风散寒,白术健脾除湿,附子温经散寒止痛,知母、芍药滋阴清热,生姜、甘草和胃调中。诸药相伍,表里兼顾,且有温散而不伤阴,养阴而不碍湿之妙。

【按】

(1)本方适用于风湿历节有化热趋势,反复发作之证,其症当见肢节疼痛,身体尪羸,脚肿如脱,头眩短气,温温欲吐,舌红苔白腻或黄,脉滑数或弦数。临床常用于符合该病机的类风湿关节炎、风湿性关节炎、肩周炎、膝关节积液、痛风、糖尿病足病等。

(2)《金匮要略辑义》曰:"桂、麻、防风,发表行痹;甘草、生姜,和胃调中;芍药、知母,和阴清热;而附子用知母之半,行阳除寒;白术合于桂、麻,则能祛表里之湿;而生姜多用以辛温,又能使诸药宜行也。"

【桂枝芍药知母汤方证解析】

1.方剂组成

桂枝四两、芍药三两、甘草二两、麻黄二两、生姜五两、白术五两、知母四两、防风四两、附子二枚(炮)。

2.用法

上九味,以水七升,煮取二升,温服七合,日三服。

3.参考处方

桂枝 30 g,白芍 25 g,炙甘草 20 g,麻黄 20 g,生姜 30 g,白术 30 g,知母 30 g,防风 30 g,制黑(白)附子 15~30 g。

上 9 味,以凉水 1000 mL,浸泡 1 h,煎煮 1 h,去上沫,取汤 600 mL,温服 200 mL,日 3 次。

4.方解

本方于桂枝汤增桂枝、生姜,去大枣,另加麻黄、防风发汗解表,复用术附以逐湿痹,知母以消下肢肿,故以治风湿关节痛肢体肿,而气冲呕逆者。

5.辨证要点

①舌质淡红、苔薄白,脉浮而紧或浮。②关节疼痛,肢体肿痛而气冲呕逆者。

6.临床运用

(1)痛风、关节红肿者,加石膏。

(2)骨关节疼痛、属寒热错杂者。

(3)风心病、心悸,或者气喘者。

(4)类风湿关节炎、日久关节肿大变形者。

(5)风湿病、体虚消瘦、关节肿大者。

(6)骨关节肿痛、无汗、脉数者。

(7)关节疼痛、身痛腰痛、恶寒发热、脉浮、无汗、心烦者。

(8)足痛、足跟痛、无汗者。

(9)风湿热,加石膏。

(10)下肢静脉炎、红肿热痛者,合桂枝茯苓丸。

(11)颈椎病、无汗、项背强痛,加葛根。

(12)腰椎病、下肢疼痛、小便不利者,合五苓散。

(13)腰椎病、下肢肿痛、大便闭结者,合大柴胡汤。

【临床案例】

患者余某,女,43岁,仪陇县城人,2021年4月14日以"全身关节痛、颈强痛、腰痛1年,加重1月"就诊。

1年前,出现全身关节疼痛,双手指关节逐渐变形、增大,颈强痛,腰痛,在川北医学院附院检查,被诊断为"类风湿关节炎、颈椎病、腰椎病"。经西药治疗,效不显,来求中医治疗。

刻诊:面色淡白,精神差,全身关节疼痛,遇天气变冷加重,手指关节变形,颈强痛,腰痛,上腹胀痛,服抗风湿西药加重。不思饮食,睡眠差,二便正常。舌质胖大、苔白,脉沉弦细。

中医辨证:太阳太阴少阴合病。

拟桂枝芍药知母汤合乌头汤合香砂枳术汤加减:桂枝20 g,白芍15 g,生姜15 g,大枣15 g,炙甘草15 g,知母20 g,麻黄10 g,防风10 g,苍术15 g,炒白术15 g,蒸附片(包)15 g,黄芪30 g,制川乌(包)25 g,木香10 g,砂仁10 g,枳实10 g,葛根30 g,桑寄生15 g,怀牛膝15 g,蜂蜜60 g。

上方加水10小碗,约1500 mL,将蒸附片、制川乌、蜂蜜先煎半小时,再加入他药,小火煎煮1 h,去渣。分3次温服,每天1剂。共7剂。

同时服用中成药:葛根汤颗粒、复方补骨脂颗粒(补骨脂、锁阳、续断、狗脊、赤芍、黄精),以发表散寒、通经止痛、强筋健骨。

4月22日复诊:服上方后,全身关节疼痛减轻,颈强痛、腰痛均有所好转,上腹胀痛减轻,饮食增加,精神改善,二便、睡眠尚可。效不更方,继予原方7剂。煎服法同前。

继续服用以上中成药。

4月29日复诊:全身关节疼痛,颈、腰疼痛均有所减轻,上腹胀痛消失,饮食、睡眠可,二便正常。继守原方10剂。煎服法同前。

继续服用以上中成药。

5月10日复诊:服上方后,全身关节、颈、腰基本不再疼痛,上腹疼痛未再发生,面色转红润,食欲、睡眠、大小便正常。因手指关节变形、增大,要求继续用药。

原方加当归、川芎、补骨脂、骨碎补:桂枝25 g,白芍20 g,生姜25 g,大枣25 g,炙甘草25 g,知母25 g,麻黄15 g,防风15 g,苍术25 g,炒白术25 g,蒸附片(包)25 g,黄芪35 g,制川乌(包)30 g,木香15 g,砂仁15 g,枳实15 g,葛根30 g,桑寄生25 g,怀牛膝25 g,当归20 g,川芎20 g,补骨脂25 g,骨碎补25 g,蜂蜜90 g。

上方加水16小碗,约2000 mL,将蒸附片、制川乌、蜂蜜先煎1 h,再加入他药,小火煎煮1 h,去渣。分6次温服,每天3次,2天1剂。10剂。

继续服用以上中成药。

6月10日电话随访:服完药后,全身关节不再疼痛,手指关节灵活,腰、颈偶尔疼痛,复查类风湿因子,已转阴。嘱:可继续服用以上2种中成药1个月,以巩固疗效。

按:桂枝芍药知母汤原文治疗"诸肢节疼痛,身体尪羸,脚肿如脱,头眩短气,温温欲吐"。感受风寒湿邪,久及筋骨关节,以致关节变形,寒饮上逆,则头眩短气、温温欲吐,此疾反复发作,正气耗伤、气血不足,以致身体尪羸。本案病程日久,反复发作,面色淡白、精神差,即是气血不足之征;全身关节疼痛,遇冷加重,为感受风寒湿邪,久入筋骨关节,经络血脉痹阻不通所致。与桂枝芍药知母汤病机符合,故用之。同时,其疼痛较剧,合用治疗寒湿历节之乌头汤效更佳。乌头汤治"历节不可屈伸疼痛"。方中乌头温经通络,为治寒湿痹要药;黄芪益气祛邪;麻黄解表散寒;芍药、甘草养阴润燥,缓急止痛。此两方合用,对感受风寒湿邪、久治不愈、浸入筋骨关节,致历节疼痛,正虚邪盛者,其效尤佳。与本案病机相合,故用之效验。加香砂枳术汤,行气导滞、利湿健脾,故上腹胀满可愈。加葛根,生津解痉,与方中药物相伍,有葛根汤方,以治颈强痛;加桑寄生、怀牛膝,益肾补骨;加蜂蜜,以解乌头之毒。

第四诊时,加当归、川芎、补骨脂、骨碎补,以补血活血、强筋健骨;与方中之黄芪、白芍、桑寄生、怀牛膝,合而益气补血、补肾健骨、活血通络;与前方他药一道,扶正祛邪,以治痼疾。

十四、寒湿历节之乌头汤方证

【原文】

病历节不可屈伸,疼痛,乌头汤主之。

乌头汤方:治脚气疼痛,不可屈伸。

【注解】

本条论述寒湿历节及脚气的证治。历节、脚气病名虽不同,但病机均为寒湿痹阻筋脉骨节、气血运行不畅,使关节、肌肉剧烈疼痛,屈伸活动不利。治以乌头汤散寒除湿,通络止痛。方中重用乌头温经散寒,除湿通络;麻黄散寒宣痹;芍药活血;黄芪益气,助行气血;甘草、蜂蜜甘缓止痛,亦解乌头毒。全方使寒湿去而阳气宣通,关节疼痛解除而屈伸自如。

【按】

(1)乌头毒性大,故以蜜先煎乌头,后又加蜜同煎以缓解毒性。临床运用时多从小剂量开始,且服汤后,密切观察有无唇口肢体麻木及生命体征,防止中毒。

(2)《金匮玉函经二注》曰:"(历节、脚气)二病皆因风寒伤于筋,麻黄开玄府、通腠理、散寒邪、解气痹;芍药以理血痹;甘草通经脉而和药;黄芪益卫气,气壮则邪退;乌头善走,入肝筋逐风寒,蜜煎以缓其性,使之留连筋骨,以利其曲伸,且蜜之润,又可益气养筋,并制乌头燥热之毒也。"

(3)本方和桂枝芍药知母汤同治历节病,但两者又有所不同。乌头汤以散寒除湿、通络止痛为主,适合寒湿历节,其疼痛较剧;桂枝芍药知母汤以祛风除湿、温阳散寒,佐以滋阴清热,适合风湿阻滞关节、邪气郁久化热或者关节肿大的历节疼痛。

(4)本方适用于寒湿痹阻经脉,气血运行不畅引起的历节,其症当见关节疼痛剧烈,遇寒加重,不能屈伸,苔白腻,脉弦紧或弦迟。临床常用于符合该病机的类风湿关节炎、风湿性关节炎、坐骨神经痛、腰椎间盘增生症、肩周炎等疾病。

【乌头汤方证解析】

1.方剂组成

麻黄、芍药、黄芪各三两,甘草(炙)二两、川乌五枚,㕮咀,以蜜二升,煎取一升,即出乌头。

2.用法

上五味,㕮咀四味,以水三升,煮取一升,去滓,内蜜煎中,更煎之,服七合。不知,尽服之。

3.参考处方

麻黄 15 g,白芍 15 g,黄芪 15 g,炙甘草 15 g,制川乌 20～35 g。

以冷水 1000 mL,加蜂蜜 150 g,煎煮川乌 30 min,再加入余 4 味,续煎 30 min,取汤 450 mL,温服 150 mL,日 3 次。

4.方解

本方以乌头为君药,除寒湿、逐痹痛、通利关节;加麻黄,发汗解寒邪;黄芪,固表祛饮;芍药甘草汤,缓急止痛。故本方治久伤寒湿,骨节疼痛,不可屈伸之历节病或脚气疼痛。

5.仲景对此方证的其他论述

《金匮要略·腹满寒疝宿食病》附方(一):"《外台》乌头汤,治寒疝腹中绞痛,贼风入攻五脏,拘急不得转侧,发作有时,使人阴缩,手足厥逆。"

注解:病寒疝而腹中绞痛者,亦由寒湿邪风入攻五脏,以至身体拘急不得转侧。发作有时令人阴缩、手足厥冷者,宜乌头汤主之。

6.辨证要点

①舌淡、苔薄白,脉弦紧或沉紧。②关节疼甚、屈伸不利。③四肢厥冷,或腹中绞痛。

7.临床运用

(1)风湿关节炎、类风湿关节炎、肩周炎,属寒证者,合麻黄附子细辛汤。

(2)关节疼痛、不可屈伸,脉沉紧者,合大黄附子汤。

(3)三叉神经痛,属阴寒证者,合桂枝汤。

（4）痛风，属寒实甚者，合大黄附子汤。

（5）运动神经原病，属阴证者，加马钱子。

（6）带状疱疹后遗神经痛，属阴证者，合麻辛附。

（7）腹中绞痛、心下痛，手足逆冷、脉沉紧者。

（8）痈疽溃烂、久不敛口者，合附子汤。

十五、治脚气冲心之矾石汤方证

【原文】

矾石汤：治脚气冲心。

矾石二两。

上一味，以浆水一斗五升，煎三五沸，浸脚良。

【注解】

本条论述湿热脚气外治法。湿热上冲，致心悸、气喘、呕吐诸症，为脚气冲心。矾石即白矾，性味酸涩寒，善清热除湿止痒，浸脚能导湿下行，以疗脚气冲心。

【按】

本方适用于湿热下注之脚气，其症当见脚气冲心，腿脚红肿溃烂，舌红苔黄，脉滑数。临床可用治符合该病机的手足癣、内痔、脱肛、烧伤、创面绿脓杆菌感染、湿疹等病。

十六、治历节之《千金》三黄汤方证

【原文】

《千金》三黄汤：治中风，手足拘急，百节疼痛，烦热心乱，恶寒，经日不欲饮食。

【注解】

本条论述了素体正虚，外寒内热历节的证治。风寒邪气痹阻经脉关节，气血不通，故手足拘急，百节疼痛，恶寒；热邪内扰心神，故烦热心乱；内外气机不畅，肝郁犯脾，故不欲饮食。治以三黄汤祛风散寒，益气清热。方中麻黄、独活、细辛祛风散寒，通络止痛；黄芪固表祛湿；黄芩清热除烦。

【按】

（1）本方适用于表虚不固，风寒入侵，热扰心神之病机，其症当见手足拘急，百节疼痛，恶寒无汗，烦热心乱，不欲饮食，舌淡或紫，苔白或黄，脉沉涩或弦紧。可用于符合上述证机的风湿性关节炎、类风湿关节炎、中风后遗症、肩周炎等。

（2）《经方方论荟要》曰："本方为祛风散寒，扶正补虚之剂，为风湿深入之中风历节而设。以麻黄表散风邪；更以独活之辛苦微温入肾，而用于祛风胜湿止痛，以去入筋骨之风；细辛之辛温香窜，以去阴经之风寒而温肾；黄芩清热，而黄芪益气补中，扶正祛邪，则中气复，邪气散，从内达外。"

【三黄汤方证解析】

1.方剂组成

麻黄五分、独活四分、细辛二分、黄芪二分、黄芩三分。

2.用法

上五味,以水六升,煮取二升,分温三服,一服小汗,二服大汗。心热,加大黄二分;腹满,加枳实一枚;气逆,加人参三分;悸,加牡蛎三分;渴,加栝蒌根三分;先有寒,加附子一枚。

3.参考处方

麻黄 15 g,独活 12 g,细辛 10 g,生黄芪 15 g,黄芩 10 g。

上 5 味,以冷水 800 mL,浸泡 1 h,煎煮 40 min,取汤 450 mL,温服 150 mL,日 1～3 次。

4.方解

本方以麻黄、独活、细辛,发汗除湿、通络止痛;加黄芪固表祛湿;复用黄芩以除烦热。故此治历节疼痛、手足拘急、无汗恶寒而烦热者。

5.辨证要点

①舌质边尖红、苔白或薄黄,脉浮数。②关节疼痛,无汗恶寒而烦热。

6.临床运用

(1)关节疼痛、心烦、失眠者。

(2)虚人感冒、恶寒发热、关节烦痛,脉浮者。

(3)风寒所致,面肌痉挛,脉浮缓者。

十七、治头眩、历节之《近效方》术附汤方证

【原文】

《近效方》术附子汤:治风虚头重眩,苦极,不知食味,暖肌补中,益精气。

白术二两、附子一枚半(炮去皮)、甘草一两(炙)。

上三味,剉,每五钱匕,姜五片,枣一枚,水盏半,煎七成,去渣,温服。

【注解】

本条论述了阳虚寒湿之头眩、历节证治。脾肾阳虚,清阳不升,浊阴不降,故头重眩、痛苦难忍。脾虚不运,故不知食味。治以术附汤温阳健脾,除湿止痹。文中虽未言治关节疼痛,但有"暖肌补中"之论,可知应有脾肾阳虚,寒湿内盛之关节痹痛。方中附子温阳散寒,白术、生姜健脾除湿,大枣、甘草健中益气。诸药合用,故有"暖肌补中,益精气"之功。

【按】

(1)原文中虽没明言此方可治阳虚寒湿之历节病,但从本方组成以及文中有"暖肌补中"之论述可知,本方除治疗文中所述头眩晕外,亦可治疗虚寒性的历节,其主要表现为:关节沉重冷痛、头晕、短气、乏力、食不知味,舌淡苔白,脉沉细等症。

(2)本方适用于脾肾阳虚,寒湿内盛,浊阴上犯之头眩。其症当见头重眩、食不知味,舌淡或胖、苔白,脉沉缓或沉微。临床除可用于治疗符合该病机的低血压眩晕、耳源性眩晕、梅尼埃病等外,还能治疗阳虚寒湿内盛,筋脉痹阻不通,关节疼痛的历节病。

十八、治脚气之崔氏八味丸(八味肾气丸)方证

【原文】

崔氏八味丸:治脚气上入,少腹不仁。

【注解】

本条论述了肾气不足之脚气的证治。肾藏元阴元阳,阴阳相合,即肾阴在肾阳的温化作用下,产生肾气,肾气为生命活动的原动力。《内经》曰:"肾者,主水,受五脏六腑之精而藏之。"指出了肾的基本作用为:膀胱的气化主水功能,需要肾气的温煦推动,肾为藏精之脏。足少阴肾经之脉起于足而上于腹,肾气不足,气化失司,水湿下注,则腿足肿大、麻木不仁,此名"脚气"。水湿循经上逆,则少腹不仁、拘急不舒。治以崔氏八味丸,化气行水,则小便利而水饮消除,诸症得解。

【按】

本方又名"八味肾气丸""金匮肾气丸",此处治脚气病只是其中之一,还可治肾气不足之虚劳病、消渴病、痰饮病、妇人妊娠转胞病证等,参见本书相关篇章,需结合研究,方能知此方证之全貌。

【崔氏八味丸方证解析】

1.方剂组成

干地黄八两,山茱萸、薯蓣各四两,泽泻、茯苓、牡丹皮各三两,桂枝、附子各一两(炮)。

2.用法

上八味,末之,炼蜜和丸,梧子大。酒下十五丸,日再服。

3.参考处方

(改为汤剂)生地黄 30 g,山茱萸 15 g,山药(薯蓣)15 g,茯苓 10 g,泽泻 10 g,牡丹皮 10 g,炮附子 5 g,桂枝 5 g,清酒 50 mL。

上 8 味,加冷水 800 mL,泡药 1 h,小火煎煮 40 min,去渣,取汤 400 mL,温服 200 mL,日 2 次。

4.方解

本方由干地黄八两,山茱萸、薯蓣各四两,泽泻、茯苓、牡丹皮各三两,桂枝、炮附子各一两组成。生地黄滋补肾阴,还能活血凉血;山药味甘,补肾健脾、益气除湿;山茱萸酸温,益肝肾、敛精气、收敛止遗;于大量滋阴药中,加小量辛温之附子、桂枝,在于温煦蒸发肾阴产生肾气,此即《内经》所言"少火生气";肝肾同源,肾气虚,则肝气不足,易郁而不舒,小剂量桂枝能疏肝、调达肝气。如清代医家黄元御所言:"桂枝味甘辛,气香温入足厥阴肝、足太阳膀胱经。入肝家而行血分,走经络而达营郁,善解风邪,最调木气,升清阳脱陷,降浊阴冲逆,舒筋脉之急挛,利关节之壅阻;入肝胆而散遏抑,极止痛楚,痛经络而开痹涩,甚去湿寒,能止奔豚,更安惊悸。"茯苓、泽泻通利小便而祛湿;牡丹皮清虚热,而兼有活血通经之功。诸药合用,阴阳双补、清利湿热、活血除痹,对肾之阴阳两虚(肾气不足)所致的下焦寒湿脚气、少腹不仁或拘急、下焦萎痹、小便不利(多)或小便少、腰膝酸软、腰痛、身肿痹痛、或虚烦不眠、或阳痿早泄等具有很好疗效。

5.仲景对此方证的其他论述

(1)《金匮要略·血痹虚劳病脉证并治》第 15 条:"虚劳腰痛,少腹拘急,小便不利者,八味肾

气丸主之。"

注解:腰为肾之府,肾气虚,则虚劳腰痛;下焦虚寒,则少腹拘急;肾虚则膀胱气化失常,小便不利。以八味肾气丸主治之。

(2)《金匮要略·痰饮咳嗽病脉并治》第17条:"夫短气有微饮,当从小便去之,苓桂术甘汤主之,肾气丸亦主之。"

注解:水饮内停,责在中焦者,脾虚水饮不运,苓桂术甘汤主之;责在下焦者,肾气虚,膀胱气化功能失司,八味肾气丸主之。

(3)《金匮要略·消渴小便不利淋病脉并治》第3条:"男子消渴,小便反多,以饮一斗,小便一斗,肾气丸主之。"

注解:男子消渴,代指所有人,男女一样。肾气虚衰,不能固摄小便,故小便多;小便多,需饮水自给,故饮水多;如此饮得多而小便多,以八味肾气丸,补肾气而固摄小便。

(4)《金匮要略·妇人杂病脉证并治》第19条:"问曰:妇人病,饮食如故,烦热不得卧,而反倚息者,何也? 师曰:此名转胞,不得溺也。以胞系了戾,故致此病,但利小便则愈,宜肾气丸主之。"

注解:转胞之胞,指膀胱而言,转胞为病名。胞系,指膀胱、输尿管等。胞系了戾,指膀胱及输尿管发生病变,小便不畅。因肾气不足,小便不利,水饮停聚,上逆而呼吸不畅,故依息不得卧。因肾气虚,不关乎于胃,故饮食如故。水停上逆,郁而化热,故烦热。以八味肾气丸,阴阳双补,化气行水,小便得利,故诸症可除。

6.辨证要点

①舌淡或淡红、舌体偏小、苔薄白、少苔或微薄黄,脉沉弱。②下肢肿,少腹拘急。③腰膝酸痛。④口渴欲饮、小便多。⑤胸闷气短、气喘。

7.临床运用

(1)下肢肿、少腹拘急、少腹软乏力。

(2)腰酸膝软、夜尿频。

(3)口渴欲饮、小便多,脉沉弱者。

(4)老年夜尿多者。

(5)头晕、耳鸣,脉沉弱者。

(6)心烦失眠、口渴欲饮、小便多者。

(7)慢性前列腺炎,小便不畅者,合桂枝茯苓丸。

(8)慢性前列腺炎,小便淋漓者,合抵当汤。

(9)慢性前列腺炎,小便不利、疼痛者,合四妙散加金钱草、海金砂。

(10)慢支炎、肺气肿、咳喘、咯白色泡沫痰、无汗、夜尿频,舌紫、苔白、脉寸关浮、双尺沉弱者,合小青龙汤加桂枝茯苓丸。

(11)慢支炎、肺气肿、肺心病,咳喘、心累心跳、汗出、下肢水肿,舌紫、少苔,脉缓沉者,合桂枝加杏仁厚朴汤加桂枝茯苓丸。

(12)慢支炎、肺气肿、口干口苦、咳喘、咯黄痰、胸胁胀满、大便秘结、夜尿频作,舌红、少苔或薄黄,脉弦、双尺沉弱者,合大柴胡汤。

（13）老年习惯性便秘，口苦、胸满、心烦、背心怕冷、夜尿多，舌质边尖红、少苔、脉沉弱者，合柴桂干姜汤。

（14）更年期，失眠、心烦、脉沉弱者。

（15）白带多、色黄或白、腰膝酸软、夜尿多者。

（16）阳痿、早泄、性生活后腰酸痛，舌淡红、少苔、脉沉弱者。

（17）糖尿病，口渴欲饮、小便频、腰膝酸软者。

（18）慢性乙肝，胸胁胀满、视物模糊、眼干涩、夜尿多者，合柴桂干姜汤加枸杞、菊花。

（19）乙型肝炎、肝硬化、门静脉扩张、口干口苦、心烦、右胁不舒或疼痛，舌紫、苔薄黄或白、脉弦细者，合柴桂干姜汤合当归芍药散加龟板、鳖甲。

（20）女子不孕、月经量少者，合当归芍药散。

【临床案例】

患者王某，女，78岁，仪陇复兴镇人，2021年5月6日以"双下肢疼痛、水肿、转筋1月"就诊。

1个月前，出现双下肢疼痛、水肿、转筋等，在当地治疗，服中药（不详）、钙片等，效不显，故来我处求治。

刻诊：精神差，痛苦表情，扶入诊室。述双下肢疼痛，以膝关节为甚，水肿，双小腿转筋（肌肉痉挛），每天发作数次，痛苦难忍，夜尿多，夜间口干欲饮。舌质瘦小、边尖红，苔薄微黄，脉沉细。查双下肢轻度凹性水肿。查小便常规：无异常。X线片提示：双膝关节退行性改变。

西医诊断：特发性水肿，退行性膝关节炎。

中医辨证：太阴少阴合病。

拟八味肾气丸合芍药甘草汤加味：附片8 g，桂枝8 g，干生地35 g，山药15 g，山茱萸15 g，茯苓15 g，泽泻15 g，牡丹皮10 g，白芍50 g，甘草20 g，木瓜15 g，伸筋草15 g，薏苡仁20 g，怀牛膝15 g。

上方加水8小碗，约1200 mL，将药浸泡1 h，小火煎煮1 h，去渣。分3次温服，每天1剂。共4剂。

同时服用中成药：葛根汤颗粒、复方补骨脂颗粒（补骨脂、锁阳、续断、狗脊、赤芍、黄精），以解表散寒、通经止痛、强筋健骨。

5月11日复诊：服上方后，双下肢水肿、转筋消除，双膝关节仍疼痛，活动时加重。舌质瘦小、少苔，脉沉细。上方加补肾脂15 g，骨碎补15 g。

煎服法同前，共6剂。

继续服用以上中成药。

5月17日复诊：双下肢水肿、转筋未再复发，双膝关节疼痛减轻。效不更方，继守原方6剂。

继续服用以上中成药。

5月25日复诊：服上方后，双下肢水肿、转筋未再复发，双膝关节疼痛减轻。继守原方6剂。

继续服用以上中成药。

6月5日：电话随访，服完上方后，诸症消失而愈。

按：本案以双下肢疼痛、膝关节痛甚、水肿、转筋、夜尿多、口干欲饮为主要表现，舌质边尖红、瘦小、苔薄微黄、脉沉细。从前述可治，此为肾虚之脚气。因肾气不足，膀胱气化功能失常，水饮泛于下肢而水肿；寒湿痹阻经络，故疼痛；肾主骨，肾虚则寒邪入筋骨，故膝关节疼痛；肝肾同源、肾阴不足，则肝阴虚而筋脉拘急痉挛。以八味肾气丸肝肾双补、少火生气、健脾渗湿、活血化瘀，合芍药甘草汤滋阴养液、止痛解痉，加木瓜、伸筋草除湿通络，加怀牛膝补肾强筋、活血化瘀。

诸药合用，具有补益肾气、滋阴解痉、强筋健骨、除湿止痹之功，故而效验。

第一次复诊：服上方后，双下肢水肿、转筋（肌肉痉挛）消除。膝关节仍疼痛，舌质瘦小、少苔，脉沉细。此为肾精亏虚之症，故原方加补骨脂、骨碎补，以补肾填精、强筋健骨。

第二次复诊：服上方后，膝关节疼痛减轻。效不更方，继用原方。

第三次复诊：双下肢疼痛、水肿消失，未再复发，膝关节疼痛亦减轻。继守原方巩固之。

十九、治历节之《千金方》越婢加术汤

【原文】

《千金方》越婢加术汤：治肉极热，则身体津脱，腠理开，汗大泄，厉风气，下焦脚弱。

麻黄六两，石膏半斤，生姜三两，甘草二两，白术四两，大枣十五枚。

上六味，以水六升，先煮麻黄，去上沫，内诸药，煮取三升，分温三服。恶风，加附子一枚，炮。

【注解】

(1)本条论述了风寒湿邪外侵，化热入里的证治。肉极热，指热邪极盛于肌肉。多为风湿外侵，渐次化热，热盛伤津，故身体津脱；热盛迫津，则腠理开，大汗出，久则皮肤腐溃，是为厉风；热耗精气，无以濡养，则腿软。治以越婢加术汤，祛风散寒、清热除湿。如恶风者，加附子温阳固表。

(2)第十四章《水气病脉证治》篇中越婢加术汤，治里水，一身面目黄肿、脉沉、小便不利。本条可与之互参。

第六章　血痹、虚劳病脉证治

本篇论述了血痹、虚劳的辨证论治。

血痹病以肢体局部麻木为主症，是由气血不足，感受风邪所引起的疾病，与痹证不同。《素问·五脏生成篇》曰："卧出而风吹之，血凝于肤者为痹。"明确论述了血痹的成因，血痹以肢体局部麻木无痛感，甚或伴有酸痛为特点，而痹证是因风、寒、湿三气杂感所致，以肢节筋骨疼痛为特点。

虚劳病是对慢性衰弱性疾患的总称。其范围相当广泛，与后世的肺劳（肺痨）有别。本篇所论虚劳以五脏气血阴阳虚损为主，以补益脾肾、甘温扶阳为论治原则。

由于这2种病均属于阴阳气血不足的虚证，故合为一篇讨论。

一、血痹的成因及针刺疗法

【原文】

问曰：血痹病从何得之？师曰：夫尊荣人骨弱而肌肤盛，重因疲劳汗出，卧不时动摇，加被微风，遂得之。但以脉自微涩，在寸口、关上小紧，宜针引阳气，令脉和紧去则愈。

【注解】

本条论述血痹病的成因及轻证的治疗。大凡富贵之人，食者肥甘，衣者重裘，养尊处优，外表肌肉丰盛，实际内在正气亏虚，腠理疏松，抵抗外邪能力非常薄弱，稍微活动，即体疲汗出，感受微弱风邪亦足以引起疾病。阳气虚弱则脉微，血行痹阻则脉涩，外受风邪则脉紧。总之，因体虚受风，卫阳不足，血行不畅而致血痹病。由于邪轻病浅，针刺法即可导引阳气，气行则血行，气血调和则能祛除外邪，邪去则脉和而不紧，血痹自愈。

【按】

本条论治提出当以针引阳气，由此知血分凝滞之病，不当独治血分，而是应该先通行阳气，亦即"气行则血行"之意。另因风邪诱发气血不畅之病，也不当独治邪气，而应以通行气血为要，取"血行风自灭"之义。

二、血痹之黄芪桂枝五物汤方证

【原文】

血痹阴阳俱微，寸口关上微，尺中小紧，外证身体不仁，如风痹状，黄芪桂枝五物汤主之。

【注解】

本条论述血痹病重证的证治。阴阳俱微概括了病机,指素体络脉空虚,营卫气血俱不足。寸口、关上脉微,提示阳气不足,尺中小紧为感受外邪之象。阳气不足,阴血虚涩,则血行不畅,肌肤失荣,故外证身体不仁,肌肤不知痛痒,甚者可见风痹病的症状,即麻木不仁兼酸痛感。此时若仅治以针引阳气,则力有不及,如《灵枢·邪气脏腑病形》篇谓:"阴阳形气俱不足,勿取以针,而调以甘药也。"故用黄芪桂枝五物汤,温阳益气、调和营卫、祛风行痹。本方即桂枝汤去甘草、倍生姜、加黄芪组成。用桂枝汤,调和营卫、祛风痛络;加黄芪甘温益气固表;倍生姜以助桂枝祛风散邪;不用甘草,恐其甘缓,有碍药力之行也。诸药合用,温补宣通,共奏补气温阳、调和营卫、祛风行痹之效。

【按】

(1)仲景治疗血痹以黄芪桂枝五物汤温阳行痹,主用通阳之法,而不用气血双补或活血通络之法。若用滋腻之品补阴阳气血,则碍邪滞气;若用活血通络之品,多有破气伤正之弊,不仅不能行滞,反损其气,均不利于血痹病的治疗。

(2)本方可用于治疗气虚血滞,营卫不和,风寒之邪侵袭经络导致的肢体不仁或伴疼痛的诸多疾病。如多发性神经炎、低血钾性周期性麻痹、面神经麻痹、脑血管意外后遗症、末梢神经炎、颈椎病所致手臂麻木、产后血痹身痛等属上述病机者。

【黄芪桂枝五物汤方证解析】

1.方剂组成

黄芪三两,芍药三两,桂枝三两,生姜六两,大枣十二枚。

2.用法

上五味,以水六升,煮取二升,温服七合,日三服。

3.参考处方

黄芪 30 g,桂枝 30 g,白芍 30 g,生姜 50 g,大枣 10 枚。

上 5 味,以冷水 700 mL,浸泡 1 h,煎煮 40 min,取汤 450 mL,温服 150 mL,日 3 次。

4.方解

本方于桂枝汤中,增大辛温的生姜,以加强散寒作用;加益气固表的黄芪;去甘缓的甘草,有利于阳气外发。此用于荣卫外虚,风寒内侵,因致血痹、身体不仁者。

5.辨证要点

①舌淡、苔薄白,脉浮而乏力或浮缓。②肢体麻木不仁。

6.临床运用

(1)颈椎病,手臂麻木、脉虚弱者,加茯苓、白术。

(2)肥胖、皮肤松弛、肢体麻木者。

(3)面神经炎、口眼㖞斜、面部麻木、形体肥胖、汗多、怕风者,加全虫、蜈蚣。

(4)感冒、怕风、怕冷、脉沉细者,加附子。

(5)中风恢复期、半身不遂、肢体麻木、多汗怕风、脉虚弱者,合桃红四物汤。

(6)肢体水肿、怕风、汗出、麻木不仁者。

【临床案例】

患者周某,女,43岁,仪陇复兴镇人,2020年12月10日以"双手麻木,骨节疼痛1年,加重1月"就诊。

1年前,出现双手麻木,骨节疼痛,伴怕冷、怕风、易出汗等,经当地中西医治疗(用药不详),效不显。近1个月上述症状加重,故来我院求治。

刻诊:双手麻,骨节疼痛,怕风、怕冷、自汗,舌质淡、苔薄白,脉沉缓。

中医辨证:太阳少阴合病。

拟黄芪桂枝五物汤合抵当乌头桂枝汤加味:黄芪30 g,桂枝15 g,白芍15 g,生姜30 g,大枣15 g,炙甘草15 g,制川乌25 g,蜂蜜50 g。

上方加水8小碗,约1200 mL,将药泡1 h,小火煎煮1 h,去渣。分3次温服,每天1剂。5剂。

同时服用中成药:复方补骨脂颗粒(补骨脂、锁阳、续断、狗脊、赤芍、黄精),滋补肝肾,强筋健骨。

12月16日复诊:服上方后,手麻木减轻,骨节疼痛减轻,怕冷、怕风等症状改善。效不更方,继用原方7剂,煎服法同前。

继续服用复方补骨脂颗粒。

12月25日复诊:双手麻木、骨节疼痛消失,怕风、怕冷、汗出等明显改善。继用原方10剂以巩固疗效。煎服法同前,继续服用复方补肾脂颗粒。

按:黄芪桂枝五物汤,为治血痹要方。其脉症为血痹阴阳俱微,寸口关上微,尺中小紧,外证身体不仁,如风痹状。其病机是营卫不足,脉络空虚,感受风寒之邪,经络痹阻不通。以桂枝汤调补营卫、解肌祛风;加黄芪实卫固表;重用生姜,急以散寒邪;去甘草,去其甘缓,意在急祛外邪。本案双手麻木、怕风、怕冷、汗出,为营卫不足、表虚不固、风寒外感、经脉痹阻所致,与黄芪桂枝五物汤病机相合,故选之。同时,经脉痹阻、久及筋骨,故骨节疼痛,以抵当乌头桂枝汤效佳。第十章《腹满寒疝宿食病脉证治》中曰:"寒疝腹中痛,逆冷,手足不仁,若身疼痛,灸刺诸药不能治,抵当乌头桂枝汤主之。"此为营卫俱虚、脉络空虚、风寒入浸、经脉痹阻不痛、久则伤及筋骨所致,黄芪桂枝五物汤合抵当乌头桂枝汤与病机相合,故效验。加蜂蜜,以解乌头之毒;加服中成药复方补骨脂颗粒,滋补肝肾、强筋健骨。

第一次复诊:服上方后,诸症减轻。效不更方,继续原方药。

第二次复诊:双手麻木、骨节疼痛消失,怕风、怕冷、汗出等证亦明显减轻。继守原方,并以中成药巩固疗效。

三、虚劳之脉象总纲

【原文】

夫男子平人,脉大为劳,极虚亦为劳。

【注解】

本条论述"脉大"与"脉极虚"为虚劳病的两大纲脉。"脉大为劳"之大脉类,脉形表现为轻取浮大,重按无神、无力、无根,外似有余,内实不足之脉,多见阴虚阳浮者,亦即第一章《脏腑经络先后病脉证篇》中"厥阳独行"病机所致,但此脉易给人以假象,临证需注意。"极虚亦为劳"之极虚脉类,脉形表现为轻取、重按皆极其虚弱无力,乃精气内损的本脉。脉大与极虚虽形态不同,但都是虚劳病总的脉象。由于精血耗损是导致虚劳的主因之一,男子以精气为重,女子以血为主,以房劳、劳倦等内伤精气为主的虚劳病,在古代以男子多见,故本篇有的条文多标明"男子",此是略约之词,不可拘持。"平人"是指从外形看似无病,实则内脏阴阳气血已经亏损,早期却从脉象上反映出来。

【按】

本条提示虚劳病的诊断必须重视脉象。虚劳病的发生多由精血不足、脏腑经络内损所致,早期可无明显外征而似无病之人,此即《难经》所谓"脉病形不病"者。注意通过脉象诊察,就不至于忽视外形无病而内在脏腑已病者。

四、虚劳之脉诊及望诊

【原文】

男子面色薄者,主渴及亡血,猝喘悸,脉浮者,里虚也。

【注解】

本条论述阴血亡失、虚阳浮越、阴阳两虚的虚劳脉症。《素问·五脏生成篇》谓:"心之合脉也,其荣色也。"因亡血伤津等致阴血亏损,精血不能上荣,故面色淡白无华;津血同源,血亏则津少,故口渴;精气不充,稍一活动,则肾虚不能纳气而气喘;心失所养则心悸。阴血虚损不能敛阳,虚阳浮越于上,则面色淡白无华中略带浮红,脉浮而无力,亦属虚劳"厥阳独行""脉大为劳"之范畴。

【按】

(1)本条论之"面色薄",与原文第五条"面色白"有别。"面色薄"指淡白无华之中时泛浮红,为阴虚阳浮之象,方与"主渴及亡血"相应。这种表述法与俗谓害羞者为"面色薄"同一意义,是一种俗语的表达。

(2)本条运用四诊合参诊断虚劳病。另外注意在虚劳病过程中出现喘悸,是稍劳即发,坐卧则略定,与痰饮之喘、水饮凌心之悸持续存在者不同。

五、虚劳之脉证

【原文】

男子脉虚沉弦,无寒热,短气里急,小便不利,面色白,时目瞑,兼衄,少腹满,此为劳使之然。

【注解】

本条论述气血两虚的虚劳脉症。虚劳病见到沉取虚软并带弦而无力的脉象,又无外感寒热的症状,是气血两虚之征。面色白、时目瞑(视物昏花),是心肝血虚、精血不充所致;兼衄、里急,是脾气虚弱,统摄无权;短气、小便不利、少腹满,是肾气虚衰、肾阳不足,化气行水不能引起。凡此脉症,都属于"虚劳"的范畴,故曰"此为劳使之然"。以上所述,为心肝脾肾皆虚,致精血不足之脉证。

六、虚劳与季节的关系

【原文】

劳之为病,其脉浮大,手足烦,春夏剧,秋冬瘥,阴寒精自出,酸削不能行。

【注解】

本条论述虚劳与季节的关系。"脉浮大"属真阴不足,虚阳外浮之象,归属"大脉"类。若素体阴精不足,虚热内生,则手足心烦热;肾阴虚损,肾气必亏,致精关不固,阳虚阴不内守,则遗精或滑精。阴损必致阳损,故阴寒滑遗。肾藏精主骨,肾精亏耗,则骨失所养,故两腿肌肉消瘦、酸痛无力。春夏为阳,为风热盛行之季,病本阴虚有热,阳加于阴,故病剧;秋冬为阴,此时金水相生,阴长阳消,病阴得时令之阴资助,使阴阳趋于协调,故病愈。故此病的减轻或增剧每与时令有关,治疗时应注意因时制宜。

七、虚劳无子证

【原文】

男子脉浮弱而涩,为无子,精气清冷。

【注解】

本条论述肾虚无子的脉症。此多见先天不足之体质,肾所藏之真阴真阳俱虚,阴阳两亏,精气清冷,不能授胎,故无子。真阳不足则脉浮弱无力,精血衰少,则脉涩弱而不流利。治疗当注重温肾填精。

八、虚劳盗汗

【原文】

男子平人,脉虚弱细微者,喜盗汗也。

【注解】

本条论述虚劳盗汗的脉症。"男子平人"者,脉病而形不病也。若脉见虚弱细微,为阴阳气血皆虚之象,阳虚不固,阴虚不守,则易发生盗汗。治疗此类盗汗,可用桂枝加龙骨牡蛎汤或《外台秘要方》所引的《小品》二加龙骨牡蛎汤(即桂枝加龙牡汤去桂枝,加附子、白薇)。如属于阴虚火旺的盗汗,表现为心烦、舌红、脉浮数或弦细而急,则应选用后世的当归六黄汤。

九、虚劳病之证候

【原文】

人年五六十,其病脉大者,痹侠背行,苦肠鸣,马刀侠瘿者,皆为劳得之。

【注解】

本条论述虚劳病的几种证候。《素问·阴阳应象大论》曰:"年五十,体重,耳目不聪明矣;年六十,阴痿,气大衰,九窍不利,下虚上实,涕泣俱出矣。"人年过五六十,其病脉大按之无力,脊柱两侧有麻木之感觉,为精气内衰,经脉失养之候;腹中肠鸣为脾气虚寒,运化失职之候;正虚则生邪,如阴虚内热与痰浊相结则患马刀、侠瘿瘰疬之病。以上3种病证,虽有虚寒、虚热、夹痰的不同,但皆为劳所致。

十、虚劳之脾肾阳虚证

【原文】

脉沉小迟,名脱气,其人疾行则喘喝,手足逆寒,腹满,甚则溏泄,食不消化也。

【注解】

本条论述虚劳病脾肾阳衰的脉症。脉沉小迟,为脾肾阳气俱虚;肾阳衰竭,不能纳气归源,故快步走路或稍事活动则感气不够用,需张口喘气,故曰"脱气",即阳气虚衰证。阳虚则寒,寒盛于外,四末不温,故手足逆冷;肾阳不能温暖脾土,则脾阳亦衰,脾失运化则腹满,严重时可见大便溏泄,饮食不能消化。治疗当温振脾肾之阳。

十一、虚劳革脉

【原文】

脉弦而大,弦则为减,大则为芤,减则为寒,芤则为虚,虚寒相搏,此名为革。妇人则半产漏下,男子则亡血失精。

【注解】

本条论述虚劳病精血亏损的脉症。条文并举弦大两脉以释革脉。弦脉本象状如弓弦,按之不移;大脉本象波幅洪大,按之有力;革脉浮取似弦,按之力减,故曰"弦则为减";革脉虽大,但外大中空,类似芤脉,故曰"大则为芤";革脉之象则为弦减大芤,如按鼓皮,故曰"革",主精血亏损。故妇人见革脉是主漏下或半产,男子见革脉为亡血或失精之患。

【按】

革脉和芤脉相类,皆是弦大无力的脉象,但革脉较芤脉又略硬,两者多出现于大失血之后,是阴气大伤,虚阳外浮的反应,俱归属于"脉大"的范畴,预后相对较差。在治法上都应潜阳摄阴或益气生血,故条文中提出"虚寒"两字以引起注意。

十二、虚劳之桂枝加龙骨牡蛎汤方证

【原文】

夫失精家少腹弦急,阴头寒,目眩,发落,脉极虚芤迟,为清谷,亡血,失精。脉得诸芤动微紧,男子失精,女子梦交,桂枝加龙骨牡蛎汤主之。

【注解】

本条论述虚劳病阴阳失调所致失精梦交的证治。素患遗精病之人,由于精液耗损太过,阴损及阳,温煦失司,故小腹弦急、外阴部寒冷;精衰则血亏,阴血不能养目荣发,故目眩、发落。脉极虚为脉极虚弱无力,精血虚亏所致;脉芤谓浮大中空无根,阴亏无制阳浮所致;脉迟为迟缓无神,温煦濡养不能所致。三者皆属"脉大为劳,极虚亦为劳"之类的虚劳脉象,不仅见于失精家,亦见于下利清谷或亡血的患者。如此虚劳脉症,如不积极治疗,病情继续发展,脉可由极虚变为极虚微,芤变为芤动,迟变为迟紧。临床证候也由于失精、清谷、亡血导致阴虚,而阳气亦因久伤而亏损。《素问·生气通天论》曰:"阴阳之要,阳密乃固。"阳失去阴的涵养,浮而不敛;阴失去阳的固摄,走而不守,最终致阴阳不和,心肾不交,精关不固,表现为男子梦遗或女子梦中性交。

本证为精血亏损,阴损及阳,阴阳两虚之候,故以桂枝加龙骨牡蛎汤调和阴阳,固阴潜阳,交通心肾。该方即桂枝汤加龙骨,牡蛎,以桂枝汤调和阴阳;龙骨、牡蛎潜镇固涩、宁心安神、交通心肾,使阳气能固摄,阴精不外泄,标本俱治。

【按】

(1)桂枝汤可辛甘养阳,温补阳气,又可酸甘化阴,补养阴血,具有调和阴阳的作用,即徐彬《金匮要略论注》谓:"药用桂枝汤者,此汤,表证得之,为解肌和营卫;内证得之,为化气调阴阳。"加龙骨、牡蛎,交通心肾,潜降安神,对治疗营卫不和,阴阳不调所致诸证有很好疗效。后世多认为调和阴阳是张仲景治疗虚劳病的特色之一。

(2)临床常用桂枝加龙骨牡蛎汤治疗属于阴阳两虚,不能阳固阴守的多种疾病。如遗精滑泄、阳痿、自汗、盗汗、偏汗、妇女带下、乳泣、遗尿等,其他如现代医学之甲状腺功能低下、心律失常等病亦可辨证施用。

【桂枝加龙骨牡蛎汤方证解析】

1.方剂组成

桂枝、芍药、生姜各三两,甘草二两,大枣十二枚,龙骨、牡蛎各三两。

2.用法

上七味,以水七升,煮取三升,分温三服。

3.参考处方

桂枝 30 g,白芍 30 g,生姜 30 g,炙甘草 20 g,大枣 10 枚,生龙骨 30 g,生牡蛎 30 g。

上 7 味,先以冷水 800 mL 浸泡 1 h,煎煮 40 min,取汤 600 mL,温服 200 mL,日 3 次。

4.方解

方中龙骨、牡蛎均为强壮性的潜降收敛药,且对烦惊、失眠,以及幻觉等神经证有较好效果,尤其对治胸腹动悸有特效,故桂枝加龙骨牡蛎汤治桂枝汤证,兼有胸腹动悸、烦惊不安、失精、梦交者。

5.辨证要点

①舌淡、苔薄白,脉芤微紧或芤虚。②治桂枝汤证,兼见失精梦交、头眩、脱发。③桂枝汤证,兼胸腹动悸、烦惊不安者。

6.临床运用

(1)腹部动悸、心动悸、多汗、脉浮大无力者。

(2)失眠、心悸、汗多、梦多、脉虚弱者。

(3)失精、阳痿、早泄、脱发、阴冷、脉缓或者虚弱者。

(4)腰膝酸软、失眠、盗汗、尿多者,合八味肾气丸。

(5)阴虚失眠、盗汗者,加地黄、浮小麦。

(6)男子梦遗、女子梦交,脉弱或者缓者。

(7)失眠、盗汗、手足心热,合潜阳封髓丹。

（8）复发性口腔溃疡，牙龈反复肿痛、齿痛松动，脉沉细者或者细数者，合潜阳封髓丹。

（9）阴囊潮湿者，合真武汤。

（10）失眠、心烦、盗汗、心悸、口干口苦、胸胁胀满、不思饮食，脉弦细者，合小柴胡汤。

【临床案例】

患者景某，男，33 岁，仪陇县城人，2021 年 4 月 25 日以"偏头痛、怕风、失眠 1 年多，加重 1 月"就诊。

1 年前，出现偏头痛，以左侧为甚，怕风，失眠，多梦。在我院神经科、川北医学院附院就诊，诊断为"神经性头痛、抑郁症"，用西药治疗（用药不详），效果不佳，反复发作。

刻诊：面色萎黄、偏青紫色，左侧头痛为甚，呈拘急痉挛性，怕风，遇风疼痛加重，舌质胖大、苔薄白，左脉浮缓、右脉沉细。

中医辨证：太阳太阴合病兼水饮。

拟桂枝加龙牡汤合吴茱萸汤合芍药甘草汤加减：桂枝 15 g，白芍 30 g，生姜 15 g，大枣 15 g，炙甘草 15 g，龙骨 10 g，牡蛎 10 g，吴茱萸 10 g（沸水冲泡 5 次），人参 10 g，川芎 20 g，蔓荆子 10 g，荆芥 10 g，防风 10 g。

上方加水 8 小碗，约 1200 mL，将药泡 1 h，小火煎煮 1 h。去渣，分 3 次温服，每天 1 剂。共 3 剂。

同时服用中成药：眠安宁颗粒（丹参、熟地、首乌藤、白术、陈皮、远志、大枣），健脾补肾、滋阴养血、宁心安神。

4 月 29 日复诊：服上方后，头痛消失，睡眠改善。效不更方，继用原方 5 剂。煎服法同前。

继续服用眠安宁颗粒。

5 月 10 日复诊：面色变红润，头未再疼痛，睡眠好。继用桂枝加龙牡合吴茱萸汤合芍药甘草汤合四君子汤巩固：桂枝 15 g，白芍 30 g，生姜 15 g，大枣 15 g，炙甘草 15 g，龙骨 10 g，牡蛎 10 g，吴茱萸 10 g（沸水冲泡 5 次），人参 10 g，川芎 20 g，蔓荆子 10 g，荆芥 10 g，防风 10 g，白术 15 g，茯苓 15 g。

煎服法同前，共 5 剂。

继续服用眠安宁颗粒。

5 月 20 日，电话随访，服上方后，睡眠好，精神佳，头痛消失，未再复发。病告痊愈。

按：据前述，桂枝加龙骨牡蛎汤，治疗阴阳不调、精血亏虚所致的头眩、阴头寒、失眠、多梦、男子遗精、女子梦交。本案头痛遇风加重，呈拘急痉挛性，面色萎黄，左脉浮缓、右脉沉细，为阴血亏虚所致，故用桂枝加龙牡汤。桂枝汤调和阴阳、祛风解肌，加重芍药用量，有芍药甘草汤方义，为治痉挛性疼痛要方。加龙牡交通心肾、潜阳安神。面色青紫，头痛，舌质胖大、苔白，为肝胃寒饮上逆所致，故又选吴茱萸汤，温中散寒，降逆化饮。久病入络，加川芎，以祛血中风邪。加蔓荆子、荆芥、防风，助桂枝汤祛风解表。诸药合用，有调补阴阳、潜阳安神、温中化饮、祛风解痉之功，与本案病机相合，故沉疴可愈。

十三、虚劳之天雄散方证

【原文】

天雄散方：天雄（炮）三两，白术八两，桂枝六两，龙骨三两。

上四味，杵为散，酒服半钱匕，日三服，不知，稍增之。

【注解】

本条论述虚劳阳虚失精的证治。本方缺主治证候，可参考本篇第七条"男子脉浮弱而涩，为无子，精气清冷"。肾之真阴真阳俱虚，精气清冷不温，滑泄遗精，不能授孕成胎，平日腰膝酸冷，宜天雄散温补脾肾，壮火益精。方中天雄为君药，壮命门之阳，补先天之本；桂枝助天雄温阳化气；白术健脾以培精气之化源；龙骨收敛浮阳，固摄阴精不致外泄。

【按】

(1)据《方药考》云："此为补阳摄阴之方，治男子失精，腰膝冷痛。"《千金要方》用以治五劳七伤，《外台秘要方》用以治男子失精。

(2)《神农本草经》谓天雄"味辛，温。主大风、寒、湿痹，沥节痛，拘挛缓急，破积聚，邪气，金疮，强筋骨，轻身健行"。以天雄为君的天雄散，可治疗病机属脾肾阳虚的多种疾病，如男性性功能障碍、阳痿早泄、少弱精子症、女子冷宫不孕、过敏性鼻炎、慢性结肠炎等。

(3)《金匮要略释义》考六节中有云：阴寒精自出、酸削不能行者。又有云：精气清冷无子者。有云：阴头寒者，即天雄散之所主也。天雄乃附子之类，性为阳，故以天雄于至阴中壮其阳，以白术于淖湿中助气扶脾土，苟徒依以入肾，适足以耗阴，何能生气生精，故用龙骨敛二物之气入脾，使脾充而气旺，气旺则精生矣。以上之论，指出了天雄散主治虚羸不能行、精冷无子及阴头寒等病症。

十四、虚劳之小建中汤方证

【原文】

虚劳里急，悸，衄，腹中痛，梦失精，四肢酸疼，手足烦热，咽干口燥，小建中汤主之。

【注解】

(1)本条论述阴阳失调所致虚劳里急的证治。人体生命活动的正常进行有赖于阴阳互根互用、相互维系。在虚劳病的发展中，往往或因禀赋虚弱，或久病失调而使阴阳俱损。可见先阳虚而损及阴，或先阴虚而损及阳，最终皆可导致阴阳两虚之证，就会产生寒热错杂等症状。究其原因，气血营卫生化之源的中焦脾胃是关键。如脾胃健运无权，气血化生之源亏损，阴阳之气不继，便失去"阴平阳秘"的生理状态。阴阳失调，失去维系，各走极端，因而出现偏寒偏热、寒热错杂的症状。如偏于阴虚有热，则出现衄血、手足烦热、咽干口燥等症；如偏于阳虚有寒，则为腹部拘急不舒、腹痛喜温喜按等症。气血心营不足，则悸；阳虚阴不内守，则梦交失精；气血不能营养四肢，则酸痛。凡此种种皆是气血亏损，阴阳失调之象，故用小建中汤主之。本方以桂枝汤调和阴阳、健中益气为基础方，倍加芍药，重用饴糖而成。芍药酸微苦，与甘温的饴糖、甘草，酸甘化阴，以滋其阴；桂枝辛温，予饴糖、甘草，辛甘以化其阳；大枣、生姜、甘草，健中益气，使气血有生化之源;芍药甘草汤,缓急止痛。诸药合用,调补阴阳、缓急止痛、建中益气,对阴阳失调的虚劳上述诸症有满意的疗效。

(2)尤在泾《金匮要略心典》谓:"是方甘与辛合而生阳,酸得甘助而生阴,阴阳相生,中气自立,是故求阴阳之和者,必求于中气,求中气之立者,必以建中也。"由此可知在阴阳两虚的病情下,补阴则碍阳,补阳必损阴,唯有用甘温之剂以恢复脾胃的健运功能,脾胃复健,则化生有权,气血自生,营卫和调,而偏寒偏热的诸症自除。《灵枢·终始》篇曰:"阴阳俱不足,补阳则阴竭,泻阴则阳脱,如是者可将以甘药,不可饮以至剂。"即本条"治病求本"立法处方之所宗也。

【按】

(1)小建中汤是调营卫和阴阳之法。临床证候表现既有阴虚内热、衄血、手足烦热、咽干口燥等症,又有阳虚内寒、里急、腹中疼痛、四肢酸楚等阴阳两虚、寒热错杂症。建中者,建立中焦脾胃之气也。即以甘温之剂首建中气为原则,俾阳气振奋,则气血化源有继,中气立则阴阳相循,如环无端,趋于协调平衡而诸症悉除。后世宗此方证,立"甘温除热"一法,临床颇多奇功。

本方证虽属阴阳两虚,但实则偏于阳虚;若证以阴虚为主,则甘温之剂宜慎用。

(2)本方加黄芪,名黄芪建中汤,主小建中汤证而兼气虚不足者,见本条后。加当归,名内补当归建中汤,主小建中汤兼产后血虚血瘀者,见第二十一章《妇人产后病脉证治》。加黄芪、当归,名当归补血建中汤,主小建中汤兼气虚亏虚者。加四物汤,名四物建中汤,主小建中汤而血虚血瘀者。

(3)《千金》疗男女因积冷气滞,或大病后不复常,苦四肢沉重,骨肉酸疼,吸吸少气,行动喘乏,胸满气急,腰背强痛,心中虚悸,咽干唇燥,面体少色,或饮食无味,胁肋腹胀,头重不举,多卧少起,甚者积年,轻者百日,渐致瘦弱。五脏气竭,则难可复常,六脉俱不足,虚寒乏气,少腹拘急,羸瘠百病,名曰黄芪建中汤,又有人参二两。《千金》用此方治疗诸多病症,可作参考。

(4)临证应用本方应把握气血不足而无外邪,阳虚为甚的特点,以体质虚弱、易于疲劳、时腹自痛、手足心热,舌淡或淡红、舌苔薄、脉弱或弦细等为辨证要点。小建中汤可治疗证属气血不足、脾胃虚弱的诸多病症,如过敏性结肠综合征、慢性胃炎、十二指肠球部溃疡、胃弛缓、胃下垂、非溃疡性消化不良、结核性腹膜炎轻症等。尚可用于血液系统疾病,如再生障碍性贫血、溶血性贫血、缺铁性贫血、血小板减少性紫癜等。

(5)《伤寒论通释》云:"小建中汤补中焦,滋化源,温而不燥,燮理阴阳,补气生血。中气建运,则生生不息。本方仲景书凡五见,用于虚劳里急、悸、衄、腹中痛、梦失精、四肢酸疼、手足烦热、咽干口燥、男子黄、小便自利、腹人腹中痛、伤寒二三日、心中悸烦等。"

【小建中汤方证解析】

1.方剂组成

桂枝(去皮)三两,甘草(炙)二两,大枣(擘)十二枚,芍药六两,生姜(切)三两,胶饴一升。

2.用法

上六味,以水七升,煮取三升,去滓,内怡,更上微火消解,温服一升,日三服。呕家不可用建中,以甜故也。

3.参考处方

桂枝 30 g,炙甘草 20 g,大枣 10 枚,芍药 60 g,生姜 30 g,饴糖 90 g。

上 6 味,先以冷水 900 mL,浸泡前 5 味 1 h,煎煮 40 min,取汤 700 mL,加入饴糖煮药液 20 min,温服 200 mL,日 3 次。

4.方解

本方以桂枝汤为主,辛以开阳,甘以健脾,辛与甘合,调和脾胃而生阳;倍用芍药酸微苦,滋养脾营,缓急止痛;重用胶饴之甘润,酸甘得助而生阴,如是则可恢复气血生化之机,使中气建立,中气建,则气血充,阴阳调,虚劳寒热错杂诸症可除。本方以桂枝汤为底方,解肌祛风,为治太阳中风证主方,亦建中益气、调补阴阳,故谓之"小建中汤"。

5.仲景对此方证的其他论述

(1)《金匮要略·妇人杂病》第 18 条:"妇人腹中痛,小建中汤主之。"

注解:腹中痛,即腹中急痛的简词。妇人腹中急痛者,当以小建中汤主之。

按:这里虽言妇人腹中痛,必有小建中汤证,才能用本方。男子亦可用之。

(2)《伤寒论》第 100 条:"伤寒,阳脉涩,阴脉弦,法当腹中急痛,先与小建中汤,不差者,小柴胡汤主之。"

注解:涩为津血虚,阳脉涩,即脉浮涩,为表虚荣卫不和。弦为寒,阴脉弦,即脉沉弦,为里虚有寒。伤寒得此脉,腹中当急痛,宜先予小建中汤;不瘥者,谓服小建中汤后,而病未全治,当已转属少阳,故宜小柴胡汤主之。

按:脉浮涩而沉弦,为小建中汤与小柴胡汤共有之脉,但腹中急痛,为小建中汤所主,而柴胡证不常见。先予小建中汤,不只是治腹中急痛,而且也因表虚里实,津液自和,使表证自汗而解。假设不愈,知已转属少阳,当以小柴胡汤主之。

(3)《伤寒论》第 102 条:"伤寒二三日,心中悸而烦者,小建中汤主之。"

注解:阴血少心气虚则悸,表不解则烦。小建中汤内能补虚,外能解表,故主之。

按:营气虚血少者,不可发汗,建中气、血液充、津液自和,则自汗而愈。

6.辨证要点

①舌淡或淡红、苔薄白或少苔,脉弦细或浮弱。②治桂枝汤证,兼见腹中急痛,或见心悸。③手足烦热、口燥咽干,或四肢酸疼。

7.临床运用

(1)治腹痛、腹皮拘急而软,脉大而重取无力,或者脉弦细。

(2)胃脘痛、时痛时止者。

(3)心悸、四肢软痛,脉虚弱者。

(4)鼻衄、手足心烦热、咽喉干燥,脉虚数者。

(5)脱发、皮肤发黄,脉弱者。

(6)头晕、心悸者,小建中汤证加茯苓。

(7)治胃溃疡、胆汁反流性胃炎、糜烂性胃炎、溃疡性结肠炎,冷痛、喜温喜按者。

(8)胃脘冷痛、痞满者,合理中汤。

(9)腹肌拘急、疼痛,白带量多、色白者,合当归芍药散。

(10)产后腹部疼痛,加当归,即内补当归建中汤。

(11)腹部冷痛、拒按、脉沉紧者,合大建中汤。

　　(12)贫血、头晕、失眠、短气者,加黄芪、当归。

　　(13)月经量少、经期腹部痉挛性疼痛者,合四物汤。

　　(14)小建中汤证,见手足冷、脉沉者,加四逆汤。

　　(15)阳痿、阴冷、阴囊潮湿者,合茯苓四逆汤。

　　(16)胃脘隐痛、呕者、脉细弱,合吴茱萸汤。

　　(17)腹痛、习惯性便秘、脉弱者,加当归、肉苁蓉。

【临床案例】

　　患者李某,女,44 岁,仪陇县城人,2020 年 11 月 26 日以"上腹胀痛、怕冷 1 年,加重 1 月"就诊。

　　1 年前,患者出现上腹胀痛、腹部怕冷,打呃,屁多等。胃镜检查:慢性胃窦炎。经西药治疗(不详),效果不显。近 1 个月,上述症状加重,故来我处求中医治疗。

　　刻诊:上腹胀痛、腹部怕冷,打呃,屁多。舌质淡、苔白微厚,脉沉弱。

　　中医辨证:太阴病。

　　拟小建中汤合理中汤合半夏厚朴汤加春砂仁:桂枝 15 g,白芍 30 g,生姜 15 g,大枣 10 g,炙甘草 10 g,饴糖 50 g,人参 10 g,炒白术 15 g,筠姜 10 g,姜半夏 15 g,厚朴 15 g,茯苓 15 g,紫苏梗 15 g。

　　上方加水 8 小碗,约 1200 mL,将药泡 1 h,小火煎煮 1 h,去渣。再将药液煮沸,加入饴糖,煮 10 min。分 3 次温服,每天 1 剂。共 3 剂。

　　11 月 28 日复诊:服上方后,上腹胀满减轻,怕冷好转,打呃、放屁减少。效不更方,原方 7 剂,煎服法同前。

　　12 月 5 日复诊:服上方后,诸症消失而愈。患者要求服中成药巩固,以小建中片、香砂理中丸,继续服用半个月。

　　按:上文论述可知,小建中汤由桂枝汤加味而成,既有温经散寒、调和营卫、解肌祛风的解表功能,功同桂枝汤;又有调和阴阳、阴阳双补、建中益气、缓急止痛之功。本案上腹疼痛、怕冷,为中阳不足、寒邪内生、经脉痹阻,故以小建中汤温经散寒、养阴和脉、缓急止痛。上腹胀痛、怕冷,为中焦阳虚、寒湿内阻、气机郁滞,故用理中汤温阳散寒、健脾渗湿。"打呃、屁多"为湿阻气滞、气机上逆所致,故又以半夏厚朴汤燥湿降逆、行气导滞。此方在《金匮·妇人杂病篇》中用于治疗"咽中如有炙脔",两者虽临床表现不同,但病机一致,故可通用,为仲景"异病同治"之法。以上三方合用,具有"温中散寒、养阴和脉、缓急止痛、燥湿降逆、行气导滞"之功,与本案病机相合,故而有效。加砂仁,加强芳香化湿、理气止痛之功。

　　第一次复诊:服上方后,上腹胀痛、腹部冷、打呃、屁多等症减轻。效不更方,继守原方。

　　第二次复诊:诸症消失而愈。继以中成药小建中片、香砂理中丸巩固治疗。

十五、虚劳之黄芪建中汤方证

【原文】

　　虚劳里急,诸不足,黄芪建中汤主之。

于小建中汤内,加黄芪一两半,余依上法。

气短胸满者加生姜,腹满者去枣,加茯苓一两半;及疗肺虚损不足,补气加半夏三两。

【注解】

本条承上条论述阴阳两虚兼气虚的证治。虚劳里急,乃因劳伤内损而致腹中拘急,甚则腹中冷痛,喜温喜按;诸不足,是指阴阳形气俱不足,从上条小建中汤证发展成阳气虚衰较甚的证候。甘味可缓里急者,温性可补不足者,故小建中汤在建中补虚、和里缓急、调和阴阳的基础上,加甘温之黄芪,增强其温中益气补虚,扶助阳气以缓急迫之功。气短胸满者,水气所致,加生姜以化水气;腹满者,去枣之壅,加茯苓健脾利水;气逆者,加半夏降逆而中气健运。

【按】

(1)黄芪建中汤补虚作用较小建中汤为强,以方测症,本证应有里急、少气、身重或麻木不仁、自汗或盗汗、脉大而虚等症。

(2)黄芪建中汤所治病证为阴阳俱虚,偏于中焦气虚者。临床常用于治疗具有上述证机的诸多疾病,如十二指肠球部溃疡、溶血性黄疸、慢性肝炎、肠粘连所致腹部拘急疼痛、肠梗阻腹部冷痛、胃黏膜脱垂、冠心病、窦性心动过缓、过敏性鼻炎、顽固性口腔溃疡、慢性荨麻疹等疾病。

(3)《金匮要略论注》曰:"小建中汤,本取化脾中之气,而肌肉乃脾之所生也,黄芪能走肌肉而实胃气,故加之,以补不足。则桂、芍所以补一身之阴阳,而黄芪、饴糖又所以补脾中之阴阳也。若气短胸满加生姜,谓饮气滞阳,故生姜以宜之。腹满去枣加茯苓,蠲饮而正脾气也。气不顺加半夏,去逆即所以补正也。"

【黄芪建中汤方证解析】

1.方剂组成

桂枝(去皮)三两,芍药六两,生姜(切)三两,大枣(擘)十二枚,甘草(炙)二两,胶饴一升,黄芪一两半。

2.用法

于小建中汤加黄芪一两半,余依上法。

3.参考处方

桂枝 30 g,芍药 30 g,生姜 30 g,炙甘草 20 g,大枣 10 枚,饴糖 90 g,黄芪 20 g。

上 7 味,先以冷水 900 mL,浸泡 1 h,小火煎煮 40 min,取汤 700 mL,加入饴糖再煮汤液 20 min,温服 200 mL,日 3 服。

4.方解

本方于小建中汤中,更加黄芪,故用于小建中汤证而有黄芪证者。

按:黄芪味甘,补脾胃,固表,称谓固表者,饮食入胃后,经过消化吸收变为精气。若人身精气不足于体表,则肌肤失养,腠理松虚,皮肤不润,客气乘虚据之而不去,则自汗盗汗,甚则痈疽恶疮等证起矣。黄芪能通精气,主以固表,表实则邪自去。

《金匮要略·血痹虚劳病)第 22 条:"男子黄,小便自利,当与虚劳小建中汤。"

注解:男子黄,当指女劳疸而言。《金匮要略·黄疸病》第 14 条曰:"黄家日晡所发热,而反恶寒,此为女劳得之。"黄疸多小便不利,今小便自利,亦中气虚的证候,宜与黄芪建中汤治之。

按:本条所述小便自利,亦由中气虚所致,即所谓上虚不能制下是也,与甘草干姜汤所主同,可互参。注家多谓虚劳小建中汤,即指小建中汤。但从桂枝加黄芪汤有治黄疸、黄汗的作用来分析,则黄芪有益气祛黄作用。小建中汤中没有黄芪,没有治黄疸的作用,故以黄芪建中汤更为合理。

5.辨证要点

①舌淡、苔薄白,脉浮虚无力。②虚劳里急腹痛,汗出,恶风甚。③黄疸、汗出、恶风者。

6.临床运用

(1)治小建中汤证,有自汗、盗汗、恶风者。

(2)各种贫血,合四物汤,加人参、阿胶。

(3)小建中汤证,水肿、汗出、恶风者。

(4)各种溃疡、久不敛口、流脓不止者,加当归。

(5)自汗、盗汗、怕冷者,加附子。

(6)痔瘘流脓、久不敛口者,加当归。

(7)小建中汤证,乏力、消瘦者,加人参、当归。

(8)失眠、汗多、心悸者,加茯苓、远志、人参。

(9)男子精虚不育、阴阳两虚者,加人参;虚寒者,再加附子。

(10)黄疸、自汗、恶风者。

(11)胃溃疡、溃疡性结肠炎,脘痛、腹痛、喜温喜按、汗出者。

(12)经期腹痛、月经量少者,合四物汤。

【临床案例】

患者蒋某,女,49岁,仪陇大罗人,2020年11月21日以"上腹饥饿时疼痛,大便稀溏1年,加重1月"就诊。

1年前,出现上腹疼痛,饥饿时加重,伴大便稀溏。在院外服中西药(药物不详)治疗后,时轻时重,反复发作。近1个月来,上述症状加重。故来我院求治。

刻诊:面色萎黄、精神差,上腹胀痛,饥饿时加重,喜温喜按,大便溏泻,乏力。舌质淡偏紫、苔白微厚,脉沉弱。胃镜检查:十二指肠球部溃疡、慢性胃炎。

中医辨证:太阴病。

拟黄芪建中汤合理中汤加味:黄芪25 g,桂枝15 g,白芍30 g,生姜15 g,大枣15 g,炙甘草10 g,饴糖50 g(后下),人参10 g,干姜10 g,炒白术15 g,春砂仁10 g,姜半夏15 g,藿香15 g。

上方加水8小碗,约1200 mL,将药泡1 h,小火煎煮1 h,去渣。将药液煮沸,加入饴糖,再煮10 min。分3次温服,每天1剂。共7剂。

11月28日复诊:服上方后,上腹胀痛减轻,精神好转,乏力改善,大便溏,舌苔薄白,脉沉弱。继续原方药7剂,煎服法同上。

12月6日复诊:上腹胀痛消失,精神转佳,乏力明显改善,大便正常,每天1次。守原方,再服用1个月。

2021年3月10日,诸症消失。复查胃镜:十二指肠溃愈合。病告痊愈。

按:黄芪建中汤,为小建中汤加黄芪而成。黄芪为益气补虚、实卫固表、利湿退黄要药,加入小建中汤中,用于小建中汤证,而兼气虚不足、乏力、自汗、盗汗者,或黄疸、水肿等。本案面色萎黄、乏力、精神差、上腹疼痛、喜温喜按、饥饿时加重,为小建中汤证而气虚不足者。故用黄芪建中汤,以益气健中、温中散寒、缓急止痛。上腹疼痛而胀满,便溏,舌淡偏紫、苔白微厚,脉沉弱,为中阳不足、寒湿内生、脾虚失运、气机阻滞所致,故以理中汤温中散寒、健脾渗湿。加砂仁、半夏、藿香,芳香化湿、行气导滞。上方合用,与本案病机相合,故而奏效。

第一次复诊:服上方后,诸症减轻,效不更方。继守原方治疗。

第二次复诊:上腹疼痛消失,精神转佳,大便正常。继续服用原方1个月。

第三次复诊:诸症消失。复查胃镜:十二指肠溃疡愈合。

十六、虚劳之八味肾气丸方证

【原文】

虚劳腰痛,少腹拘急,小便不利者,八味肾气丸主之。

八味肾气丸方:干地黄八两,山茱萸、薯蓣各四两,泽泻、茯苓、牡丹皮各三两,桂枝、附子各一两(炮)。

上八味,末之,炼蜜和丸,梧子大。酒下十五丸,日再服。

【注解】

本条论述肾气不足所致虚劳腰痛的证治。肾精不足,骨髓不充,腰脊失养,经络不利,故腰脊酸软疼痛,腿膝无力,劳累后加重。肾之阴阳不足,致肾气虚弱而失于温煦气化,故少腹部常感拘挛、急迫不适,小便不利,甚者水肿。此外,尚可见畏寒怯冷,手足不温,舌淡、脉沉细弱等。病起于肾之阴阳俱损,故治用八味肾气丸,滋阴助阳,温化肾气。

方中重用干地黄滋阴补肾,兼以活血;山药健脾益肾固精;山茱萸补益肝肾,固密精气;牡丹皮清虚火,活血化瘀;茯苓、泽泻健脾利水,健后天补先天;在滋阴药中加入少量附子、桂枝,意在微微生火,以生肾气,故以"肾气"名方。

【按】

(1)重视补肾是仲景治疗虚劳病的另一特色。肾气丸被后人视为补肾祖方,因其方药配伍寓有深意,对开启后人思路颇为有益,后世医家在此方基础上加减变化,形成了肾气丸的系列方剂。

(2)现代临床常用肾气丸治疗病机为肾阳亏虚,精损不固,或气化无权的多种疾病,如男女不孕不育症、性功能障碍、肾病综合征、甲状腺功能减退、高血压病、硬皮病、哮喘、糖尿病等。

(3)参见第五章《中风历节病脉证治》中"十八、治脚气之崔氏八味丸(八味肾气丸)方证"相关内容。

【临床案例】

患者杨某,男,50岁,仪陇柴井乡人,2018年12月11日以"上腹及两胁胀痛,伴乏力、厌油1月"就诊。

1个月前,因劳累出现上腹及两胁疼痛、乏力、厌油、厌食等症,即在县中医院检查:乙肝两对半:肝大三阳。乙肝DNA测定为1×10^8。肝功能检查:ALT:443.5 U/L,AST:358 U/L,

GGT：308 U/L，TBIL：20.10 μmol/L。12 月 3 日，在医学院附院检查：肝脏弹性指数为 11.6 kPa，诊断为慢性活动性乙型肝炎、肝纤维化。11 月 18 日住院治疗，以"保肝、降酶"治疗 10 天，于 28 日出院。出院时肝功能：ALT：367 U/L，AST：272 U/L，GGT：268 U/L，TBIL：18.8 μmol/L。出院后服用降酶、保肝药(不详)和抗病毒药恩替卡韦等。在家休息治疗，经人介绍，于 12 月 11 日来我处治疗。

刻诊：面色暗黑，精神差，口唇青紫，上腹及两胁疼痛，无抵抗及压痛，乏力，不思饮食，厌油，小便微黄，大便稀溏，睡眠差、易惊醒，夜尿频，舌质淡红、边有瘀斑、苔白微厚、中间花剥、少苔，脉沉弱。

中医辨证：太阴少阴合病兼气滞血虚血瘀。

拟八味肾气丸合当归芍药散合逍遥散加减：蒸附片 30 g，桂枝 20 g，山茱萸 30 g，干生地 45 g，山药 30 g，茯苓 30 g，泽泻 30 g，牡丹皮 20 g，全当归 30 g，川芎 25 g，白芍 30 g，炒白术 30 g，柴胡 30 g，生姜 30 g，薄荷 15 g，山楂 20 g，生谷芽 30 g，生麦芽 30 g，茵陈 45 g，鸡矢藤 30 g，威灵仙 30 g，春砂仁 20 g。

上方加水 14 小碗，约 1800 mL，将药泡 1 h，小火煎煮 1 h，去渣，分 6 次温服，每天 3 次，2 天 1 剂。共 4 剂。

同时服用抗病毒药恩替卡韦分散片，0.5 mg，每天 1 次。

嘱休息，清淡饮食。

12 月 20 日复诊：服上方后，精神转佳，厌食改善，上腹及两胁疼痛减轻。乏力，大便溏。原方加党参 30 g，蒸附片 30 g，桂枝 20 g，山茱萸 30 g，干生地 45 g，山药 30 g，茯苓 30 g，泽泻 30 g，牡丹皮 20 g，全当归 30 g，川芎 25 g，白芍 30 g，炒白术 30 g，柴胡 30 g，生姜 30 g，薄荷 15 g，山楂 20 g，生谷芽 30 g，生麦芽 30 g，茵陈 45 g，鸡矢藤 30 g，威灵仙 30 g，春砂仁 20 g，党参 30 g。

煎服法同前，共 5 剂；恩替卡韦继服。清淡饮食。

2019 年 1 月 2 日复诊：服上方后，精神转佳，乏力减轻，食欲改善，能食油物，小便淡黄，大便成型，面色仍黑。舌质淡红、边有瘀斑、薄苔、裂纹，脉沉弱。效不更方，继用上方 3 剂。

煎服法同前，继续服用抗病毒药恩替卡韦。休息，清淡饮食。

1 月 8 日复诊：诸症减轻，右胁疼痛，精神尚可，小便仍黄，大便正常。舌质边尖瘀斑、质嫩红少苔，左脉弦细、右脉沉弱。复查肝功能：门冬氨酸氨基移换酶(AST)：108 U/L，丙氨酸氨基移换酶(ALT)：176 U/L，谷氨酰转肽酶(GGT)103 U/L，白蛋白：46.6 g/L。肝功能较以前好转。病毒 DNA：2.6×10^3。肝脏 B 超提示：肝实质回声增粗，尚均匀；门静脉 1.3 cm。更方为八味肾气丸合柴胡桂枝干姜汤合当归芍药散加味：蒸附片 30 g，桂枝 20 g，干生地 45 g，山茱萸 30 g，淮山药 30 g，牡丹皮 20 g，茯苓 30 g，泽泻 30 g，北柴胡 60 g，黄芩 25 g，筠姜 30 g，炙甘草 25 g，生牡蛎 30 g，花粉 30 g，全当归 30 g，川芎 30 g，白芍 30 g，炒白术 30 g，茵陈 45 g，威灵仙 30 g，春砂仁 20 g，鸡矢藤 30 g，谷麦芽(炒)各 30 g。

上方加水 14 小碗，约 1800 mL，将药泡 1 h，小火煎煮 1 h，去渣。分 6 次温服，每天 3 次，2 天 1 剂，10 剂。继续服用西药恩替卡韦。休息，清淡饮食。

1 月 28 日复诊：复上方后，精神佳，面部颜色转淡红色，右胁疼痛减轻，饮食尚可，小便微黄,大便正常。舌质瘀紫、苔少,脉弦细、双尺重取乏力。效不更方,继守上方 10 剂。

煎服法同前。继续服用恩替卡韦。

2月18日复诊:诸症减轻。复查肝功能:AST:82 U/L,ALT:80 U/L,GGT:36 U/L,白蛋白:45.6 g/L。肝功能进一步好转。乙肝病毒 DNA:3.62×10^3。效不更方,继用原方药;西药继服恩替卡韦。休息。

3月18日复诊:诸症减轻。复查肝功能:AST:52 U/L,ALT:49 U/L,GGT:24 U/L,白蛋白46.6 g/L。乙肝病毒 DNA:小于 5×10^2。肝功能基本恢复正常,乙肝病毒含量正常。继续上方治疗,西药继服恩替卡韦。休息。

4月15日复诊:面色转红润,精神佳,饮食二便正常,睡眠尚可,右胁偶尔疼痛。舌质紫、苔薄白、中间少苔,脉弦细、双尺弱。复查肝功能:AST:50 U/L(正常 15～40),ALT:54 U/L(正常 9～50),GGT:24 U/L(正常 10～60),其他指标正常。肝功能基本恢复正常,肝脏硬度弹性值10.8 kPa。

继续原中西药加人参:蒸附片 25 g,桂枝 20 g,干生地 35 g,山茱萸 25 g,淮山药 25 g,牡丹皮 15 g,茯苓 25 g,泽泻 25 g,北柴胡 45 g,黄芩 20 g,筠姜 20 g,炙甘草 20 g,生牡蛎 25 g,花粉 20 g,全当归 25 g,川芎 20 g,白芍 25 g,炒白术 25 g,茵陈 30 g,威灵仙 25 g,春砂仁 20 g,鸡矢藤 25 g,谷麦芽(炒)各 30 g,人参 20 g。

6月22日复诊:病员面色红润,精神佳,饮食二便正常。复诊肝功能正常,DNA 正常。肝脏B超:肝脏回声均匀;门静脉 1.1 cm。肝脏弹性值为 4.7 kPa(正常)。患者已在务工劳动,临床痊愈。嘱继续服用恩替卡韦,定时复查肝功。忌劳累。

按:据以上病史及临床表现分析,此案诊断为慢性乙型肝炎活动期、肝纤维化。因患者平素未做检查,对病情不知,从肝脏的损伤情况看,其隐性病情日久。其临床脉症有以下特点:其一,面色灰黑、精神差、眠差、夜尿多,花剥苔、脉沉弱,"面黑"主肾虚、水饮,此为肾阴阳俱虚兼水饮为患所致;其二,上腹及两胁疼痛、乏力、不思饮食、厌油,舌淡苔白微厚、花剥苔,此为脾虚肝郁、气滞水湿所致;其三,口唇青紫、舌边瘀斑,为瘀血所致。综上所述,此案病机为肾虚脾虚、肝郁气滞、血虚血瘀兼湿邪为患,故选用八味肾气丸,阴阳双补、化气行水;用当归芍药散,养血活血、渗湿利水;以逍遥散,舒肝行气、健脾渗湿。上三方合用,有补肾健脾、利水渗湿、疏肝理气、活血化瘀之功;加山楂、谷麦芽、鸡矢藤、砂仁,消食健胃、芳香化湿;加茵陈、威灵仙,利湿退黄。

第一次复诊:服上方后,精神转佳,饮食改善,上腹及两胁疼痛减轻,仍乏力,大便稀溏,加党参加强益气健脾之功。

第二次复诊:诸症减轻,大便稀溏好转。效不更方,继以原方治疗。

第三次复诊:服上方后,诸症改善,复查肝功、DNA 均有所好转。为加强温中化湿之力,以柴胡桂枝干姜汤替逍遥散。

第四次复诊:病情好转,诸症减轻。效不更方,继以上方治疗。

第五次、第六次复诊:诸症减轻,复查肝功、DNA 均改善,病情进一步好转。继守原方。

第七次、第八次复诊:一直服用上方,复查肝功、DNA、肝脏B超、肝脏硬度弹性质均正常。临床症状消除,故减小原方用量加人参,以巩固疗效。

十七、虚劳之薯蓣丸方证

【原文】

虚劳诸不足，风气百疾，薯蓣丸主之。

薯蓣丸方：薯蓣三十分，当归、桂枝、曲、干地黄、豆黄卷各十分，甘草二十八分，人参七分，川芎、芍药、白术、麦门冬、杏仁各六分，柴胡、桔梗、茯苓各五分，阿胶七分，干姜三分，白蔹二分，防风六分，大枣（为膏）百枚。

上二十一味，末之，炼蜜和丸，如弹子大，空腹酒服一丸，一百丸为剂。

【注解】

本条论述虚劳病正气不足而易感受外邪的证治。"虚劳诸不足"既概括本证气血阴阳俱虚的病机，又代表多种虚损证候，如"脉沉小迟……其人疾行则喘喝"之气虚证候；"亡血，卒喘悸，面色白"之血虚证候；"手足逆寒，阴头寒，阴寒经自出"之阳虚证候；"手足烦热，咽干口燥"之阴虚证候。"风气百疾"则说明由于虚劳患者正气虚损，抗病力低下，易被外邪侵袭出现各种症状，如恶寒、发热、咳嗽、肢体酸痛等，或邪气内犯脏腑的各种症状。治疗此类病证时，既不可单补其虚，亦不可独祛其邪，而当扶正为主，兼以祛邪，使邪气去而正气不伤。薯蓣丸即为此证而设。方中重用薯蓣（又名山药），补脾胃，益肝肾，通补三焦；白术、人参、茯苓、干姜、豆黄卷、大枣、甘草、神曲益气补中；当归、川芎、芍药、干地黄、麦门冬、阿胶养血滋阴；柴胡、桂枝、防风祛风散邪；杏仁、桔梗、白蔹理气开郁，诸药合用具有健脾益气，滋阴养血，兼疏风散邪，理气开郁之功，以达到扶正祛邪的目的。用酒服以助药势，但"丸者缓也"，服药时间宜较长。

【按】

(1)薯蓣丸组方体现了治疗气血阴阳俱损的虚劳，以建立中气为主的理念，也是仲景治疗虚劳病的特色。后世许多补气、补血、气血双补之方，如四君子汤、四物汤、八珍汤、十全大补汤、人参养荣汤等扶正祛邪之方，皆从此方化出或师从此方之法也。本方与一般填补剂不同，补益不滞腻，扶正不助邪，可作为康复调补剂，长服久服无偏弊。

(2)临床常用本方治疗气血阴阳俱亏而兼有外感，或容易反复外感的多种慢性虚损性疾病，如再生障碍性贫血、慢性肾炎、慢性顽固性荨麻疹、心肌炎、十二指肠球部溃疡、血小板减少、贫血、肺气肿、肺结核、恶性肿瘤化疗后、老年性白内障等。

(3)《金匮要略方论本义》曰："为虚劳诸不足而带风气百疾，立此薯蓣丸之法。方中以薯蓣为主，专理脾胃，上损下损，至此可以撑持；以人参、白术、茯苓、干姜、豆黄卷、大枣、神曲助之除湿益气，而中土之令得行矣；以当归、芎、芍药、地黄、麦冬、阿胶，养血滋阴；以柴胡、桂枝、防风，升邪散热；以杏仁、桔梗、白蔹，下气开郁，惟恐虚而有热之人，滋补之药上拒不受，故为散其邪热，开其逆郁，而气血平顺，补益得纳，亦至当不易之妙术也。"

【临床案例】

患者罗某，女，31岁，仪陇县新政人，2021年4月28日以"怕风、怕冷、月经量少1年，加重1月"就诊。

1年前，经常出现怕风，怕冷，乏力，大便稀溏，月经量减少，在外院四处求医，效不佳。近1

个月上述症状加重,故来我处求治。

刻诊:面色淡白、消瘦、精神不振,自述怕冷、易感冒、乏力、大便溏、月经量少。舌质淡、苔白,脉沉细。

中医辨证:太阴少阴合病兼气血不足。

拟薯蓣丸合四逆汤合玉屏风散加减:薯蓣(山药)35 g,全当归 20 g,白芍 20 g,川芎 15 g,干生地 20 g,白术 20 g,人参 20 g,茯苓 15 g,炙甘草 15 g,柴胡 15 g,桂枝 15 g,麦冬 15 g,桔梗10 g,杏仁 10 g,蒸附片 30 g,筠姜 25 g,东阿阿胶 15 g(烊化),黄芪 30 g,防风 20 g。

上方加水 14 小碗,约 1800 mL,将药泡 1 h,小火煎煮 1 h,去渣。分 6 次温服,阿胶分次烊化,每天 3 次,2 天 1 剂,共 4 剂。忌生冷。

同时服用中成药:杞蓉片(肉苁蓉、锁阳、淫阳藿、蛇床子、菟丝子、枸杞、金樱子、女贞子、五味子),温肾滋阴、填精补水、益智安神。

5 月 11 日复诊:服上方后,诸症减轻,效不更方,继用原方 3 剂。煎服法同前。忌生冷。

继续服用杞蓉片。

5 月 17 日复诊:因受凉,出现腹泻、流涕、鼻梁冷痛、流鼻血。原方加荆芥炭 15 g,防风15 g,白芷 15 g,葛根 30 g,伏龙肝(灶心土)30 g,共 3 剂。忌生冷。

5 月 25 日复诊:服上方后,诸症减轻,身软、乏力改善,面部转红润,精神佳,腹泻消除,未再出鼻血,鼻无清涕,鼻不疼痛。

嘱再服上方 10 剂巩固之。忌生冷。

同时服用杞蓉片。

按:本案临床表现为面色淡白、消瘦、精神不振、怕风、怕冷、月经量少、易外感,舌淡、苔白,脉细,为阴阳气血皆不足,与薯蓣丸方证相合,故用之;又以四逆汤,温阳暖土,以图根基;合玉屏风散,固表散邪。三方合用,与本案病机相合,故用之多验。

第一次复诊:服上方后,诸症减轻,效不更方。

第二次复诊:因受寒邪,在里,损伤脾胃,而运化失司,故泄泻;在表,太阳受邪,流涕、鼻痛;阳虚不固、气不摄血,故鼻衄。原方加荆芥炭、防风、白芷、葛根,祛风解肌、升阳止泻;加伏龙肝、荆芥炭,温阳止血。

第三次复诊:诸症减轻,面色转红润,精神转佳,泻下、清涕、鼻衄等均消除,继以原方巩固治疗。

6 月 20 日电话随访:诸症消失,不易感冒了,月经量有所增加。

十八、虚烦失眠之酸枣仁汤方证

【原文】

虚劳虚烦不得眠,酸枣汤主之。

【注解】

本条论述虚劳病虚烦失眠的证治。所谓虚烦者,是指由虚热所致,并非里有实热。因肝阴虚,虚热内扰,故烦;心血不足,心神不安,故不得眠;以方测症,尚可见眩晕、惊悸、盗汗、舌红少苔、脉细数等,总由肝阴亏虚,心血不足,虚热内扰。治宜酸枣仁汤养阴清热,安神宁心。本方重用酸枣仁养肝阴,益心血;川芎辛温,疏肝气,调营血,与酸枣仁酸收、辛散相合,加强养血调肝之力;茯苓安神宁心、培土荣木;知母苦寒以清虚热;甘草缓肝,调和诸药。全方补肝阴益心血、清虚热内扰、宁心安神,是治疗虚劳虚烦失眠之良剂。

【按】

(1)肝虚证的法则是补用酸,助用焦苦,益用甘味之药调之。本方较好体现了这一原理(参见第一章《脏腑经络先后病脉证治》有关内容)。

(2)本方适宜于心肝阴血亏虚、虚火内扰的虚烦不寐者,其主症有心烦、失眠、眩晕、手足心热、咽干、口燥、舌红少苔、脉细数等。符合上述证机的如神经衰弱症、室性早搏、甲状腺功能亢进症、更年期综合征、高血压、自主神经功能紊乱所致的多汗、惊悸、夜游症等均可用本方。

【酸枣汤方证解析】

1.方剂组成

酸枣仁二升,甘草一两,知母二两,茯苓二两,川芎二两。

2.用法

上五味,以水八升,煮酸枣仁,得六升,内诸药,煮取三升,分温三服。

3.参考处方

酸枣仁30 g,甘草(炙)15 g,知母15 g,茯苓15 g,川芎15 g。

上5味,以冷水1000 mL,浸泡1 h,小火煎煮40 min,去渣,取汤600 mL,温服200 mL,日3次。

4.方解

本方为治疗肝血不足,虚热内扰,心神失养所致虚烦失眠之重要方剂。酸枣仁,酸入肝、养肝阴;川芎,辛温,为血中气药,通心脉,与酸枣仁一收一散,调和气血,补肝养心;知母,清虚热除烦;茯苓,健脾利湿、补土荣木、宁心安神,配甘草补土运脾,使气虚生化有权。诸药合用,能补肝阴、养心血、清心除烦、宁心安神。临床以虚烦不眠,心悸,盗汗,头目眩晕,舌红,少苔,脉弦细乏力为证治要点。

5.辨证要点

①舌红、少苔,脉弦细数。②虚烦不得眠。③心烦、盗汗、头晕目眩者。

6.临床运用

(1)虚烦失眠,非阴证,亦非阳证,而为中间型或略偏热证者。阴证心烦不眠者,茯苓四逆汤主之;阳证者,黄连阿胶汤、小柴胡汤、栀子豉汤主之。

(2)心烦失眠,脉细数者。

(3)心神恍惚、心烦不眠、烦热盗汗者。

(4)失眠、身热、寝汗、怔仲、健忘、口干者。

(5)脉、腹软弱无力,失眠或嗜睡,属虚热证者。

(6)头痛者(重用川芎),舌红、少苔,脉弦细数者。

(7)失眠、汗出、心悸,舌红,脉细者。

(8)身体衰弱、疲劳、头昏沉、多寐,非阳虚证,亦非阴虚证,而属于中间证者。

(9)烦躁不得眠,心下微有水气或心悸者。

(10)吐下后,心烦乏力、不得眠者(加麦门冬、干姜)。

十九、虚劳干血之大黄䗪虫丸方证

【原文】

五劳虚极羸瘦,腹满不能饮食,食伤、忧伤、饮伤、房室伤、饥伤、劳伤,经络营卫气伤,内有干血,肌肤甲错,两目黯黑。缓中补虚,大黄䗪虫丸主之。

大黄䗪虫丸方:大黄十分(蒸),黄芩二两,甘草三两,桃仁一升,杏仁一升,芍药四两,干地黄十两,干漆一两,虻虫一升,水蛭百枚,蛴螬一升,䗪虫半升。

上十二味,末之,炼蜜和丸,小豆大,酒饮服五丸,日三服。

【注解】

本条论述虚劳内有干血的证治。五劳、七伤泛指多种导致虚劳干血的致病因素,如饮食内伤、七情过激、房室无制、劳伤过累、久病不治等,严重损伤正气。正虚无力推动血行,经络气血运行受阻,从而产生瘀血;瘀血日久,凝结难化者,则形成"干血"。由于瘀血内停,新血难生,肌肤失养,故粗糙如鳞甲状;瘀阻脉络,故两目暗黑。机体失于荣养,则消瘦虚弱。血瘀碍气,运化受累,故腹满不能食。证属因虚致瘀,瘀阻致虚,瘀血不除,新血不生。治宜缓中补虚,以大黄䗪虫丸祛瘀生新。方中大黄、䗪虫、桃仁、虻虫、水蛭、蛴螬、干漆破血逐瘀,芍药、地黄养血补虚润燥,杏仁利气,黄芩清瘀热,甘草、白蜜益气和中,酒行血气、助药力。本方攻补兼施,通过在破血逐瘀药中,配以补益阴血之品,并炼蜜为丸,小量内服,峻药缓用,使瘀血去、新血生,气血渐复,攻不伤正,补不留瘀,意在缓攻,故曰"缓中补虚"。

【按】

(1)本方置于"血痹虚劳病脉证并治"第6篇之末,提示久病入血,久病入络,久病有瘀,论治要注重逐瘀,瘀血去新血方能再生,对临床有重要的指导意义。

(2)"缓中补虚"治疗虚劳干血证这一特有治法,为后世治疗虚劳病开辟了一条重要途径。尤其是本方于化瘀诸药中,既有大黄、桃仁等植物类药通浊行瘀,又集多种虫类药于一方,盖死血凝于隧络,非虫类搜剔难除,对后世虫类药应用很有启发。

(3)应用大黄䗪虫丸,多以羸瘦、腹满不能饮食、肌肤甲错、两目暗黑等症为辨证要点,适用于久病正虚而兼瘀血结滞较重的病证,如肝脾肿大、肝硬化、子宫肌瘤、结核性腹膜炎、食管静脉曲张、盆腔炎继发不孕症、腹部手术后粘连疼痛、肠粘连合并肠梗阻、冠心病、高脂血症、脑血栓、脂肪肝、血栓闭塞性脉管炎、静脉曲张综合征、下肢栓塞性深部静脉炎、四肢浅部静脉炎等符合上述证机者,可用本方。

(4)本方已有成药,药店均有出售。

二十、虚劳脉结悸之炙甘草汤方证

【原文】

《千金翼》炙甘草汤合云复脉汤:治虚劳不足,汗出而闷,脉结悸,行动如常,不出百日,危急者,十一日死。

【注解】

本条论述虚劳不足心悸脉结的证治。虚劳不足,久病体弱,稍劳则汗出,汗多则伤心阴,故心悸;汗出反现胸闷,说明心阳亦亏,胸阳不振;脉气因阴亏而不足,复因阳虚而无继,故现脉结。行动如常,不出百日,是说现在暂时虽活动如常,但随时都可能发生病危,当引起高度重视。予炙甘草汤滋阴养血,通阳复脉。方中炙甘草补中益气,使气血生化有源,以复脉之本;生地、麦冬、阿胶、火麻仁益阴养血;人参、大枣补气滋液;桂枝振奋心阳,配生姜温通血脉;药用清酒煎煮,疏通经络血脉。

【按】

(1)本方即《伤寒论》中的炙甘草汤,虽从《千金翼方》补附于此,实为仲景原方。

(2)本方适用于阴阳气血不足所致的心动悸、脉结代,如功能性心律不齐、心房颤动、风湿性心脏病、频发期前收缩、心绞痛、心肌炎等符合上述证机者,可用本方治疗。

(3)此方又名"复脉汤",如阳虚阴寒内盛者,此方不能复脉,须通脉四逆汤主之。

【炙甘草汤方证解析】

1.方剂组成

甘草(炙)四两,生姜(切)三两,人参二两,生地黄一斤,桂枝(去皮)三两,阿胶二两,麦门冬(去心)半升,火麻仁半升,大枣(擘)三十枚。

2.用法

上九味,以清酒七升,水八升,先煮八味,取三升,去渣,内胶烊消尽,温服一升,日三服。一名复脉汤。

3.参考处方

炙甘草20 g,生姜15 g,人参10 g,生地黄50 g,桂枝15 g,阿胶10 g,麦冬30 g,火麻仁30 g,大枣30 g。

上8味,以水800 mL,泡1 h,加清酒500 mL,煎煮40 min,去渣,入阿胶煮化,取汤600 mL,温服200 mL,日3次。

4.方解

本方以桂枝去芍药汤,加大甘草、大枣用量;又加补益中气的人参,以资气血生化之源;以大剂生地、麦冬、火麻仁、阿胶滋阴养血,为治气血亏虚、阴阳不足之良方。常用于气血亏虚、阴阳不足所致心悸、怔忡、脉结代,头晕、失眠、乏力,月经量少、经期延后等诸症。方后加复脉汤,若阳虚阴寒重者,宜通脉四逆汤主之,本方不予之。

按:对于本方的煎煮,一定要加清酒,否则效果较差。

5.仲景对本方证的其他论述

(1)《金匮要略·肺痿肺痈咳嗽上气病脉并治》附方《外台》炙甘草汤:治肺痿涎唾多,心中温温液液者。

注解:心中温温液液,即恶心欲吐、烦满之意。本条意为肺痿吐涎沫、恶心欲吐者,本方主之。

(2)《伤寒论》第177条:"伤寒,脉结代,心动悸,炙甘草汤主之。"

注解:伤寒,由于过用汗、吐、下法,亡气血津液,以致不能养心,而出现心动悸。气血不足以荣脉,而出现脉结代。宜以本方主之。

按："心悸,脉结代者",其源有五:①其源于心脉瘀阻者,治之活血化瘀,宜血府逐瘀汤;②其源于痰气交阻者,治之涤痰行气,宜栝蒌薤白半夏汤之属;③其源于阳虚水泛者,治之温阳行水,宜真武汤;④其源于阴阳不足、营卫失调者,治之调和阴阳,宜小建中汤;⑤其源于气血亏虚、阴阳不足者,治之益气补血、养阴和荣,宜用本方。

6.辨证要点

①舌淡红、苔白,脉结代或细弱。②气血阴液不足诸证。③心动悸。④吐涎沫、欲呕者。

7.临床运用

(1)气血阴液不足,脉结代、心动悸。

(2)肺结核,咳喘、手足烦热、盗汗,脉细数者,加蜈蚣、龟板、鳖甲。

(3)头晕、失眠、心悸,脉细数者。

(4)心肌炎,心悸、脉结代、心烦不安者。

(5)甲状腺炎,乏力,脉细数者,加石膏。

(6)甲状腺肿大,脉细数者,加牡蛎、玄参。

(7)舌无苔者,脉结代。

(8)频发性早搏、胸闷者,合抵当汤

(9)甲亢、心悸亢奋,脉细数者,加龙牡。

(10)甲亢所致耳鸣者,加山药、山茱萸。

(11)口腔溃疡、乏力、精神差者,合甘草泻心汤。

(12)癌症,气血阴液亏者。

(13)麦门冬汤证,脉结代者。

(14)肺结核,发热、咳嗽、少痰、咯血、少苔,脉细数者,加蜈蚣。

(15)舌红少苔、大便秘者。

(16)贫血、消瘦、乏力、失眠、心悸者。

(17)更年期,发热、心烦、心悸、失眠,脉细数者,加青蒿鳖甲汤加龙牡。

(18)月经量少、经期心烦、心悸、失眠者,合酸枣仁汤。

(19)月经量少、经期腹痛、心烦不眠、白带量多白者,合当归芍药散。

(20)咳吐涎沫、心悸、乏力者。

(21)气血阴阳虚之冠心病,舌紫、心悸、心痛者,合抵当汤或抵当丸。

二十一、虚劳之獭肝散方证

【原文】

《肘后》獭肝散:治冷劳,又主鬼疰一门相染。

獭肝一具,炙干末之,水服方寸匕,日三服。

【注解】

本条论述冷劳鬼疰虚劳的治疗。"冷劳"指阳虚寒盛的虚劳证。"又主鬼疰一门相染",此为慢性传染性虚损性疾患,即今之所谓"肺结核"之类。《论注》曰:"劳无不热,而独言冷者,阴寒之气与邪为类……獭者阴兽也，其肝独应月而增减，是得太阴之正，肝与肝为类，故以此治冷劳，邪遇正而化也，獭肉皆寒，惟肝性独温，故尤宜治冷劳，又主鬼疰一门相染，总属阴耶，须以正阳化之耳。"《医通》："獭肝专杀瘵虫。"可知，本方是取獭肝甘温，并能杀虫，以治劳瘵。

【按】

此方见于《肘后备急方》卷一治尸注鬼注方，为后世甘温治劳法之祖。《医学心悟·虚劳》第3篇"杀尸虫"的月华丸即用獭肝。

临床可用獭肝散治疗阳虚阴盛的传染性慢性虚损性疾病，如结核病、脑型疟疾等。

第七章　肺痿、肺痈、咳嗽上气病脉证治

本篇论述肺痿、肺痈和咳嗽上气病的病因病机与辨证论治。肺痿即肺气痿弱不振,分虚热、虚寒2种。

肺痈是因感受风热毒邪致肺生痈脓的病变,分表证期、酿脓期和溃脓期3个阶段。

咳嗽上气即是咳嗽气逆,有虚实之分,本篇所论者多为外邪内饮,邪实气闭的实证。

因三者的病位均在肺,病证之间相互联系,并可相互转化,故合为一篇讨论。

一、肺痿之成因、脉症及与肺痈鉴别

【原文】

问曰:热在上焦者,因咳为肺痿。肺痿之病,从何得之? 师曰:或从汗出,或从呕吐,或从消渴,小便利数,或从便难,又被快药下利,重亡津液,故得之。

曰:寸口脉数,其人咳,口中反有浊唾涎沫者何? 师曰:为肺痿之病。若口中辟辟燥,咳即胸中隐隐痛,脉反滑数,此为肺痈,咳唾脓血。脉数虚者,为肺痿;数实者,为肺痈。

【注解】

本条论述虚热肺痿的成因、肺痿与肺痈的脉症和鉴别。原文可分3段理解如下:

第一段:论述虚热性肺痿的成因。肺痿分虚寒和虚热2类,以虚热者为多见。虚热者病由热在上焦,熏灼于肺,肺气上逆作咳,久咳伤肺,肺气痿弱不振而成。导致本病的原因很多,如汗出过多、呕吐频作、消渴病小便频多、大便难又被攻下太过等。上述诸因,皆可使津液重伤,津伤则虚热内生,虚热灼肺,从而形成本病。

第二段:指出肺痿、肺痈的脉症。肺痿因热在上焦,故寸口脉数;热灼于肺,气逆作咳。肺痿反见咳吐浊唾涎沫,乃因肺气不振,不能输布津液,加之又为虚热熏灼以致成为稠痰涎沫随气逆而出。若口中干燥,咳时胸中隐痛,脉滑数,则是肺痈。其病因为邪热在肺,结聚成痈所致。其表现为痰热交结,则口中干燥,脉滑数;热壅气滞,故咳则胸中隐痛;痈溃脓出,则咳吐脓血。

第三段:以脉象鉴别肺痿与肺痈。肺痿、肺痈病位均在肺,属热,但有虚实之异。肺痿是阴虚内热,肺气不振,故脉数而无力;肺痈是邪热壅肺,血败肉腐,故脉数而有力。

二、肺痿之甘草干姜汤方证

【原文】

肺痿吐涎沫而不咳者,其人不渴,必遗尿,小便数,所以然者,以上虚不能制下故也。此为肺中冷,必眩,多涎唾,甘草干姜汤以温之。若服汤已渴者,属消渴。

【注解】

本条论述虚寒肺痿的证治。原文以"肺中冷"提示本证为上焦阳虚,肺中虚冷所致。肺气虚不能固摄津液,津蓄于肺则频吐涎沫;上焦虚寒,肺气虚弱,无上逆之势,故不咳、口不渴;肺气虚,通调失职,"上虚不能制下",致膀胱失约,故小便频数而遗尿;肺气痿弱,清阳不升,故头晕目眩。治当温肺益气,方用甘草干姜汤。方中炙甘草补中益气,干姜炮用,温复脾肺阳气以散寒,二者合用,辛甘化阳,重在温中焦阳气以温肺散寒,体现了"培土生金"之法。

【按】

(1)虚寒肺痿多源于本脏自病,可见于素体阳虚,或先天肺气不足,或由虚热肺痿迁延不愈阴损及阳演变而来。

(2)肺痿分虚热、虚寒2种,应加以区别。虚热肺痿由上焦热邪,肺叶被灼,肺热叶焦所致;咳吐浊唾,或干咳少痰,口渴欲饮,脉虚数,治以麦门冬汤。虚寒肺痿由上焦阳虚、肺中冷所致;吐涎沫,不咳、不渴,小便数、遗尿,头晕目眩,脉沉迟,治以甘草干姜汤。

(3)本方主治虚寒肺痿,其病机是上焦阳虚,肺中虚冷,以多涎唾,口不渴,小便频数,遗尿,头晕目眩为主症。甘草干姜汤除用治虚寒肺痿外,尚可治疗脾胃虚寒所致的胃脘痛、眩晕、阳虚血证、中焦虚寒泄泻等病证。

【甘草干姜汤方证解析】

1.方剂组成

炙甘草四两,干姜(炮)二两。

2.用法

上二味,以水三升,煮取一升五合,去渣,分温再服。

3.参考处方

炙甘草30 g,炮姜20 g。

上2味,以水500 mL,泡1 h,煎煮30 min,去渣,取汤300 mL,温服150 mL,日2次。

4.方解

本方于甘草汤中加炮姜。炙甘草补中养液,干姜温里逐饮,两药合而为方,温肺胃,逐冷饮,治胃寒疼痛、咳吐涎沫或呕吐涎沫、小便濒数者。

5.仲景对本方证的其他论述

《伤寒论》第29条:"伤寒脉浮,自汗出,小便数,心烦,微恶寒,脚挛急,反与桂枝欲攻其表,此误也。得之便厥,咽中干,烦躁,吐逆者,作甘草干姜汤与之,以复其阳;若厥愈足温者,更作芍药甘草汤与之,其脚即伸;若胃气不和,谵语者,少与调胃承气汤;若重发汗,复加烧针者,四逆汤主之。"

注解:伤寒、脉浮、自汗出、小便数、心烦、微恶寒,性似桂枝证,实为阳证已入阴之象,本为桂枝附子汤证,如误再用桂枝汤发其汗,则阴阳俱虚,随即现厥逆、咽中干、心烦、吐逆、足挛急等征。急予甘草干姜汤,温中逐饮,而治烦逆;复阳以振胃气,而恢复津液。若厥瘥足温,而脚挛急不已,再与芍药甘草汤,增阴液,治其挛急。若津液忘失,胃中不和,转为阳明者,可予调胃承气汤以和胃气。若大汗或加烧针,迫使大汗亡阳,出现厥逆的四逆汤证,当用四逆汤主之。

6.辨证要点

①舌淡、苔白,脉沉迟。②本方治胃中虚寒,吐涎沫而呕逆。③小便数、遗尿,或头晕目眩。

7.临床运用

(1)脉沉弱、手足冷,或咽干者。

(2)汗出、手足冷、泻利者。

(3)吐涎沫、遗尿、小便数。

(4)吐涎沫、头晕头痛、脉沉弱者,加吴茱萸。

(5)遗尿,属虚寒证者,加附子、茯苓、白术。

(6)呕吐、胃中冷者。

(7)口中清水上泛者,加人参。

(8)咳嗽、吐白色泡沫痰者。

(9)卵巢功能低下者,加附子。

(10)尿频量多,脉沉迟者。

(11)遗精,属阴证者,合桂枝加龙牡汤。

(12)阳虚脱发者,合附子汤。

(13)咳嗽、手足冷、背冷、痰多清稀者,合苓甘五味姜辛夏杏汤。

(14)中风后遗证,流口水者,合补阳还伍汤。

(15)胃冷痛、呕逆者,加人参、白术。

三、肺痿之《外台》炙甘草汤方证

【原文】

《外台》炙甘草汤:治肺痿涎唾多,心中温温液液者(方见虚劳)。

【注解】

此论述虚热肺痿,肺热叶焦,肺气痿弱,宣降失司,水液停聚而成痰,故涎唾多;心中温温液液者,为水饮上逆,而欲呕逆之象。炙甘草汤,由桂枝汤,去芍药,加人参、生地黄、阿胶、火麻仁、麦冬而成。其中人参、生地、阿胶、火麻仁、麦冬,养阴清热;大枣、炙甘草、人参,健中益气,使气血有生化之源;大队滋阴养液药中,佐以辛温之桂枝、生姜、酒(加酒煎),取"阳生阴长"之意。诸药合用,滋阴养液、健中生血、清热润燥,使肺气功能恢复,水液得以宣降,涎唾止。

【按】

参见第六章《血痹、虚劳病脉证治》中"二十、虚劳脉结悸之炙甘草汤方证"相关内容。

四、肺痿之《千金》甘草汤方证

【原文】

《千金》甘草汤:甘草二两。

上一味,以水三升,煮减半,分温三服。

【注解】

原书本缺主症及药量,徐镕据《千金方》补入。《千金方·肺痿》卷十七载:"治肺痿涎唾多出血,心中温温液液,甘草汤方。甘草二两吹咀,以水三升,煮取一升半,去滓,分三服。"

【按】

(1)方中单用甘草清热润肺、益气和中,用治虚热肺痿轻证。

(2)参见《伤寒论》第311条"少阴病二三日,咽痛者,可与甘草汤,不瘥者,与桔梗汤"相关方证解析。

五、肺痿之《千金》生姜甘草汤方证

【原文】

《千金》生姜甘草汤:治肺痿咳唾涎沫不止,咽燥而渴。

生姜五两,人参三两,甘草四两,大枣十五枚。

上四味,以水七升,煮取三升,分温三服。

【注解】

本条指出肺痿气津两亏的证治。肺气痿弱不振,津聚成痰,随肺气上逆而出,故咳唾涎沫不止,肺津不足故咽燥而渴。病属肺热叶焦,气津两亏,治宜益气生津,宣滞降逆,方用生姜甘草汤。本方由生姜、甘草、人参、大枣等组成,方中人参、甘草、大枣,健中益气、养液生津,生姜辛温,宣化水饮。用于肺气津两伤所致肺痿,津液不化而咳唾吐涎沫不止、咽喉干燥者。

【按】

《金匮要略论注》曰:"胸咽之中,虚热干枯,故参、甘以生津化热,姜、枣以宣上焦之气,使胸中之阳不滞,而阴火自熄也。"以上之论,可作参考。

六、肺痿之《千金》桂枝去芍药加皂荚汤方证

【原文】

《千金》桂枝去芍药加皂荚汤:治肺痿,吐涎沫。

桂枝、生姜各三两,甘草二两,大枣十枚,皂荚(去皮子,炙焦)一枚。

上五味,以水七升,微微火煮,取三升,分温三服。

【注解】

本条指出虚寒肺痿的又一治法。从《千金方·肺痿》卷十七"治肺痿吐涎沫不止,桂枝去芍药加皂荚汤"来看,本证以"吐涎沫"为重,故用平喘攻痰之峻剂治之。以桂枝汤调和阴阳、温肺健中、补土生金;减去芍药酸收,恐敛痰涎;加皂荚利痰通窍。治虚寒肺痿之吐涎沫者。

【按】

(1)《金匮要略方论集注》云:"用桂枝汤嫌芍药敛收,故去之,加皂荚利涎通窍,不令涎沫壅遏肺气而致喘痿,桂枝调和营卫,俾营卫宣行,则肺气振,而涎沫止矣。"

(2)肺痿吐涎沫者,寒证可选甘草干姜汤、桂枝去芍药加皂荚汤,热证可用炙甘草汤,寒热偏盛不明显者可选生姜甘草汤。

七、肺痈之病因病机、脉症及预后

【原文】

问曰:病咳逆,脉之何以知此为肺痈? 当有脓血,吐之则死,其脉何类? 师曰:寸口脉微而数,微则为风,数则为热;微则汗出,数则恶寒。风中于卫,呼气不入;热过于荣,吸而不出。风伤皮毛,热伤血脉。风舍于肺,其人则咳,口干喘满,咽燥不渴,多唾浊沫,时时振寒。热之所过,血为之凝滞,蓄结痈脓,吐如米粥。始萌可救,脓成则死。

【注解】

本条论述肺痈的病因、病机、脉症和预后。由"寸口脉浮而数,浮则为风,数则为热"可知肺痈是感受风热毒邪所致。风热犯肺,故汗出发热而恶寒。风初入卫,病邪尚可随呼气而出,若病久热入于营,则病邪随吸气深入不出。从原文分析,肺痈的病变过程可分为表证期、酿脓期和溃脓期3个阶段。

表证期:风热初犯卫表,多见恶寒发热,汗出,咽喉干痒,咳嗽,脉浮数。此即原文所谓"风伤皮毛"阶段。

酿脓期:风热壅肺,深入营血,气机不利,津聚成痰,热瘀痰交结成痈,多见咳而喘满,口干咽燥不渴,胸痛,咳吐痰涎,时时振寒,脉象滑数或数实。此即原文所谓"风舍于肺"阶段。

溃脓期:邪热壅肺,血脉凝滞,热盛肉腐成脓,脓溃而出。多见咳吐脓血腥臭如米粥,伴胸痛,时时振寒,脉滑数。此即原文所谓"脓成"阶段。

肺痈预后如文中所言"始萌可救",提倡早期治疗,否则待到脓成,则治疗较为困难。

【按】

肺痈见"振寒脉数",是肺内酿脓,病势发展的主要标志,可将之作为观察疗效的指标之一。肺痈初起亦可见恶寒发热等表证症状,若经服解表药而热不退者,应立即转以清热泻肺,以免贻误病机而转成肺痈或他疾。

八、肺痈之葶苈大枣泻肺汤方证

【原文】

肺痈,喘不得卧,葶苈大枣泻肺汤主之。

葶苈大枣泻肺汤方:葶苈(熬令黄色,捣丸如弹九大),大枣十二枚。

上先以水三升,煮枣,取二升,去枣,内葶苈,煮取一升,顿服。

肺痈,胸满胀,一身面目浮肿,鼻塞清涕出,不闻香臭酸辛,咳逆上气,喘鸣迫塞,葶苈大枣泻肺汤主之。方见上,三日一剂,可至三四剂,此先服小青龙汤一剂,乃进。小青龙方见咳嗽门中。

【注解】

以上2条论述肺痈邪实气闭的证治。因邪热壅肺,灼津成痰,痰热互结,肺气上逆,故咳逆上气,喘鸣迫塞,喘甚不能平卧;肺气壅滞,故胸满胀;肺失通调,水气泛滥,故一身面目浮肿;肺窍不利,故鼻塞清涕出,不闻香臭酸辛。治当涤痰下气,泻肺开闭,方用葶苈大枣泻肺汤。方中葶苈辛苦而寒,消痰逐饮,开泄肺气。恐其性猛伤正,故佐大枣缓和药性,安中护正,使邪去而正不伤。

【按】

(1)原文第15条小字注"先服小青龙汤一剂乃进",指出若患者见"鼻塞清涕出",则为表证,当先服小青龙汤解表化饮,待表证解除后,转服本方泻肺逐饮。

(2)本方主治邪壅气闭的肺痈,主症为胸闷气急,咳吐痰涎,喘满不能平卧。作为泻肺峻剂,适用于肺痈表证已解,痰饮壅肺,肺气壅塞较甚,脓未成而形气俱实者。若肺炎、肺脓肿、渗出性胸膜炎、支气管扩张症、肺心病符合上述病机者,可用此方加减治疗。

(3)第十二章《痰饮咳嗽病脉证治》中有"支饮不得息,葶苈大枣泻肺汤主之",可互参。

(4)《金匮要略今释》曰:"本条首冠'肺痈'字,然其证无脓血腥臭,其方不用排脓,而用逐水,是以经文不当云肺痈,当云'肺胀'。乃注家拘牵经文肺痈字,以未成脓未说,抑思'痰饮咳嗽篇'以此汤治支饮,正取葶苈逐水之功,于未成脓之肺痈何与哉。"以上之论,可作参考。

九、肺痈之桔梗汤方证

【原文】

咳而胸满,振寒脉数,咽干不渴,时出浊唾腥臭,久久吐脓如米粥者,为肺痈,桔梗汤主之。

桔梗汤方:桔梗一两,甘草二两。

上二味,以水三升,煮取一升,分温再服,则吐脓血也。

【注解】

此论述肺痈成脓的证治。邪热壅肺,肺气不利,故咳而胸满;振寒脉数,咽干不渴,热毒壅滞,邪入营血,酿成痈脓;浊唾腥臭,为脓已成之象;久久吐脓如米粥者,言病程已久,体质渐虚。此时不能用峻猛之剂,而用桔梗汤排脓为要。桔梗为化痰排脓要药,与甘草为伍,清热排脓,培土扶正。

【按】

(1)《金匮要略校注语译》曰:"排脓散用桔梗,排脓汤亦用桔梗。邹澍曰:'二方除桔梗外,无一味同,皆以排脓名,可见排脓者,必以桔梗,而随病之浅深,以定佐使,是桔梗者,排脓之君药。'……至于《伤寒论》桔梗汤治少阴咽痛,一方多用,殊无不怪,故桔梗汤于治咽痛外,亦诸排脓之要方,如《外台》卷十引《集验》桔梗汤治肺痈,引《录验》治肺痈经时不差桔梗汤,其义皆取乎此。"

(2)方后注云:"再服,则吐脓血也",是言药后腐去新生之意。

十、肺痈之《千金》苇茎汤方证

【原文】

《千金》苇茎汤:治咳有微热,烦满,胸中甲错,是为肺痈。

【注解】

本条论述肺痈脓已成的证治。痰热蕴肺,肺气不利,故咳嗽、微热、胸满;热扰心神则烦;热毒蓄结,气血腐败,肌肤失养,故胸中甲错。治以苇茎汤清肺化痰、活血排脓。方中苇茎能清泄肺热;薏苡仁、瓜瓣(冬瓜仁)下气排脓,善消内痈;桃仁活血祛瘀。

本方主治肺痈瘀热蕴肺者,不论肺痈脓成与否,均可服用。临床常用于治疗符合本病机的急性支气管炎、肺炎、肺脓疡等病。

【按】

《金匮要略释义》云:"苇茎汤以苇茎为君,苇茎者,芦苇之茎也,能解肺经气分之热结,导痰热下流而治肺痈;薏苡入肺能清经湿热;桃仁善治因邪气而致气阻血瘀之疾;瓜瓣即冬瓜子,为排脏腑痈脓要药,余用治热证肺痈之已溃者多效。由上观之,凡痰热伏肺,咳嗽痰黄,胸中不舒者,皆可用苇茎汤。"

【苇茎汤方证解析】

1.方剂组成

苇茎二升,薏苡仁半升,桃仁五十枚,瓜瓣半升。

2.用法

上四味,以水一斗,先煮苇茎得五升,去滓,内诸药,煮取二升,服一升,再服,当吐如脓。

3.参考处方

苇茎20 g,生薏苡仁30 g,桃仁15 g,冬瓜仁30 g。

4.方解

苇茎为解热除烦渴之药,并有排脓的作用,与薏苡仁、桃仁、冬瓜仁协力消痈肿而排脓,治肺痈之有脓者。

5.辨证要点

①舌红、苔黄或黄厚腻,脉滑或数。②咳吐黄脓痰、微热、烦满者。

6.临床运用

(1)热壅于肺、咳喘、咳吐脓痰者。

(2)微发热、胸满、心烦、胸中甲错,咳吐脓血,为内有痈脓者,加桔梗。

(3)咳嗽、吐脓痰、心烦失眠、脉滑者,合小陷胸汤。

(4)胸满、咳喘、肺脓肿、发热者,合大柴胡汤加石膏。

(5)胸满、咳喘、咳吐黄痰、口干口苦、乏力者,合小柴胡汤。

(6)咳嗽、咯脓痰、咯痰不爽、胸满不舒者,加全栝蒌。

(7)发热、汗出、咳嗽、吐脓痰、脉浮滑者,合银翘散。

十一、肺痈之《外台》桔梗白散方证

【原文】

《外台》桔梗白散:治咳而胸满,振寒脉数,咽干不渴,时出浊唾腥臭,久久吐脓如米粥者,为肺痈。

桔梗、贝母各三分,巴豆(去皮,熬,研如脂)一分。

上三味,为散,强人饮服半钱匕,羸者减之。病在膈上者吐脓血,膈下者泻出,若下多不止,饮冷水一杯则定。

【注解】

本条指出肺痈重证脓成正不虚的证治。条文所述与桔梗汤证同而方异,方中以桔梗宣肺排脓,贝母清热化痰,巴豆泻脓。

【按】

(1)本方治肺痈有捷效,因其药性峻猛,故适宜于肺痈重证热毒蕴蓄成脓、形体壮实正气未虚者。

(2)参见《伤寒论》第141条,本方证治疗寒湿结胸证。

十二、咳嗽上气之辨证与预后

【原文】

上气面浮肿,肩息,其脉浮大,不治;又加利尤甚。

【注解】

本条论上气虚证的证候特点及预后。"脉大"为脉浮大而无根,乃肾气虚竭、虚阳上脱所致。肾不纳气,故气逆而喘,甚则肩息;阳虚水泛,则面浮肿;肾阳虚衰,病情危笃,故曰"不治"。若再见下利,则为阳脱于上,阴竭于下,阴阳离绝,病势更为凶险。若救治得法,亦可转危为安,并非绝对"不治"。

【原文】

上气喘而躁者,属肺胀,欲作风水,发汗则愈。

【注解】

本条论上气实证的证候及治法。由"发汗则愈"可知,此上气乃因感受外邪,肺气闭阻所致。肺胀是指因外感风寒或风热,内有水饮,兼夹郁热,致气机壅滞,肺气胀满的咳嗽上气实证。热壅气滞,故烦躁气喘;肺气郁闭,通调失职,水溢肌表,可致浮肿的风水证候。病偏表偏上,宜治以汗法。

【按】

(1)以上2条论述,示后人喘证当辨明虚实,实喘病程较短,脉浮大有力,气粗声高,唯以呼出为快;虚喘病程较长,脉浮大无根,倦息,喘而气怯,息短声低,但得长引一息为快。临证当辨证明确,以防犯虚虚实实之戒。

(2)第2条所论肺胀证,属小青龙加石膏汤方证。

十三、咳喘上气之射干麻黄汤方证

【原文】

咳而上气,喉中水鸡声,射干麻黄汤主之。

【注解】

本条论述咳嗽上气之寒饮郁肺的证治。以方测症,射干麻黄汤有解表散寒、温肺化饮之功,故知本病咳喘是因寒饮郁肺,由外感风寒诱发所致。寒饮上壅喉间,痰气相击,故喉间痰鸣如水鸡声。治当散寒宣肺,降逆化痰。方中射干消痰开结,麻黄宣肺平喘,生姜、细辛散寒行水,款冬、紫菀、半夏降气化痰,五味子收敛肺气,与麻、辛、姜、夏诸辛散之品同用,使散中有收,不致耗散正气,更助以大枣安中并调和诸药,使邪去而正不伤。

【按】

(1)本方主治寒饮郁肺的咳喘,其主症为咳嗽气喘,喉中水鸡声,咯痰稀白,胸闷,苔白腻或白滑,脉弦或滑等。本证常见于哮喘病之寒哮证,故射干麻黄汤也是寒哮发作期的常用方剂,并可用于符合上述证机的喘息性支气管炎、支气管肺炎、慢支炎急发等。但本方不宜长期服用,以免耗伤肺气。

(2)《金匮要略心典》曰:"咳而上气,肺有邪,则气不降而反逆也。肺中寒饮,上入喉间,为呼吸之气所激,则作声入水鸡声。射干、紫菀、款冬降逆气,麻黄、细辛、生姜发邪气,半夏消饮气,而以大枣安中,五味敛肺,恐劫散之药,并伤及正气也。"

【射干麻黄汤方证解析】

1.方剂组成

射干三两,麻黄四两,生姜四两,细辛三两,紫菀三两,款冬花三两,五味子半升,大枣七枚,半夏(洗)半升。

2.用法

上九味,以水一斗二升,先煮麻黄两沸,去上沫,内诸药,煮取三升,分温三服。

3.参考处方

射干15 g,麻黄20 g,生姜20 g,细辛15 g,紫菀15 g,款冬花15 g,五味子15 g,大枣6 g,清(生)半夏25 g。

上9味,以冷水1000 mL,浸泡1 h,煎煮1 h,去上沫,取汤600 mL,温服200 mL,日1～3次,汗后减量。

4.方解

本方中射干、紫菀、款冬花、五味子均主咳逆上气,而射干尤长于清痰泻火以利咽喉;麻黄、生姜发表散邪;半夏、细辛、大枣降逆逐饮。本方亦是外邪内饮而致咳逆的方剂,与小青龙汤所主大致相同,但侧重于上气喉中痰鸣者。

5.辨证要点

①舌质淡红、苔白或白厚腻,脉弦或浮滑。②有表实证、咳喘上气、痰白、咽喉不利。③小青龙汤证,喉中痰鸣明显者。

6.临床运用

(1)小青龙汤证,咽喉不利、喉中痰鸣者。

(2)咳喘、痰多清稀、咽喉不利、外有表证、无汗者;心烦,加石膏。

(3)表证、咳喘、痰多色黄、咯痰不爽者,加石膏、黄芩。

(4)哮喘、痰多色白、恶寒、脉沉者,太阳少阴合病,合四逆汤。

(5)哮喘、背心冷、不思饮食、乏力者,太阳太阴合病,合人参汤。

(6)哮喘、喉中痰鸣、张口抬肩、面色青紫、大汗者,合茯苓四逆汤加龙牡。

(7)咳喘、喉中痰鸣、胸满不得卧者,加葶苈子、苏子、莱菔子。

（8）哮喘日久、水肿、恶寒、脉沉者，太阳少阴合病，合真武汤。

十四、咳喘上气之皂荚丸方证

【原文】

咳逆上气，时时唾浊，但坐不得眠，皂荚丸主之。

皂荚丸方：皂荚（刮去皮，用酥炙）八两。

上一味，末之，蜜丸梧子大，以枣膏和汤，服三丸，日三夜一服。

【注解】

本条论述痰浊壅肺的咳喘证治。病因浊痰壅肺，气道不利所致。痰浊壅盛，气逆痰涌，故频频吐痰；虽吐而咳喘不减，卧则气逆更甚，故但坐不得眠。本证痰壅尤甚，急用除痰尤猛的皂荚丸主治。皂荚辛咸，宣壅导滞，利窍涤痰，用酥炙蜜丸，枣膏调服，以缓和其峻烈之性，并兼顾脾胃，使邪去而正不伤。采取"日三夜一服"昼夜给药的方法，可使药力持续，病情及早缓解。

【按】

（1）本方主治咳喘之痰浊壅肺者，其主症为频吐胶着黏痰，但坐不得眠，苔厚腻等，具备上述病机的肺泡蛋白沉着症、慢性阻塞性肺病可用本方治疗。此外，中风、痰饮、喉风等证属于痰涎壅盛者，也可加减运用，但须注意患者当属形气俱实，若气虚体弱者，不宜用之。

（2）《金匮要略直解》曰："皂荚味辛咸，辛能散，咸能软坚，宣壅导滞，利窍清风，莫过于此。故咳逆上气，时时唾浊，坐不得卧者宜之。然药性剽悍，故佐枣膏之甘，以缓其势也。"

十五、咳喘上气之越婢加半夏汤方证

【原文】

咳而上气，此为肺胀，其人喘，目如脱状，脉浮大者，越婢加半夏汤主之。

【注解】

本条论述饮热郁肺的咳喘证治。咳而上气者，此为肺胀也，即咳喘、肺郁不宣、胸满胀气者，为肺胀。脉浮主表主上，脉大主热，故本证是感受风热、水饮内作的肺胀。邪热夹饮邪上逆，故脉象浮大；饮热互结，上逆迫肺故咳嗽气喘，且喘息突出，甚则目如脱状。本证病势较急，治疗急予越婢加半夏汤宣肺泄热，降气平喘。方中重用麻黄、石膏辛凉配伍，发越水气，兼清里热；生姜、半夏降逆散水气；甘草、大枣安中以调和诸药。

【按】

（1）本方主治饮热互结，方中石膏用量较重，用于热重于饮的肺胀证。主症为咳喘，喘甚于咳，咳痰色白质稠，胸满，甚者目如脱状，脉浮大。可用于符合上述证机的肺心病急性发作期、支气管肺炎、哮喘等病。

（2）《金匮要略心典》云："外邪内饮，填塞胸中，为胀，为喘，为咳而上气。越婢散邪之力多，而蠲饮之力少，故以半夏辅其未逮。不用小青龙汤者，以脉浮且大，病属阳热，故利辛寒，不利辛热也。目如脱状者，目睛胀突，如欲脱落之状，壅气使然也。"

【越婢加半夏汤方证解析】

1.方剂组成

麻黄六两,生姜三两,甘草二两,大枣十五枚,石膏半斤,半夏半升。

2.用法

上六味,以水六升,先煮麻黄,去上沫,内诸药,煮取三升,去滓,分温三服。

3.参考处方

麻黄 25 g,石膏 50 g,生姜 20 g,甘草 10 g,大枣 8 枚,半夏 25 g。

上 6 味,以冷水 800 mL,浸泡 1 h,煎煮 40 min,去上沫,取汤 600 mL,温服 200 mL,日 1~3 次。

4.方解

本方于越婢汤中,更加逐饮下气的半夏,故治越婢汤证而有痰饮、咳喘上气者。

5.辨证要点

①舌红、苔黄,脉浮大。②越婢汤证,兼见咳喘上气,胸满。③咳喘,目胀或头痛者。

6.临床运用

(1)越婢汤证,咳喘甚、痰多色黄者。

(2)越婢汤证,头目胀痛者。

(3)咳喘甚、胸胁胀满、口干口苦、大便干燥者,太阳阳明少阳合病,合大柴胡汤。

(4)咳喘甚、胸胁胀满、乏力、不思饮食者,合小柴胡汤。

(5)咳喘、面目浮肿、口渴、小便不利者。

十六、咳喘之厚朴麻黄汤方证

【原文】

咳而脉浮者,厚朴麻黄汤主之。

【注解】

本条论述饮热互结上迫致咳喘的证治。脉浮主表,主病邪在上,可知其病位近于表,邪盛于上。由此推测,本证病机为饮邪夹热,上迫于肺。其症可见咳嗽喘逆,胸满烦躁,咽喉不利,痰声辘辘,但头汗出,倚息不能平卧,脉浮苔滑等,以厚朴麻黄汤主之。厚朴麻黄汤即小青龙加石膏汤的变方,以厚朴、杏仁、小麦易桂枝、芍药、甘草。方中麻黄、厚朴、杏仁泄满降逆、宣肺平喘,以干姜、细辛、半夏温化寒饮,石膏清热除烦,小麦护胃安中,五味子收敛肺气并防诸药辛散耗气伤阴。全方功专散饮降逆、止咳平喘。

【按】

(1)运用厚朴麻黄汤要紧扣饮邪夹热,上迫于肺的病机,主症为咳喘,胸满烦躁,脉浮。可用于支气管哮喘、肺气肿、肺炎、急性支气管炎等符合本方证病机者。

(2)《金匮要略心典》曰:"厚朴麻黄汤,与小青龙加石膏汤大同,则散邪蠲饮之力居多。"以上之论,可作参考。

【厚朴麻黄汤方证解析】

1.方剂组成

厚朴五两,麻黄四两,石膏如鸡子大,杏仁半升,半夏半升,干姜二两,细辛二两,小麦一升,五味子半升。

2.用法

上九味,以水一斗二升,先煮小麦熟,去滓,内诸药,煮取三升,温服一升,日三服。

3.参考处方

厚朴 30 g,麻黄 20 g,生石膏 35 g,杏仁 15 g,清半夏 25 g,干姜 15 g,细辛 10 g,小麦 30 g,五味子 15 g。

上 9 味,以冷水 1000 mL,浸泡 1 h,煎煮 1 h,去上沫,取汤 600 mL,温 200 mL,日 3 次。

4.方解

本方以小青龙加石膏汤化裁而成。以麻黄、杏仁,发汗解表、宣肺平喘,石膏清热除烦;加半夏、五味子、细辛、干姜下气平喘、蠲饮祛痰,加大剂厚朴宽胸除满,加大剂小麦养阴除烦、养胃安中。本方所治大体与小青龙加石膏汤同,但本方长于兼胸腹胀满者,而散水气不足,故治溢饮较差。

5.辨证要点

①舌质红、苔滑,脉浮。②咳喘、胸满、心烦,脉浮者。③小青龙加石膏汤证,兼胸满、腹满者。

6.临床运用

(1)感冒、咳嗽或气喘、恶寒发热、身疼痛、胸满,脉浮者。

(2)咳喘、喉中痰鸣、胸满、心烦口干,脉浮者。

(3)小青龙汤证,胸满、心烦者。

(4)腹满、咳喘、口渴心烦,无阳明里实者。

(5)咳喘、发热、咯黄痰、胸满者。

(6)咳喘、胸胁满、腹满、口干苦、大便干燥、脉弦大者,太阳阳明少阳合病,合大柴胡汤。

(7)咳喘、咯黄痰、面红者,加葛根芩连汤。

(8)咳喘、面红、大便干燥者,加大黄黄连泻心汤。

(9)咳喘、痰黄、咯痰不爽者,合小陷胸汤。

【临床案例】

患者黎某,男,65 岁,仪陇新政果山人,2021 年 6 月 11 日,以"咳嗽、气喘半年"就诊。

半年前,因外感出现咳喘,在我院做胸部 CT 检查,提示:慢性支气管炎、肺气肿、双肺慢性感染。经我院呼吸科抗感染、化痰、止咳等西药治疗后,效果不显。经人介绍,来我处求中医治疗。

刻诊:咳嗽、气喘、咯白色泡沫痰,流清涕,口干口苦,欲饮水,乏力,不思饮食。舌质边尖红、苔黄微厚,脉浮弦。

中医辨证:太阳阳明少阳太阴合病。

拟厚朴麻黄汤合小柴胡汤加减:麻黄 10 g,杏仁 10 g,石膏 30 g,干姜 10 g,半夏 15 g,细辛

6 g,五味子 10 g,柴胡 25 g,黄芩 15 g,党参 15 g,生姜 15 g,大枣 15 g,甘草 15 g,薏苡仁 15 g,茯苓 15 g,炒白术 15 g。

上方加水 8 小碗,约 1200 mL,将药浸泡 1 h,小火煎煮 1 h,去渣。分 3 次温服,每天 1 剂。共 6 剂。

6 月 17 日复诊:咳喘减轻,不流鼻涕,口干口苦减轻,食欲增加,乏力改善。舌质淡红、苔微厚黄,脉浮缓微滑。

继用上方,煎服法同前,共 6 剂。

6 月 23 日复诊:诸证消失,临床治愈。以柴胡桂枝汤合四君子汤,6 剂善后。

柴胡 25 g,黄芩 15 g,人参 10 g,姜半夏 15 g,生姜 15 g,大枣 15 g,炙甘草 15 g,桂枝 15 g,白芍 15 g,白术 15 g,茯苓 15 g。

煎服法同前。

按:上文曰"咳而脉浮者,厚朴麻黄汤主之",其文字减略,应还有气喘、口干、胸满、腹满等症。此方是小青龙加石膏汤的变方,亦可认为是麻杏石甘汤合小青龙汤的变方,用于外有寒邪,内有水饮郁热的证治。本案表现为咳喘、流清涕、咯白色泡沫痰,为外有寒邪,内有水饮证。但又口干、欲饮、舌质边尖红,此为寒饮郁而化热表现,故适合厚朴麻黄汤方证。同时患者又有口苦、乏力、不思饮食等表现,此为少阳证。故两方合用,符合本案病机,加薏苡仁、茯苓、白术健中渗湿。

第二诊:效不更方,继用原方巩固治疗。

第三诊:诸症消失,临床治愈。用柴胡桂枝汤合四君子汤,健脾和中、调和营卫、疏利三焦、渗湿化痰、固强根本。

十七、咳喘之泽漆汤方证

【原文】

脉沉者,泽漆汤主之。

泽漆汤方:半夏半升,紫参五两,泽漆三斤(以东流水五斗,煮取一斗五升),生姜五两,白前五两,甘草、黄芩、人参、桂枝各三两。

上九味,㕮咀,内泽漆汁中,煮取五升,温服五合,至夜尽。

【注解】

本条脉"沉"是与厚朴麻黄汤条脉"浮"相对,脉沉主里亦为有水之证,揭示了本证水饮内停的病机,当有咳喘、小便不利、身肿等症。水饮内停,上迫于肺,则咳喘;气化不行,则小便不利;外溢肌肤,则为身肿。其水停主要是脾虚不运所致,故用泽漆汤逐水通阳,止咳平喘。方中泽漆消痰逐水,紫参利大小便以逐水,生姜、半夏、桂枝散水降逆,白前平喘止咳,并用人参、甘草培土扶正,标本兼治。因水饮久留,郁而化热,故用黄芩苦寒清热。

【按】

(1)本证与厚朴麻黄汤证同以咳喘为主症,均由饮邪兼郁热所致,但两方证有根本的区别。厚朴麻黄汤方证,病位偏表,饮热犯肺,而致咳喘、胸满、倚息不得卧、烦躁,脉浮,为实证阳证,治以宣肺化饮、降逆平喘。泽漆汤方证,亦为饮热为患,偏于里,兼中焦阳虚,饮郁化热,结郁胸胁,上逆于肺而咳喘,外溢于肌肤而水肿,气不化水而小便不利,脉沉,为寒热错杂、虚实相兼证,治以温阳逐饮、止咳平喘。

(2)本方治咳喘,见脉沉、水肿、小便不利、心烦者,为寒热错杂证。凡慢支炎、肺气肿、肺心病、支气管哮喘见上述病机者,皆可运用本方。

十八、咳喘上气之小青龙加石膏汤方证

【原文】

肺胀,咳而上气,烦躁而喘,脉浮者,心下有水,小青龙加石膏汤主之。

小青龙加石膏汤方:《千金》证治同外,更加胁下痛引缺盆。

麻黄、芍药、桂枝、细辛、甘草、干姜各三两,五味子、半夏各半升,石膏二两。

上九味,以水一斗,先煮麻黄,去上沫,内诸药,煮取三升。强人服一升,羸者减之,日三服,小儿服四合。

【注解】

本条论述寒饮夹热的咳喘证治。本证由外感风寒,内有饮邪,郁而化热所致。风寒束表,故脉浮;水饮犯肺,故咳喘;饮郁化热,热扰心神,故烦躁。治宜解表化饮,清热除烦,方用小青龙加石膏汤。方中麻、桂解表散寒,宣肺平喘;桂、芍相伍,调和营卫;干姜、细辛、半夏温化水饮,散寒降逆;芍药、五味子收敛肺气,可防肺气耗散太过之弊;石膏清热除烦;甘草调和诸药。从方中多为辛温药,而石膏的用量较少可知,本证郁热较轻,寒饮较重。

【按】

(1)本方为外感寒邪,内有水饮、郁而化热证,为小青龙汤证见咳喘、四肢水肿、身疼痛、心烦、口渴、无汗、脉浮等症。

(2)参见《伤寒论》第 40 条、第 41 条、《金匮要略·痰饮咳嗽病脉并治第十二》原文有关小青龙汤方证的相关内容。

(3)越婢加半夏汤证与小青龙加石膏汤证的区别:越婢加半夏汤为饮热犯肺而致咳喘,其热重,汗出,水热上逆明显,故咳喘上气、目如脱状,脉浮大,治以宣肺泄热、降逆平喘;小青龙汤加石膏汤,为外有寒邪、内有水饮、郁而化热所致咳喘、饮重、热轻、无汗,故仅烦躁,脉浮。

【临床案例】

患者马某,女,58 岁,仪陇县城人,2021 年 3 月 18 日以"咳喘,咯痰 1 周"就诊。

1 周前,因感冒出现咳嗽、气喘,咯白色痰,恶寒发热,流清涕。自己在药店买伤风感冒冲剂、抗病毒冲剂服用,又经院外中医治疗(用药不详),未见好转。今日来院求治。

刻诊:咳嗽、气喘,咯白色痰、痰多,怕冷,流清涕,背心冷,口干心烦,无汗。舌质边尖红、苔薄白,脉浮紧。

中医辨证:太阳阳明太阴合病。

拟小青龙加石膏汤加减:麻黄 15 g,桂枝 15 g,白芍 15 g,干姜 15 g,清半夏 25 g,北细辛 10 g,五味子 10 g,炙甘草 15 g,生石膏(粉)30 g,苏子(炒)10 g,茯苓 15 g,杏仁 10 g。

上方加水 15 小碗,约 1200 mL,将药泡 1 h,小火煎煮 1 h,去渣。分 3 次温服,每天 1 剂。药后热粥,以助小汗。共 3 剂。

3 月 21 日复诊:服上方后,小汗出,咳喘减轻,清涕消失,背不冷,口不干。又出现咽喉不利,仍吐白色痰,舌苔薄白,脉浮缓。

拟桂枝汤合半夏厚朴汤加味:桂枝 15 g,白芍 15 g,生姜 15 g,大枣 15 g,炙甘草 15 g,姜半夏 25 g,茯苓 15 g,厚朴 15 g,苏子(炒)10 g,杏仁 15 g。

上方加水 8 小碗,将药泡 1 h,小火煎煮 1 h,去渣。分 3 次温服,每天 1 剂。共 5 剂。

服完上方后,电话随访,诸症消失而愈。

按:小青龙加石膏汤,用于小青龙汤方证,而兼内有郁热者。小青龙汤方证,外有表寒、内有停水。如《伤寒论》第 40 条曰:"伤寒表不解,心下有水气,干呕,发热而咳,或渴,或利,或噎,或小便不利、少腹满、或喘者,小青龙汤主之。"本案表现为咳喘、咯白色痰、恶寒、流清涕、背心冷、无汗、脉浮紧等,以上是小青龙方证;还有口干心烦、舌质边尖红等症,此为郁而化热表现,合前症状,正是小青龙加石膏汤方证。此与上文"肺胀,咳而上气,烦躁而喘,脉浮者,心下有水,小青龙加石膏汤主之"病机一致,故予本方治之。加苏子、茯苓、杏仁,宣肺化饮、降气止咳。

第一次复诊:服上方后,小汗出,外证得解,恶寒、流清涕、背冷消除,咳喘减轻。舌质淡、苔薄白,脉浮缓,咽喉不利,咯白色痰。此为汗后,营卫俱伤,肺失宣降、痰阻气滞所致。以桂枝汤调和营卫、解肌祛风;又合半夏厚朴汤加杏仁、以苏子代紫苏叶,化痰利咽、宣肺降气。

服上方后电话随访:诸症消失而愈。

十九、咳喘之麦门冬汤方证

【原文】

大逆上气,咽喉不利,止逆下气者,麦门冬汤主之。

麦门冬汤方:麦门冬七升,半夏一升,人参二两,甘草二两,粳米三合,大枣十二枚。

上六味,以水一斗二升,煮取六升,温服一升,日三夜一服。

【注解】

本条论述虚热咳喘的证治。原文"大逆上气",《论注》《心典》《金鉴》诸本俱作"火逆"。从本证的治法主药麦门冬来看,本证病机为肺胃津伤,虚火上炎,故应作"火逆上气"解。肺胃津伤,虚火上炎,肺气上逆,故咳喘;津不上承,故咽喉干燥不利,咯痰不爽。本病虽见于肺,但其源于胃阴不足,致肺津不继,故治以麦门冬汤清养肺胃,止逆下气。方中重用麦门冬润肺养胃以清虚火,半夏下气化痰,与大量清润药物配伍,则不嫌其燥,人参、甘草、大枣、粳米养胃益气生津。

【按】

(1)《金匮要略方论本义》曰:"火逆上气,挟热气冲也。咽喉不利,肺燥津干也。主之以麦冬生津润燥;佐以半夏开其结聚;人参、甘草、粳米、大枣,概施补益于胃土,以资肺金之助,是为肺虚有热津短者,立法也。"

(2)本方适应于肺胃阴虚所致的咳喘、少痰、咽干、口渴、大便干燥,舌红少苔,脉细数等。

第八章　奔豚气病脉证治

本篇专论奔豚气病的辨证论治。豚,小猪也;奔豚,即奔跑的小猪。奔豚气病是一种发作性的疾病,发作时患者自觉有气从小腹上冲胸咽,痛苦难耐,缓解后冲气平息则如常人。因其发作时气机上逆攻冲,犹如小猪奔突,故以"奔豚气"名之。

一、奔豚病成因与主症

【原文】

师曰:病奔豚,有吐脓,有惊怖,有火邪,此四部病皆从惊发得之。

师曰:奔豚病,从少腹起,上冲咽喉,发作欲死,复还止,皆从惊恐得之。

【注解】

本条论述奔豚气病的病因和典型症状。奔豚气、吐脓、惊怖、火邪4种病的发生都和受惊有关,所以说"此四部病,皆从惊发得之"。但根据《伤寒论》第112条"伤寒脉浮,医以火迫劫之,亡阳必惊狂"的记载,火邪多是惊恐的原因,而不是惊恐的结果,故有的医家认为本条其理难明不解,文字恐有脱简。

奔豚气病的症状,是发作时自觉有气从少腹部上冲到心胸、咽喉,此时患者痛苦至极,随即冲气平复,诸症消失又如常人。故曰:"发作欲死,复还止。"这里的惊恐泛指怒、忧、思、悲、恐等七情诸类过极的致病因素。

【按】

关于奔豚气病的发病,从脏腑看,多与心、肝、肾有关;从经脉看,则与冲脉经气上逆有关。

二、奔豚气病之奔豚汤方证

【原文】

奔豚气上冲胸,腹痛,往来寒热,奔豚汤主之。

奔豚汤方:甘草、川芎、当归各二两,半夏四两,黄芩二两,生葛五两,芍药二两,生姜四两,甘李根白皮一升。

上九味,以水二斗,煮取五升,温服一升,日三夜一服。

【注解】

本条论述肝郁气逆致奔豚气病的证治。病由情志刺激,肝气郁结化热上冲,引动冲气上逆,故见气上冲胸。肝郁气滞,所以腹痛;肝郁影响少阳,枢机不利,故往来寒热,这是肝气奔豚的主要特征。治当养血调肝,泄热解逆,方用奔豚汤。方中甘李根白皮味苦性寒,可清肝热、降逆气,为治肝气奔豚之主药;当归、芍药、川芎养血调肝;半夏、生姜和胃降逆;黄芩助甘李根白皮清肝胆之热;葛根升脾阳;甘草配芍药缓急止痛。诸药合用,使肝脾调和,枢机和利,热清逆降,冲气得平,则诸症得除。

【按】

(1)本方体现了泻肝实脾,肝脾同治的精神。方中甘李根白皮清泄肝热,平冲降逆;葛根升脾阳,甘草和中培土,以防肝郁乘脾,寓有"治未病"精神。

本证"腹痛"部位除胁腹部外,亦可涉及脘腹部,因为脘腹部为脾胃所居之处,若肝郁气滞乘脾犯胃,常见脘腹疼痛。

(2)依据以上病机,亦可用小柴胡汤合桂枝汤治之。桂枝汤中用芍药、甘草,酸甘化阴,滋养肝阴,同时缓急止痛;用桂枝,降逆平冲。小柴胡汤,有疏肝清热、和中健脾之功。两方合用,与上述病机吻合。

(3)奔豚气,属阳证者,宜本方;属阴证者,宜桂枝加桂汤、吴茱萸汤;属寒热错杂者,宜乌梅丸、柴胡桂枝干姜汤。

三、奔豚气病之桂枝加桂汤方证

【原文】

发汗后,烧针令其汗,针处被寒,核起而赤者,必发奔豚,气从小腹上至心,灸其核上各一壮,与桂枝加桂汤主之。

【注解】

本条论述汗后阳虚寒气上逆而发奔豚气病的证治。本已发汗,又用烧针令其汗,必伤心阳,心火不能下温肾水,阴寒之气乘虚上逆,引动冲气,遂发奔豚气病,出现气从少腹上冲至心胸等症。阳虚卫外不固,外寒从针孔而入,使局部寒凝血瘀,故见针处核起而红。当内外并治,外用灸法,温经散寒;内服桂枝加桂汤,调和阴阳,平冲降逆。

【按】

(1)对本方"桂枝加桂",后世医家有加桂枝与加肉桂的不同观点。根据《伤寒论》桂枝加桂汤方后云:"本云桂枝汤,今加桂满五两,所以加桂者,以能泄奔豚气也。"说明加桂枝应是仲景本意。临床上可根据病机灵活运用。

(2)本方主治心肾阳虚,寒气引发冲气上逆者,以气从少腹上冲心胸、发作欲死,复还止,舌淡苔白润,脉弦为主症。可用于符合上述证机的神经官能症、自主神经功能紊乱、血管神经性头痛、顽固性呃逆、房室传导阻滞、Ⅱ型糖尿病胃轻瘫、冠心病等。

【桂枝加桂汤方证解析】

1.方剂组成

桂枝(去皮)五两,芍药三两,生姜(切)三两,甘草(炙)二两,大枣(擘)十二枚。

2.用法

上五味,以水七升,煮取三升,去滓,温服一升。本云:桂枝汤今加桂枝满五两。所以加桂者,以能泄奔豚气也。

3.参考处方

桂枝 40 g,白芍 30 g,炙甘草 20 g,生姜 30 g,大枣 10 枚。

上 5 味,先以冷水 900 mL,浸泡 1 h,煎煮 40 min,取汤 600 mL,温服 200 mL,分 1～3 次服。证解,停服,未解煎第二剂服。

4.方解

本方于桂枝汤中,加重治气上冲的桂枝用量,故治桂枝汤证,而气上冲剧烈者。

5.仲景对此方证的其他论述

《伤寒论》第 117 条:"烧针令其汗,针处被寒,核起而赤者,必发奔豚。气从少腹上冲心者,灸其核上各一壮,与桂枝加桂汤,更加桂二两也。"

注解:本章有"奔豚病,从少腹起,上冲咽喉,发作欲死,复还止"的论述,可见奔豚病是一种发作性的、自我感觉的症状。

病在表,当发汗,但以烧针劫使大汗出,是不得法的误治,病必不除。大汗表不解,本易导致气上冲,若针处被寒,红肿如核者,则更促进气上冲的剧烈,故必发奔豚。气从少腹上冲心者,是其症候也,灸其核上各一壮以治针处被寒,与桂枝加桂汤以解外,并治奔豚也。

按:关于奔豚病的病因,前文曾提到"皆从惊恐得之",很难理解。据临证观察,此所谓惊恐,不是指外来的可惊可恐的刺激,而是指机体自身发惊发恐的神经证。例如痰饮瘀血诸疾,常有惊恐的为证,尤其不得法的治疗,更常致惊恐的发作。《伤寒论》中也有多处提到这种情况,如"少阳中风,两耳无所闻,目赤,胸中满而烦者,不可吐下,吐下则悸而惊""太阳伤寒者,加温针必惊也"。奔豚病常于此惊恐神经证的基础上发生。本条之烧针令其汗,亦正犯太阳伤寒加温针的误治,再加针被寒,给神经以剧烈刺激,即使其惊发者由于烧针逼汗太过,导致奔豚的发生。

6.辨证要点

①舌淡、苔白、脉浮缓或缓者。②治桂枝汤证,而气上冲甚者。

7.临床运用

(1)用于桂枝汤的适应证,更为急迫的气逆证。

(2)奔豚病,气逆上冲、脉浮缓者。

(3)更年期综合征,头晕、心悸、汗出、脉缓者。

(4)治疗惊恐失眠、汗出、脉缓者,加龙牡。

(5)治疗呃逆、属寒证、脉缓者。

(6)冠心病,胸痹、心悸、汗出者,合栝蒌薤白半夏汤(用赤芍)。

四、奔豚气病之茯苓桂枝甘草大枣汤方证

【原文】

发汗后,脐下悸者,欲作奔豚,茯苓桂枝甘草大枣汤主之。

【注解】

本条论述阳虚饮动欲作奔豚的证治。患者下焦素有饮停,复因误汗,损伤心阳,上虚不能制下,水饮内动,有引动冲气上逆而欲作奔豚之势,所以患者自觉脐下筑筑动悸。治以茯苓桂枝甘草大枣汤通阳降逆,培土制水。方中大剂茯苓利水饮;桂枝通阳化饮,降冲止逆;炙甘草、大枣培

土制水。以甘澜水煎药无助水恋邪之弊。

【按】

(1)本方可治病机属阳虚饮动,以脐下筑筑动悸、欲作奔豚、小便不利,舌淡胖苔白滑或腻、脉滑或弦为主症的诸多疾病。常见有神经官能症、癔病、阵发性心动过速、慢性胃炎等。

(2)《金匮要略浅述》云:"汗后心阳已虚,脐下跳动者,为下焦水气跃跃有乘虚上冲之势,这是奔豚将要发作的先兆,宜通阳利水,以防止其发作。茯苓桂枝甘草大枣汤,茯苓利水气,桂枝以通阳气,甘草、大枣以扶脾气,并用甘澜水煎药,使之不助水邪,共奏平冲降逆之效。"对茯苓桂枝甘草大枣汤的功效,《古方药囊》认为:"脐下动悸剧,时时上冲,或胸中塞滞而满,或心下腹部剧痛,或发为呕吐,或头痛者,其主要目标为下腹动悸。"

(3)奔豚气病以自觉气从少腹部上冲胸咽为主症,特点是呈发作性。发作时,患者难以忍受,待冲气逐渐平息,诸症悉除,一如常人。本篇所论其发病原因:一者肝郁化热,气机逆乱;二者过汗伤阳,复感寒邪;三者素体阳虚饮停,少阴虚寒。病性有虚实寒热的不同,分别与肝、心、肾有关。治疗根据病因病机,采取清热调肝、通阳散寒、温阳利水等方法,以平冲降逆为要。

【茯苓桂枝甘草大枣汤方证解析】

1.方剂组成

茯苓半斤,桂枝(去皮)四两,甘草(炙)二两,大枣(擘)十五枚。

2.用法

上四味,以甘澜水一斗,先煮茯苓,减二升,内诸药,煮取三升,去滓,温服一升,日三服。

作甘澜水法:取水二斗,置大盆内,以构扬之,水上有珠子五六千颗相逐,取用之。

3.参考处方

茯苓 50 g,桂枝 30 g,炙甘草 20 g,大枣 20 g。

上 4 味,以冷水 1000 mL,浸泡 1 h,煎煮 40 min,取汤 600 mL,温服 200 mL,日 3 次。

4.方解

本方以桂枝甘草汤,辛甘化阳,温化水饮;加大剂茯苓利水,以大枣、甘草健脾益气。故治水气上逆,脐下悸或气上冲胸者。

5.仲景对此方证的其他论述

《伤寒论》第 65 条:"发汗后,其人脐下悸者,欲作奔豚。茯苓桂枝甘草大枣汤主之。"

注解:此亦本里有停饮,而误发汗治疗,里饮被激,伴强烈的气上冲,欲作似奔豚之证,脐下悸即其征兆,宜以苓桂枣甘汤主之。

按:本方不只是治脐下悸欲作奔豚证,即使是奔豚证见心下悸者亦能治之,他如诸饮证,气上冲而脐下动悸者,用之亦验。

6.辨证要点

①舌淡、苔白厚或水滑,脉弦或沉滑。②桂枝甘草汤证,见脐下悸动、气上冲者。③心悸、怔忡。

7.临床运用

(1)脐下悸、心动悸、苔白者。

(2)头晕、头痛,或头汗出、苔白腻者。

（3）喘满、气冲胸、咳白痰者。

（4）脐下动悸、气上冲胸者。

（5）失眠、心动悸、苔白者。

（6）胸满、心悸、怔忡、苔白者。

（7）腹痛、呕吐、苔白者。

第九章　胸痹、心痛短气病脉证治

本篇论述胸痹与心痛的病因病机和辨证论治,尤以论胸痹为主。

胸痹者,其"痹"为痹阻不通之意,是以胸膺部满闷窒塞,甚则疼痛为主症的一种病证,以病位和病机称其名。心痛,是心前区疼痛和心窝部疼痛的统称,前者为心之本脏自病,病情较重,可归属胸痹之中;后者指以心下胃脘疼痛为主症的一类病证,后世医家亦称其为"胃心痛""心痛"。短气是指呼吸急促、气不接续,可见于多种疾病中,在本篇仅为胸痹病症状之一,而非独立病证。

由于胸痹、心痛病位相近,病因病机有相同之处,主症均为疼痛,且可相互影响或相兼发作,某些方药亦可相互借用,故合篇讨论。

一、胸痹、心痛之病机

【原文】

师曰:夫脉当取太过不及,阳微阴弦,即胸痹而痛,所以然者,责其极虚也。今阳虚知在上焦,所以胸痹、心痛者,以其阴弦故也。

【注解】

本条以脉论胸痹、心痛的病因病机。切脉应首辨"太过"与"不及",以判别邪正虚实。"阳微阴弦"是脉太过与不及的体现。此不单指脉象,更重要的是提示病机。"阳微"轻取即脉微,为上焦阳气不足、胸中阳气不振之象;"阴弦"指重取脉弦为阴寒盛,痰湿水饮内停之征。"阳微"与"阴弦"并见,说明胸痹、心痛的病机是上焦阳虚,痰湿阴寒水饮内盛,阴乘阳位,痹阻胸阳,邪正相搏而成,但关键在于胸中阳气虚,故曰"责其极虚也"。

"今阳虚知在上焦,所以胸痹、心痛者,以其阴弦故也",是进一步强调胸痹、心痛以上焦阳气虚为发病之本,痰湿阴寒盛为发病之标,二者是导致胸痹、心痛发病的 2 个基本条件,缺一不可。

【按】

(1)仲景以脉论理,简明扼要地从正虚与邪盛两方面揭示了胸痹、心痛的病因病机,说明胸痹、心痛为本虚标实之证。

(2)临床辨治胸痹、心痛病当注意辨别其标与本的孰轻孰重,正确运用标本缓急治则。

【原文】

平人无寒热,短气不足以息者,实也。

【注解】

此继论邪实内阻所致胸痹、心痛的病机。"平人"指某些胸痹、心痛患者在未发病前貌似常人。但其可在不感受外邪,无恶寒发热的情况下,突发胸膈痞闷、呼吸短促急迫等症,此乃痰饮或瘀血或宿食等有形实邪壅塞胸中,痹阻胸阳,气机升降受阻所致,故曰"实也"。

【按】

(1)本条"实也",指病变性质以邪实为主而正虚不甚,并非单纯实证。上条"责其极虚"等句着重论述本虚,而本条"实也"强调标实,故胸痹、心痛是以本虚标实、虚实夹杂为病机特点,其证候表现可有偏实与偏虚之异。

(2)临床有某些外表无明显病态看似"健康"者,可突发胸痹病(如心绞痛、心肌梗死等),与本条所论颇为相似。故医者应谨防该病突发,并做好科普宣教,提高人们的防范意识。

(3)徐彬《论注》等认为本条之"短气",属痰食中阻,影响呼吸升降所致。

(4)第一、第二条所论启示医者,胸痹、心痛未发病时重在扶阳气之虚以治本,发作后重在祛寒邪痰饮之实以治标。

二、胸痹之栝蒌薤白白酒汤方证

【原文】

胸痹之病,喘息咳唾,胸背痛,短气,寸口脉沉而迟,关上小紧数,栝蒌薤白白酒汤主之。

【注解】

本条论述胸痹病发作时的典型证候、治法及主方。"寸口脉沉而迟,关上小紧数"为胸痹病之主脉,借此阐述胸痹的病因病机。寸部脉沉而迟,为上焦阳虚,胸阳不振;关部脉小紧数,属中焦有停饮,阴寒内盛。此条论脉虽与首条"阳微阴弦"有别,但其理则一,都反映了胸痹病阳虚阴盛、本虚标实的基本病机。"喘息咳唾,胸背痛,短气"是胸痹病发作时的主症,尤以"胸背痛,短气"为辨证关键。胸阳不振,痰饮上乘,阻遏胸阳,胸背之气不能贯通,故胸背痛;痰饮阻滞胸中气机,肺气宣降失司,故见短气、喘息咳唾,尚应有胸满等症。栝蒌薤白白酒汤具有宣痹通阳、豁痰下气之功,为治疗胸痹病之主方,亦是宣痹通阳法的代表方。方中栝蒌味甘苦性寒而滑润,能宽胸利气,涤痰散结;薤白苦辛温,能通阳豁痰,下气散结以止痹痛;白酒辛温轻扬,能引药上行,宣通上焦阳气。薤白、白酒皆辛温通阳之品,可缓栝蒌寒凉之性以防伤及阳气。三药相合,使饮去痰化,痹阻得除,胸阳宣畅,则胸背痛等症得解。

【按】

(1)"喘息咳唾"亦可见于肺痿、肺痈、咳嗽上气、痰饮等诸多疾病之中,而非胸痹病所独有,临证当注意辨别。胸痹病因病情、病程、体质、邪正虚实等差异,临床可见不同脉象,故不可拘泥于某种脉象。由第一、第三条可见,当胸阳不振之时,下焦或中焦有痰饮皆可上乘痹阻胸阳而成胸痹病。

(2)胸痹病以胸闷、胸背痛、短气、喘息咳唾为主症者,栝蒌薤白白酒汤为治疗胸痹的基本方,临床常用本方治疗心、肺及胸部疾病,如冠心病、心绞痛、病毒性心肌炎、心律失常、病态窦房结综合征、慢性阻塞性肺病、慢性支气管炎、支气管哮喘、肋间神经痛、非化脓性肋软骨炎、胸部软组织损伤等病辨证属胸阳不振、痰饮上乘者。

(3)方中的白酒,历代医家有用米酒、高粱酒、绍兴酒、米醋者,其量可因人、因证、因酒的品种不同酌定,既可酒、水同煎药物,亦可将酒兑入药汁中服。

(4)《金匮要略直解》曰:"诸阳受气于胸,而转行于背,气痹不行,则胸背为痛而气为短也。寸脉沉,关脉小紧,皆寒客上焦之脉。"《研经言》云:"此方于小陷胸汤同体,彼用黄连,此用薤白。以结胸脉浮滑为阳证,故用苦寒,胸痹脉小紧为阴证,故用辛温,经方一味,不苟如此。"

【栝蒌薤白白酒汤方证解析】

1.方剂组成

栝蒌实(捣)一枚,薤白半升,白酒七升。

2.用法

上三味,同煮,取二升,分温再服。

3.参考处方

栝蒌实 30 g,薤白 15 g,白酒 100 mL。

上三味,加冷水 600 mL,浸泡 1 h,小火煎煮 40 min,去渣,取汤液 400 mL,温服 200 mL,日2 次。

4.方解

以栝蒌实为君,开胸逐痰;薤白辛温,散结止痛;白酒辛温,以助药力散行痰气。

5.辨证要点

①舌淡红、苔白或白腻,脉沉迟。②咳喘、胸背痛、短气。

6.临床运用

(1)咳喘、胸痛,脉沉迟。

(2)肋间神经痛,属寒饮痰湿者,合小青龙汤。

(3)渗出性胸膜炎,胸水、胸痛,脉沉者,合木防己汤。

(4)慢支炎、肺气肿,咳喘、胸痛、恶寒、咳白色痰,脉沉者,合真武汤。

(5)肺癌,胸痛,脉沉者,合乌头汤。

(6)咳喘、咯黄痰、胸满疼痛、口干口苦、大便秘结、脉弦者,合大柴胡汤。

(7)咳喘、咯黄痰、胸满、不思饮食、乏力,脉弦细者,合小柴胡汤。

三、胸痹之栝蒌薤白半夏汤方证

【原文】

胸痹不得卧,心痛彻背者,栝蒌薤白半夏汤主之。

【注解】

本条论述痰饮壅盛的胸痹证治。今胸痹病由"喘息咳唾、短气"发展到"不得卧",由"胸背痛"发展到"心痛彻背"(心胸部疼痛牵扯到背部),则较上条所论为剧,说明痹阻程度进一步加重。以方测症,其病机为痰饮较盛,壅塞胸中,痹阻心肺,气机不利所致。故其治是在栝蒌薤白白酒汤的基础上加半夏,以增强化痰逐饮降逆之力;同时,将白酒由"七升"增至"一斗",服药由1天2次易为3次,以增强通阳止痛、逐饮散结之力。因方中加入辛温之半夏,故薤白由"半升"减至"三两"

【按】

(1)栝蒌薤白半夏汤适用于痰饮壅盛,痹阻胸阳的胸痹重证,临床以胸闷、心痛彻背、喘息不能平卧、舌苔腻、脉弦或滑为辨证要点,常用治冠心病、心绞痛、慢性阻塞性肺病、肋间神经痛、胸部软组织损伤、乳腺增生症等病符合本方证病机者。

(2)治疗冠心病、心绞痛者,常合桂枝茯苓丸或抵当汤、抵当丸。

(3)《金匮要略论注》曰:"此冠以胸痹,是喘息等证亦或有之也。加以不得卧,此支饮之兼证,又心痛彻背,支饮原不痛,饮由胸痹而痛,气应背。故即前方加半夏,以去饮下逆。"

【栝蒌薤白半夏汤方证解析】

1.方剂组成

栝蒌实(捣)一枚,薤白三两,半夏半斤,白酒一斗。

2.用法

上四味,同煮,取四升,温服一升,日三服。

3.参考处方

栝蒌实 30 g,薤白 10 g,姜半夏 25 g,白酒 100 mL。

上 4 味,以水 1000 mL,浸泡 1 h,小火煎煮 40 min,去渣。取汤 600 mL,温服 200 mL,日3 次。

4.方解

本方于栝蒌薤白白酒汤中,减薤白用量,加大量降逆逐痰的半夏,故治痰饮更甚、喘息咳唾更剧者。

5.辨证要点

①舌淡红、苔白厚或白腻,脉沉或沉弦。②喘息咳唾、倚息不得卧、胸背疼痛。③喘息咳唾、呕吐者。

6.临床运用

(1)栝蒌薤白白酒汤证,而喘息更甚、倚息不得卧,脉沉者。

(2)栝蒌薤白白酒汤证,胸背痛、呕吐,脉沉者。

(3)肺癌、胸背痛,脉沉者,合四逆汤。

(4)食道癌,胸背痛,脉沉者,合麻黄附子细辛汤。

(5)乳腺增生、乳腺囊肿,属阴证者,合桂枝茯苓丸。

(6)肺纤维化,咳喘,脉沉者,合小青龙汤合当归芍药散;恶寒者,再合真武汤。

(7)慢支炎、肺气肿、咳喘、咯白色泡沫痰、胸背疼痛、夜尿多、腰膝酸软,脉沉弱者,合小青龙汤合八味肾气丸。

(8)冠心病,胸背刺痛,舌紫有瘀血,脉沉者,合桂枝茯苓丸;疼痛甚者,合抵当汤或抵当丸。

四、胸痹之枳实薤白桂枝汤及人参汤方证

【原文】

胸痹,心中痞,留气结在胸,胸满,胁下逆抢心,枳实薤白桂枝汤主之。人参汤亦主之。

【注解】

本条论述胸痹偏实和偏虚的证治。胸痹为阳虚阴盛的虚实夹杂证,但有偏实与偏虚证之异。条首冠以"胸痹",提示当有"喘息咳唾、胸背痛、短气"主症。此外尚有胃脘部痞闷、胸满、胁

下之气上逆攻冲心胸等兼症,说明胸阳痹阻,气机郁滞,病势不但由胸膺部向下扩展到胃脘两胁之间,且胁下之气逆而上冲,形成胸胃同病的证候。

本条叙证简略,当以方测症分析。如偏实证者,可有腹胀、大便不畅、舌苔厚腻、脉弦紧,此为阴寒邪气偏盛,停痰蓄饮为患,当急治其标实,法宜宣痹通阳,泄满降逆,方用枳实薤白桂枝汤。该方以栝蒌薤白白酒汤为基础方,去白酒之辛温轻扬升散,以防其助胁下逆气上冲;加桂枝既可温通心阳,增薤白通阳宣痹之力,又能通阳化气,平冲降逆;加枳实、厚朴降气散结,消痞除满。诸药合用,使痞结得开,痰饮可去,气机畅利,胸胃之阳得复。

偏虚证者,可兼见四肢不温、倦息少气、语声低微、大便溏泄、舌淡、脉沉迟无力等症,乃中焦阳气虚衰,寒凝气滞所致,当从缓治其本虚,法宜温中助阳,振奋阳气,方用人参汤。方中人参、白术、甘草补中益气,干姜温中助阳。诸药合用,使阳气振奋,阴寒自消,则诸症可除。

【按】

(1)同为胸痹,因其证有偏实、偏虚之别,故仲景立通、补两法,为同病异治之例,亦体现了标本缓急之法。

(2)枳实薤白桂枝汤适用于痰饮痹阻胸阳,气滞不通,并波及胃脘与两胁的胸痹偏实证,以胸闷、胸痛、胃脘痞塞、胁腹胀满等为主症者。常用于冠心病、心绞痛、肺源性心脏病、慢性支气管炎、肺气肿、支气管哮喘、渗出性胸膜炎、肋间神经痛、不明原因之胸痛等病而具有本方证病机者。

(3)人参汤(又名理中汤)适宜于胸痹阳气虚弱而偏于本虚之证,病势相对较缓,多见于病情缓解期,以胸闷、胸痛、短气、肢冷便溏等为主症。可用于治疗冠心病、慢性胃炎、消化性溃疡、慢性结肠炎、慢性支气管炎、复发性口疮、小儿多涎症等属脾阳虚弱、寒湿内盛病机者。

(4)《金匮浅注补正》曰:"但解胸痛,则用栝蒌薤白白酒汤;下节添出不得卧,是添出水饮上冲也,则添用半夏一味以降水饮;再下一节又添出胸痞满,则加枳实以泄胸中之气;胁下之气亦逆抢心,则加厚朴以泄胁下之气。"实际上,胁下逆抢心,为桂枝降逆平冲所主。以上之论述,可参考。

【枳实薤白桂枝汤方证解析】

1.方剂组成

枳实四枚,厚朴四两,薤白半斤,桂枝一两,栝蒌(捣)一枚。

2.用法

上五味,以水五升,先煮枳实、厚朴,取二升,去滓,内诸药,煮数沸,分温三服。

3.参考处方

枳实 15 g,厚朴 15 g,薤白 25 g,桂枝 5 g,栝蒌实 30 g。

上 5 味,加冷水 900 mL,浸泡 1 h,小火煎煮 40 min,去渣。取汤 600 mL,温服 200 mL,日 3 次。

4.方解

本方以栝蒌薤白白酒汤,减去白酒,加厚朴、枳实、桂枝而成。方中栝蒌、薤白化痰开结、行气止痛;加厚朴、枳实,行气消胀、宽胸除满;加桂枝,辛温助阳、降逆下气。诸药合用,胸痹、心下痞塞、胸满、气上冲等症自除。

5.辨证要点

①舌淡、苔白厚,脉沉或沉弦。②胸中气塞、心下满痛、短气。③心下满痛、胸胁胀满、气从心下上窜于胸者。

6.临床运用

(1)心下满、胸胁满、胸痛,脉沉者。

(2)心下气上冲、胸满、胸痛,脉沉弦者。

(3)胸满、胸背痛、短气,脉沉者。

(4)栝蒌薤白白酒汤证,胸胁胀满者。

(5)栝蒌薤白半夏汤证,而心下痞满、腹部胀满者。

(6)咳喘、清涕、咯白色泡沫痰、胸胁胀满、心下痞满者,合小青龙汤。

(7)慢支炎,咳喘、咯白色泡沫痰、胸背疼痛、胸满、形寒肢冷、神疲乏力,脉沉者,合苓甘五味姜辛汤合真武汤。

(8)慢支炎、肺气肿、肺心病,咳喘、胸胁满痛、背心冷痛、痰少、夜尿多、腰膝酸软、双下肢水肿,脉沉弱者,合八味肾气丸。

(9)慢性胃炎、胃脘胀痛、嗳气、打呃,脉沉弦者,胃脘痞胀甚者,合人参汤。

【人参汤(又名理中汤)方证解析】

1.方剂组成

人参、甘草炙、干姜、白术各三两。

2.用法

上四味,以水八升,煮取三升,温服一升,日三服。

3.参考处方

人参15 g,甘草炙15 g,干姜15 g,白术15 g。

上4味,以水800 mL,泡1 h,煎煮40 min,去渣。取汤600 mL,温服200 mL,日3次。如以丸剂,则上4味,研细末,蜜和为丸,如鸡子黄大,温开水送服,日3次。

4.方解

本方以温中祛寒的甘草干姜汤,加人参、白术而成。方中人参、干姜、甘草,温中健脾,加白术健脾利水,治甘草干姜汤证,而心下痞满,内有水饮、小便不利者。

5.仲景对此方证的其他论述

(1)《伤寒论》第159条:"伤寒服汤药,下利不止,心下痞硬,服泻心汤已,复以他药下之,利不止,医以理中与之,利益甚。理中者,理中焦,此利在下焦,赤石脂禹余粮汤主之。复不止者,当利其小便。"

注解:太阳伤寒,应以汗解之,而误用下法,致下利不止,心下痞硬的甘草泻心汤证,服用甘草泻心汤后病愈,复用其他攻下药,又成泻下不止。此时用理中汤治之,下利益甚。理中汤,是治中焦虚寒致下利者,而此下利,是因为反复误下,致下焦虚寒,固摄失权所致,需用温下固摄的赤石脂禹余粮汤主之。如仍然不效者,当利小便法,以分别水谷,而利止。

(2)《伤寒论》第386条:"霍乱,头痛,发热,身疼痛,热多欲饮水者,五苓散主之;寒多不用水者,理中丸主之。"

注解:霍乱者,如头痛,发热,身疼痛,又渴欲饮水、小便不利者,是表邪里饮证,当解表利水法,五苓散主之。如口中和,不欲饮水者,是里寒甚,当理中丸主之。

(3)《伤寒论》第396条:"大病瘥后,喜唾。久不了了,胸上有寒,当以丸药温之,宜理中丸。"

注解:伤寒解以后,其人喜唾,久不止者,是中焦虚寒所致,当以理中丸主之。

6.辨证要点

①舌淡、苔白,脉沉弱。②甘草干姜汤证,而见心下痞硬、下利呕吐、小便不利者。③心下痞硬、形寒肢冷、倦怠乏力。

7.临床运用

(1)心下痞满、口中和者。

(2)心下痞硬、背心冷、脉沉迟者。

(3)喜唾,久不了了者。

(4)心下痞、呕吐清水者,合小半夏汤。

(5)心下痞硬、口中和、头眩晕者,合小半夏加茯苓汤。

(6)心下痞,心悸,脉沉紧者,合苓桂术甘汤。

(7)下利、呕吐、身冷,脉沉者,加附子。

(8)久利不止,脉沉者,加附子、赤石脂。

(9)心下痞满、渴欲饮水、小便不利者,合五苓散。

(10)带下、色白清稀者,加茯苓、附子。

(11)虚寒证,出血者,加赤石脂、阿胶、伏龙肝。

(12)本方证,见黄疸者,加茵陈五苓散。

(13)口疮,属阴证者。

(14)慢性头痛,属阴证者,加桂枝。

(15)抑郁证,属阴寒证者,加附子。

(16)小儿遗尿,属阴证者。

【临床案例】

案1:患者陈某,女,62岁,仪陇县城人,2021年4月15日以"腹胀、胸闷不舒1年,加重伴双足内侧肿痛1月"就诊。

1年前,出现腹胀,大便溏泻,胸闷不舒。在我院做肠镜检查:未见异常;做心电图检查:心脏无异常;胸部CT提示:肺部无异常。诊断为"肠道功能紊乱",经西药治疗(不详),始终腹胀满,大便溏泻,每天2～3次,效不显。1个月前,因饮食不适而加重,伴双足内侧肿痛、灼热。X摄片:双足未见骨质增生。西药治疗(不详)效不显,故求中医治疗。

刻诊:腹胀,大便不爽、稀溏,口干口苦,不欲饮,胸闷不舒,不思饮食,双足内侧肿痛、灼热,行走加重。舌质淡、苔白厚,脉沉。

中医辨证:太阴厥阴合病。

拟理中汤合藿香正气散合柴胡桂枝干姜汤加减:人参15 g,白术20 g,筠姜15 g,甘草15 g,藿香25 g,大腹皮25 g,陈皮20 g,紫苏叶20 g,桔梗20 g,白芷20 g,厚朴20 g,姜半夏30 g,茯苓25 g,柴胡35 g,黄芩20 g,桂枝20 g,牡蛎25 g,谷麦芽各30 g。

上方加水 14 小碗,约 1800 mL,将药泡 1 h,小火煎煮 1 h,去渣。分 6 次温服,日 3 次,2 天 1 剂。共 5 剂。

5 月 10 日复诊:因患者有事外出,今日才来换药。服上方后,腹满消失,大便成型,每天 1 次。双足内侧仍疼痛、发热。舌质淡、苔白,脉沉微紧。

中医辨证:太阳太阴合病。

拟大黄附子汤合外台茯苓饮加减:制大黄 6 g,蒸附片 15 g,细辛 15 g,茯苓 25 g,苍术 25 g,人参 20 g,莱菔子 20 g,陈皮 25 g,羌活 15 g,独活 15 g,桂枝 15 g。

上方加水 14 小碗,约 1800 mL,将药泡 1 h,小火煎煮 1 h,去渣。分 6 次温服,日 3 次,2 天 1 剂。共 4 剂。

5 月 18 日复诊:双足内侧肿痛、灼热明显减轻。舌质淡、苔白中间裂纹少苔,脉沉细。

拟大黄附子汤合抵当乌头桂枝汤:制大黄 6 g,蒸附片 15 g(包),细辛 10 g,炙川乌(包) 25 g,桂枝 15 g,白芍 15 g,大枣 15 g,炙甘草 10 g,生姜 15 g,蜂蜜 50 g。

将蒸附片、炙川乌、蜂蜜加水 10 小碗,约 1500 mL,先煎 30 min,再加入其他药,再小火煎煮 1 h,去渣。分 3 次温服,日 3 次,每天 1 剂。共 7 剂。

6 月 5 日电话随访:服完上方后,双足内侧疼痛消除,未再发生腹胀、大便溏泻等。病告痊愈。

按:前述可知理中汤又名人参汤,由甘草干姜汤加人参、白术而成。甘草干姜汤,温中散寒;加人参,益气健脾;加白术,健脾渗湿,用于中焦阳虚而有寒湿积滞者,可有脘腹冷痛、胀满、呕吐涎沫、下利等。本案有腹满、便溏、不思饮食、舌淡、脉沉等表现,故可以理中汤主之。又腹胀较甚,舌质淡、苔白厚,脉沉,此表现为寒湿较盛、阻碍气机。单以理中汤,恐寒湿、腹胀满难除,故用藿香正气散,芳香化湿、行气导滞。还有患者表现有口苦口干、胸闷不舒,大便不爽,双足内侧肿痛、灼热等,此为少阳郁热,兼脾虚寒湿为患,故以柴胡桂枝干姜汤,寒温并用、清热解郁、温中除湿。以上三方合用,与本案病机相合,故而效验。

第一次复诊:服上方后,腹胀满、大便溏泻等症消除,足内侧仍疼痛、发热。以脏腑经络循行而言,"足太阴脾经,起于大趾之端,循趾内侧白肉际,过核骨后",足内侧为足太阴脾经所过,其肿痛、发热,为寒湿郁而化热、痹阻经络所致,故以大黄附子汤治之。大黄苦寒,清泄郁热,附子、细辛,温阳散寒、通经止痛,此寒温并用,使热得以清泄、寒湿得以温化,故与病机相合。又此案素有脾虚寒湿较盛,故仍用外台茯苓饮,健中渗湿。加羌活、独活、桂枝,加强散寒除湿、通络止痛之功。两方合用,标本兼顾,故有效验。

第二次复诊:用上方后,腹胀、大便溏泻未再发生,双足内侧肿痛、发热明显改善。舌淡、苔白中间裂纹少苔,脉沉细。以抵当乌头桂枝汤易外台茯苓饮,更方为大黄附子汤合抵当乌头桂枝汤。第十章《腹满寒疝宿食病脉证治》中云:"寒疝腹中痛,逆冷、手足不仁,若身疼痛,灸刺诸药不能治,抵当乌头桂枝汤主之。"因此,本方证用于营卫不调、感受寒湿所致寒疝腹痛、手足逆冷、麻木不仁、身疼痛甚者。服前方后,现表现舌淡、苔白中间裂纹、脉沉细,双足内侧疼痛,为营卫不足、寒邪内盛、经络痹阻所致。故选用抵当乌头桂枝汤,调和营卫、温经通络、除湿止痹,与寒温并用的大黄附子汤合方运用,服后病告痊愈。

案2:患者邓某,男,50 岁,仪陇双胜镇人,2021 年 5 月 18 日以"上腹胀痛、大便稀溏 1 年,加重 1 月"就诊。

1 年前,出现上腹胀痛、遇冷饮加重,大便溏泻,每天 1～2 次,肠鸣,在院内服中医药治疗(用药不详),效不显,时轻时重。近 1 个月,因饮食不慎,上述症状加重,经当地医生治疗(用药不详),效果不显,经人介绍,来我处求治。

刻诊:上腹冷痛、喜温喜按,胀满,肠鸣,大便稀溏,每日 1～3 次。舌质淡、苔白微厚,脉沉弱。

中医辨证:太阴病。

拟理中汤合外台茯苓饮合良附丸:人参 10 g,炒白术 15 g,筠姜 15 g,炙甘草 10 g,茯苓 20 g,莱菔子 20 g(炒),陈皮 15 g,高良姜 15 g,香附 15 g。

上方加水 8 小碗,约 1200 mL,将药泡 1 h,小火煎煮 1 h,分 3 次温服,每天 1 剂。共 7 剂。忌食生冷。

5 月 26 日复诊:服上方后,上腹冷痛、满痛消失,大便成型,每天 1 次。效不更方,继续原方药 7 剂。煎服法同前。

6 月 10 日电话随访:诸症消失而愈。

按:本案上腹冷痛、喜温喜按、大便溏泻、脉沉弱,为中焦虚寒、脾失健运所致,治以温中健脾,以理中汤主之。理中汤即人参汤,以甘草干姜汤,温中散寒;加人参、白术,健脾渗湿。案中上述表现与理中汤相合,故可用之。除上述表现外,还有上腹胀满、肠鸣、舌淡、苔厚等脉症,此与外台茯苓饮方证相合。茯苓饮在第十二章《痰饮咳嗽病脉证治》中云:"《外台》茯苓饮,治心、胸中有停痰宿水,自吐出后,心胸间虚,气满,不能食,消痰气,令能食。"此方证指心下、胸中,有停痰、宿水,用吐法后,损伤中气,致脾虚饮停、阻碍气机,而出现中焦虚而痰饮停聚、气机不畅所致胸满、上腹满(心下),治之则健脾渗湿,行气导滞,以茯苓饮主之。据上述可知,本案脉证与理中汤方证、茯苓饮方证相合,故两方合方使用。加良附丸,即高良姜、香附,加强温中行气、除满消胀之功。

第一次复诊:服上方后,上腹冷痛、胀满消失,大便稀溏好转,已能成型,每日 1 次。效不更方,继以原方药。

服完上方后,电话随访,诸症消失而愈。

五、胸痹短气之茯苓杏仁汤及橘枳姜汤方证

【原文】

胸痹,胸中气塞,短气,茯苓杏仁甘草汤主之,橘枳姜汤亦主之。

茯苓杏仁甘草汤方:茯苓三两,杏仁五十个,甘草一两。

上三味,以水一斗,煮取五升,温服一升,日三服。不差,更服。

橘枳姜汤方:橘皮一斤,枳实三两,生姜半斤。

上三味,以水五升,煮取二升,分温再服。《肘后》《千金》云:治胸痹,胸中愊愊如满,噎塞习习如痒,喉中涩燥,唾沫

【注解】

（1）本条论述饮阻气滞之胸痹轻证的不同证治。胸痹病原以"喘息咳唾，胸背痛，短气"为主症，而本条冠以"胸痹"，又言"短气"，不言"胸背痛"，但言"气塞"，可知此证无胸痛，而以胸中气塞（即患者自觉胸部憋闷，气机不通，似有窒息感）、短气为主要表现。且其方药作用平和，仅为行气化饮降逆之品，并无通阳宣痹之功，故本证属胸痹轻证。虽然本证总病机为饮阻气滞，但在病情上有偏重于饮邪和偏重于气滞的差别，故当同病异治而处以两方。

（2）若证属饮邪偏盛者，尚兼咳逆、吐涎沫、小便不利之症，此乃痰饮上乘，肺失宣降所致，当宣肺利气、化饮降逆，方用茯苓杏仁甘草汤。方中茯苓利水化饮，杏仁宣肺降气祛痰，甘草健脾和中。三药相合，使饮去痰除而肺气畅利，则诸症自除。若证属气滞偏盛者，可兼见心下痞满、呕吐气逆、食少等症，此乃气滞不畅，水饮停胃之故，宜理气散结，温胃化饮，方用橘枳姜汤。方中重用橘皮理气和胃，宣通气机；枳实下气消痰，泄痞除满；大量生姜温胃散饮，和胃降逆止呕。三药同用，使气行饮除，则诸症自解。

【按】

（1）本条两方证病机皆为饮阻气滞，但由于饮阻与气滞可互为因果，偏重的主次有别，影响的脏腑不同，故治当有异。

（2）茯苓杏仁甘草汤与橘枳姜汤都可治疗饮阻气滞之胸痹轻证，皆以胸中气塞、短气为主症，但同中有异，前方适宜于饮阻于肺之证，后方适宜于气滞于胃之证。由于水饮与气滞互为因果，有时亦难截然分开，故临证应用两方时可分也可合，合时可根据症情偏重在药量上有所侧重，亦可与栝蒌、薤白配伍运用。

（3）可酌用于冠心病、肺心病、慢性支气管炎、慢性胃炎等病具有此二方证病机者。

六、胸痹急证之薏苡附子散方证

【原文】

胸痹缓急者，薏苡附子散主之。

薏苡附子散方：薏苡仁十五两，大附子（炮）十枚。

上二味，杵为散，服方寸匕，日三服。

【注解】

本条论述胸痹急证的证治。首冠"胸痹"，则应有"喘息咳唾、胸背痛、短气"或"心痛彻背"等症。"胸痹缓急者"，《金匮玉函经二注》云："胸痹缓急者，痹之急证也。"因其突然发作，胸背剧痛，且可伴肢体筋脉拘挛疼痛等症，故为急症。此为阴寒凝滞，胸阳痹阻不通所致，故用薏苡附子散温阳散寒，除湿止痛。方中炮附子温阳祛寒，通痹止痛；薏苡仁除湿宣痹，缓挛止痛。二药合用，共奏缓急止痛之功。

【按】

（1）仲景对附子有生用和炮用之别。凡属亡阳急证，需回阳救逆者多用生附子，如四逆汤等；凡因风寒湿痹着于肌肉筋骨，需温经散寒止痛时多用炮附子，如甘草附子汤等；若疼痛剧烈，或为阵发性剧痛且伴肢冷汗出，证属沉寒痼冷者，则用止痛作用更强的乌头，如大乌头煎等。

（2）本方适用于阴寒凝滞,胸阳痹阻所致的胸痹急证,以突发胸闷、胸痛、面色苍白、唇舌青紫、身冷肢厥、脉沉细迟或沉细微等为主症者。对冠心病、心绞痛,证属阴寒痹阻心脉者,可合用强而有力破瘀的抵当汤。此外,亦可用治寒湿痹痛,腰膝疼痛,筋脉拘急,屈伸不利,得热则减,遇寒则剧者。

（3）将薏苡附子散用于胸痹急危重证的救治,取其便捷、速效之意。李东垣《用药法象》云:"大抵,汤者,荡也,去大病用之;散者,散也,去急病用之。"现今临床治冠心病急性发作用"速效救心丸""复方丹参滴丸"等亦是对本法的运用和发展。

七、心痛（胃脘）之桂枝生姜枳实汤方证

【原文】

心中痞,诸逆,心悬痛,桂枝生姜枳实汤主之。

桂枝生姜枳实汤方:桂枝、生姜各三两,枳实五枚。

上三味,以水六升,煮取三升,分温三服。

【注解】

本条论述寒饮气逆的心痛证治。此"心痛"与现代所谓的冠心病、心绞痛不同,此处指心以下、胃脘部,由于寒饮停聚于胃,阳气运行不利,故胃脘部痞闷不舒。胃气与阴寒邪气俱逆,故曰"诸逆"。本证当以胃脘部痞闷不舒、向上牵引疼痛、干呕或呕吐、胸闷为主症。其病机为寒饮停胃,上逆攻冲心胸,气机痞塞。治宜通阳化饮,下气降逆,方用桂枝生姜枳实汤。方中桂枝、生姜散寒通阳,温化水饮;枳实下气开结,消痞除满,又可增桂枝平冲降逆之力;生姜能降逆和胃止呕。诸药合用,散寒化饮,通阳开痞,降逆止呕,则诸症可除。

【按】

（1）《金匮要略释义》云:"桂枝能下气开结,散逆止痛,此证气逆于上,心中痞且痛,自非桂枝莫能治,协生姜以为散逆驱寒之助,因其气逆不得下而反内逼为满痛,故重用枳实下气以除满痛。"

（2）本方适用于心下寒饮上逆,阻遏阳气,以胃脘痞闷不舒、向上牵引疼痛为主症者。现常用于治疗冠心病,急、慢性胃炎,胃与十二指肠溃疡病,胃神经官能症等病符合本方证病机者。

八、心痛（胃脘）之乌头赤石脂丸方证

【原文】

心痛彻背,背痛彻心,乌头赤石脂丸主之。

【注解】

（1）本条论述阴寒凝结的心痛证治。阴寒上逆阳位,阳气痹阻,形成心窝部疼痛牵引到背部,背部疼痛又牵引到心窝,心背相互牵引的剧烈疼痛症。从方中多为大辛大热之品可知,应有四肢厥冷、冷汗自出、舌淡苔白、脉沉紧等症。对此阴寒凝结,寒气攻冲之心痛重证,治宜温阳逐寒,止痛救逆,方用乌头赤石脂丸。本方集乌、附、椒、姜一派大辛大热之品于一方,温阳破寒凝,各药相互协同,其温阳逐寒止痛之力极强;赤石脂温涩调中,收敛阳气,以防辛散太过而伤正。

以蜜为丸,又能解毒和中缓痛。饭前服以取其速效。

(2)附子与乌头功效同中有异:乌头长于治沉寒痼冷,并可使在经之风寒得以通散;附子长于治在脏之寒湿,使之得以温化。本证阳衰而阴寒邪气病及心背内外脏腑经络,故仲景将乌头、附子同用,以速达温振阳气、祛寒止痛之效。

【按】

(1)《金匮要略方论本义》云:"或心痛彻背,或背痛彻心,俱阴寒痞塞于胸,而前后相连作痛,阳微之甚者也。法宜乌头赤石脂丸主之。方用蜀椒、乌头、附子、干姜一味大热之品,温中开痹,以赤石脂之涩,留滞其药,与留滞之邪相争,邪自不胜正而降伏矣。"

(2)乌头赤石脂丸适用于阴寒凝结、阳气痹阻所致之心痛证。其以剧烈的心胸、胃脘与后背相互牵引疼痛为主症,或胃脘疼痛无休止,伴见肢冷汗出、气促、面白唇青等症。临证亦可用作汤剂。如治疗阴寒内盛之冠心病、心绞痛,与抵当汤合用,效更佳。本方亦可广泛用于治疗胃痛、胸痛、腹痛、疝痛、腹泻等属于阴寒内盛者。

【乌头赤石脂丸方证解析】

1.方剂组成

蜀椒一两一法二分,乌头(炮)一分,附子(炮)半两一法一分,干姜一两一法一分,赤石脂一两一法二分。

2.用法

上五味,末之,蜜丸如梧子大,先食服一丸,日三服。不知,稍加服。

3.参考处方

(此方改汤用)蜀椒(炒)10 g,制川乌15 g,炮附子15 g,干姜8 g,赤石脂15 g,蜂蜜50 g。

上5味,以冷水1200 mL,浸泡1 h,小火煎煮1 h,去渣,取汤600 mL,温服200 mL,日2～3次。

4.方解

方中蜀椒、附子、干姜为大辛大热之品,温里祛寒湿;乌头,通经止痹痛;加赤石脂,收敛气血;加蜂蜜,以解乌头、附子之毒。诸药合用,温里而破阴寒、通经络而止痛,用于阴寒内盛之胸痹、心痛甚者。

5.辨证要点

①舌淡、苔白或苔白厚,脉沉弦或沉紧。②胸背疼痛剧者。③胸腹、胃脘冷痛。

6.临床运用

(1)胸背疼痛较剧,脉沉或沉紧者。

(2)阳虚阴寒盛之冠心病、心绞痛者,合抵当汤。

(3)脘腹冷痛较剧者。

(4)腹部冷痛、泻下清稀者,合人参汤。

(5)痛经、少腹冷者。

(6)白带量多、色白清、少腹冷痛者,合人参汤。

九、心痛之九痛丸方证

【原文】

九痛丸：治九种心痛。

附子(炮)三两，生狼牙(炙香)一两，巴豆(去皮心，熬，研如脂)一两，人参、干姜、吴茱萸各一两。

上六味，末之炼蜜丸如梧子大，酒下。强人初服三丸，日三服；弱者二丸。兼治卒中恶，腹胀痛，口不能言；又治连年积冷，流注心胸痛并冷肿上气，落马、坠车、血疾等，皆主之。忌口如常法。

【注解】

论述九痛丸的组成、用法与适应证。9种心痛，是泛指由积聚、痰饮、结血、虫注、寒冷等多种病因所致的心胸部及胃脘部疼痛的病证。孙思邈、尤怡等医家解释为虫、注、风、悸、食、饮、冷、热、去来痛9种心痛。方中炮附子、干姜祛寒散结；吴茱萸开郁杀虫止痛，善治沉寒积冷；生狼牙，《千金方》作生狼毒，宜从，因生狼毒能杀虫、破积聚饮食、除寒热水气；巴豆温通峻猛，破坚积，逐痰饮，善攻食、饮、痰、水、寒等邪之结聚；人参补益脾胃，扶助正气，祛邪而不伤正。

【按】

九痛丸为祛寒散结，杀虫温通之剂，主要适应于胸部及胃脘疼痛急性发作证，属阳虚阴寒内盛者。引起胸脘部疼痛之因有别，证型各异，故言九痛丸治9种心痛之说欠妥当。如悸心痛，多因心脾两虚，治当补益心脾；热心痛，多因邪热内盛，治当清热泻火解毒等，临证需辨证论治。

第十章　腹满、寒疝、宿食病脉证治

本篇论述腹满、寒病、宿食病的脉症和治疗。因三者病位均在腹部,病变多涉及脾胃肠,皆有腹胀满或疼痛的症状,其方治可互参,故合篇论述。

腹满是以腹中胀满为主,可出现于多种不同的病变过程中,病机较为复杂。按照"阳道实,阴道虚"的理论,可将本篇腹满概括为 2 类,即属于实证、热证的病变多与胃肠有关,或涉及表;属于虚证、寒证的,多与脾肾有关,或涉及于肝。

寒疝是由寒邪凝滞引起腹中拘急疼痛为主要症状的病证。在病性上有虚实之分,病位上有里寒和表里俱寒之别,与《内经》所谓七疝有所区别。

宿食,即伤食、食积,是由于脾胃功能失常,或饮食不节,导致饮食积滞胃肠的病证。篇中根据食停部位不同,分别采用吐、下法治疗。

一、虚寒腹满之辨证与治则

【原文】

趺阳脉微弦,法当腹满,不满者,必便难,两胠疼痛,此虚寒从下上也,当以温药服之。

【注解】

本条论述虚寒性腹满的成因和证治。"趺阳脉"候胃,趺阳脉微弦,脉微,为中阳不足,脉弦属肝,主寒主痛。可知本条为脾胃虚寒,下焦肝寒之气上犯,致中气痞塞,当有腹满。假如腹不满,则当见大便难,两胠部疼痛。"胠",《广雅》阐述为"胁也",指胁肋疼痛。这是脾胃虚寒,运化无权,肝寒上逆,气滞胁肋所致。上述脉症,总属虚寒,当用温药治之。

【按】

本证是先有脾胃虚寒,又兼肝木乘虚而动,或肾虚寒动于中,属于肝(肾)脾同病的征象,较之脾土本脏自病为重。体现了脏腑发生病变时,可以相互影响的整体观念。故辨治时,应注意脏腑之间的病理联系。

本条证因齐备,治宜温化疏泄。可酌选暖肝煎。

【原文】

腹满时减,复如故,此为寒,当与温药。

【注解】

本条论述虚寒性腹满的辨证和治法。脾胃虚寒,运化失司,气机痞塞则为腹满。无形之寒时聚时散,若得阳煦,暂时消散,则腹满减轻;阴寒复聚,又腹满如故。但毕竟中阳不足,所以时减而不愈,这都是虚寒引起,当用温药治疗。

【按】

(1)本篇第 2 条以按之痛与不痛分辨虚实,此条以腹满"时减"言其虚,与后面第 13 条的"腹满时减,减不足言,当须下之"实证腹满,前呼后应,突出了虚实腹满的辨证。

(2)本条列举了虚寒性腹满的问诊特点,将问诊用于腹满的寒热虚实辨证中。

(3)临床辨证时,详问腹满的具体部位与范围、持续时间等,有助于辨别腹满的虚实。

二、虚实腹满之辨别及实证治疗大法

【原文】

病者腹满,按之不痛为虚,痛者为实,可下之。舌黄未下者,下之黄自去。

【注解】

本条论述腹满虚实的辨证和实证腹满的治则。虚证腹满由脾阳虚寒凝气聚所致,内无有形实邪积滞,故按之不痛。按之疼痛者,为胃肠有燥屎、宿食等有形实邪积结,腑气不通,可用攻下法治疗。若苔黄厚干燥者,是实热内结;未经攻下,则正气未虚,攻之后,实热去,病遂愈。言外之意,苔黄已用攻下者,当慎下之,需详审病情,究其未愈之因,以决定是否可下,且如何攻下。

【按】

(1)"舌黄未下者,下之黄自去"是辨证的关键。提示临证使用攻邪法时,当注意前期治疗经过,以免贻误病情。

(2)临床诊疗疾病应望、闻、问、切(按)相结合,才能全面掌握病情。本条即是望、问、切(按)合参的示范。

(3)本条论虚实辨证,只言实证治法,未言虚证治法。其实,虚证之治皆详尽于后,如附子粳米汤、大建中汤之方证者。

三、阴盛阳微之腹满危证

【原文】

病者痿黄,躁而不渴,胸中寒实,而利不止者死。

【注解】

本条论述里阳衰竭、寒实内结的腹满危候。中阳衰败,故其面色痿黄。口不渴,无热证;口不渴但烦躁,是阴盛阳微、阴寒内盛、阳不化津所致,属于"阴躁"。此时病情危重,如再兼下利不止,津液枯竭,必致阳衰阴竭、阴寒内盛,正虚邪实,故属于不治之死证。

【按】

本条所论证虚邪实之腹满证,临床的确棘手。如补其虚,则邪实更盛;如攻其邪,则正气难支。可参考前 3 条所述。

四、辨表里俱寒之脉证

【原文】

寸口脉弦，即胁下拘急而痛，其人啬啬恶寒也。

【注解】

本条论述表里俱寒的腹痛脉证。寸口主表，弦脉主寒主痛。寸口脉弦，为寒邪外袭，阻遏卫阳，故啬啬恶寒；弦又为肝脉所主，症见胁下拘急而痛，是阴寒邪气凝滞于肝经之故。

【按】

本证多因肝阳不足，兼夹外寒，形成内外皆寒，可酌选当归四逆加吴萸生姜汤、柴胡桂枝干姜汤等治之。

【原文】

夫中寒家，喜欠，其人清涕出，发热色和者，善嚏。

中寒，其人下利，以里虚也，欲嚏不能，此人肚中寒一云痛。

【注解】

上2条论述阳虚感寒因轻重不同而表现各异。第1条是言阳虚不重，复感外寒的轻证。中寒家指中气素虚之人，阳气不振，故常呵欠；如复感外寒，肺气不宣，营卫失和，则清涕出，发热，面色如常；其阳虚不甚，正气尚欲祛邪外出，故时时喷嚏。

第2条是论阳虚严重，复受外寒之证。同样是阳虚之人，感受外寒，很快便出现下利，这是里阳素虚，外寒直中于里所致，下利使阳气再伤，正气无力驱邪外出，故欲嚏不能。

【按】

(1)上2条说明，同为阳虚感寒，但阳虚轻重不同，病变进程就不一样。可见，正气的强弱决定了病位的深浅和病情的轻重。

(2)第1条，可用小青龙汤；第2条，可用桂枝人参汤。

五、寒证误下之变证

【原文】

夫瘦人绕脐痛，必有风冷，谷气不行，而反下之，其气必冲，不冲者，心下则痞也。

【注解】

本条论述里寒证误下后的变证，体质瘦而正气虚弱者，发生"绕脐痛"是因为正虚感寒所致，而且还导致中焦运化失职，出现"谷气不行"，阻滞脘腹而成腹满，"绕脐痛"大便不通等。此时应用温补兼消导、温通之法治之。如误用苦寒之攻下法，不仅寒邪不去，反而更伤中焦阳气。误下后，如正气较强者，可有气上冲表现；如不上冲者，其正气较弱，正虚邪陷，而成心下痞硬。

【按】

《伤寒论》第239条云："患者不大便五六日，绕脐痛，烦躁，发作有时者，此为燥屎。"此为阳明里实、燥屎内结、腑气不通所致"绕脐痛"，要用承气辈，通腑泄热、荡涤燥结。而本条是正虚，为感受寒邪，中焦失运，寒邪谷气阻滞腹部而出现"绕脐痛"，此宜温通或温补兼消导法治之。因此,同为腹满腹痛,而有虚实寒热之不同,临证应详辨之。

六、寒实可下之脉症治法

【原文】

其脉数而紧乃弦,状如弓弦,按之不移。脉数弦者,当下其寒。脉紧大而迟者,必心下坚;脉大而紧者,阳中有阴,可下之。

【注解】

本条论述寒实可下证的脉象与治法。脉数而紧乃弦,是以紧数的脉象形容弦脉,此"数"并非指脉的至数,是喻脉有急迫之象;紧则言脉有力。紧数相合,是形容脉来状如弓弦,按之不移,为阴寒内结之征。数、大之脉皆属阳脉,主邪盛;弦、紧、迟则为阴脉。数弦脉为里有寒实内结,故当下之;脉紧大而迟,亦为寒实凝滞胃肠,所以心下坚满;脉大而紧是阴寒实邪阻遏了阳气,所以言"阳中有阴"。上述病证,皆可用温下法治之。

【按】

本条2处"脉数"皆不表示至数。该条仍然是以脉象揭示病机、指导治疗的范例。

对本条所述之寒实证,后世医家认为可用大黄附子汤治疗。

七、腹满之厚朴七物汤方证

【原文】

病腹满,发热十日,脉浮而数,饮食如故,厚朴七物汤主之。

【注解】

本条论述里实腹满兼表寒的证治。发热10天,仍见脉浮,为表邪未解;"病腹满"置于条首,说明此为主症,是表邪部分化热入里,实热内结肠中所致。因病变重点在肠,未影响脾胃,故饮食如故。总属太阳表邪未解,又见阳明腑实之证,治宜表里双解,用厚朴七物汤治疗。本方由小承气汤合桂枝汤去芍药组成,方中取桂枝汤解表邪、和营卫,因腹满不痛,故去芍药之酸敛;小承气汤行气除满,泻热去实。若呕是胃气上逆,加半夏降逆止呕;下利,为腑气已通,故去大黄;寒多者应在去大黄的基础上,加重生姜量,以温散寒邪。

【按】

(1)一般来说,表里同病,应先解表,表解方可治里;里证为急时,先里后表。此外,有时表里同病,单解表则里证不去,单治里则外邪不解,表里均重,且可互相影响,必须双方兼顾,这又是表里同治的变法。

(2)《金匮要略论注》云:"此有表复有里,但里挟燥邪,故以小承气汤为主,而和桂、甘、姜、枣以和其表。盖腹之满,初虽因微寒,乃胃素强,故表寒不入,而饮食如故,但腹满发热,且脉浮数,相持十日,此表里两病,故两解之耳。若寒多加生姜至半斤,谓表寒多也;若呕,则停饮上逆矣,故加半夏;若下利,则表里气本虚寒,去大黄。"

(3)本方适宜于里实热兼表寒的腹满病证,主症可见脘腹胀满或痛、拒按、大便不通、发热、微恶寒等。临床可用于符合上述证机的功能性消化不良、胃肠型感冒、急性肠炎、痢疾初起、不全性肠梗阻等。

【厚朴七物汤方证解析】

1.方剂组成

厚朴半斤,枳实五枚,大黄三两,桂枝二两,生姜五两,大枣十枚,甘草三两。

2.用法

上七味,以水一斗,煮取四升,温服八合,日三服。呕者加半夏五合,下利去大黄,寒多者加生姜至半斤。

3.参考处方

厚朴 25 g,枳实 15 g,大黄(另包)10 g,桂枝 10 g,生姜 15 g,大枣 4 枚,炙甘草 6 g。

上 7 味,以冷水 1000 mL,浸泡 1 h,小火煎煮 40 min,去渣,取汤 700 mL。大黄另煎,分次兑服。温服 150 mL,日 3 次。服后泻下,减大黄水用量。

4.方解

此即小承气汤合桂枝汤去芍药而成,故既治腑气不通、腹满腹通的小承气汤证,又治桂枝汤表证。

5.辨证要点

①舌红或淡红、苔薄黄,脉浮。②恶寒发热,腹满腹痛,大便秘结。

6.临床运用

(1)腹满、发热,脉浮者。

(2)桂枝去芍药汤证,而腹满、大便秘结者。

(3)太阳与阳明合病,发热脉浮、腹胀满者。

(4)心功能不全,心累心跳、气喘、腹满、大便秘结者。

(5)下利、里急后重、腹胀满、发热,脉浮者。

(6)不全性肠梗阻,腹胀腹满、不大便,兼外感发热,脉浮者。

八、心下满痛之大柴胡汤方证

【原文】

按之心下满痛者,此为实也,当下之,宜大柴胡汤。

【注解】

本条论述里实腹满兼少阳证的证治。按之心下满痛是本条辨证的关键,实热结于心下,壅郁肝、胆、胃,故见心下满痛,按之尤甚。结合《伤寒论》大柴胡汤有关条文,尚可有郁郁微烦,往来寒热,胸胁逆满,舌苔黄,脉弦有力等脉症,证属少阳阳明合病,实热内结胆胃。治宜大柴胡汤和解少阳,通腑泄热。本方为小柴胡汤去人参、甘草,增生姜之量,加芍药、大黄、枳实而成。方中以柴胡为主,配黄芩和解少阳,半夏、生姜、大枣降逆、和胃安中,枳实、大黄清泻阳明热结,芍药缓急止痛。诸药合之,则少阳阳明之邪可解,心下满痛之症可除。

【按】

(1)本条论腹诊对心下满痛的辨证,对临床思维有启迪意义。按腹部病变的诊断,离不开对病位、病性的正确辨析,而腹诊的普遍应用可以避免误诊、漏诊。

(2)《金匮要略心典》曰:"按之而满痛者,为有形之实邪,实则可下,而心下满痛,则结处尚高,与腹中满痛不同,故不宜大承气而宜大柴胡。"

(3)本方主治胆胃壅阻,少阳阳明合病引起的腹满,其主症可见胁腹疼痛,按之尤甚,往来寒热,心烦喜呕,苔黄,脉弦有力等。临床常用于符合上述证机的胆囊炎、胆石症、急性胰腺炎、病毒性肝炎、胆汁反流性胃炎、粘连性肠梗阻等,尤以消化系统疾患为多。

【大柴胡汤方证解析】

1.方剂组成

柴胡半斤,黄芩三两,芍药三两,半夏(洗)半升,生姜(切)五两,枳实(炙)四枚,大枣(擘)十二枚,大黄二两。

2.用法

上八味,以水一斗二升,煮取六升,去滓,再煎,温服一升,日三服。

3.参考处方

柴胡 45 g,黄芩 18 g,清(生)半夏 25 g,白芍 20 g,生姜 20 g,枳实 20 g,大枣 10 枚,大黄 8～15 g。

上 8 味,以凉水 1200 mL,浸泡 1 h,煎煮 40 min,去渣,取汤 800 mL,再煎汤 30 min,取汤 600 mL,温服 200 mL,日 3 次。

4.方解

大柴胡汤为小柴胡汤去人参、甘草,加大黄、枳实、芍药而成。此治少阳病邪已入阳明,为少阳阳明合病。继以小柴胡汤,解少阳之邪;因有阳明里实之心下满痛,故去人参、甘草。加大黄攻里,加枳实治心下坚,加芍药治腹满痛。故此治小柴胡汤证,而里实心下坚、腹满痛者。

5.仲景对此方证的其他论述

(1)《伤寒论》第103条:"太阳病,过经十余日,反二三下之,后四五日,柴胡证仍在者,先与小柴胡。呕不止,心下急,郁郁微烦者,为未解也,与大柴胡汤,下之则愈。"

注解:见小柴胡汤方证。

按:大柴胡汤证之呕和烦,除柴胡证外,还有里实热结之因,与小柴胡汤不同,故见呕不止、心下急、郁郁微烦等症。

(2)《伤寒论》第165条:"伤寒发热,汗出不解,心下痞硬,呕吐而下利者,大柴胡汤主之。"

注解:伤寒证,虽发汗汗出,而发热不解,若其人心下痞硬、呕吐而下利者,大柴胡汤主之。

按:心下痞硬,即"心下急"剧甚者。外感发汗、汗出而发热不解,大多见于小柴胡加石膏汤证,或者本方加石膏汤证。

(3)《伤寒论》第136条:"伤寒十余日,热结在里,复往来寒热者,与大柴胡汤;但结胸,无大热者,此为水结在胸胁也,但头微汗出者,大陷胸汤主之。"

注解:伤寒十余日,虽已热结于里,而复往来寒热者,乃少阳阳明并病,宜予大柴胡汤下之。如果不复往来寒热,但结胸无大热,谓无大承气汤证的身大热,但头微汗出,亦不似大承气汤证的蒸蒸自汗出,此不只是热结在里,是有水热相结在胸胁,为结胸证也。宜大陷胸汤主之。

按:此述大陷胸汤证与大柴胡证和大承气汤证的鉴别法,至关重要。

6.辨证要点

①舌质红、苔黄或黄厚，脉弦大有力。②胸胁苦满，口苦咽干，心下急或心下满痛拒按。③少阳证呕吐、下利，又有里实者。

7.临床运用

(1)心下痞硬、按之则痛、呕吐者。

(2)胸胁苦满、腹拘急、不大便者。

(3)小柴胡汤证，大便难，脉弦大者。

(4)小柴胡汤证，腹满者。

(5)小柴胡汤证，腹部厚实，脉弦大者。

(6)小柴胡汤证，心下急者。

(7)胸胁苦满、脉弦大有力、头痛、头晕者。

(8)眼胀痛、充血、大便干结者。

(9)腹痛、呕吐或胁胀满，脉弦大者。

(10)脱发、口干口苦、大便难者。

(11)表解而发热不退者、大便秘结者，加石膏。

(12)呕吐不止、心下急、郁郁微烦者。

(13)哮喘、胸胁痞满、苔黄、脉弦大者。

(14)哮喘、唇青紫、胸满、大便难者，合桂枝茯苓丸加厚朴、杏仁。

(15)肩周炎、肥胖、胸胁痞满、大便干燥者，合葛根汤。

(16)糖尿病、大便干燥、肥胖者，加生地、山药。

(17)高血压、脑出血，见胸胁满、便秘者。

(18)扁桃体炎、鼻窦炎，见胸满、便秘者，合葛根芩连汤。

(19)湿疹、粉刺、痤疮，见口干口苦、大便难、脉弦大者，合葛根芩连汤。

(20)带状疱疹，脉弦大、大便难者，合葛根汤。

(21)下利、里急后重、发热、呕吐、心下满痛者，合白头翁汤。

(22)睾丸炎、脉弦大有力者，随证合大黄附子汤或者大黄牡丹皮汤。

(23)急性胆囊炎、右胁下疼痛、拒按、呕吐、口干口苦者，加桔梗、郁金、香附。

(24)急性阑尾炎又下腹疼痛、拒按者，合大黄牡丹汤。

(25)胆结石症、右上腹疼痛、拒按、呕吐者，加金前草、郁金、鸡内金(冲服)。

(26)高血压、头晕头痛、脉大者，加钩藤、菊花、决明子。

(27)膝关节肿痛、有积液、口苦者，加防己、麻黄。

(28)风湿热、关节红肿热痛者，加防己、白术、附子。

(29)痛风、关节疼痛、红肿、反复发作者，合大黄附子细辛汤。

(30)咳嗽、气喘、吐黄色痰、发热汗出、胸胁苦满、大便秘结、脉大者，少阳阳明合病，合麻杏石甘汤。

(31)精神分裂症、头痛、狂躁、大便秘结者，合桃核承气汤。

(32)脑梗塞、头晕头痛、胸胁痞满、烦躁、口眼歪斜、脉弦大者，合桂枝茯苓丸。

(33)黄疸、腹部胀满疼痛、大便干燥者,合茵陈蒿汤。

(34)胰腺癌、上腹疼痛、黄疸,合四逆汤。

(35)银屑病、脱皮者,合桃红四物汤。

【临床案例】

患者景某,男,69岁,仪陇县城人,2018年11月9日以"烦躁、语言不休1年,加重1月"就诊。

1年前,因迷恋古玩,买了假货,逐渐精神失常,常烦躁、语言不休、声高气粗、夜不能寐等,经某精神卫生中心诊断为"精神分裂症",长期服用西药(不详)治疗,病情稳定。怕长期用西药副作用大,遂来我处求中医治疗。

诊刻:烦躁不寐、语言多、声高气粗、大便干燥、口干口苦、喉中痰鸣,舌质边尖红、苔薄微黄,脉弦大。

中医辨证:少阳阳明合病兼气滞痰瘀互结。

拟大柴胡汤合桃核承气汤合温胆汤加减:柴胡90 g,黄芩30 g,生半夏35 g(洗),大枣20 g,生姜30 g,白芍30 g,枳实30 g,生大黄20 g,桂枝30 g,桃仁20 g,芒硝30(分冲),茯苓30 g,生半夏30 g(洗),陈皮30 g,竹茹20 g,石菖蒲20 g,生南星15 g。

上方加水14小碗,约1800 mL,将药泡1 h,小火煎煮1 h,去渣,分6次温服,每天3次,2天1剂。共2剂。

11月14日复诊:服上方后,大便每天2次,泻下痰涎及黑便甚多,心烦减轻,能入睡,语言不多,口干口苦减轻。舌质边尖红、苔白,脉弦。上方易为小柴胡汤合桂枝茯苓丸加生石膏,方药为:柴胡60 g,黄芩25 g,党参30 g,生半夏30 g(热水洗),生姜30 g,大枣30 g,炙甘草30 g,桂枝30 g,白芍30 g,茯苓30 g,牡丹皮20 g,桃仁20 g,石膏50 g。

煎服法同上,2天1剂。服用1个月后,随访精神佳,睡眠好,二便正常,心烦、语言多等消失。患者已逐渐停用一切西药。

按:本案患者,因情志异常,肝阳化热、挟瘀挟痰,上扰神明而出现"烦躁不寐、语言多、声高气粗、大便干燥、口干口苦,舌质边尖红、苔薄微黄,脉弦大"等脉症。此为少阳阳明合病,故以大柴胡汤,清少阳邪热、泻阳明里实。又《伤寒论》第106条曰:"太阳病不解,热结膀胱,其人如狂,血自下,下者愈。其外不解者,尚未可攻,当先解其外。外解已,但少腹急结者,乃可攻之,宜桃核承气汤。"患者情绪不遂,气机郁滞,必致血瘀痰凝,瘀热互结,上扰神明而烦躁不寐,故以桃核承气汤泻热逐瘀。痰气交阻,上扰清窍,故烦躁、喉中痰鸣,遂以温胆汤涤痰开窍、行气导滞。以上三方合用,与本案病机相合,故而效验。

第一次复诊:服前方后,泻下痰涎及黑色便,每天2次,诸症减轻,舌质边尖红、苔白,脉弦。阳明里实已解,苔变为薄白,故以小柴胡汤解郁和胃、和解少阳,以桂枝茯苓丸化瘀祛痰,加石膏清阳明热邪。

上方服1个月后,随访患者诸症消失,病告痊愈。

九、腹满痛之厚朴三物汤方证

【原文】

痛而闭者,厚朴三物汤主之。

【注解】

本条论述里实腹满胀重于积的证治。腹胀满痛而大便不通是实热内结、气机不行且气滞较重,故用厚朴三物汤治之。方中重用厚朴、枳实,且先煎,取其行气除满;大黄后下通便泻热,合为行气导滞、通便泻热之方。

【按】

(1)本方与小承气汤药味相同而用量有别,其主治亦有区别。两方均由厚朴、枳实、大黄组成。厚朴三物汤中,厚朴为君,重用八两,枳实五两,大黄四两。小承气汤中,以大黄为君,用四两,厚朴仅二两、枳实三两。两方都用大黄四两,通腑泄热,但前者以行气导滞、除满胀为主,故厚朴、枳实较重;后者以泄热通腑为主。前者的临床表现主要以气滞腹满、痛而闭,煎煮时大黄后下,以加强通下除满之力;后者以潮热、腑气不通、腹胀满为特点,煎煮时,三物同煎。

(2)本方主治胃肠实热内结,腑气不通导致的腹部胀满疼痛,拒按,大便秘结,苔黄燥,脉滑数有力等症。可用于具备上述证机的肠梗阻、消化道术后腹胀、胃扭转、幽门梗阻等。

【厚朴三物汤方证解析】

1.方剂组成

厚朴八两,大黄四两,枳实五枚。

2.用法

上三味,以水一斗二升,先煮二味,取五升,内大黄,煮取三升,温服一升,以利为度。

3.参考处方

厚朴45 g,酒大黄(后下)10~15 g,枳实30 g。

上2味,以凉水900 mL,泡枳实、厚朴1 h,煎煮30 min,取汤700 mL,再入大黄,煎取600 mL,去渣,温服200 mL。大便通下止后服,或者减量服。

4.方解

本方于小承气汤增厚朴、枳实的用量,治小承气汤证,而胸腹胀满较剧且疼痛者。

5.辨证要点

①舌红、苔黄厚或老黄乏津,脉滑实有力。②胸腹胀满而痛、大便闭结者。

6.临床运用

(1)腹满、心下痛,便秘者。

(2)心下满痛、吐水,属阳热实证者。

(3)小承气汤证,而腹满疼痛甚者。

(4)急性肠梗阻,属阳实证者。

十、腹满痛之大承气汤方证

【原文】

腹满不减,减不足言,当须下之,宜大承气汤。

大承气汤方:大黄(酒洗)四两,厚朴(炙,去皮)半斤,枳实(炙)五枚,芒硝三合。

上四味,以水一斗,先煮二物,取五升,去滓,内大黄,煮取二升,内芒硝,更上火微一二沸,分温再服,得下,余勿服。

【注解】

本条论述里实积滞腹满并重的证治。"腹满不减"是形容腹部胀满没有减轻的时候,由于实热与燥屎内结,腑气不通所致,其积滞与气滞均重。如果有减轻的时候,那就是虚证,如本篇原文第3条:"腹满时减,复如故,此为寒,当与温药。"而本条为实证,故用下法,方选大承气汤。

【按】

(1)本方适用于里实而胀积俱重导致腹满痛病证,主症可见腹胀持续不减,绕脐腹痛,按之痛剧,烦躁不安,潮热谵语,大便秘结,舌苔黄燥,甚则焦黑起刺,脉沉滑有力等。常用于符合上述证机的肠梗阻、肠麻痹、小儿肠套叠、急性胆囊炎、急性胰腺炎、胃结石等病。

(2)本方为实证腹满腹痛,当用大承气汤;如虚证者,宜厚朴生姜半夏甘草人参汤、桂枝加芍药汤。

(3)参见第二章《痉、湿、暍病脉证治》"十三、痉病之大承气汤方证"相关论述。

十一、虚寒腹满之附子粳米汤方证

【原文】

腹中寒气,雷鸣切痛,胸胁逆满,呕吐,附子粳米汤主之。

【注解】

本条论述虚寒饮逆腹满痛的证治。"腹中寒气"概括了本证病机。中焦阳虚,阴寒水饮,内肆上逆,与气相击,故腹中雷鸣切痛;寒气上逆,则胸胁逆满;胃失和降,则呕吐。治当温中散寒,化饮降逆,用附子粳米汤。附子大辛大热,温中散寒止痛;半夏降逆化饮止呕;粳米、甘草、大枣补益脾胃以缓急。诸药合用,阳复阴散,寒饮可化,则腹满痛除。

【按】

(1)《金匮发微》云:"附子粳米汤,用炮附子一枚以回肾阳,用粳米、甘草、大枣以扶中气,复加半夏以降冲逆。肾阳复则脏寒之上逆者息矣,中气实则雷鸣切痛止矣,冲逆降则胸胁逆满呕吐平矣。或谓腹中雷鸣为有水,故纳生半夏以去水,寒气在腹故切痛,故用附子以定痛,说殊有理,并存之。"以上论述,可作参考。

(2)本方适宜于脾胃阳虚,寒饮(或水湿)内扰上逆引起的腹满切痛、腹中雷鸣、胸胁逆满、呕吐等见症者。根据其病机与方药推之,本证腹痛应喜温喜按,呕吐多为清稀水饮或夹有不消化的食物。此外,尚可见四肢不温,舌淡、苔白滑、脉沉迟等。本方常用于符合上述病机的消化系统疾病,如急慢性胃肠炎、胃痉挛、肠疝痛、胃溃疡、胰腺炎、胃肠功能紊乱等。

【附子粳米汤方证解析】

1.方剂组成

附子(炮)一枚,粳米半升,半夏半升,甘草一两,大枣十枚。

2.用法

上五味,以水八升,煮米熟汤成,去滓,温服一升,日三服。

3.参考处方

炮附子30～60 g,粳米25 g,姜半夏25 g,炙甘草6 g,大枣6枚。

上5味,以冷水1000 mL,浸泡1 h,先煎附子40 min(炮附子30 g以内,不需先煎),加入余药再煎40 min,去渣。取汤600 mL,温服200 mL,日3次。

4.方解

附子温中祛寒,半夏逐饮止呕,粳米、大枣、甘草安中止痛,治中焦有寒饮、呕吐、逆满而腹中痛者。

5.辨证要点

①舌淡、苔白,脉沉。②腹胀腹痛,胸胁逆满,肠鸣。③恶心欲呕,下利,里虚寒者。

6.临床运用

(1)腹胀腹痛、肠鸣,脉沉者。

(2)腹部冷痛、呕吐、下利者。

(3)腹痛、肠鸣、下利清稀,脉沉细者,合真武汤。

(4)胸胁胀满、肠鸣、呕逆,脉沉者。

(5)胸胁满痛、腹中雷鸣、腹部冷者。

(6)心下痞硬、腹中雷鸣、大便溏泻者,合人参汤。

十二、寒气厥逆之赤丸方证

【原文】

寒气厥逆,赤丸主之。

赤丸方:茯苓四两,乌头(炮)二两,半夏(洗)四两,细辛一两。

上四味,末之,内真朱为色,炼蜜丸如麻子大,先食酒饮下三丸,日再夜一服;不知,稍增之,以知为度。

【注解】

本条论述寒饮厥逆的证治。由于脾肾阳虚,水饮内盛,寒气夹水饮上逆,所以腹痛;阳气不振,不能外达于四末,故手足逆冷。另外,还当兼有水饮内盛,寒气夹水饮上逆之呕吐,寒水上凌,心火渐败之心下或脐下悸动等症,治以赤丸散寒止痛、逐饮降逆。方中茯苓、半夏用量较重,当以水饮为主,两者化饮降逆止呕;乌头、细辛通阳散寒止痛;朱砂镇逆宁心。其中,乌头与半夏相反而同用,则散寒逐饮之力更宏。

【按】

(1)本证之厥逆,属于沉寒痼冷,水饮久停所致,故用丸剂缓图;四逆汤证、通脉四逆汤证的厥逆,为病入少阴,阳亡迅速,病情危重,故用汤剂,以急驱阴寒,回阳救逆。

(2)《金匮要略释义》曰:"赤丸方中茯苓、半夏分量较重,乌头次之,细辛又次之,可知病由饮作,饮停则阳痹,阳痹则阴逆,阴逆则寒生而厥矣,故曰寒气厥逆……茯苓、半夏降逆祛饮;乌头为治阳痹阴逆之要剂,细辛散寒;真朱即朱砂,具安神通血脉之功。"

(3)本方适用于脾肾阳虚,寒气夹饮上逆引起的腹痛厥逆病证,还可用于具备上述证机的胸痹、痛经、阴缩、哮喘等。亦可用于病机与寒饮厥冷有关,而用附子剂治疗无效的关节疼痛疾病、末梢神经疾病等。

(4)使用本方应注意,乌头须炮制方可入药,否则与酒同服易中毒。

十三、胸腹疼痛之大建中汤方证

【原文】

心胸中大寒痛,呕不能饮食,腹中寒,上冲皮起,出见有头足,上下痛而不可触近,大建中汤主之。

【注解】

本条论述虚寒性腹满痛的证治。本证病因为"腹中寒",主要病机是脾胃阳衰,中焦寒盛。其病变部位广泛,由腹部上至心胸,从脏腑外涉经络。因寒气上下奔迫,充斥内外,故腹部可见有如头足状之包块,移动起伏;虽痛势剧烈,但痛处不定,故曰上下痛;不可触近,是言患者腹诊拒按,乃因阳气大衰,阴寒极盛,寒气充斥于腹部内外,脏腑经络为之阻塞,按之影响到脏腑经络而疼痛,则拒按。阴寒之邪冲逆犯胃,则呕不能饮食。总属阳虚阴寒内盛,横行腹中,上逆胸胃,故用大建中汤温中散寒,缓急止痛。方中蜀椒、干姜温中散寒,人参、饴糖温补建中,诸药合用,使中阳得运,阴寒自散。

【按】

(1)大建中汤与附子粳米汤虽同治虚寒性腹满腹痛,但其证治各有偏重,兹比较如下:两方证均为中焦阳虚、阴寒内盛,表现为腹痛、腹胀,但疼痛部位有所不同。大建中汤证,中焦阳虚、阴寒内盛,充斥腹部表里上下,病情急重,病变部位广泛,涉及整个胸腹部,即上下痛而不可触近;附子粳米汤证,病变部位主要在胸胁部,故"胸胁逆满",病较轻、病势缓,除寒邪外,还兼有水饮为患,故腹中"雷鸣切痛",胃气上逆而又呕吐。因此,大建中汤重用蜀椒、干姜温中阳以散寒,以人参、大剂饴糖建中缓急止痛;附子粳米汤,以附子温阳散寒,半夏燥湿和胃、降逆止呕,粳米、大枣、甘草补中益气、缓急止痛。

(2)《金匮要略广注》曰:"心胸寒痛,呕,不能食,寒在上膈也,腹中寒上冲,寒在中焦也。皮起出现有头足,乃寒气上冲之象,非真有一物具头足也。寒气凝结,故上来下痛不可触近,非里实不可按之痛也,故但宜建中,不可攻下。"

(3)本方主治脾胃阳虚,中焦寒盛导致的腹满痛,其主症可见腹痛腹满,痛势剧烈,病位较广,腹部可见移动性包块,呕吐等。具备上述证机的肠梗阻、慢性胰腺炎急性发作、胆道蛔虫症、肠痉挛、痛经等可用本方治疗。

【大建中汤方证解析】

1.方剂组成

蜀椒(炒,去汗)二合,干姜四两,人参二两,胶饴一升。

2.用法

上三味,以水四升,煮取二升,去滓,内胶饴一升,微火煎取一升半,分温再服;如一炊顷,可饮粥二升,后更服,当一日食糜,温覆之。

3.参考处方

蜀椒 15 g,干姜 12 g,人参 10 g,饴糖 50 g。

前 3 味,以冷水 600 mL,浸泡 1 h,小火煎煮 40 min,去渣,加入饴糖,再小火煎 5 min,温服 150 mL,日 2 次。服药后,食热粥 1 碗,以增药力。

4.方解

以蜀椒、干姜温阳散寒止呕,人参、胶饴补中缓急止痛,治中焦虚寒、腹痛呕逆者。

5.辨证要点

①舌淡、苔白,脉沉紧或沉弦。②胸腹痛剧,呕逆不能食,属虚寒者。

6.临床运用

(1)胸腹部疼痛剧烈,属虚寒者。

(2)腹部冷痛、呕吐者。

(3)受凉或食冷饮后,腹痛、呕吐者。

(4)胃脘疼痛,属虚寒证者;兼心下痞者,合人参汤。

(5)胸腹疼痛、拒按,呕不能食,脉沉者。

(6)痛经剧烈,腹部冷者。

(7)肠道功能紊乱,腹痛腹泻,属虚寒证者;兼肠鸣者,合真武汤。

(8)腹痛腹泻甚、手足逆冷,脉沉者,合四逆汤。

(9)便秘、腹痛,属虚寒证者。

十四、腹偏痛之大黄附子汤方证

【原文】

胁下偏痛,发热,其脉紧弦,此寒也,以温药下之,宜大黄附子汤。

【注解】

本条论述寒实内结的腹满痛证治。"胁下"包括两胁及腹部,偏痛为左胁或右胁疼痛,脉紧弦主寒主痛。治疗"以温药下之",可知本证病机为寒实内结,阻遏气机,腑气不行,故胁腹胀满、疼痛不减、拒按,脉象紧弦。多因素有沉寒,阳气不运,积滞内停。发热一症,是寒实内结,阳气被郁,并非必见之症、可有可无。从病机方治测之,本证应有大便不通,治用大黄附子汤,温阳祛寒,通下积滞。方中大黄泻下通便,附子、细辛温阳散寒止痛,合之共奏温下寒实之功。

【按】

(1)附子与细辛相配是仲景治疗寒邪伏于阴分的常用组合,如麻黄附子细辛汤,用于寒邪入于少阴,即表阴证。本方是寒实内结肠腑,腑气不通,阻滞气机,前者寒在表,故以麻黄发表;后者寒在里,故用大黄通下。

(2)《金匮要略心典》云:"胁下偏痛而脉紧弦,阴寒成聚,偏着一处,虽有发热,亦是阳气被郁所致,是以非温不能已其寒,非下不能去其结,故曰宜以温药下之。程氏曰:大黄苦寒,走而不守,得附子、细辛之大热,则寒性散而走泄之性存是也。"

(3)本方常用于治疗寒实内结所致的各种腹满疼痛病证,以胁腹胀满疼痛、拒按、大便不通、形寒肢冷、苔白黏腻、脉紧弦为主症。可用于具备上述证机的消化道溃疡、急性胆囊炎、胆石症、胆道蛔虫症、泌尿系结石、关节红肿疼痛、牙龈肿痛、腰椎间盘突出等,亦可用本方灌肠治疗慢性肾衰。

【大黄附子汤方证解析】

1.方剂组成

大黄三两,附子(炮)三枚,细辛二两。

2.用法

上三味,以水五升,煮取二升,分温三服;若强人煮取二升半,分温三服。服后如人行四五里,进一服。

3.参考处方

大黄 8～15 g,炮附子 30～60 g,细辛 6 g。

上 3 味,先以冷水 1000 mL,先煎附子 40 min,再加入大黄、细辛,再煎 30 min,去渣,取汤450 mL,温服 150 mL,日 3 次。

4.方解

大黄伍以附子、细辛等热药,此即所谓温下法,而治寒实于里而宜下者。

5.辨证要点

①舌淡、苔白或白厚而腻,脉紧弦。②寒实阻滞肠腑、腑气不通、腹满疼痛。③寒湿偏注而见身体某侧、某处疼痛者。

6.临床运用

(1)胁下疼痛,大便秘结,脉紧弦者。

(2)腹痛,大便干燥,脉紧弦者。

(3)一侧偏痛(胁下、腰、腿、腹部),脉紧弦或大便干燥者。

(4)一侧偏痛,发热,脉紧弦者。

(5)胆结石疼痛、肾结石绞痛,大便秘结,脉紧弦者,合芍药甘草汤。

(6)急慢性胆囊炎,胁下疼痛,口干口苦者,随证合柴胡剂。

(7)胆囊细肉,加薏苡仁、乌梅、蝉衣、蜂房。

(8)附件炎,疼痛或大便干燥,脉紧弦者,合芍药甘草汤。

(9)睾丸炎,少腹疼痛,大便干燥者。

(10)肝血管瘤,合桂枝茯苓丸加阿魏。

(11)腹部冷痛,大便干燥者。

(12)老年便秘,下腹或左或右偏痛者。

(13)慢性肠炎,下腹或左或右疼痛,脉紧弦者。

(14)牙龈肿痛,遇寒加重者。

(15)关节肿痛,遇寒加重者,合麻杏苡甘汤。

【临床案例】

患者漆某,男,45岁,仪陇县土门人,2021年5月6日以"左臀部胀痛1年,加重1月"就诊。

1年前,出现左侧臀部胀痛,走路时加重,伴左下肢麻木,在县医院作腰部CT提示腰椎间盘突出。经我院理疗科、社会上中医治疗,效果不显,一直疼痛,以致行走困难。经人介绍,来我处治疗。

刻诊:左臀部胀痛,以环跳穴为甚,行走时疼痛加重,伴左下肢麻木,大便干燥,小便黄。舌质淡红、苔厚微黄,脉沉微弦微滑。

中医辨证:太阳太阴少阴合病。

拟大黄附子汤合茵陈五苓散加减:制大黄8 g,蒸附片(另包)15 g,北细辛10 g,茵陈35 g,桂枝30 g,茯苓30 g,猪苓30 g,泽泻30 g,苍术30 g,炒白术30 g,制川乌15 g(另包),薏苡仁30 g,蜂蜜60 g。

将蒸附片、制川乌、蜂蜜加水15小碗,约2000 mL,先煎煮0.5 h,再加入其他药,又小火煎煮1 h,去渣,分6次温服,每天3次,2天1剂。共6剂。

5月19日复诊:服上方后,左臀部胀痛减轻,能行走,麻木减轻,小便黄改善,大便1天1行。舌质淡、苔白微黄,脉沉。更方为大黄附子汤合茵陈五苓散合乌头汤加减:制大黄8 g,蒸附片25 g(另包),北细辛15 g,茵陈35 g,桂枝30 g,茯苓30 g,猪苓30 g,泽泻30 g,炒白术30 g,苍术30 g,黄芪30 g,制川乌25 g(另包),白芍30 g,麻黄20 g,炙甘草20 g,蜂蜜60 g。

将附片、川乌、蜂蜜加水15小碗,先煎0.5 h,再加入其他药,又小火煎煮1 h,去渣,分6次温服,每天3次,2天1剂。共7剂。

6月10日电话随访:药服完后,诸症消失,已能劳动。临床治愈。

按:大黄附子汤,前文云:"胁下偏痛,发热,其脉紧弦,此为寒,当以温药下之,宜大黄附子汤。"其指胁下或者腹部一侧,陈寒积结、寒邪凝滞、气机不通而疼痛;"发热"一症,为寒邪郁而发热,并非必然症,可有可无;其脉紧弦,为寒邪凝滞之征,故予附子、细辛温阳散寒、通经止痛,以大黄泄下寒凝。如此陈寒得除,气机能通,疼痛可解,故云:"当以温药下之,宜大黄附子汤。"以上言胁下或腹部偏侧,陈寒凝滞所致之疼痛,用温下之大黄附子汤。而此案患者表现为左臀部胀痛,行走时加重,伴左下肢麻木,大便干燥,小便黄,舌质淡红、苔厚微黄,脉沉微弦微滑。以上可知,此为寒湿郁久化热,外阻经络,痹而不通,故左臀部胀痛,左下肢麻木不仁;内阻肠腑、损伤津液,故大便干燥;下驱膀胱,故小便黄。用大黄附子汤,温阳散寒以止痹痛、泻下积滞以通肠腑;以茵陈五苓散,清热利湿,以祛湿热,使湿热从小便而除;再加苍术、薏苡仁,利湿邪、除痹痛;加乌头,加强温经散寒、通络止痛之功;加蜂蜜,解乌头、附子之毒。诸药合用,有温经散寒、通络止痛、泻下积滞、通腑除湿、通利小便、分消湿热之功,与本案病机相合,故而效验。

第一次复诊,服上方后,左臀部胀痛减轻、能行走,左下肢麻木亦减轻。舌质淡、苔白微黄,脉沉。此郁热已清,陈寒固冷已显,故加乌头汤,加强温经散寒、痛络止痛、扶正祛邪之功。乌头汤在第五章《中风历节病脉证治》中用治病历节不可屈伸疼痛;治脚气疼痛,不可屈伸。寒湿所致历节、脚气疼痛,不可屈伸者,与寒湿致左臀部疼痛者病机一致,故与前方合用,其效更佳。

服前方后,电话随访,诸证消失,已能劳动,临床治愈。

十五、寒疝之大乌头煎方证

【原文】

腹痛,脉弦而紧,弦则卫气不行,即恶寒,紧则不欲食,邪正相搏,即为寒疝。绕脐痛,若发则白汗出,手足厥冷,其脉沉弦者,大乌头煎主之。

乌头煎方:乌头(熬,去皮,不咬咀)大者五枚。

上以水三升,煮取一升,去滓,内蜜二升,煎令水气尽,取二升,强人服七合,弱人服五合。不瘥,明日更服,不可一日再服。

【注解】

本条论述寒疝的病机和证治。腹痛而脉弦紧,主寒邪凝结。此处脉弦主里阳虚,卫气不能行于外,故恶寒;紧脉主外寒侵袭,寒邪入里,影响脾胃纳运,则不欲食;阳虚里寒,与外寒相合,凝结三阴经脉所过之脐部,正邪相争,则发为寒疝。由此可知,素体阳虚阴盛是寒疝发病的内因,外感寒邪是发病的诱因。寒疝发作时,由于内外皆寒,寒气攻冲,阳气闭阻,故见腹部绕脐剧痛,冷汗出,手足厥冷,脉象由弦紧转为沉紧。证属阴寒内结,寒气极盛,故用大乌头煎破积散寒止痛。方中乌头大辛大热,善驱沉寒痼冷而止痛;用蜜煎,既能制乌头毒性、延长药效,还可缓急止痛。方后云"强人服七合,弱人服五合。不瘥,明日更服,不可一日再服",提示本方药力峻猛,药量宜因人而异。

【按】

(1)《金匮要略释义》曰:"乌头为阳痹阴逆之要剂,自为此证之主药,故用此一味,乃煮取三分之一后,又纳蜜煮,令水气尽者,妙在使乌头之气味尽入蜜中,俾变辛为甘,变急为缓,而无孟浪之患。且蜜主心腹邪气,止痛和百药。"

(2)本方适用于阴寒痼结引起的脘腹痛、头痛、肢体关节痛,其主症可见发作性脐腹剧痛(或头痛、或关节痛)、痛甚者冷汗出、唇青面白、手足厥冷、不欲饮食、脉沉紧或沉伏。具备上述证机的胃肠神经官能症、胃肠痉挛、关节外伤后遗症、风湿关节炎、类风湿关节炎等可用本方治疗。

十六、寒疝之当归生姜羊肉汤方证

【原文】

寒疝,腹中痛,及胁痛里急者,当归生姜羊肉汤主之。

当归生姜羊肉汤方:当归三两,生姜五两,羊肉一斤。

上三味,以水八升,煮取三升,温服七合,日三服。若寒多者,加生姜成一斤;痛多而呕者,加橘皮二两、白术一两。加生姜者,亦加水五升,煮取三升二合,服之。

【注解】

本条论述血虚寒疝的证治。本条寒疝为腹中痛引及胁肋,并有拘急之象,由血虚引起。两胁属肝,肝主藏血,血不足则气亦虚,血失濡养,气失温煦,因而胁腹拘急疼痛;病属虚,故痛势较缓,得温得按可减。本条病机为血虚生寒,经脉失养,用当归生姜羊肉汤,养血散寒。方中当归养血,行血中之滞;羊肉乃血肉有情之品,能养血补虚;生姜重用温散寒邪。

【按】

(1)本方适用于血虚有寒的腹痛病证,其主症为胁腹隐痛且拘急不舒、喜温喜按、面白少华、舌淡苔白润脉细。对于符合上述证机的产后腹痛、虚劳病、白细胞减少症、十二指肠球部溃疡、低血压眩晕、肠易激综合征等,可用本方治疗。

(2)本方还常用作食疗以强身,尤其是用于产后及失血后的调养,如产后痛风、产后巨幼红细胞性贫血以及冻疮的预防。

十七、寒疝之抵当乌头桂枝汤方证

【原文】

寒疝腹中痛,逆冷,手足不仁,若身疼痛,灸刺诸药不能治,抵当乌头桂枝汤主之。

【注解】

本条论述寒疝兼有表证的治法。本条寒疝腹痛,为内外俱寒。内之阳气亏虚,阴寒内结,故腹中痛;阳虚寒凝血滞,四末失于温煦濡养,则四肢逆冷、手足不仁。外有寒袭肌表,营卫不和,所以身痛。本证总属阳气虚衰,内外皆寒,表里同病,单用灸法、刺法或一般的药物散里寒或祛外寒,均难获效,唯有用乌头桂枝汤峻逐阴寒,两解表里之邪,方可奏效。本方实为大乌头煎与桂枝汤合方,取大乌头煎峻逐痼结之沉寒以止痛,合用桂枝汤调和营卫,散肌表之寒邪,表里同治。方中乌头有毒,其用量宜由小到大,少量递增,以知为度,并应注意煎服法。

【按】

(1)《金匮要略论注》云:"起于寒疝腹痛而至逆冷、手足不仁,则阳气大痹,加以身疼痛,营卫俱不和,更灸刺诸药不能治,是或攻其内或攻其外,邪气牵制不服。故以乌头攻寒为主,而合桂枝全汤以和营卫,所谓七分治里三分治表也。"

(2)本方适宜于阳虚阴盛,内外俱寒引起的腹痛、身痛、肢节痛,其主症可见腹中痛、手足逆冷且麻木不仁、身体疼痛、舌淡苔白润,脉弦紧。可用于符合上述病机的类风湿关节炎、痛风、坐骨神经痛、强直性脊柱炎等骨关节疾病,以及尿路结石、嵌顿痔、腹股沟斜疝等病。

【乌头桂枝汤方证解析】

1.方剂组成

乌头五枚。

桂枝汤方:桂枝(去皮)三两,芍药三两,甘草(炙)二两,生姜三两,大枣十二枚。

2.用法

乌头一味,以蜜二斤,煎减半,去滓,以桂枝汤五合解之,令得一升后,初服二合;不知,即服三合;又不知,复加至五合。其知者,如醉状,得吐者,为中病。

3.参考处方

制川乌20～35 g,桂枝30 g,白芍30 g,生姜30 g,大枣20 g,甘草20 g,蜂蜜100 g。

上6味,以冷水1000 mL,加蜂蜜,先煎川乌30 min,再加入其余5味,续煎30 min,取汤450 mL,温服150 mL,日3次。

4.方解

本方为大乌头煎与桂枝汤的合方,故治二方的合并证。

5.辨证要点

①舌淡、苔白,脉紧弦。②寒疝腹中痛。③手足冷逆、麻木不仁、周身疼痛者。

6.临床运用

(1)腹痛、手足冷逆、汗出者。

(2)乌头汤证,而汗出者。

(3)少腹痛、牵引阴囊或者阴缩、手足逆冷、汗出者,合当归四逆加吴茱生姜汤。

(4)睾丸冷痛、少腹疼痛,脉弦迟者,合当归四逆加吴茱生姜汤。

(5)周身疼痛、恶寒、手足逆冷、麻木者,脉弦缓者。

【临床案例】

患者蒲某,女,50岁,仪陇县城人,2021年3月19日以"左侧肩背冷痛、颈强痛1年,加重1月"就诊。

1年前,出现左肩背冷痛、麻木,颈强痛等,在我院做颈椎CT检查提示颈椎间盘突出、骨质增生。中西药治疗(用药不详)、理疗等,效果不佳,经人介绍来我处求治。

刻诊:左肩背冷痛、麻木,乏力,汗出,怕风,颈强痛。舌质淡、苔薄白,脉沉细。

中医辨证:太阳太阴少阴合病。

拟抵当乌头桂枝汤合术附汤加味:乌头25 g(包),桂枝15 g,白芍15 g,生姜15 g,大枣15 g,炙甘草15 g,黄芪30 g,白术15 g,蒸附片15 g(包),葛根30 g,茯苓15 g,蜂蜜50 g。

上方加水10小碗,约1600 mL,将乌头、附片先煎0.5 h,再加入他药,小火煎煮1 h,去渣。分3次温服,每天1剂。共7剂。

3月26日复诊:服上方后,诸症减轻,继用原方。煎服法同前。共7剂。

4月5日复诊:诸症减轻,因感冒出现咽喉不利,咳嗽、咳白疾痰,原方加半夏厚朴汤:乌头25 g(包),桂枝15 g,白芍15 g,生姜15 g,大枣15 g,炙甘草15 g,黄芪30 g,白术15 g,蒸附片15 g(包),葛根30 g,茯苓15 g,蜂蜜50 g,姜半夏15 g,厚朴15 g,紫苏叶15 g。

煎服法同前,共7剂。

4月15日电话随访:诸症消失,临床治愈。

按:据前述,抵当乌头桂枝汤治寒疝腹痛,冷逆,手足不仁,身疼痛,灸刺诸药不能治者。本方治营卫俱虚,寒邪入侵所致腹中冷痛、手足冷逆、手足麻木不仁、身疼痛等;以桂枝汤阴阳双补、调和营卫、解肌祛风、通经活络,加乌头温经通络、散寒止痛。由于乌头通经散寒止痛之力强,其势不可阻挡,因此名曰"抵当乌头桂枝汤"。本案左肩背冷痛、麻木、怕风、汗出,舌淡、苔白,脉沉细,与抵当乌头桂枝汤病机相合,故可用之。加白术、茯苓、附子温阳渗湿,加黄芪益气固表,加葛根解肌止痉,与桂枝汤相配,为桂枝加葛根汤,治太阳表虚之颈强痛。上述诸药合用,有温阳散寒、调和营卫、温经通络、益气固表、除湿止痹之功,故能奏效。

第一次复诊:服上方后,诸症减轻。由于患者新感寒邪,咽喉不利、咳嗽、咯白色痰等,故原方加半夏厚朴汤,利咽散结、化痰止咳。

服上方后,电话随访,诸症消失,临床治愈。

十八、寒疝之《外台》乌头汤方证

【原文】

治寒疝腹中绞痛,贼风入攻五脏,拘急不得转侧,发作有时,使人阴缩,手足厥逆。

【注解】

本方出自《外台》第十四卷,亦引《千金》。《外台》乌头汤,与乌头桂枝汤药物相同,而药物剂量不同。《外台》乌头汤:乌头十五枚,桂心六两,芍药四两,甘草二两,生姜一斤。此方所主,与乌头桂枝汤一样,病情较重,故乌头用量特大,桂心、生姜亦较大。

十九、心腹痛之《外台》柴胡桂枝汤方证

【原文】

《外台》柴胡桂枝汤方治心腹卒中痛者。

【注解】

"心腹卒中痛",《外台》原书作"疗寒疝腹中痛"。柴胡桂枝汤,即柴胡桂枝各半汤,主治太阳少阳合病者,即小柴胡汤主胸胁腹痛,加桂枝汤解肌祛风、调和营卫、和胃止痛。两方合用,主治两方证的合并证。

【按】

本方证,应还有心下支结,或者胸胁满,下腹疼痛、腹肌痉挛等临床表现。

【柴胡桂枝汤方证解析】

1.方剂组成

柴胡四两,半夏(洗)二合半,黄芩一两半,人参一两半,桂枝(去皮)一两半,芍药一两半,生姜(切)一两半,大枣(擘)六枚,甘草(炙)一两。

2.用法

上九味,以水七升,煮取三升,去滓,温服一升。

3.参考处方

柴胡 30 g,姜半夏 15 g,黄芩 10 g,人参 10 g,桂枝 10 g,白芍 10 g,生姜 15 g,大枣 6 枚,炙甘草 10 g。

上 9 味,先以冷水 800 mL,浸泡 1 h,煎煮 40 min,取汤 600 mL,温服 200 mL,日 1～3 服。

4.方解

本方为小柴胡汤、桂枝汤各半合方,故治二方证的合并者。

5.仲景对此方证的其他论述

《伤寒论》第 146 条:"伤寒六七日,发热微恶寒,支节烦疼,微呕,心下支结,外证未去者,柴胡桂枝汤主之。"

注解:"支节烦疼",即四肢关节痛甚之意。"心下支结","支"为侧之意,即心下两侧有结滞不快感,为胸胁苦满的轻微者。"伤寒六七日",以传少阳为常,应用小柴胡汤主之。今"发热微恶寒、支节烦疼",则太阳病证未已。其"微呕、心下支结",为小柴胡汤证已显。外证未去者,是

言伤寒已发汗,而还有桂枝汤的外证未解,故以柴胡桂枝汤主之。

按:太阳病转属少阳柴胡证,外证未去则给予柴胡桂枝汤。假设表证未解,无汗者,亦可用小柴胡、麻黄汤合方,不过小柴胡与葛根汤合用的机会较多。外感重证往往于发病之初即常见柴胡葛根汤方证。可见太阳、少阳并病或合病均有用以上合方的机会。无论是柴胡桂枝汤或是柴胡葛根汤,若口舌干燥者,均宜加石膏。又由于本条有支节烦疼,故本方可用于治疗急性风湿性关节炎。

6.辨证要点

①舌质边尖红,苔薄黄,脉弦缓或弦细。②小柴胡汤证,与桂枝汤证同时并见者。

7.临床运用

(1)胸胁满闷、腹部压痛者,重用芍药。

(2)心下微满、腹痛微胀者。

(3)腹肌痉挛、腹部压痛,有小柴胡汤证者。

(4)外感,脉浮、发热微恶寒、汗出、口苦、胸胁胀满、肢体疼痛者。

(5)肢节疼痛、乏力、口苦口干、汗出,太阳少阳合病者。

(6)过敏性紫癜、血小板减少性紫癜、荨麻疹,太阳少阳合病者。

(7)头晕头痛、恶心欲呕、恶寒发热,太阳少阳合病者。

(8)心烦失眠、心悸、头晕头痛、汗出,属少阳兼阴阳不调者,加龙牡。

(9)经期、恶寒发热、腹痛者。

(10)附件炎,腹痛、胸胁疼痛、腹肌紧张、口干苦者。

(11)盆腔炎,盆腔积液、小腹疼痛、拒压者,合桃核承气汤。

(12)睾丸炎,睾丸疼痛、红肿,小腹疼痛拒按,加大黄。

(13)月经量少、经期腹痛、带下多者,合当归芍药散。

(14)溃疡性结肠炎,腹肌紧张、腹痛、乏力、口干苦、不思饮食者。

(15)小柴胡汤证,有恶寒发热、汗出、肢体疼痛者。

(16)小柴胡汤证,面部有发热、汗出者。

(17)小柴胡汤证,易出汗者。

(18)桂枝汤证,食欲不振、胸胁痞满者。

(19)桂枝汤证,口苦口干、心烦欲呕者。

(20)慢性结肠炎,腹痛、大便里急后重者。

(21)急慢性胃炎,胃脘微胀、欲呕吐、口干苦者。

(22)急慢胆囊炎,胸胁满胀、上腹肌紧张者。

(23)咳嗽、气喘,胸胁胀满、汗出、发热恶寒者,加厚朴、杏仁。

(24)咳喘、背心发冷、后背疼痛、恶寒发热、汗出、胸胁胀满、口干苦、不思饮食者,太阳少阳合病兼支饮,合苓甘五味姜辛夏杏汤。

(25)咳喘、恶寒发热、无汗、背冷、胸胁胀满、不思饮食、乏力者,太阳少阳合病,合小青龙汤。

(26)感冒,高热恶寒、肢体疼痛、汗出、口干欲饮、不思饮食者,加石膏。

(27)咳嗽、吐黄痰、汗出、胸胁痞满、心下压痛,合小陷胸汤。

(28)乳腺增生、乳腺囊肿、胸胁满痛,脉弦细者,合桂枝茯苓丸加浙贝母、夏枯草、牡蛎。

(29)胸痹、胁下痞满、乏力、口干口苦、苔黄厚者,合枳实薤白桂枝汤。

(30)胃脘胀满、反酸、腹胀腹痛、大便不爽、大便里急后重者,合半夏泻心汤。

(31)上腹疼痛、腹肌紧张、腹部疼痛、食道烧热、胸胁痞满、心烦失眠者,合黄连汤。

(32)颈椎病,颈强痛或肩背疼痛、关节疼痛、无汗、乏力、口干、口苦者,合葛根汤。

【临床案例】

患者胡某,女,78岁,仪陇双胜乡人,2018年11月30日以"发热恶寒、汗出、身强痛2月"就诊。

2个月前,因受凉出现发热、恶寒、汗出等,在当地医生处诊治(服中西药,不详),病情反复,时好时坏。经人介绍,来我处求治。

刻诊:恶寒,发热,汗多,全身关节疼痛,口干口苦,口渴喜饮,不思饮食,大便稀溏。舌质边尖红、少苔,脉弦大、重按乏力。

中医辨证:太阳阳明少阳合病。

拟柴胡桂枝汤合白虎加人参汤加减:柴胡60 g,黄芩25 g,法半夏35 g,生姜25 g,大枣15 g,炙甘草25 g,桂枝尖25 g,白芍25 g,党参30 g,生石膏90 g(粉),知母60 g。

上方加水14小碗,约1800 mL,将药泡1 h,小火煎煮1 h,去渣。分8次温服,每天4次,2天1剂。共4剂。

12月8日复诊:服上方后,诸症减轻,大便稀溏,每日2～3次,项强,不思饮食,舌质淡红、少苔,脉浮缓乏力。原方加葛根、白术、筠姜,减石膏、知母用量。方药为柴胡60 g,黄芩25 g,法半夏30 g,党参30 g,生姜25 g,大枣15 g,炙甘草25 g,桂枝尖25 g,白芍25 g,葛根60 g,生石膏60 g(粉),知母30 g,炒白术30 g,筠姜30 g。

煎服法同上方,共3剂。

12月15日复诊:服上方后,后诸症消失,大便正常。以柴胡桂枝汤合金匮肾气丸,3剂以巩固。

按:此案因外感而出现恶寒发热,汗出,全身关节疼痛,口干口苦,不思饮食,大便稀溏,脉弦等,此为太阳表不解,又转属少阳,而成为太阳少阳合病,治当以柴胡桂枝汤。如《伤寒论》第146条:"伤寒六七日,发热微恶寒,支节烦疼,微呕,心下支结,外证未去者,柴胡桂枝汤主之。"又发热汗多,口渴欲饮,舌红少苔,脉弦大而乏力,此为阳明热盛伤津表现,以白虎加人参汤主之。如《伤寒论》第26条曰:"服桂枝后,大烦渴不解,脉洪大者,白虎加人参汤主之。"第222条又曰:"若渴欲饮水,口干舌燥者,白虎加人参汤主之。"因此,本案还有白虎加人参汤证。三阳合病兼伤津表现,以柴胡桂枝汤合白虎加人参汤治疗,与病机相合,故效验。

第一次复诊:服上方后,恶寒发热、汗出、口干欲饮、身疼痛等症减轻。患者又便溏加重,不思饮食,项强,舌淡红、少苔、脉浮缓乏力,此为三阳未解而太阴已虚,故原方减石膏、知母用量,以免过于寒凉,损伤脾胃;加白术、筠姜,与前方中党参组成理中汤,温中健脾;加葛根,生津解痉,以治项强。

第二次复诊:服前方后,诸症消失而愈。以柴胡桂枝汤合金匮肾气丸,疏肝健脾、调和营卫、补肾和中,以固根本。

二十、心腹胀痛之《外台》走马汤方证

【原文】

《外台》走马汤：治中恶心痛腹胀，大便不通。

杏仁二枚，巴豆（去皮心，熬）二枚。

上二味，以锦缠捶令碎，热汤二合，捻取白汁，饮之，当下。老小量之。通治飞尸鬼击病。

【注解】

本条论述寒邪秽毒壅塞肠胃，心腹疼痛的证治。感受寒邪秽毒，壅滞胃肠、阻塞气机而引起的胃肠疼痛，治以走马汤，破积峻泄、开通气塞。方中巴豆辛温，峻泄寒邪秽毒，杏仁降气通便，使毒浊邪气从大便而除，则心腹疼痛可愈。

【按】

本方用于寒实壅结胃肠所致心腹疼痛重证、急证的治疗，温而急下，破壅解塞，可收速效。《金匮要略疏义》曰："心腹胀满，大便不通者，正气为邪壅塞不通也。故设此峻快之剂，倏忽迅扫，大气一转，乃便通即病愈。"

二十一、宿食病脉象

【原文】

脉紧如转索无常者，有宿食也。

【注解】

本条论述宿食的脉象。脉紧如转索无常，是形容紧脉兼有滑象，乍紧乍滑，如绳索转动之状。此为宿食停滞，气机壅滞之象。

【原文】

脉紧，头痛风寒，腹中有宿食不化也。

【注解】

本条论紧脉有宿食与外感风寒的不同。脉紧、头痛、有寒热，为外感风寒之证，又可见于宿食不化，但二者是有区别的。外感风寒之紧脉，是因寒邪收引凝敛，其紧多与浮脉相兼，可见恶寒发热，当伴头身疼痛等，是风寒直伤营卫，营卫不和，属表证。宿食不化之紧脉，是宿食内停，食积气壅，气机失调，故脉乍紧乍疏。此外，脾胃失调，营卫不和，亦可见寒热之症；食积于中，清阳不升，浊气上乘，可有头痛，但多伴吞酸、嗳腐、食臭及痞满腹痛等，属于里证。由于二者症有相似，故并列以别之。

【按】

本条举脉辨证，重申脉证合参的重要性。宿食病除了紧脉外，还有浮大、微涩、滑数等不同脉象，这是由于宿食停聚的新久不一，加之人的体质各异等所致。可见，临证思维缜密，辨证施治才能取得满意的疗效。

二十二、宿食病宜下之大承气汤方证

【原文】

问曰：人病有宿食，何以别之？师曰：寸口脉浮而大，按之反涩，尺中亦微而涩，故知有宿食，大承气汤主之。

【注解】

本条论述宿食的脉因证治。宿食病多因饮食不节，停滞不化所致。由于宿食内结，气塞于上，故在寸口脉呈现浮大有力的脉象。若食滞久郁，糟粕停于大肠，下焦气血不得宣通，则不仅寸口重按可见涩脉，而且尺脉重按亦沉滞无力。以上皆为宿食停积的脉象，应急予攻之，否则食积难除，所以用大承气汤荡涤宿食。

【按】

本条寸口脉浮而大与虚劳病"脉大为劳"有相似之处，但实质不同。本条之浮大按之有力，且见反涩，为食阻气滞所致的实证；虚劳之"大而浮"，为阴虚不能敛阳，虚阳浮越于外，脉大而按之无力，应当鉴别。

【原文】

脉数而滑者，实也，此有宿食，下之愈，宜大承气汤。

【注解】

进一步论述宿食病的脉因证治。脉数为胃肠有热，脉滑为宿食新停，此为宿食初滞不久，胃肠气机壅滞不甚，可用大承气汤荡涤肠胃积热食滞。

【按】

本条为宿食热结之候，应有脐腹胀痛之主症，方可用大承气汤。如热结稍轻者，可用调胃承气汤加山楂、神曲之类，泄热导滞消食。如舌脉无热象，可用保和丸加减，消食导滞。

【原文】

下利不欲食者，有宿食也，当下之，宜大承气汤。

【注解】

本条论述宿食下利的证治。宿食病见到下利，本可使食浊积滞从大便而去，但仍不欲食，是宿食尚未悉去，故恶食臭。可用大承气汤因势利导，使积滞从下全部排出。文中"当下之，宜大承气汤"，有斟酌之意，可仿大承气治疗。

【按】

(1)病下利而用大承气汤通因通用，根据《伤寒论》有关条文内容，必须具备以下条件：①脐腹四周按之坚硬有块者；②脉沉实或迟而滑，或滑而疾者；③下利纯水而无粪，其气极臭秽不可近者；④有谵语或兴奋症状者。可供参考。

(2)上3条宿食病用大承气汤，可参见第二章《痉湿暍病脉证治》中"十三、痉病之大承气汤方证"相关内容。

二十三、宿食宜吐之瓜蒂散方证

【原文】

宿食在上脘,当吐之,宜瓜蒂散。

瓜蒂散方:瓜蒂(熬黄)一分,赤小豆(煮)一分。

上二味,杵为散,以香豉七合煮取汁,和散一钱匕,温服之,不吐者,少加之,以快吐为度而止。亡血及虚者不可与之。

【注解】

本条论述宿食在上脘的治疗。宿食停积于胃上脘,有胸脘痞闷、泛泛欲吐之症,是正气驱邪外出的表现,应当根据《素问·阴阳应象大论》"其高者,因而越之"的精神,因势利导,用瓜蒂散吐之。瓜蒂味苦,赤小豆味酸,合之能酸苦涌泄,涌吐胸中实邪,佐以香豉汁开郁结、和胃气。

【按】

(1)本方可用于宿食、痰涎壅塞于上引起的胸膈胀满等症,其病势迫于胸咽,有泛泛欲吐之势者。

(2)宿食即伤食,主要是饮食不节,食停胃肠,经宿不化所致。在辨证上,宿食在上宜吐之,在下宜泻之,都是根据机体抗病趋势因势利导的治法。后世在此基础上,对宿食的治疗,又补出消导一法。如宿食停滞中脘,未至化燥成实的,可选保和丸、平胃散、越鞠丸之属消食导滞。这是对本篇的发展。

第十一章　五脏风寒积聚病脉证治

本篇以五脏为纲,分别论述了五脏中风、中寒、真脏脉象和五脏病证治,以及三焦各部病证和积、聚、槃气三者之鉴别等。原文五脏风寒部分脱简较多,但对肝着、脾约、肾着 3 种病证论述较为具体,充分体现了仲景运用脏腑经络辨证对五脏病进行论治的特色,为后世医家树立了典范。因内容主要论述脏腑发病机制及证候、治法,故合为一篇。

一、五脏病证举例

(一)肺中风

【原文】

肺中风者,口燥而喘,身运而重,冒而肿胀。

【注解】

本条论述肺中风的症状。肺为水之上源,受风邪后失于通调水道,水津不布则口燥,水停外溢则肌肤肿胀。肺主气,感邪而气机壅滞,故气喘;肺失清肃,浊气上逆,故作昏冒;肺主治节,治节失司,气机不利,故身运而重。

(二)肺中寒

【原文】

肺中寒,吐浊涕。

【注解】

本条论述肺中寒的症状。肺居胸中,寒邪伤肺,胸阳不布,失于温化,水津凝聚则生浊痰。

【按】

(1)因风为阳邪,故前条的肺中风出现阳性症状;寒为阴邪,故本条的肺中寒出现阴性症状。本篇中不仅肺,其余各脏的中风、中寒,皆以五脏定病位,以风、寒定病性。

(2)《金匮要略述义》曰:"浊涕即是黏痰,非鼻涕之谓也。"

(三)肺死脏脉

【原文】

肺死脏,浮之虚,按之弱如葱叶,下无根者死。

【注解】

本条论述肺死脏的脉象。其脉浮取虚弱无力,如按外薄中空之葱叶,沉取无根。临证若见此脉,表示肺气已绝,预后凶险。

(四)肝中风

【原文】

肝中风者,头目眩,两胁痛,行常伛,令人嗜甘。

【注解】

本条论述肝中风的症状。肝之经脉循行过胁肋,上连目系,出额至巅顶。肝属风木之脏,感受风邪,风胜则动,故头目瞬动。风属阳邪,易耗精血,肝血虚而筋脉失养,则拘急不舒,故见两胁痛、行常伛。肝苦急,则喜食甘味以缓其急。

(五)肝中寒

【原文】

肝中寒者,两臂不举,舌本燥,喜太息,胸中痛,不得转侧,食则吐而汗出也。《脉经》《千金》云:"时盗汗,咳,食已吐其汁。"

【注解】

本条论述肝中寒的症状。寒邪袭肝,则筋脉拘急而两臂不举。肝脉络于舌本,受寒而伤其阳,不能蒸腾津液上润,故舌本干燥。肝寒气滞,疏泄失调,故善太息。肝脉贯胸膈,寒闭胸阳,阳气不通,则胸中痛,不得转侧。肝寒犯胃,胃气上逆,故食则吐;吐后气虚,卫外不固,故食则而汗出。

(六)肝死脏脉

【原文】

肝死脏,浮之弱,按之如索不来,或曲如蛇行者,死。

【注解】

本条论述肝死脏的脉象。其脉浮取无力,轻按软弱,重按则如绳索悬空,轻飘游移,应手即去,不能复来,或如蛇行,曲折逶迤而无畅达柔和之症。此为无胃气的真脏脉,表示肝之精血亏耗,真气已绝,故预后凶险。

(七)肝着之旋覆花汤方证

【原文】

肝着,其人常欲蹈其胸上,先未苦时,但欲饮热,旋覆花汤主之。

旋覆花汤方:旋覆花三两,葱十四茎,新绛少许。

上三味,以水三升,煮取一升,顿服之。

【注解】

本条论述肝着病的证治。肝着是肝受邪而失于疏泄,气血郁滞其经脉,着而不行所致。肝之经络布于胸胁,其气血运行不畅,故可见胸胁胀闷,甚或胀痛,如果用手按揉捶打,气血暂时通畅则痞闷可减轻。肝着初起时以气郁为主,热饮能助阳通气,故"但欲饮热"。待肝着已成,气郁及血,经脉凝瘀,此时即使饮热亦无效果。故治用行气活络,通阳散结的旋覆花汤。方中旋覆花通肝络,行气散结以降逆;加葱十四茎,芳香宣浊,通阳散结;少许新绛可行血散瘀。气行则血行,阳通化瘀则肝着可愈。方后所言"顿服之",乃图药力集中,以收速效。

【按】

(1)《金匮要略浅述》云："'蹈'，当系'搯'字之误，《说文》：搯，叩也。"其人常欲蹈其胸，即其人常常叩击胸部则感觉舒适。

(2)旋覆花汤中之"新绛"，《本经》未载，因此后世医家有所争议。有医家认为是染成赤色丝织品的大红帽纬，陶弘景认为绛是茜草。茜草用于治疗肝着及因瘀血所致妇人半产漏下，确有疗效，故现代医家多以之代替新绛。

(3)后世叶天士受本方证治启示，提出辛温通络等治法，王清任用血府逐瘀汤治愈"胸任重物"，陶葆荪用通窍活血汤治愈"常欲人足蹈其胸"的验案，皆是在本方用法基础上的发展。

(4)旋覆花汤为治肝着要方，临床应用以胸胁痞闷不舒，甚或胀痛、刺痛等为其辨证要点。对肋间神经痛、冠状动脉供血不足、胃脘痛、噎膈、慢性肺心病，以及妇人月经不调、痛经等病证属瘀血阻络者，均可以本方为基础灵活化裁治之。

(八)心中风

【原文】

心中风者，翕翕发热，不能起，心中饥，食即呕吐。

【注解】

本条论述心中风的症状。风为阳邪，心属火，心伤于风，风火相扇，故翕翕发热；壮火食气，气津耗伤，故不能起；胃之大络上通心包，火灼伤津，故心中饥；心胃相通，热扰于胃，胃失和降，故食即呕吐。

(九)心中寒

【原文】

心中寒者，其人苦病，心如啖蒜状，剧者心痛彻背，背痛彻心，譬如蛊注。其脉浮者，自吐乃愈。

【注解】

本条论述心中寒的症状及预后。寒主收引，其性凝滞，心伤于寒则阳气郁结，其轻者胸中似痛非痛，似热非热，出现如食生蒜后的辛辣感觉；甚者心阳闭阻，气血凝滞不通，则心痛彻背，背痛彻心，犹如虫咬之状。其脉浮，提示病邪有上越外出之机，故自吐乃愈。

【按】

对于"心中寒"的病机，徐彬、程林和周扬俊等认为是阴寒外束，心中内郁，偏于邪实；黄元御、高学山和曹家达等则认为是心阳虚衰，阴寒凝滞，偏于虚实夹杂。可作参考。

(十)心伤

【原文】

心伤者，其人劳倦，即头面赤而下重，心中痛而自烦，发热，当脐跳，其脉弦，此为心脏伤所致也。

【注解】

本条论述心伤的脉症。心血耗伤，神无所藏，气无所依，故一经劳倦，则阳气浮越于上而头面赤、发热；上盛下虚，则下肢沉重无力。虚热扰心，故心中痛而自烦。心肾不交，心气虚于上而肾气动于下,浊阴无所制,故脐部跳动不适。血虚不能濡养经脉,阳气外张,脉象由圆润滑利变为长直劲急,提示心之阴血内伤。

(十一)心死脏脉

【原文】

心死脏,浮之实如麻豆,按之益躁疾者,死。

【注解】

本条论述心死脏的脉象。心之平脉"累累如贯珠",若其脉浮取坚实如弹丸、豆粒样动摇,毫无柔和圆润滑利之象;重按躁疾而非从容和缓,此为心血枯竭,心气涣散之兆,预后凶险。

(十二)心虚邪哭癫狂证

【原文】

邪哭使魂魄不安者,血气少也;血气少者属于心。心气虚者,其人则畏,合目欲眠,梦远行而精神离散,魂魄妄行。阴气衰者为癫,阳气衰者为狂。

【注解】

本条论述心之血气虚少而致精神错乱的病证。肝藏血,肺主气,而心为五脏六腑之大主,故曰"血气少者属于心"。血虚则肝无所藏,不能镇静安神;气虚则肺不敛,不能并精而出入,故魄不藏,导致神气不宁出现精神病变,则可见患者无故悲伤哭泣,好像鬼邪作祟而使魂魄不安。心藏神,心虚则神怯,胆气亦虚,故其人畏惧恐怖;神气虚弱,精气不足,不能上注于目,则合目欲眠,神不守舍,而梦远行;心神不敛,精气涣散而妄行。若病势进一步发展,阴气虚者可以转变为癫证,阳气虚者可以转变为狂证。

【按】

本条"阴气衰者为癫,阳气衰者为狂",其"阴气""阳气"指正气而言,从虚而论,人体阴气不足,则邪易入阴而为癫;阳气不足,则邪易入阳而为狂。与《难经·二十难》之"重阳者狂,重阴者癫"不同,《难经》之癫狂从邪实而论,阴邪太盛则为癫,阳邪太盛则为狂。二者并不矛盾,可互参。

(十三)脾中风

【原文】

脾中风者,翕翕发热,形如醉人,腹中烦重,皮目瞤瞤而短气。

【注解】

本条论述脾中风的症状。风为阳邪,脾主四肢肌肉,风伤脾,脾不能输精于四肢,故见翕翕发热,形如醉人,四肢痿软不用;脾居腹中,喜燥恶湿,风邪犯脾,风湿相搏,气郁湿滞,故腹中烦重;眼胞属脾,风胜则动,故皮目瞤动;脾为湿阻,气机不升,故短气。

(十四)脾死脏脉

【原文】

脾死脏,浮之大坚,按之如覆杯洁洁,状如摇者,死。

臣亿等详五脏各有中风中寒,今脾只载中风,肾中风中寒俱不载者,以古文简乱极多。去古既远,无文可以补缀也。

【注解】

本条论述脾死脏的脉象。其脉浮取大而坚,全无柔和之象;重按之如覆杯,中空而外表坚硬,其状摇荡不定,节律不齐,躁急无根,为中气衰败,脾之真脏脉出现,故预后凶险。

(十五)脾约病之麻子仁丸方证

【原文】

趺阳脉浮而涩,浮则胃气强,涩则小便数,浮涩相搏,大便则坚,其脾为约,麻子仁丸主之。

【注解】

本条论述脾约病的证治。趺阳脉主候脾胃之气,其脉象浮而涩,浮指浮取有余,属阳脉,主胃热气盛;涩是沉取涩滞,属阴脉,主脾津不足。《素问·厥论》谓:"脾主为胃行其津液者也。"今胃热气盛,脾阴不足,则脾不能为胃行其津液而肠道失润,且津液为胃热所迫而偏渗膀胱,故形成小便频数、大便干结之胃强脾弱的脾约病。治宜泄热润燥、缓通大便,方用麻子仁丸。方中以麻子仁、杏仁润燥滑肠,且杏仁入肺经,肺与大肠相表里,恢复肺之宣降功能,亦有助于大便之通畅;芍药敛阴和脾;大黄、枳实、厚朴泄热导滞,攻下通便;以蜜为丸,意在甘缓润下。诸药合用,使阳明燥热得泄,太阴津液得滋,脾约可愈。

【按】

(1)本方攻下中寓有滋润之意的组方思想对温病学家启发很大,如吴鞠通治阴虚便秘的增液汤,以补药之体作泻药之用,即从本方脱胎而来。脾约病相关内容可与《伤寒论》第247条互参。

(2)麻子仁丸用于临床,当以大便燥结难下、腹满不痛、饮食正常为辨证要点。除年高津枯、阳虚体弱者外,诸种便秘而偏于实证者,均可辨证使用,且不必拘于蜜丸,亦可初用汤剂,煎时加适量蜂蜜以增强润下之功,后以丸剂巩固疗效。目前多用于治疗具有本方病机的病后肠燥便秘、老年性便秘、习惯性便秘、肛肠术后的便秘及高血压、糖尿病伴有排便困难者。

【麻子仁丸方证解析】

1.方剂组成

麻子仁二升,芍药半斤,枳实(炙)半斤,大黄(去皮)一斤,厚朴(炙,去皮)一尺,杏仁(去皮尖,熬,别作脂)一升。

2.用法

上六味,蜜和丸如梧桐子大,饮服十丸,日三服,渐加,以知为度。

3.参考处方

本方药有蜜丸成药制剂,药店有售,可据证服用。

4 方解

此于小承气加润下的麻子仁、杏仁、芍药等药,和蜜为丸,增液补阴、安中缓下,习惯性或老人便秘及虚人里有积滞者宜用之。

5.仲景对此方证的其他论述

《伤寒论》第247条:"趺阳脉浮而涩,浮则胃气强,涩则小便数,浮涩相搏,大便则硬,其脾为约,麻子仁丸主之。"

注解:趺阳为足阳明胃经之脉,以候胃。脉浮主热,胃有热则气盛,故谓浮则胃气强。涩主津液虚,小便数则耗伤津液,故谓涩则小便数。浮涩相搏,必使津液虚于里,大便则硬,脾为胃运输津液,胃中已干,无津液可运,则脾的功能受到制约,故"其脾为约",宜麻子仁丸主之。

6.辨证要点

①舌红,少苔或乏津,脉细数。②经常便秘而无所苦者。

7.临床运用

(1)习惯性便秘,属阳证者。

(2)习惯性便秘,舌苔少者。

(3)老年便秘,小便数、脉细弱者,合八味肾气丸。

(4)产后便秘,血少津枯者。

(十六)肾死脏脉

【原文】

肾死脏,浮之坚,按之乱如转丸,益下入尺中者,死。

【注解】

本条论述肾死脏的脉象。其脉轻取坚实而不柔和,重按脉象躁动不安,乱如转丸,尺部尤为明显。此属真阴不固,真阳欲脱,阴阳即将离绝之象,故预后凶险。

【按】

本篇所缺"肾中风""肾中寒"2条,可参考《三因极一病证方论》的"五脏中风证"与"五脏中寒证"。

(十七)肾着之甘草干姜茯苓白术汤方证

【原文】

肾著之病,其人身体重,腰中冷,如坐水中,形如水状,反不渴,小便自利,饮食如故,病属下焦,身劳汗出,衣里冷湿,久久得之。腰以下冷痛,腹重如带五千钱,甘姜苓术汤主之。

【注解】

本条论述肾着病的成因和证治。肾着乃寒湿痹着于腰部而致,因腰为肾之外府,故名肾着。该病多因身劳汗出之后,腠理疏松,加之冷汗久渍腰部,以致寒湿痹着,阳气不行,所以腰部冷痛而沉重;腰部既冷且重,故其人感觉"如坐水中""形如水状"。"腹重如带五千钱",此"腹重",指腰部沉重如带五千钱。因病在躯体下部,邪犯肾之外府,留着于经脉肌肉,病未及肾之本脏,故口不渴、小便自利、饮食如常。所以在治法上不必温肾,当温土以制水,祛除在经之寒湿,则肾着可愈。故虽病名肾着,但治从中焦,提示腰痛、腰冷之治,不可只责之于肾。甘姜苓术汤重用干姜配甘草温中散寒,茯苓配白术健脾除湿。寒去湿除,阳气温行,"腰中即温",肾着遂愈。

【按】

本方亦称肾着汤,可用治呕吐腹泻、妊娠下肢浮肿、老年人小便失禁、男女遗尿、妇女年久腰冷带下等,辨证属寒湿阻滞经络,而未波及肾者。

【甘草干姜茯苓白术汤方证解析】

1.方剂组成

甘草、白术各二两,干姜、茯苓各四两。

2.用法

上4味,以水五升,煮取三升,分温三服,腰中即温。

3.参考处方

干姜20 g,干草10 g,茯苓20 g,白术10 g。

上四味,以冷水1000 mL,浸泡1 h,小火煎煮1 h,去渣,取汤液600 mL,温服200 mL,日3服。

4.方解

以甘草干姜汤,温中益气;加白术、茯苓,健脾利湿,治中焦阳虚,寒湿下注所致肾着病。

5.辨证要点

①舌淡、苔白或苔滑,脉沉。②腰腹冷。③腰部重浊。

6.临床运用

(1)腰部冷者。

(2)腰以下冷、重、痛,脉沉者。

(3)腰、腿、足冷痛者。

(4)下肢水肿、小便不利,脉沉弱者。

(5)白带多如水,腰部冷者,加龙骨、牡蛎。

(6)心悸、咳喘、背冷者,合苓甘五味姜辛汤。

(7)甘草干姜汤证,而苔白腻者。

(8)甘草干姜汤证,而小便不利者。

(9)腰椎间盘突出,腰部冷痛者。

(10)腹部冷痛、腹动悸者。

二、三焦病证举例

(一)三焦竭病变

【原文】

问曰:三焦竭部,上焦竭善噫,何谓也? 师曰:上焦受中焦气未和,不能消谷,故能噫耳。下焦竭,即遗溺失便,其气不和,不能自禁制,不须治,久则愈。

【注解】

本条论述三焦各部脏腑功能衰退,互相影响或直接发生的不同病变。上焦受气于中焦,如脾胃失调,不能消磨水谷,则上焦所受的是中焦陈腐之气,故常嗳出食气,说明中焦之气失和,是导致上焦病变的原因。下焦所属脏腑如肾、膀胱、大小肠等的功能衰退,不能制约二便,可见遗尿或大便失禁等症状,此为下焦本部直接发生的病变。"不须治,久则愈",是说若三焦功能一时失调而发生的病变,亦可不急于或单纯依赖药物治疗,待三焦气和,正气复而病自愈。

【按】

本条提示三焦虽各有分部,但功能相互为用,又相互影响。

(二)热在三焦及大小肠寒热病变

【原文】

师曰:热在上焦者,因咳为肺痿;热在中焦者,则为坚;热在下焦者,则尿血,亦令淋秘不通。大肠有寒者,多鹜溏;有热者,便肠垢。小肠有寒者,其人下重便血;有热者,必痔。

【注解】

本条论述三焦病证及大、小肠寒热病变。热在上焦,肺失清肃则气逆而咳,久则气津俱伤,肺叶萎弱,可形成肺痿;热在中焦,脾胃之阴被灼,肠道失于濡润,则大便燥结坚硬;热在下焦,灼伤肾与膀胱血络则尿血,热结气分,气化不行,则小便淋涩,尿道刺痛或癃闭不通。大肠病则传导失职,但在辨证上有寒热之分,寒则水粪杂下而溏泄,热则粪便黏滞垢腻不爽。小肠病则受盛化物失职,有寒则阳虚气陷而不能统摄阴血,故下重便血;有热则热移大肠,结于肛门而生痔疮。

【按】

本条所论热在三焦和大小肠有寒有热的症状仅为举例而言,证之临床,肺痿、大便坚、尿血、癃闭、下重便血等均有属寒及属热者,故仍当辨证论治。

三、积、聚与积气鉴别,积病主脉

【原文】

问曰:病有积,有聚,有 积气,何谓也?师曰:积者,脏病也,终不移;聚者,腑病也,发作有时,展转痛移,为可治。 积气者,胁下痛,按之则愈,复发为 积气。诸积大法,脉来细而附骨者,乃积也。寸口,积在胸中;微出寸口,积在喉中;关上,积在脐旁;上关上,积在心下;微下关,积在少腹;尺中,积在气冲。脉出左,积在左;脉出右,积在右;脉两出,积在中央。各以其部处之。

【注解】

本条论述积、聚、 积气三者的区别和诊脉以辨积病部位的方法。积、聚均是体内肿块,故常常连称。积多在脏,痛有定处,推之不移,多属血分,为阴凝所结,病位深,病情重,病程长,难治疗;聚多在腑,痛无定处,发作有时,推之能移,时聚时散,多属气分,为气结所致,病位浅,病情轻,病程短,易治疗; 积气为谷气壅塞脾胃,升降受阻,肝失条达,气机郁结,故胁下痛,按摩疏利,气机暂得通畅,胁痛可得缓解,但并非真愈,不久气又复结而疼痛复发,终须消其谷气,病根得消,病可痊愈。积病属阴,故"脉来细而附骨",即重按至骨方能触及,并可体现积病之深重。

至于"寸口,积在胸中……各以其部处之"一段,文中列举脉象以定积的论述,与临床不尽相符,存疑。

【按】

积与聚在病机及治疗上关系密切,气滞则血瘀,治血须理气,故常将积聚并提。积聚的具体治法,可参阅《金匮要略》原文鳖甲煎丸、大黄䗪虫丸、桂枝茯苓丸等相关条文,这些方剂体现了行气活血、化瘀通络、攻补兼施、利水祛痰等法。

第十二章　痰饮咳嗽病脉证治

本篇专论痰饮病,兼论水饮所致咳嗽。仲景将痰饮病分为四饮:痰饮、悬饮、溢饮、支饮。篇中"痰饮"一词有广义与狭义之分。广义痰饮为病名,指水饮停蓄于身体某处而引起的疾病;狭义痰饮为四饮之一,专指饮停肠胃的病变。该篇论述了痰饮病的分类、治则、辨证论治、预后等。

一、痰饮病之成因、脉症、分类

【原文】

夫患者饮水多,必暴喘满。凡食少饮多,水停心下。甚者则悸,微者短气。

脉双弦者,寒也,皆大下后善虚。脉偏弦者,饮也。

【注解】

本条论痰饮病成因和脉症。患者饮水过多,脾胃运化不及,可致津停成饮,若饮邪犯肺,肺失宣降,必突发喘满,此状与《伤寒论》第 75 条"发汗后,饮水多必喘"相似。平素食少饮多之人,脾胃虚弱,运化失常,水谷不能化生精微,反滞留为饮,停于心下,重则凌心致悸,轻则妨碍呼吸而短气。

两手脉俱弦者,主里寒,多由峻猛攻下致虚;一手脉弦者,属饮病,是饮停某处所致。

【按】

(1)虽皆为弦脉,但显现部位不同,则主病有别。

(2)本条提示脾虚失运可致饮停,故防治痰饮病,当顾护脾胃。

【原文】

问曰:夫饮有四,何谓也? 师曰:有痰饮,有悬饮,有溢饮,有支饮。

问曰:四饮何以为异? 师曰:其人素盛今瘦,水走肠间,沥沥有声,谓之痰饮。饮后水流在胁下,咳唾引痛,谓之悬饮。饮水流行,归于四肢,当汗出而不汗出,身体疼重,谓之溢饮。咳逆倚息,短气不得卧,其形如肿,谓之支饮。

【注解】

此 2 条分别论述饮病分类及主症。根据饮停部位,痰饮病分为 4 类:即痰饮(狭义)、悬饮、溢饮、支饮。饮停肠胃者属痰饮,饮走肠间,与气相击,则肠间沥沥有声;饮停于胃,有碍精微化生,肌肉失于充养,故形体消瘦。饮流胁下,阻碍肝肺气机升降,咳唾引胸胁疼痛者,属悬饮。饮归四肢肌肤,影响肺气宣发,当汗出而不汗出,身体疼重者,属溢饮。饮聚胸膈,肺失宣降,心阳受阻,症见咳逆短气,倚息不能平卧,外形如肿者,属支饮。

【按】

(1)文中以"走""流""归于"诸词概括饮犯部位,寓示饮邪有走窜致病的特点。

(2)从临床看,四饮与现代医学下列疾病关系较密切:狭义痰饮可见于部分内耳、心血管系统、消化系统疾患;悬饮与胸腔积液类似;支饮与慢性支气管炎、慢性充血性心衰有较多相似表现。

【原文】

肺饮不弦,但苦喘短气。

支饮亦喘而不能卧,加短气,其脉平也。

脉浮而细滑,伤饮。

【注解】

以上第一条论述肺饮脉症。肺饮宜归属支饮,水饮犯肺,肺气上逆,故喘促短气明显,其脉可不弦。

第二条再论支饮脉症。饮停胸膈为支饮,肺气失于肃降,故喘促短气,以致不能平卧,其脉可平而不弦。

第三条指出伤饮脉象。"伤饮"是饮病初期,饮邪轻浅,故脉浮不沉;并兼细滑,为饮邪不甚。

【按】

上述诸条列举脉不弦、脉平、脉浮而细滑,说明饮停深浅、饮邪轻重、饮病久暂不同,脉象可能各异。因此饮病不独脉弦。

二、水饮在五脏的表现

【原文】

水在心,心下坚筑,短气,恶水不欲饮。

水在肺,吐涎沫,欲饮水。

水在脾,少气身重。

水在肝,胁下支满,嚏而痛。

水在肾,心下悸。

【注解】

此5条论述饮在五脏的症状。水在某脏,是指饮邪内扰某脏,阻其气机,功能失常,故见诸症。

水饮凌心,与阳相搏,故心下坚实且悸动不宁;饮停心胸,妨碍气机升降,则短气;饮属阴邪,阻遏阳气,所以恶水不欲饮。

水饮射肺,宣降失常,气不布津,则欲饮水;水饮上逆,故吐涎沫。

水饮困脾,运化失职,中气不足,故少气;水饮浸渍肌肉,则身重。

水饮扰肝,郁阻肝气,故胁下支满;饮邪循经犯肺,则嚏引胁下痛。

水饮阻肾,气化失常,饮动于下,则脐下悸。

【按】

(1)前有四饮,寓示当从饮停部位着眼,谓水在五脏,明示水饮常内扰五脏。

(2)水在五脏与四饮宜合看,水在心、水在肾可从痰饮(狭义)辨治,水在肺则属支饮,水在脾与痰饮(狭义)、溢饮有关,水在肝与悬饮相关。

三、留饮与伏饮的脉症

【原文】

夫心下有留饮,其人背寒冷如手大。

留饮者,胁下痛引缺盆,咳嗽则辄已。

胸中有留饮,其人短气而渴,四肢历节痛。脉沉者,有留饮。

【注解】

此3条论述留饮的证候。留饮指水饮久留不去者,饮留之处不同,见症亦有别。

饮留心下,循经流注于背俞穴,阻遏阳气通达背部,则背冷如手大。

饮留胁下,郁阻气机,肝络失和,所以胁下痛引缺盆;咳嗽振动病所,故痛转甚。

饮留胸中,有碍呼吸之气,则短气,气不布津故渴;饮留四肢,使关节局部阳气不通,故四肢历节痛。无论饮留何处,都常痹阻阳气,所以留饮多见脉沉。

【按】

(1)篇中列"留饮"一证,反映了饮病顽固难去的特点。

(2)留饮致背寒冷如手大与外感风寒致背恶寒有别,临证当分辨之。本证可用苓桂术甘汤治疗。

(3)根据留饮可致"四肢历节痛",后世医家对历节、痹证日久,出现肢体麻木痛剧,甚至骨节变形者,常酌加化痰散结、活血通络之品。

【原文】

膈上病痰,满喘咳吐,发则寒热,背痛腰疼,目泣自出,其人振振身瞤剧,必有伏饮。

【注解】

本条论述膈上伏饮及发作时证候。伏饮为痰饮伏于胸膈,难以根除,常因外邪诱发。饮伏胸膈,心阳受阻,肺失肃降,故有胸满气喘、咳吐痰涎等症。若感受外邪,每致病情加重。风寒袭表,正邪相争,太阳经脉不利,故恶寒发热,背痛腰疼;外寒里饮,郁阻肺气,气逆不降,则满喘咳吐加剧,并有涕泪自出,严重者喘甚见身体振动。

【按】

"伏饮"揭示了痰饮伏于胸膈而难除的特点,故对于喘满咳吐证,宜消除病根,避免复发。四饮之外另设留饮与伏饮,是从不同角度揭示痰饮的致病特点。其实,根据饮停部位,留饮与伏饮均可归入四饮之中。

本条病状与哮喘颇相似,宜分别于发作前与发作后施治。

四、饮病预后

【原文】

脉弦数,有寒饮,冬夏难治。

【注解】

本条从脉象判断寒饮预后。饮病多脉弦,若兼数,为寒饮夹热,冬夏季节较难治,因冬寒虽有益于热却不利于饮,而温法化饮又恐助热;夏热有益于饮却不利于热,以清法除热又虑碍饮。

【按】

(1)本条提示气候可以影响疾病,治病应因时制宜。

(2)寒饮夹热,冬夏难治,只是就单用温药或纯投寒凉而言。若寒温并用,如厚朴麻黄汤、小青龙加石膏汤之类,则可兼顾寒热病情。

【原文】

久咳数岁,其脉弱者,可治;实大数者,死;其脉虚者,必苦冒。其人本有支饮在胸中故也,治属饮家。

【注解】

本条从脉辨饮病久咳的预后。此久咳是由饮聚胸中,肺气上逆所致,属"支饮"范畴。久咳不已,正气必伤,若见脉弱,是正虚邪不盛,故可治;若脉实大数,为正虚邪盛,攻补两难,则预后不良。久咳脉虚之人,因饮停胸中,清阳不升,浊阴不降,必致苦冒眩,当从饮病辨治。

【按】

饮病久咳之预后,与邪正盛衰有关。

五、痰饮病的治疗原则

【原文】

病痰饮者,当以温药和之。

【注解】

本条论述痰饮病治疗原则。饮为水聚,其性属阴,易伤阳遏阳,遇寒则凝,得温则行。脾阳能运、肺气能宣、肾气能化,水饮可除,故痰饮治本需"温药和之"。"温药"能振奋阳气、开发腠理、通行水道。"和之"有2层含义:一是虽当温药却不可过于刚燥,二是用温药勿专于温补,宜根据病情配合行、消、开、导、清等药。

痰饮病治本当用温药,但并非禁用寒凉药,如饮郁化热,篇中便使用了石膏、大黄等寒凉之品。

六、饮停心下之苓桂术甘汤方证

【原文】

心下有痰饮,胸胁支满,目眩,苓桂术甘汤主之。

茯苓桂枝白术甘草汤方:茯苓四两,桂枝、白术各三两,甘草二两。

上四味,以水六升,煮取三升,分温三服,小便则利。

【注解】

本条论脾阳虚饮停心下的证治。心下相当于胃脘处,"心下有痰饮"指出了该证的病机。饮停心下,波及胸胁,妨碍气机通达,故胸胁支满;饮阻中焦,清阳不升,浊阴不降,则头晕目眩。病机为脾阳虚,饮停心下,治当温阳蠲饮,健脾利水,用苓桂术甘汤。方以茯苓配桂枝温阳利水消饮,白术合甘草培土制水。诸药同用,使脾阳振奋,水道通畅,饮邪下出,故方后指出"小便则利"。

【按】

(1)本方与茯苓桂枝甘草大枣汤中都有茯苓、桂枝、甘草,但其药量不同,功效、主治均有别,故比较如下:两方均有茯苓、桂枝、甘草,即桂枝甘草汤加茯苓。桂枝甘草汤,辛甘化阳,合茯苓,温阳利水,可降气冲,可治心阳虚、水饮为患的心悸,同时,亦可治饮邪上泛所致头晕头痛;苓桂术甘汤加白术,与茯苓、甘草健脾利水,以治其本。茯苓桂枝甘草大枣汤,重用茯苓,减白术而加大枣,亦有苓桂术甘汤功效,但利水作用增强,且加重桂枝用量以降气冲,故治水饮上逆的奔豚气病。

(2)本方可治疗病机属脾阳不足、水饮内停,饮邪上犯的头晕、呕吐、心累心悸、胸胁胀满,或背寒如掌大,舌淡、苔白滑或白腻,脉沉迟或弦滑为主症的诸多病症。如常见梅尼埃病、胸腔积液、慢性心功能不全、慢性胃炎、慢支炎咳喘等。

七、阳虚微饮之苓桂术甘汤及肾气丸方证

【原文】

夫短气有微饮,当从小便去之,苓桂术甘汤主之;肾气丸亦主之。

【注解】

本条论述阳虚微饮的证治。微饮即水饮轻微者,如《金匮》原文第12条"水停心下……微则短气"所指。饮邪虽微,若妨碍呼吸之气,可致短气。治当温阳利水,导饮邪从小便而出。若脾阳不足兼微饮者,当用苓桂术甘汤温阳健脾,利水消饮。肾气不足有微饮者,应以肾气丸温肾化气,俾气化水行。

【按】

(1)苓桂术甘汤重在健脾,肾气丸重在补肾,都是温而不燥,温中兼消,属于"温药和之"的代表方。

(2)微饮短气可见于痰饮病初期或治疗后的缓解期。故苓桂术甘汤、肾气丸既可作为慢性支气管炎或哮喘病的善后方,也可作为预防慢性支气管炎或哮喘病反复发作的方剂,分别适用于脾阳虚兼微饮、肾阳虚兼微饮者。其主症除短气、动则尤甚外,苓桂术甘汤证多伴脾阳虚见症,肾气丸证则必有肾气虚表现。

(3)肾气丸方证参见第五章《中风历节病脉证治》"十八、治脚气之崔氏八味丸(肾气丸)方证"相关内容。

【苓桂术甘汤方证解析】

1.方剂组成

茯苓四两,桂枝(去皮)三两,白术二两,甘草(炙)二两。

2.用法

上四味,以水六升,煮取三升,去滓,分温三服。

3.参考处方

茯苓 45 g,桂枝 30 g,白术 20 g,炙甘草 20 g。

上 4 味,以水 800 mL,泡 1 h,煎煮 30 min,取汤 600 mL,温服 200 mL,日 3 服。

4.方解

本方于桂枝甘草汤中,加利尿逐水的茯苓、白术,故治桂枝甘草汤证而里有水饮,见小便不利者。

5.仲景对此方证的其他论述

(1)《金匮要略·痰饮咳嗽病》第 16 条:"心下有痰饮,胸胁支满,目眩,苓桂术甘汤主之。"

注解:《金匮要略》谓其人素盛今瘦,水走肠间,沥沥有声,谓之痰饮。心下有痰饮,即胃中有停饮。胸胁支满、目眩亦水气上逆的表现,故以苓桂术甘汤主之。

按:本方治头晕目眩有良效。若心下逆满、气上冲胸、心下痞硬、胁下痛、气上冲咽喉、胸胁支满等均属其候,临证见上诸证,属水气为患者,本方均为所宜。

(2)《伤寒论》第 67 条:"伤寒,若吐、若下后,心下逆满,气上冲胸,起则头眩,脉沉紧,发汗则动经,身为振振摇者,茯苓桂枝白术甘草汤主之。"

注解:太阳伤寒,宜发汗而解,若吐若下,均属误治。误吐误下后,气机上逆,即气上冲胸;若里有水饮,故心下逆满;水气上逆,故起则头眩。脉沉紧为寒饮在里之应。虽表未解,亦不可发汗。若误发之,则势必动及经脉,将使身为振振摇,此时无论发汗与否,均宜苓桂术甘汤主之。

按:平时素有水饮之人,若患外感而误施吐下,表不解而激动里气上冲,最易夹水气上逆。气上冲胸、心下逆满、起则头眩即水伴气冲的征候,即为本方的主证。此时予本方降冲气以逐水饮,则上症治而表自解。若再误发其汗,不但表不解,而且激动里饮,更必使其人身为振振摇,此时不宜以本方治之。

6.辨证要点

①舌淡、苔白滑或白腻,脉沉或沉弦。②头晕目眩,短气,心下逆满,小便不利,而见气上冲者。

7.临床运用

(1)心下停饮、心下逆满、气上冲胸、头眩,脉沉紧者。

(2)心悸、胸满、苔白腻者,加厚朴、苏子、杏仁。

(3)心下满、气上冲打嗝、苔白者。

(4)咳喘、吐白痰、苔白腻者,合苓甘五味姜辛夏杏汤。

(5)耳鸣、头眩晕、苔白者。

(6)身振颤、背冷、苔白者。

(7)高眼压,脉沉紧者。

(8)鼻窦炎、头目胀痛、苔白腻者。

(9)视神经水肿、视力降低,脉沉弦者。

(10)颈椎病眩晕、苔白腻,脉沉者,合桂枝茯苓丸。

(11)胸痹、短气,苔白腻者,合栝蒌薤白半夏汤。

(12)慢性胃炎,胃脘胀满、打呃、嗳气,脉沉弦者。

八、支饮冒眩之泽泻汤方证

【原文】

心下有支饮,其人苦冒眩,泽泻汤主之。

泽泻汤方:泽泻五两,白术二两。

上二味,以水二升,煮取一升,分温再服。

【注解】

本条论述水饮冒眩的证治。心下水饮上泛,蒙蔽清阳,故头昏目眩颇重。法当利水消饮,健脾制水,用泽泻汤。方中泽泻重用,以淡渗利水,导浊阴下行;白术轻取,健脾培土,以制水饮。

【按】

(1)《金匮要略浅述》云:"心下有支饮,饮为阴邪,清阳被郁,故其人苦冒眩。泽泻汤用泽泻导水下行,用白术渗湿,使浊阴下降,清阳上升,则冒眩自止。"

(2)本方主治水饮上犯,蒙蔽清阳导致的眩晕,以冒眩较重,甚者如坐舟车,卧床不起,常伴头目昏沉,精神不振,或恶心呕吐,舌体胖大或边有齿印,苔白滑或白腻,脉弦或滑为特征,可用于梅尼埃病、高脂血症、脑外伤后遗症、高血压病、椎基底动脉供血不足等疾病符合上述证机者。若化脓性中耳炎、中耳积液等耳部疾患,属水饮上泛者,亦可用本方。

九、饮逆呕吐之小半夏汤方证

【原文】

呕家本渴,渴者为欲解;今反不渴,心下有支饮故也,小半夏汤主之。《千金》云:小半夏加茯苓汤。

小半夏汤方:半夏一升,生姜半斤。

上二味,以水七升,煎取一升半,分温再服。

【注解】

本条论述心下饮逆致呕的治疗与预后。"呕家"即水饮致呕者,呕后见口渴,是心下饮邪随呕尽出,胃阳渐复,为病欲解之征;若呕后不渴,是心下水饮仍在,当用小半夏汤温化寒饮,降逆止呕。方中半夏、生姜温化水饮,降逆止呕;生姜并制半夏之毒。两药"用水七升,煮取一升半",寓示宜久煎浓取,以减半夏毒性。

【按】

(1)呕吐伴渴者,需详辨其病机。一般呕吐兼渴者,多为津伤之象;但饮病呕吐见渴者,为病将愈之兆。

(2)《金匮要略心典》曰:"此为饮多而呕者言。渴者饮从呕去,故欲解;若不渴,则知其支饮仍在,而呕亦未止。半夏味辛性燥,辛可散结,燥能蠲饮,生姜制半夏之悍,且以散逆止呕也。"

(3)本方主治饮停心下,胃气上逆所致呕吐,其主症是呕吐痰涎或清水,口淡,不渴,苔白滑或白腻,脉弦或滑。对肿瘤化疗药物引起的呕吐、胃术后功能性排空障碍、急性胃肠炎、急性胆囊炎、梅尼埃病等多种疾病过程中出现的呕吐,只要符合上述证机者,就可用本方。小半夏汤被后世称为治呕祖方与专方,亦可用于其他原因导致的呕吐,但应随证加味。

十、饮逆呕痞眩之小半夏加茯苓汤方证

【原文】

卒呕吐,心下痞,膈间有水,眩悸者,小半夏加茯苓汤主之。

小半夏加茯苓汤方:半夏一升,生姜半斤,茯苓三两。

上三味,以水七升,煮取一升五合,分温再服。

【注解】

本条论述膈间饮停呕吐兼痞眩悸的治疗。膈间概指胸膈胃脘等处。膈间停饮,致胃失和降,可卒发呕吐;饮阻气滞,故心下痞满;饮凌心胸,则心悸;水饮浊邪阻碍清阳上达,故眩晕。证属膈间饮盛上逆,气机升降失常,用小半夏加茯苓汤,利水蠲饮、降逆止呕。本方在小半夏汤基础上,加一味茯苓淡渗利水,导饮下出。

《金匮》本篇原条文四十一再论心下饮停呕吐的证治。"先渴"属饮停心下,津不上承所致;"后呕"为渴而饮水,加重饮邪,饮盛上逆之故,当用小半夏茯苓汤利水蠲饮,降逆止呕。

【按】

本方主治饮停心下致呕吐,心下痞满,心悸,眩晕,舌淡苔白腻或白滑,脉弦者。可用于符合上述证机的尿毒症、急慢性胃炎、贲门痉挛、幽门不全梗阻、恶性肿瘤化疗等导致的呕吐,以及高血压病、梅尼埃病、颈椎病、前庭神经元炎等引起的眩晕,病毒性心肌炎出现的心悸等。

十一、饮逆悸吐眩之五苓散方证

【原文】

假令瘦人,脐下有悸,吐涎沫而癫眩,此水也,五苓散主之。

【注解】

本条论述下焦饮逆致悸吐眩的证治。"假令瘦人",说明痰饮病可致形瘦。水饮扰于下焦,故脐下悸;饮泛中焦,则吐涎沫;饮阻清阳上达,所以癫眩。此皆由下焦水饮作祟,故用五苓散化气利水,导饮下出。方中泽泻、猪苓、茯苓淡渗利水,祛饮于下;白术性温,健脾制水;桂枝辛温,通阳化气。诸药合用,共奏通阳化气利水之功。药用白饮(即米汤)送服,以充养胃气。多饮暖水,一可补充水津,增益汗源;二可温助胃阳,鼓舞卫气,加强药力。

【按】

(1)《金匮要略心典》曰:"脐下悸,则水动于下矣,吐涎沫,则水逆于中矣,甚而癫眩,则水且犯于上矣……苓、术、猪、泽甘淡渗泄,使肠间之水从便出;用桂枝者,下焦水气非阳不化也。曰多服暖水汗出者,盖欲使表里分消其水。"

(2)本方主治水饮停蓄下焦,膀胱气化不利导致的病证,其主症为小便不利,脐下悸,头眩,呕吐清涎,苔白腻或白滑。具有上述证机的梅尼埃病、中心性浆液性脉络膜视网膜病变、急性肾

小球肾炎水肿、慢性肾炎、肾病综合征、肾衰竭、化疗性肾衰、血液透析失衡综合征、急性泌尿系感染、尿潴留、小儿神经性尿频、脑积水、婴幼儿秋季腹泻、幼儿轮状病毒肠炎、急性胃肠炎等疾病,可用本方。

【五苓散方证解析】

1.方剂组成

猪苓(去皮)十八铢,泽泻一两六铢,白术十八铢,茯苓十八铢,桂枝(去皮)半两。

2.用法

上五味,捣为散,以白饮和服方寸匕,日三服。多饮暖水,汗出愈。如法将息。

3.参考处方

散改汤剂,桂枝 10 g,猪苓 10 g,泽泻 15 g,白术 10 g,茯苓 10 g。

上 5 味,以冷水 600 mL,浸泡 1 h,煎煮 30 min,取汤 450 mL,温服 150 mL,日 3 次。

4.方解

本方用猪苓、泽泻、白术、茯苓,健脾渗湿、利尿消水;加桂枝温阳化气行水、降气冲,故治脉浮有热、气冲水逆、心下痞、呕逆、下利、心悸、眩晕而小便不利者。

5.仲景对此方证有其他的论述

(1)《伤寒论》第 71 条:"太阳病,发汗后,大汗出,胃中干,烦躁不得眠,欲得饮水者,少少与饮之,令胃气和则愈。若脉浮,小便不利,微热消渴者,五苓散主之。"

注解:太阳病,依法当发汗,但发汗以取微似有汗者佳。若发汗不得法而使大汗出,津液大量亡失,胃中水分被夺而干燥,故其人烦躁不得眠。欲得饮水者,则少少予饮之,令胃气和即愈。

若发汗后而脉浮,小便不利、微热、消渴者,此为里有停饮误施发汗,而表仍不得解者,则宜五苓散主之。

按:里有水饮,虽发汗而表不解,前文于桂枝去芍药加茯苓白术汤条已详言之,可互参。小便不利,废水不得排出,新水不能吸收,水液气化功能失常,组织缺乏水的营养,故渴欲饮水,虽饮亦只留于胃肠,因致随饮随渴的消渴证。此时以本剂解表、利其小便,水液代谢恢复正常,则消渴自已,而表亦自解。

(2)《伤寒论》第 72 条:"发汗已,脉浮数,烦渴者,五苓散主之。"

注解:发汗后而脉浮数,为病仍在外,表热未解故烦,水停不化故渴,宜五苓散主之。

按:此亦应有小便不利证,未明言,是省文。

(3)《伤寒论》第 73 条:"伤寒,汗出而渴者,五苓散主之;不渴者,茯苓甘草汤主之。"

(4)《伤寒论》第 74 条:"中风发热,六七日不解而烦,有表里证,渴欲饮水,水入则吐者,名曰水逆,五苓散主之。"

注解:中风发热,即指发热汗出的中风证。六七日不解而烦,谓病已六七日,虽服桂枝汤而仍发热不解而烦。有表里证,谓既有发热而烦的表证,又有水逆的里证,水停不化,故渴欲饮水;水伴冲气以上逆,故水入则吐,此名为水逆,宜以五苓散主之。

(5)《伤寒论》第 141 条:"病在阳,应以汗解之,反以冷水潠之,若灌之,其热被劫不得去,弥更益烦,肉上粟起,意欲饮水,反不渴者,服文蛤散,若不差者,与五苓散。"

注解:此处"服文蛤散",应为"文蛤汤",为后世抄写误,见文蛤汤方证。

(6)《伤寒论》第156条:"本以下之,故心下痞,与泻心汤。痞不解,其人渴而口燥烦、小便不利者,五苓散主之。"

注解:太阳病,每以误下,使邪热内陷而心下痞,此与泻心汤而治。服泻心汤后,其痞不解,而出现口渴、燥烦、小便不利等症,此为水停心下,水气不行之证,此与泻心汤证不同,故予泻心汤则痞不解,宜以五苓散主之。

(7)《伤寒论》第244条:"太阳病,寸缓关浮尺弱,其人发热汗出,复恶寒,不呕,但心下痞者,此以医下之也。如其不下者,患者不恶寒而渴者,此转属阳明也。小便数者,大便必硬,不更衣十日,无所苦也。渴欲饮水,少少与之,但以法救之。渴者,宜五苓散。"

注解:太阳病,脉浮缓弱为中风脉,发热、汗出而复恶寒,为中风证未传少阳,故不呕。其所以心下痞者,当由于医者误下所致,其人不恶寒而口渴,是转属阳明病了。

若小便数者,大便必硬,即不大便10天亦无所苦,此属津液竭于里的脾约证。如其人渴欲饮水,则可以少少予之法救之。

若上证未经误下,并亦未转阳明,患者不恶寒而渴者,此为心下痞,是水逆心下的五苓散证,则宜五苓散治之。

(8)《伤寒论》第386条:"霍乱,头痛发热,身疼痛,热多欲饮水者,五苓散主之;寒多不用水者,理中丸主之。"

注解:霍乱初期,亦常见头痛、发热、身疼痛的表证。若其人渴欲饮水,为有热,宜以五苓散两解表里;若其人口中和而不用水者,为里寒证,宜先救里而后表,理中丸主之。

按:霍乱上吐下利,耗人精气,虽有表证,亦不可发汗,只有五苓散两解表里的一法。如不用五苓散者,是因为里寒证,须理中汤、四逆辈先救其里。太阴篇曰:"自利不渴者,属太阴,以其脏有寒故也,当温之,宜服四逆辈。"

6.辨证要点

①舌淡或淡红、苔白水滑或者白腻,脉浮或者弦。②表虚证兼见心下停饮、痞满、口渴、小便不利者。③水气上逆,或呕逆、或心悸、或眩晕。

7.临床运用

(1)脐下悸、小便不利者。

(2)心悸、眩晕、小便不利者。

(3)有表阳虚证,发热、汗出、恶风、内有停水、口渴、小便不利者。

(4)水逆证、渴欲饮水,水入即吐者。

(5)脉浮、汗出、恶寒、小便不利、泻利者。

(6)心下痞满、渴欲饮水、小便不利者。

(7)渴而小便不利、舌苔白或白腻,头晕、头痛者。

(8)发热、心下悸、脉浮者。

(9)水肿、发热、小便不利、脉浮者。

(10)脱发、小便不利、渴欲饮水、脉浮者。

(11)湿疹者,加薏苡仁。

(12)黄疸病,舌苔白腻者,加茵陈;大便干燥、腹胀满者,加茵陈蒿汤。

(13)痛风、舌苔黄腻者,加黄柏、苍术、薏苡仁。

(14)肠鸣、腹胀、有水湿者。

(15)三叉神经痛、苔白腻者,加全蝎、僵蚕、蜈蚣。

(16)眼病、渴欲饮水、小便不利、舌苔白腻者。

(17)小儿遗尿、口渴、小便不利者,合麻杏石甘汤。

(18)带状疱疹、口渴、小便不利,合麻辛附。

(19)斑秃、苔白腻者。

(20)少年白发、苔白者。

(21)呕吐、腹胀、小便不利、苔白腻者。

(22)痒疹、水疱严重者。

(23)癫痫病、口吐白沫、苔白腻者。

(24)抑郁症、苔白腻者。

【临床案例】

患者祝某,女,42岁,仪陇县城人,2021年6月12日以"眩晕、双肩背疼痛、失眠1年,加重1月"就诊。

1年前,出现眩晕、双肩背疼痛、心烦、失眠等,曾在我院诊治,CT提示颈椎间盘突出。经西药、按摩、理疗等治疗,效不显,反复发作。近1个月,上述症状加重,故来我处求治。

刻诊:眩晕、双肩背疼痛、心烦、失眠、口干口苦,舌质边尖红、苔厚微黄,脉弦细。

中医辨证:太阳阳明少阳太阴合病。

拟五苓散合小柴胡汤合栀子豉汤:桂枝15 g,茯苓15 g,猪苓10 g,苍术15 g,泽泻30 g,北柴胡30 g,黄芩15 g,姜半夏15 g,生姜15 g,党参15 g,大枣10 g,炙甘草10 g,栀子10 g,淡豆豉10 g。

上方以水8小碗,约1200 mL,浸泡1 h,小火煎煮1 h,分3次温服,每天1剂。共5剂。

6月17日复诊:服上方后,眩晕、双肩背疼痛、口干口苦、心烦失眠等减轻,述月经量少,乏力。原方去五苓散,合当归芍药散。

柴胡桂枝汤合栀子豉汤合当归芍药散:北柴胡30 g,黄芩15 g,姜半夏15 g,生姜15 g,人参10 g,大枣15 g,炙甘草15 g,栀子10 g,淡豆豉10 g,桂枝15 g,全当归15 g,川芎10 g,白芍15 g,炒白术15 g,茯苓15 g,泽泻15 g。

煎服法同前。每天1剂,共5剂。

6月22日复诊:眩晕、肩背疼痛减轻,睡眠改善,心烦减轻,乏力好转。继守上方7剂。

6月30日复诊:服上方后,眩晕消失,双肩背疼痛明显减轻,仍心烦、失眠、易惊醒。舌质边尖红、苔薄微黄,脉细数。上方加知母15g。

煎服法同前。共5剂。电话随访,诸症消失而愈。

按:患者眩晕、肩背疼痛,苔厚微黄,此为太阳表证,寒邪郁滞肌表,经络痹阻不通,同时里有寒水、郁而化热、水饮上逆,故用五苓散,解表通经、化气行水、兼清里热。如上文曰:"假令瘦人脐下有悸,吐涎沫而癫眩,此水也,五苓散主之。"患者又有口干口苦、头眩、心烦不眠、脉弦细等脉症,当属小柴胡汤方证,故合以小柴胡汤,和解少阳。《伤寒论》第78条云:"虚烦不得眠,若剧者，必反复颠倒，心中懊憹，栀子豉汤主之。"此一案舌质边尖红、心烦、失眠，为阳明热盛所致，故又以栀子豉汤清热除烦、宁心安神。以上三方合用，与本案病机相合，故而奏效。

第一次复诊：服上方后，头晕、肩背疼痛、口干口苦、心烦失眠等症减轻。患者月经少、乏力，故上方去五苓散，加养血活血渗湿的当归芍药散，小柴胡汤改为太少两解的柴胡桂枝汤。诸药共奏解表散寒、通经止痛、和解少阳、宣散水饮、益气养血之功。

第二次复诊：服上方后，头晕、肩背疼痛、心烦失眠等均减轻。效不更方，继守原方治疗。

第三次复诊：服上方后，头晕、肩背疼痛均消除，仍心烦、眠差、易惊醒，原方加知母，加强清热除烦、宁心安神之功。

第四次电话随访：服上方后，诸症消失而愈。

十二、肠间饮结成实之己椒苈黄丸方证

【原文】

腹满，口舌干燥，此肠间有水气，己椒苈黄丸主之。

防己椒目葶苈大黄丸方：防己、椒目、葶苈（熬）、大黄各一两。

上四味，末之，蜜丸如梧子大，先食饮服一丸，日三服，稍增，口中有津液。渴者，加芒硝半两。

【注解】

本条论述肠间饮结成实的证治。肠间饮停气滞，故腹满；饮阻肠腑，郁久化热，腑气不通，津不上承，则口舌干燥；水走肠间，当有沥沥之声。证属肠间饮结成实，气机壅阻，治当涤饮泻实，前后分消，用己椒苈黄丸主治。方中苦寒的防己、葶苈合辛温的椒目，利水导饮从小便而去；大黄泻实，涤饮从大便而出；葶苈尚能开泄肺气，有利大肠传导。病在肠腑，宜饭前服药，俾药力直达病所。本方为攻坚决壅之剂，服药量宜渐增。"口中有津液"是药后饮去气行，津液上达之征；"渴者"为肠间饮结难消，故加芒硝软坚散结，以助大黄荡涤饮邪。

【按】

(1)方后渴者加芒硝，正合第1篇第16条"诸病在脏，欲攻之，当随其所得而攻之"意，彼渴者予猪苓汤，此渴者，加芒硝，都是审因论治，治其所得。

(2)《金匮要略心典》曰："水既聚于下，则无复润于上，是以肠间有水气，而口舌反干燥也。后虽有水饮之入，只足益下驱之势，口燥不除，而腹满益甚矣。防己疗水湿，利大小便；椒目治腹满，去十二种水；葶苈、大黄，泄以去其闭也。渴者知胃热甚，故加芒硝。"以上之论，可参考。

(3)本方主治痰饮结聚肠腑之证，以腹胀满、肠鸣漉漉、大便秘结或不畅，苔厚腻，脉沉弦有力为主要脉症。可用于符合上述证机的肝硬化腹水、肺心病心衰、胸腔积液、心包积液、胃肠神经官能症等。但脾虚饮停者不可用。

十三、留饮邪实之甘遂半夏汤方证

【原文】

病者脉伏，其人欲自利，利反快，虽利，心下续坚满，此为留饮欲去故也，甘遂半夏汤

主之。

甘遂半夏汤方：甘遂大者三枚，半夏（以水一升，煮取半升，去渣）十二枚，芍药五枚，甘草（炙）如指大一枚。

上四味，以水二升，煮去半升，去渣，以蜜半升，和药汁煎取八合，顿服之。

【注解】

本条论述留饮证治。饮留日久且深，阻遏阳气，妨碍血行，故脉伏。未经攻下自下利，且利后反畅快，为饮随利出，有欲去之势。然饮留既久，根深蒂固，终难尽去，加之新饮复积，故心下续坚满。此属留饮邪实，欲去未尽，治宜因势利导，攻逐水饮，方用甘遂半夏汤。方中甘遂攻逐水饮，半夏散结化饮，芍药顾护脾阴，甘草与甘遂相反相成，以激荡留饮尽除之。加蜜同煎，可缓急解毒。本方峻逐饮邪，非平常之剂，宜"顿服"，中病即止。

【按】

（1）详审下利后的表现，有助于辨别下利的虚实。治疗留饮顽疾，用药不必拘于常法，故甘遂、甘草同用。

（2）本方适用于饮邪久留，邪实正未虚的顽症，以久泻伴脘腹坚满，泻后反畅快，苔白滑或白腻，脉沉伏为主症。符合上述证机的肾积水、尿毒症水肿、肝硬化腹水、肺心病腹水、肝癌腹水、心包积液、脑积液伴癫痫等可用本方。

（3）临证使用本方应注意2点：①甘遂与甘草的剂量比：据临床用法，二药均用水煎时，甘草应小于甘遂或二药等量；若甘草水煎，甘遂为末冲服，二药可等量，或甘草可大于甘遂。②煎煮法宜遵《千金要方·卷十八·痰饮第六》记载，甘遂与半夏同煮，芍药与甘草同煮，后将二药汁加蜜合煎。或将半夏、甘草、芍药同煎后，兑入白蜜再煎，送服甘遂末。

十四、悬饮之十枣汤方证

【原文】

脉沉而弦者，悬饮内痛。

病悬饮者，十枣汤主之。

十枣汤方：芫花（熬）、甘遂、大戟各等分。

上三味，捣筛，以水一升五合，先煎肥大枣十枚，取八合，去渣，内药末，强人服一钱匕，羸人服半钱，平旦温服之；不下者，明日更加半钱，得快下后，糜粥自养。

【注解】

此2条分论悬饮脉症及悬饮邪实证治疗。饮流胁下，阻遏气机，故脉沉；胁下饮停，肝络失和，则脉弦而内痛。此为饮积胁下，气机不利，当用十枣汤泻下逐饮。方中三药皆味苦，其中芫花性温，能破水饮窠囊，消胸中痰水；甘遂、大戟性寒，分别攻逐经隧、脏腑之水湿；另配10枚肥大枣，顾正护中。本方为攻逐峻剂，要求平旦时服药，是因病位主在肝，平旦乃木旺之时，"肝病者，平旦慧"（《素问·脏气法时论篇》），此时服药，有利于驱邪，且患者耐受力又最强。得快下后，需食糜粥调养脾胃，避免水饮再积。本方每服药量因体质强弱而异，且未得泻下者，次日渐加量，意在减少正气损伤。

【按】

(1)本方虽以十枣汤方,其功却在峻逐水饮,可见仲景攻邪时非常重视顾护正气。

(2)《伤寒论》第152条曰:"太阳中风,下利呕逆,表解者,乃可攻之。其人挈挈汗出,发作有时,头痛,心下痞硬满,引胁下痛,干呕短气,汗出不恶汗者,此表解里未和也,十枣汤主之。"可互参。

(3)本方主治水饮邪盛、形气俱实之悬饮,其主症为咳唾牵引胸胁痛,心下痞硬,短气,苔白滑或白腻,脉沉弦有力,常用于符合上述证机的胸腔积液、腹水等。

十五、溢饮之大青龙汤及小青龙汤方证

【原文】

病溢饮者,当发其汗,大青龙汤主之,小青龙汤亦主之。

【注解】

本条论述溢饮治法与主方。饮溢四肢,卫气郁闭,故身体疼重、当汗出而不汗出。病位近于表,故当发汗,使饮随汗出而解。此溢饮一证而立两方,其病机主症当有别。一为风寒束表,饮溢四肢,内兼郁热或内郁化热,故有发热恶寒,烦躁,脉浮紧,宜大青龙汤发汗散饮,兼清郁热。方中重用麻黄,配以桂枝、杏仁、生姜发汗解表,宣肺散饮;石膏清透郁热,炙甘草、大枣和中实脾,以资汗源。溢饮虽当汗,然宜微似汗,否则汗多伤阳,不利祛饮。若药后汗多者,可用"温粉粉之"止汗。

为风寒束表,饮溢四肢,兼里有水饮,故咳嗽喘逆,咯痰清稀,恶寒发热,脉弦紧,宜小青龙汤发汗宣肺,温化寒饮。方中麻黄配桂枝,发汗解表,宣肺散饮;细辛、干姜、半夏合用,温化寒饮,降逆止咳;芍药、五味子、炙甘草酸敛甘补以护正,既防辛散太过耗气,又免温燥太过伤津。

【按】

(1)本条体现了同病异治的精神。

(2)大青龙汤适宜于风寒束表,内有郁热导致的溢饮,其主症为恶寒发热、不汗出而烦躁、身体疼重、脉浮紧,可用于符合上述证机的无汗发热证(如杂病无汗发热、夏季暑热无汗、空调使用不当引起的无汗发热症等),以及感染性发热疾病。

(3)小青龙汤适宜于寒饮蕴肺,风寒在表导致的溢饮,其主症为咳喘、痰白质稀、身疼重、无汗、恶寒发热,舌淡红、苔白滑、脉弦紧或浮紧。具有上述证机的急慢性支气管炎、支气管哮喘、咳嗽变异性哮喘、小儿哮喘急性发作、过敏性鼻炎等疾病可用本方治疗。

【大青龙汤方证解析】

1.方剂组成

麻黄(去节)六两,桂枝(去皮)二两,甘草(炙)二两,杏仁(去皮尖)四十枚,生姜(切)三两,大枣(擘)十枚,生石膏(碎)如鸡子大。

2.用法

上7味,以水九升,先煮麻黄,减二升,去上沫,内诸药,煮取三升,去滓,温服一升,取微似汗。汗多者,温粉粉之。一服汗者,停后服。若复服,汗多亡阳遂虚,恶风,烦躁,不得眠也。

3.参考处方

麻黄 30 g,桂枝 20 g,炙甘草 20 g,杏仁 20 g,生姜 30 g,大枣 20 g,石膏 30 g。

上七味,以冷水 800 mL,浸泡 1 h,煎煮 40 min,去上沫,取汤 600 mL,温服 200 mL,日 1～3 次。取微微汗出,汗后减量,不可大汗。

4.方解

此方即麻黄汤与越婢汤的合方,故治二方的合并证。

5.仲景对此方证的其他论述

(1)《伤寒论》第 38 条:"太阳中风,脉浮紧,发热恶寒,身疼痛,不汗出而烦躁者,大青龙汤主之。若脉微弱,汗出恶风者,不可服之。服之则厥逆、筋惕肉瞤,此为逆也。"

注解:太阳中风,指主治风水的越婢汤证而言。越婢汤证本续自汗出,今以并发麻黄汤的表实证,故脉浮紧,发热恶寒身疼痛,而不得汗出,内热不能外越,因而烦且躁,故以麻黄汤与越婢汤合之的本方主之。若脉微弱,汗出恶风者,为太阳中风本证,慎不可误予本方。予之则四肢厥逆、筋惕肉瞤,成为虚以实治的坏病,故谓此为逆也。

(2)《伤寒论》第 39 条:"伤寒脉浮缓,身不疼但重,乍有轻时,无少阴证者,大青龙汤发之。"

注解:水气外郁于肌表,虽无汗形似伤寒,但脉不浮紧而浮缓,身亦不疼但重。水气时有进退,因亦乍有轻时,如确审无少阴证者,则宜大青龙汤以发之。

按:本方为发水气的峻剂,适宜于阳热证,而不宜阴寒证。若水气而现少阴证者,则宜麻黄附子汤,本方断不可用。

6.辨证要点

①舌淡红或边尖红、苔白,脉浮紧。②麻黄汤证而烦躁者。③麻黄汤、越婢汤证并见者。

7.临床运用

(1)麻黄汤证,有烦躁口干者。

(2)水肿,无汗,脉浮紧、烦躁者。

(3)小青龙汤证,身重烦躁者。

(4)咳嗽、气喘、吐黄痰,有表证者。

(5)感冒发热、头痛恶寒、身疼腰痛、无汗脉浮、心烦口干者。

(6)结膜炎,有表证、无汗者,合葛根芩连汤。

(7)咳喘、眼睑肿、口渴,脉浮紧者。

(8)眼疾充血、流泪、头痛、无汗者。

(9)皮肤瘙痒,脉浮紧、烦躁不安者。

(10)关节红肿疼痛、无汗,脉浮紧者。

【临床案例】

患者杜某,女,79 岁,仪陇县赛金镇人,2018 年 11 月 29 日以"带状疱疹后疼痛 2 月"就诊。

2 个月前,患者背部及两胁下、腹部患红色疱疹,在我院住院,诊断为"带状疱疹",治疗后疱疹消失,但仍感烧灼疼痛。西医诊断为"带状疱疹后遗神经痛",经西医治疗无效(西药用阿昔洛韦),今日来院求中医治疗。

刻诊:见背部、两胁下及腹部疱疹消失,皮肤呈深褐色,病员述局部烧灼疼痛,口干口苦。舌质边尖红、苔薄黄,脉弦细。

中医辨证:太阳阳明少阳合病。

拟大青龙汤合麻黄连翘赤小豆汤合小柴胡汤加减:麻黄 30 g,桂枝尖 20 g,生姜 30 g,大枣 12 枚,炙甘草 30 g,生石膏(粉)65 g,杏仁 15 g,连翘 30 g,赤小豆 50 g,桑白皮 30 g,柴胡65 g,黄芩 25 g,生半夏 45 g(洗),党参 30 g。

上方加水 14 小碗,约 1800 mL,浸泡 1 h,小火煎煮 1 h,去渣。分 6 次温服,每天 3 次,2 天 1 剂。共 3 剂。

12 月 7 日复诊:上方服后,病员述病变局部烧灼疼痛减轻。舌质淡、苔薄白,脉沉细。原方加麻辛附汤:麻黄 30 g,桂枝尖 20 g,生姜 30 g,大枣 12 枚,炙甘草 30 g,生石膏(粉)65 g,杏仁 15 g,连翘 30 g,赤小豆 50 g,桑白皮 30 g,柴胡 65 g,黄芩 25 g,生半夏 45 g(洗),党参 30 g,细辛 20 g,蒸附片 20 g。

煎服法同前,共 4 剂。

12 月 20 日电话随访:疼痛消失而愈。

按:"带状疱疹"是发生在皮肤、肌肉之间的皮肤病,以"疼痛、灼热、水疱"为临床特点,多为寒湿、湿热、毒邪入侵肌表所致,治之应顺势而为,使邪从表解。本案患者住院西医治疗,以抗病毒药,虽疱疹消除,但邪气未解,肌表经络痹阻,故仍然疼痛。以其疼痛性质为"烧灼痛"感,可知此为寒湿、毒邪郁而化热所致,故以大青龙汤发表散寒、解肌清热。《伤寒论》第 262 条曰:"伤寒,瘀热在里,身必黄,麻黄连翘赤小豆汤主之。"论述了里有湿热而又有表证的黄疸证治,以麻黄连翘赤小豆汤主之。本案带状疱疹后肌肤烧灼疼痛,其病机与上述相同,故用麻黄连翘赤小豆汤,解表通络、清热利湿。患者还有口苦口干、舌质边尖红、苔薄黄,脉弦细等脉症,此为少阳证,故以小柴胡汤和解少阳。以上三方合用,有发表散邪、清热利湿、通络止痛、条达气机、益气和胃、扶正祛邪之功,故而效验。

第一次复诊称:服上方后,病变局部烧灼疼痛减轻。患者年老体弱,正气已虚,又表现为舌淡、苔白,脉沉细,此为邪入少阴,故又加麻细附汤,温阳扶正、托里透邪。

服上方后,电话随访,疼痛消失而愈。

【小青龙汤方证解析】

1.方剂组成

麻黄(去节)、芍药、细辛、干姜、甘草(炙)、桂枝(去皮)各三两,五味子半升,半夏(洗)半升。

2.用法

上八味,以水一斗,先煮麻黄,减二升,去上沫,内诸药,煮取三升,去滓,温服一升。

3.参考处方

麻黄 20 g,白芍 20 g,桂枝 20 g,细辛 15 g,干姜 20 g,炙甘草 20 g,五味子15 g,清(生)半夏 25 g。

上 8 味,以冷水 1000 mL,浸泡 1 h,煎煮 1 h,去上沫,取汤 600 mL,温服 200 mL,日 1～3 次。

4.方解

方中麻黄、桂枝发汗以祛在表之寒饮,半夏、细辛、五味子逐寒饮以治咳喘,干姜、甘草,温中而治里饮,加芍药逐水饮、酸收以制约诸药之辛燥,诸药合用,为治因外邪里饮而致四肢溢饮水肿、咳喘的治剂。

5.仲景对此方证的其他论述

(1)《金匮要略·痰饮咳嗽病》第35条:"咳逆倚息不得卧,小青龙汤主之。"

注解:倚息,即凭依于物呼吸之意。久有痰饮,复被风寒,因而咳逆呼吸困难,以至倚息不得卧者,小青龙汤主之。

(2)《金匮要略·妇人杂病》第7条:"妇人吐涎沫,医反下之,心下即痞,当先治其吐涎沫,小青龙汤主之。涎沫止,乃治痞,泻心汤主之。"

注解:吐涎沫,指咳逆吐涎沫,暗示为心下有水气的小青龙汤证。而医反下之,故心下痞,仍宜以本方先治其咳吐涎沫,涎沫止再以泻心汤治其心下痞。

按:涎沫即泡沫痰,为寒饮之候。本条当指咳吐涎沫,为外邪内饮的小青龙汤证。若呕吐涎沫,则宜半夏干姜散;若头痛者,则宜吴茱萸汤,此均为胃有寒饮而无外邪者,可互参。

(3)《伤寒论》第40条:"伤寒表不解,心下有水气,干呕、发热而咳,或渴,或利,或噎,或小便不利,少腹满,或喘者,小青龙汤主之。"

注解:心下有水气,虽发汗而表不解;有外邪故发热;激动里饮泛于上,故干呕而咳、或喘;水停于内,故小便不利;饮流于腹则少腹满;水停不化故或渴,水谷不别故或利,水气冲逆故或噎,此宜小青龙汤主之。

按:表证而里有水饮者,无论伤寒或中风均须兼逐其水而解其表。胃中有饮本无渴证,今谓或渴者,乃由于小便不利所致,与五苓散证之渴同,故"或渴……或利,或噎"均宜读在"小便不利,少腹满"之后,而"或喘者"宜接于"发热而咳"句之后,此以上为主证,或咳以下为客证。若见主证在,不问客证有无均宜本方主之。

(4)《伤寒论》第41条:"伤寒,心下有水气,咳而微喘,发热不渴。服汤已渴者,此寒去欲解也,小青龙汤主之。"

注解:气冲饮逆故咳而微喘,外邪不解故发热,胃有饮故不渴,宜以小青龙汤主之。服汤后则饮去胃中干,故口渴,此为服药有效之验,故谓寒去欲解也。

6.辨证要点

①舌淡、苔白或白腻,脉浮或弦紧。②水肿、无汗、表邪里饮证。③表寒里饮而致咳喘者。

7.临床运用

(1)咳喘、面部浮肿,脉浮者。

(2)咳、喘、咳吐白色泡沫痰、外有表证者。

(3)慢支炎,复感风寒、咳吐泡沫痰、无汗者。

(4)急性肾炎,水肿,脉浮者。

(5)干咳、少痰、背心冷、心下胀满、无汗者。

(6)肺癌、咳喘、胸痛,脉沉者,加附子。

(7)食道癌、有吞咽梗阻者,属阴证,合半夏厚朴汤加附子。

(8)表证无汗、咳喘、咯黄痰、心烦口渴者,太阳阳明合病,合麻杏石甘汤。咳痰不爽者,合小陷胸汤。

(9)感冒,咳喘、恶寒、无汗、身疼痛,脉浮者。烦躁口渴,加石膏。

（10）咳喘、咯白色痰、胸满、有胸水者。心烦口渴，合木防己汤；上气不得卧者，加葶苈、冬瓜仁。

（11）胸背、胸胁带状疱疹、大便干燥，脉弦大者，太阳阳明少阳合病，合大柴胡汤合薏苡附子散。

（12）有表证、背冷、咳喘、胸胁痞满、乏力、口干苦、不思饮食者，太阳少阳合病，合小柴胡汤。

（13）咳喘、胸背痛、胸腹满、无汗者，合枳实薤白桂枝汤。

（14）慢支炎急性发作，咳喘上气、心悸、水肿、脉沉者，太阳少阴合病，合真武汤。

（15）咳喘、背冷、不思饮食、心下痞胀者，太阳太阴合病，合人参汤。

（16）慢支炎、肺心病、心累心跳、口唇发紫、四肢冷、脉微细者，太阳少阴合病，合茯苓四逆汤。

（17）慢支炎急性发作，咳喘、咯泡沫痰、小便多、腰酸膝软者，合八味肾气丸。

（18）肺结核、结核性胸膜炎，干咳、背冷、胸水者，合木防己汤合八味肾气丸加蜈蚣。

【临床案例】

患者许某，男，62岁，仪陇县城人，2019年3月22日以"咳嗽1年加重1月"就诊。

1年前，因感冒引起咳嗽，经中西药治疗缓解，后反复发作，咳嗽，咯痰不爽，每咳少许稠痰，咽喉不利。1个月前，因感冒后加重，伴口干口苦，又在我院呼吸科住院，肺部CT检查提示为"双肺慢性感染"，住院用抗生素、止咳化痰剂等治疗后，效不佳，仍咳嗽少痰，咯痰不爽，黏稠痰，咽喉不利，如有异物，口干口苦，出院后求中医治疗。

诊刻：咳嗽少痰，咯痰不爽，黏稠痰，咽喉不利，如有异物，口干口苦，伴背心发冷，夜尿频繁。舌质淡红、苔少、中间裂纹，左脉弦细沉、右脉沉细。

中医辨证：太阳少阳少阴合病。

拟小青龙汤合小柴胡汤合八味肾气丸（汤）加减：麻黄30 g，桂枝30 g，白芍30 g，筠姜45 g，北细辛30 g，五味子20 g，柴胡65 g，黄芩25 g，生半夏35 g（热水洗），生姜30 g，大枣20 g，党参30 g，炙甘草30 g，蒸附片30 g，干生地45 g，淮山药45 g，山茱萸30 g，茯苓30 g，泽泻30 g，牡丹皮30 g，紫菀30 g，款冬花30 g，白果20 g（打碎）。

上方加水14小碗，约1800 mL，浸泡1 h，小火煎煮1 h（水沸计时），去渣。分6次温服，每天3次，2天1剂。共4剂。

4月3日复诊：服上方后，病员述咳嗽减轻，能咳出泡沫痰，咽喉爽利，有微汗出，夜尿减少，但不思饮食，大便稀溏。效不更方，原方减麻黄量，加炒白术，有理中汤义，以加强温中健脾之功。

麻黄15 g，桂枝30 g，白芍30 g，筠姜45 g，北细辛30 g，五味子20 g，柴胡65 g，黄芩25 g，生半夏35 g（热水洗），生姜30 g，大枣20 g，党参30 g，炙甘草30 g，白术30 g，蒸附片30 g，干生地45 g，淮山药45 g，山茱萸30 g，茯苓30 g，泽泻30 g，牡丹皮30 g，紫菀30 g，款冬花30 g，白果20 g（打碎）。煎服法同前。共4剂。

4月12日复诊：病员咳嗽消失，睡眠、饮食、二便正常，临床治愈。后用中成药"理中丸、金匮肾气丸"温中健脾、补益肾气，再服1个月，巩固疗效。

按：本案病程日久，反复咳嗽1年，此次因外感加重。西医用长时间抗生素治疗，但其表未解,以致其"背心发冷"。背部乃太阳膀胱经所过,其背心发冷,说明太阳证仍在。同时背心冷,亦为内有宿饮之征,第十二章《痰饮咳嗽病脉证治》中曰:"夫心下有留饮,其人背寒冷如掌大。"此外有表证、内有宿饮,故以小青龙汤,外发散解表、内温化寒饮。患者表现为咳嗽少痰,咳痰不爽,咽喉不利,口干口苦,舌质淡红,左脉弦细等,此为少阳证,故以小柴胡汤和解少阳。夜尿频繁,舌苔少,右脉沉细,此为先天阴阳不足、肾气亏虚、膀胱气化功能失常所致,故以八味肾气丸阴阳双补、健脾渗湿、气化固精。以上三方合用,有解表化饮、宣肺止咳、清解郁热、健中益气、补肾固本、表里同治、扶正祛邪之功。故久咳不愈之证,服之效验。

第一次复诊:服前方后,咳嗽减轻、咳痰爽利、夜尿减少,效不更方。但表现出大便稀溏、不思饮食等中焦脾虚之征,故原方减麻黄量,以免过汗伤津。同时加白术,与方中药物组成理中汤,加强温中健脾之功。

第二次复诊:服上方后,咳嗽消失、咽喉爽利、大便正常、饮食可。病告痊愈。患者要求继续服药巩固,以中成药"理中丸"、"金匮肾气丸"健脾补肾,先后天同治,以强根本。

十六、支饮喘满之木防己汤方证

【原文】

膈间支饮,其人喘满,心下痞坚,面色黧黑,其脉沉紧,得之数十日,医吐下之不愈,木防己汤主之。虚者即愈,实者三日复发。复与不愈者,宜木防己汤去石膏加茯苓芒硝汤主之。

木防己汤方:木防己三两,石膏(如鸡子大)十二枚,桂枝二两,人参四两。

上四味,以水六升,煮取二升,分温再服。

木防己去石膏加茯苓芒硝汤方:木防己、桂枝各二两,人参、茯苓各四两,芒硝三合。

上五味,以水六升,煮取二升,去滓,内芒硝,再微煎,分温再服,微利则愈。

【注解】

本条论述支饮喘满痞坚的证治。支饮胸膈停饮,肺气不降,心阳不展,故喘急胸满;饮阻气滞,则心下痞坚;饮聚胸中,妨碍营卫运行,所以面色黧黑;内有寒饮,脉乃沉紧。得病数十日,邪愈缠绵而正益耗伤,又经吐下法攻邪,病仍不愈。此为水饮久郁夹热,结聚胸膈,正气已虚的支饮重证,当通阳利水、清热补虚,用木防己汤。方中木防己利水,桂枝通阳化气,且温通血脉,两药合之,通阳利水消饮,使气血畅行;石膏清热,人参补虚。全方共奏攻补兼施、消饮扶正之功。经木防己汤治后,若心下痞坚变虚软,为饮消气行,其病将愈;若心下痞坚结实如故,是饮结未消,病必反复;再予此方,病仍未愈,表明饮邪痼结难去,当于通阳利水补虚之中,兼软坚散结,故于前方加芒硝咸寒软坚、散结清热,增茯苓淡渗利水。然虑寒凉太过,有碍阳气,故去石膏,木防己减量。如此化裁,使结聚之饮邪从前后分消,故方后云"微利则愈"。

【按】

(1)本证迁延不愈,病情复杂,故寒温并行,攻补兼施,并以"心下痞坚"改善与否判断预后。对饮邪痼结难消者,宗"随其所得而攻之"精神,加一味芒硝,驱除有形实邪。

(2)本证"心下痞坚"与甘遂半夏汤证"心下续坚满"相似而有别。本证属饮聚胸膈,兼气虚郁热的支饮,必伴喘满、面色黧黑、脉沉紧及正虚征象;甘遂半夏汤证为饮留胃肠,欲去未尽,正气未虚的狭义痰饮,并见下利、利反快、脉伏。

(3)木防己汤适宜于胸膈有寒饮郁热兼气虚引起的痰饮病,主症有喘促胸满,心下痞坚,面色黧黑,舌淡红,苔滑或腻,脉沉紧,并伴少许热象。若饮盛痼结难去,宜木防己去石膏加茯苓芒硝汤。此二方常用于符合上述证机的慢性充血性心力衰竭,如扩张型心肌病、冠心病、高血压性心脏病、肺心病兼胸腔积液、风心病、心包积液、尿毒症等合并心衰者,慢支炎、肺气肿、肺水肿、支气管哮喘、胸膜炎所致咳喘、胸满、心下痞坚者。

十七、支饮胸满之厚朴大黄汤方证

【原文】

支饮胸满者,厚朴大黄汤主之。

厚朴大黄汤方:厚朴一尺,大黄六两,枳实四枚。

上三味,以水五升,煮取二升,分温再服。

【注解】

本条论述支饮胸满兼腑实的证治。饮聚胸膈,阻滞气机,故胸满。用涤饮通腑,行气导滞的厚朴大黄汤主治,说明此为饮盛壅肺,兼肠腑气滞。推之,其症应伴咳喘、痰多、便秘等。方中厚朴行滞除满、下气平喘,大黄荡实通腑,枳实破结逐饮,合之共奏通下荡实、降气除满之功。

【按】

(1)小承气汤方证、厚朴三物汤方证、厚朴大黄汤方证,三方药物相同,都由厚朴、枳实、大黄组成,但药物剂量不同,所治主症、功效也不一样。

小承气汤,所主阳明腑实,燥屎与热结于肠腑,以气机不通、腹部胀满为主症。方中大黄四两,通腑泄热;厚朴二两、枳实3枚,除满消胀。

厚朴三物汤,所主肠腑结滞,以痛而闭为主症。方中重用厚朴八两、枳实5枚,重在行气除满、消积导滞;大黄四两,荡积闭结。

厚朴大黄汤,主邪实肺壅、痰饮闭阻胸膈、肠道腑气不通所致支饮胸满,以大剂厚朴为君,并加重大黄为六两,通腑荡积、除满导饮,使饮邪从肠腑而出。

(2)对于邪实壅肺,气逆不降之证,可借通腑导滞,令肺气自降。应用经方时,方中药物的剂量比例不可忽视。

(3)本方适用于饮盛壅肺,兼肠腑气滞引起的痰饮病,主症为咳喘、胸满、痰多、腹满、便秘、苔厚腻、脉弦滑有力,可治疗符合上述证机的急性支气管炎、慢性支气管炎并感染、胸膜炎、心包炎等病。

十八、支饮壅肺之葶苈大枣泻肺汤方证

【原文】

支饮不得息,葶苈大枣泻肺汤主之。方见第七章肺痈中。

【注解】

本条论述支饮饮盛壅肺的证治。不得息,即呼吸困难,为水饮壅肺、气逆不降的支饮急证,

当用葶苈大枣泻肺汤泄肺逐饮。

【按】

(1)本方既治肺痈，又疗痰饮，皆因痰涎壅肺，邪实气逆，故异病同治。

(2)参见第七章《肺痿肺痈咳嗽上气病脉证治》"八、肺痈之葶苈大枣泻肺汤方证"相关内容。

(3)本方适宜于水饮邪盛壅肺证，其主症有咳喘气促、呼吸困难、胸闷、痰涎量多、苔腻或滑、脉弦滑。对各种原因引起的胸腔积液(如结核性渗出性胸膜炎、恶性肿瘤所致胸腔积液、术后胸腔积液、反应性胸水等)、心力衰竭、支气管哮喘、急性肺水肿等疾病符合上述证机者，可用本方治疗。

十九、支饮邪重之十枣汤方证

【原文】

咳家其脉弦，为有水，十枣汤主之。方见上。

夫有支饮家，咳烦，胸中痛者，不卒死，至一百日或一岁，宜十枣汤。方见上。

【注解】

《金匮》原文第32条论述水饮咳嗽实证的证治。咳嗽病因多端，本条至第35条，皆属水饮致咳。咳嗽脉弦，若属饮盛射肺，气逆不降，形气俱实者，当以十枣汤峻逐水饮。

原文第33条论述支饮邪实咳嗽的预后及证治。支饮饮聚胸膈，肺气壅逆，胸中气机郁滞，可致咳甚、胸中痛，但不至于猝然死亡，此为水饮盘踞胸中的支饮重证，若迁延百日或1年左右，正气未虚者，可用十枣汤攻逐水饮。

【按】

(1)十枣汤既主治悬饮，也可用于支饮咳嗽，无论病程长短，关键在于水饮壅盛，积结胸胁，形气俱实。

(2)本方适用于水饮射肺，邪盛体实的支饮咳嗽，临证除咳甚、脉弦有力外，尚应有饮盛正未衰之征才可用之。

(3)参见本章之"十四、悬饮之十枣汤方证"相关内容。

二十、支饮之小青龙方证

【原文】

咳逆倚息不得卧，小青龙汤主之。方见上。

【注解】

本条论述支饮兼外寒咳逆的证治。咳逆倚息不得卧为支饮主症，此系胸膈素有停饮，复感外寒，内外合邪，闭郁肺气，气逆不降所致，故用小青龙汤温化里饮、散寒宣肺。

【按】

(1)治疗痰饮病，不必拘泥四饮之名，关键要辨明脏腑经络、正邪盛衰，所以前有十枣汤兼治悬饮、支饮，此有小青龙汤并疗溢饮、支饮。

(2)该方适宜于支饮外寒里饮，郁阻于肺，邪实正未虚者，其主症除咳逆、倚息不得卧外，尚有咯吐清稀白痰、恶寒发热、无汗、舌淡红、苔滑、脉浮紧或弦紧等。常用于治疗符合上述证机的呼吸系统疾病和过敏性疾病,如急慢性支气管炎、慢性支气管炎急性发作、各种肺炎、支气管哮喘、咳嗽变异性哮喘、小儿哮喘急性发作、肺心病、过敏性鼻炎、过敏性肠炎、荨麻疹、慢性阻塞性肺病等。

(3)参见本章"十五、溢饮之大青龙汤及小青龙汤方证"相关内容。

二十一、支饮随证辨治举例

(一)苓桂五味甘草汤方证

【原文】

青龙汤下已,多唾口燥,寸脉沉,尺脉微,手足厥逆,气从小腹上冲胸咽,手足痹,其面翕热如醉状,因复下流阴股,小便难,时复冒者,与茯苓桂枝五味甘草汤,治其气冲。

【注解】

从本条至以下5条,以案例形式论述支饮体虚者服小青龙汤后的变证及治疗。此承上条论述服小青龙汤后引发冲气上逆的证治。小青龙汤本治正气未虚的支饮咳喘证,若体虚者用之,虽寒饮暂化,但辛散温燥耗阳伤阴,必生变证。肺中水饮未尽,故多唾、寸脉沉;饮阻气滞,津不上承,则口燥;肾阳不足,失于温煦,故尺脉微、手足厥逆;气血耗伤,手足筋脉失养,所以麻木不仁;肾气不能固守下焦,冲气夹虚阳上逆,故气从小腹上冲胸咽,面翕热如醉状;冲气下降,大腿内侧又觉热感;肾阳虚不能化气行水,遂小便难;饮邪阻遏清阳上达,则时有眩冒。上述脉症,总由阳虚饮停,冲气上逆所致。宜治标为先,兼顾其本,故用桂苓五味甘草汤敛气平冲。方中桂枝平冲降逆,茯苓利水趋下,合之可引逆气下行;甘草配桂枝辛甘化阳,五味子收敛浮阳归肾,皆助桂枝平冲气。

【按】

(1)本证之"气从小腹上冲胸咽",与奔豚气病的气从少腹起,上冲胸咽颇为相似,宜加区别。此属阳虚饮停为本,冲气上逆为标,故伴多唾、口燥、面部翕热如醉状、手足厥逆且麻痹不仁、小便难等;彼以冲气上逆为主,或因肝郁化火、下焦水饮上逆、阴寒邪气等诱发,以发作时痛苦异常、气复还则诸症消失,一如常人为特点。

(2)《金匮要略心典》曰:"时复冒者,冲气不归,而仍上逆也。茯苓、桂枝,能抑冲气使之下行;然逆气非敛不降,故以五味之酸敛其气;土厚则阴火自伏,故以甘草之甘补其中也。"

(3)苓桂五味甘草汤适用于阳虚夹饮兼冲气上逆的支饮,其主症为咳嗽、唾涎、气从小腹上冲胸咽、面微热如醉状、手足冷或麻木不仁、小便难、舌淡苔白滑或白腻、脉沉微。符合上述证机的低血压眩晕心悸、癔病或自主神经功能紊乱出现的气厥、慢性支气管炎的咳嗽气喘等可用本方治疗。

【苓桂五味甘草汤方证解析】

1.方剂组成

茯苓四两,桂枝(去皮)四两,五味子半升,甘草(炙)三两。

2.用法

上四味,以水八升,煮取三升,去滓,分温三服。

3.参考处方

茯苓 30 g,桂枝 30 g,五味子 20 g,炙甘草 20 g。

上 4 味,以冷水 1000 mL,浸泡 1 h,煎煮 40 min,取汤 600 mL,温服 200 mL,日 3 服。

4.方解

本方由桂枝甘草汤,加利尿逐饮的茯苓、止咳逆上气的五味子组成,治桂枝甘草汤证而咳逆上气有痰饮者。

5.辨证要点

①舌淡、苔白,脉沉。②桂枝甘草汤证,见咳逆上气有痰饮者。

6.临床运用

(1)咳喘、上气、痰白者。

(2)眩晕、手足冷、口渴、苔白者。

(3)眩晕、苔白,脉沉者,合真武汤。

(4)心悸、胸满、面赤,脉沉紧者。

(5)更年期综合征、气冲于上、面部潮红、口渴、苔白者。

(二)苓甘五味姜辛汤方证

【原文】

冲气即低,而反更咳,胸满者,用桂苓五味甘草汤,去桂加干姜、细辛,以治其咳满。

【注解】

本条承前论述支饮冲气已平而寒饮复动致咳喘的证治。经桂苓五味甘草汤治疗,冲气已平,但咳嗽胸满却转剧,为肺中寒饮复动,肺气上逆,胸阳阻遏所致,当散寒蠲饮止咳,用苓甘五味姜辛汤。此由上证变化而来,故宗上方化裁。冲气既平,故去平冲降逆的桂枝;肺有寒饮,故加干姜、细辛温肺化饮止咳,并配五味子,敛姜、辛二药辛散而润燥;仍用茯苓利水消饮,甘草培土制饮。诸药合用,使寒饮渐化,咳嗽、胸满自止。

【按】

(1)《金匮要略释义》云:"夫冲气即低,更咳胸满,是下焦之冲气虽平,肺中之痰饮反增,故应加干姜、细辛,温肺散寒祛饮除咳满,与前证之治法不同。前系治冲,故用桂枝、五味摄纳其阳,现冲气即平,故去桂枝,其不去五味者,以干姜、细辛必得五味,始能增其除咳之力也。"

(2)本方适宜于寒饮蕴肺而体质偏虚引起的支饮咳喘证,其主症有咳嗽,胸满,咯痰稀白,背寒喜暖,苔白滑,脉弦。具备上述证机的慢性阻塞性肺病、哮喘、感冒后顽固性咳嗽、慢性肺心病心力衰竭等可选用该方。

【苓甘五味姜辛汤方证解析】

1.方剂组成

茯苓四两,甘草三两,干姜三两,细辛三两,五味子半升。

2.用法

上五味,以水八升,煮取三升,去滓,温服半升,日三服。

3.参考处方

茯苓 30 克,炙甘草 20 克,干姜 20 克,细辛 10 克,五味子 15 克。

上 5 味,以冷水 800 mL,浸泡 1 h,煎煮 40 min,取汤 450 mL,温服 150 mL,日 3 次。

4.方解

本方以细辛、干姜温肺化饮,茯苓、甘草健中利水饮,加五味子降气止咳,治痰饮犯肺,咳而胸满者。

5.辨证要点

①舌淡、苔白或者白腻,脉沉。②咳而胸满,吐白痰,口不渴者。

6.临床运用

(1)小青龙汤证、无表证者。

(2)咳嗽、气喘、胸满、背心冷、咯白色痰。

(3)慢支炎、肺气肿,急性发作,咳喘、背冷、心下胀满、乏力、不思饮食者,合人参汤。

(4)咳喘、白色痰、手足冷,脉沉者,加附子。

(5)咳喘、背冷、手足冷、乏力、不思饮食,脉沉者,合附子汤。

(6)咳喘、小便不利、口渴欲饮、腰酸膝软,尺脉沉弱者,合八味肾气丸。

(7)咳嗽、气喘、汗出、口干苦、胸胁胀满、乏力、不思饮食,脉弦细者,合柴胡桂枝汤。

(三)苓甘五味姜辛夏汤方证

【原文】

咳满即止,而更复渴,冲气复发者,以细辛、干姜为热药也。服之当遂渴,而渴反止者,为支饮也。支饮者,法当冒,冒者必呕,呕者复内半夏以去其水。

【注解】

本条论述冲气与饮气上逆的鉴别及饮气上逆的治疗。服苓甘五味姜辛汤后,咳满即止,是姜、辛的功效已显。但如服药后,出现口渴、冲气复发者,是为细辛、干姜之热药,燥化伤津、动其冲气所致,此种现象可酌情用苓桂五味甘草汤治之。还有一种情况,如服药后,因热药之变,口当渴,而服后反不渴者,是因为支饮内盛之故,水气有余,故渴反止。支饮者,聚于胸膈之内,水气上逆,一者阻遏阳气,头晕而冒;二者水饮上逆,可出现呕吐。治之以苓甘五味姜辛汤,加半夏以祛水止呕。

【按】

(1)由本条内容可知,前一种情况为下焦阳虚冲气上逆,常有口渴,治之以苓桂五味甘草汤;后一种情况为水气上逆,当有呕吐,而无口渴,以苓甘五味姜辛夏汤治之。

(2)《金匮玉函经二注》云:“服汤后,咳满即止,三变而更复渴,冲气复发,以细辛、干姜乃热药,服之当遂渴;反不渴,支饮之水,蓄积胸中故也。支饮在上,阻遏阳气,不布于头,故冒……仍用前汤加半夏,祛水止呕。”

【苓甘五味姜辛夏汤方证解析】

1.方剂组成

茯苓四两,甘草(炙)二两,细辛二两,干姜二两,五味子半升,半夏半升。

2.用法

上六味,以水八升,煮取三升,去滓,温服半升,日三服。

3.参考处方

茯苓 30 g,炙甘草 15 g,细辛 15 g,干姜 15 g,五味子 15 g,清半夏 25 g。

上 6 味,以冷水 900 mL,浸泡 1 h,煎煮 40 min,取汤 600 mL,温服 150 mL,日 1～3 次。

4.方解

本方于苓甘五味姜辛汤,减炙甘草、干姜、细辛用量,恐过于温燥而伤津液;加逐饮止呕的半夏,治苓甘五味姜辛汤证,水饮上逆之眩晕、呕逆者。

5.辨证要点

①舌淡、苔白或白腻,脉沉或沉弦。②咳而胸满,吐稀白痰。③头晕、呕逆者。

6.临床运用

(1)治苓甘五味姜辛汤证,饮多而呕者。

(2)治苓甘五味姜辛汤证,咳喘、胸满、痰白多者。

(3)治苓甘五味姜辛汤证,咳喘甚者。

(4)治苓甘五味姜辛汤证,头晕、头痛者。

(5)慢支炎、肺心病,咳喘甚严重、心悸、失眠,属寒证者。

(四)苓甘五味姜辛夏杏汤方证

【原文】

水去呕止,其人形肿者,加杏仁主之。其证应内麻黄,以其人遂痹,故不内之。若逆而内之者,必厥。所以然者,以其人血虚,麻黄发其阳故也。

【注解】

本条承前论述体虚支饮兼形肿的治疗。服桂苓五味甘草去桂枝加干姜细辛半夏汤后,胃中寒饮得化而呕止,但肺中寒饮未尽。若肺中饮停,导致其通调失职,饮溢肌表,则可见形肿。故于前方加杏仁,宣降肺气,俾水道通调,形肿自消。肺卫郁滞,饮泛肌表,本应首选麻黄发汗宣肺散饮,但虑其手足痹,气血已虚,故未用之。若不顾其虚而加之,必致厥逆等变证,因麻黄发散开泄之力峻,恐耗阳伤阴。方中除加杏仁外,还增干姜、细辛、甘草之量至三两,增强温肺化饮、兼培脾土之功。

【按】

(1)上条因虑温燥辛散太过、甘缓滞中,而减干姜、细辛、甘草药量;本条恐肺中寒饮不化,增干姜、细辛、甘草药量,体现了仲景药随证变,依证而增减的灵活辨治精神。

(2)本方适宜于支饮体虚兼寒饮蕴肺,肺失宣降之证,其主症有咳嗽、胸满、咯稀白痰、形体浮肿、舌淡苔白滑、脉弦滑。对符合上述证机的间质性肺炎、支气管哮喘、中晚期肺癌、肺纤维化等病,可用本方治疗。

【苓甘五味姜辛夏杏汤方证解析】

1.方剂组成

茯苓四两,甘草三两,细辛三两,干姜三两,五味子半升,半夏半升,杏仁(去皮尖)半升。

2.用法

上七味,以水一斗,煮取三升,去滓,温服半升,日三服。

3.参考处方

茯苓 30 g,炙甘草 20 g,细辛 20 g,干姜 20 g,五味子 15 g,清半夏 25 g,杏仁 20 g。

上 7 味,以冷水 900 mL,浸 1 h,煎煮 40 min,取汤 600 mL,温服 150 mL,日 1～3 次。

4.方解

本方于苓甘五味姜辛夏汤中,加重炙甘草、干姜、细辛用量,温化水饮、温中健脾;更加逐水气的杏仁,治苓甘五味姜辛夏汤证,而有浮肿者。

5.辨证要点

①舌淡、苔白或白腻,脉沉。②苓甘五味姜辛夏汤证,兼见头面或四肢浮肿者。

6.临床运用

(1)小青龙汤证,无表证者。

(2)小青龙汤证,兼心悸、头晕者。

(3)咳喘甚、吐白色泡沫痰、无表证、头面或者四肢肿者。

(4)咳、喘、心悸,或者水肿、呕吐、小便不利,脉沉弱者。

(5)慢支炎、肺气肿、咳喘、背冷、乏力、不思饮食、心下痞满者,合人参汤。

(6)慢支炎、肺气肿、咳喘、心悸、四肢肿,脉沉细者,合真武汤。

(7)慢支炎、肺气肿、咳喘、小便不利、腰膝酸软,脉沉弱者,合八味肾气丸。

(8)肺心病、咳喘、口唇青紫、心悸心累、四肢肿,脉沉细者,合茯苓四逆汤;大汗淋沥者,加龙牡。

(9)咳喘、胸胁痞满、汗出、口干苦、乏力、不思饮食,脉弦细者,合柴胡桂枝汤。

(10)咳喘、胸满、大便干燥、腹胀满,脉弦大者,合大柴胡汤。

(11)咳喘、口干欲饮、有胸腔积液者,合木防己汤。

【临床案例】

患者张某,男,70 岁,仪陇果山人,2021 年 5 月 6 日以"咳嗽、咳白色稠痰 20 天"就诊。

20 天前,因感冒出现咳嗽、咯痰,在当地中西医治疗(用药不详),效果不显,仍咳嗽,经人介绍到我处就诊。

刻诊:咳嗽、咯白色稠痰、量多,背心冷,口干口苦,不思饮食,乏力,夜尿多。舌质边尖红、苔薄微黄,脉沉细。CT 提示:双肺未见异常。西医诊断:上呼吸道感染。

中医辨证:少阳太阴少阴合病。

拟茯甘五味姜辛夏杏汤合小柴胡汤合金匮肾气丸加减:茯苓 30 g,筠姜 20 g,五味子 15 g,北细辛 10 g,生半夏(热水洗 5 次)35 g,杏仁 20 g,炙甘草 20 g,柴胡 45 g,黄芩 25 g,人参 20 g,大枣 20 g,蒸附片 15 g,干生地 35 g,淮山药 15 g,山茱萸 15 g,泽泻 15 g,牡丹皮 20 g,紫菀 25 g,款冬花 25 g,炒白术 25 g,春砂仁 20 g,全栝蒌 25 g。

加水 14 小碗,约 1800 mL,将药泡 1 h,小火煎煮 1 h,去渣。分 6 次温服,每天 3 次,2 天 1 剂。共 3 剂。

5 月 13 日复诊:咳嗽减轻,饮食尚可,乏力减轻。舌质淡红、苔黄微厚,脉沉弱。原方加茵陈 30 g,桔梗 20 g。

煎服法同前,共 3 剂。

5月20日复诊：服上方后，咳嗽消失，口淡乏味，夜尿减少。舌质淡、苔白微厚，脉沉细。上方去茵陈，加藿香25 g。

煎服法同前，共3剂。诸症消失而愈。

按：其人因外感而咳嗽、咳白色痰、背心冷，此为外证已解，而寒饮留于肺中所致。如本章前条云："夫心下有留饮，其人背寒冷如掌大。"苓甘五味姜辛夏杏汤，为寒饮留于心下、肺，犯于肌表而致咳喘、呕逆、心悸、形肿等。本案咳嗽、痰白色、背寒冷，当属苓甘五味姜辛夏杏汤方证无疑，故选用之。同时，又有口苦口干、乏力、不思饮食、舌质边尖红、苔薄黄等，此属少阳证，当以小柴胡汤主之。患者老龄，夜尿多、脉沉细，当是肾气已衰、膀胱气化功能失常所致，属八味肾气丸方证。三方合用，标本兼顾、扶正祛邪，故能奏效。

第二诊：服上方药后，诸症减轻。舌苔黄厚，加茵陈、桔梗，清利湿邪，开宣肺气。

第三诊：咳嗽消除、夜尿减少。口淡乏味、舌苔白厚，继用原方巩固之。去苦寒之茵陈，加藿香芳化中焦之湿。

(五)苓甘五味姜辛夏杏大黄汤方证

【原文】

若面热如醉，此为胃热上冲，熏其面，加大黄以利之。

【注解】

本条承前论述支饮兼胃肠实热上冲的证治。"若"字承上文而言，表示咳嗽、胸满、冒眩、呕吐、形肿诸症仍在，又见面热如醉，此为肺中寒饮未尽，兼胃肠实热上冲。故于温肺化饮，宣肺降逆的苓甘五味加姜辛半夏杏仁汤中加大黄，以清泻实热。

【按】

(1)本证"面热如醉"与《金匮》原文第36条"面翕热如醉状"形似而实异。此"面热如醉"为胃肠实热上冲，病性属实，故呈持续面红赤，并伴胃肠实热征象，如腹胀便秘、口臭、苔黄；彼"面翕热如醉状"是冲气夹虚阳上逆，病性属虚，其面微红乍热，时有时无，必有冲气夹虚阳时上时下的见症，如气从小腹上冲胸咽、手足厥逆而痹、阴股时有热感、小便难等症。

(2)原文第36～40条，相当于一份体虚支饮咳逆证用小青龙汤后，证治变化的病历记录。诸条紧扣体虚支饮之本，逐一列举了冲气上逆、胃肠实热上冲以及寒饮复动引发咳满、冒、呕、形肿等病情变化及治法方药的相应调整，展现了法随病机变、药随证候转的辨证论治精神。

(3)本方主治体虚寒饮蕴肺兼胃肠实热的支饮咳嗽证，其主症为咳嗽、胸满、面热如醉、腹胀、便秘、苔黄、脉沉弦或弦数。具备上述证机的慢性支气管炎急性发作、过敏性哮喘、过敏性鼻炎、肺气肿等病，可用本方治疗。

【苓甘五味姜辛夏杏大黄汤方证解析】

1.方剂组成

茯苓四两，甘草三两，五味子半升，干姜三两，细辛三两，半夏半升，杏仁半升，大黄三两。

2.用法

上八味，以水一斗，煮取三升，温服半升，日三服。

3.参考处方

茯苓30 g，炙甘草20 g，细辛20 g，干姜20 g，五味子15 g，清半夏20 g，杏仁15 g，大黄6～10 g。

上8味,以冷水900 mL,浸泡1 h,煎煮40 min,取汤600 mL,温服150 mL,日1~3次。

4.方解

本方于苓甘五味姜辛夏杏汤中,再加泄热通便的大黄,治苓甘五味姜辛夏杏汤证,而胃中有热、大便难者。

5.辨证要点

①舌红、苔黄或白厚,脉弦。②苓甘五味姜辛夏杏汤证,兼见面热而大便难者。

6.临床运用

(1)治苓甘五味姜辛夏杏汤、面色潮红者。

(2)治苓甘五味姜辛夏杏汤、大便干燥者。

(3)咳喘、胸满、口渴、腹满者,加厚朴、枳实。

(4)咳喘、胸满、不得卧者,加葶苈子、栝蒌实。

(5)面部痤疮,或者红斑、脱皮屑、痒甚、苔白腻者。

二十二、心胸中痰饮之《外台》茯苓饮方证

【原文】

《外台》茯苓饮:治心胸中有停痰宿水,自吐出水后,心胸间虚气,满不能食,消痰气,令能食。

茯苓、人参、白术各三两,枳实二两,橘皮二两半,生姜四两。

上六味,水六升,煮取一升八合,分温三服,如人行八九里进之。

【注解】

本条论述脾气虚兼痰饮的证治。"心胸中有停痰蓄水",指痰饮停滞胸膈胃脘,妨碍胃气和降,故呕吐;呕后水饮虽减,但脾胃必伤;脾胃气虚,纳运失常,故脘腹胀满,不能食。证属饮滞胸膈、心下,脾胃气虚。治当益气健脾、消饮行滞,用《外台》茯苓饮。方中人参、茯苓、白术益气健脾,以绝痰饮生成之源;橘皮、枳实行气化痰,茯苓与生姜消饮邪,橘皮合生姜降胃气。方后注云:"煮取一升八合,分温三服,如人行八九里进之",似有别于常规用法,示意一是每次服药量较少,二是服药间隔时间较短,即脾虚运化失司,服药应少量频服。

【按】

(1)《沈注金匮要略》云:"脾虚不与胃行津液,水蓄为饮贮于胸膈之间,满而上溢,故自吐出水后,邪去正虚,虚气上逆,满而不能食也。所以参、术大健脾气,使新饮不聚,姜、橘、枳实以驱胃家未尽之饮,曰消痰气令能食耳。"

(2)本方与苓桂术甘汤、肾气丸均可用于痰饮病饮邪不甚者,宜加区别。本方长于消饮健脾益气,主治胸脘饮停气滞兼脾气虚弱者;苓桂术甘汤、肾气丸偏于温阳化饮,分别适宜于饮停兼脾阳虚、饮停兼肾阳虚之人。

(3)本方适宜于脾胃虚弱,中焦饮阻气滞,邪少虚多的病证,其主症有胃脘胀满、纳少、乏力、呕吐清稀痰涎、舌淡苔白、脉沉弦或沉缓。符合上述证机的厌食症、慢性胃炎、胃下垂、胃弛缓等,可用本方治疗。该方还可治疗脾虚痰饮为患的咳嗽、气喘、胸满、咯白色痰,舌淡苔白,脉沉

弱等呼吸系疾患。亦可用于慢性病,脾胃气虚,饮邪未尽的调理方。

（4）痰饮病是人体津液代谢失常,水液停聚于身体某一局部所引起的一种病变,常见咳嗽、气喘、短气、眩晕、胸胁脘腹胀满或痞坚、呕吐涎沫、心悸、心下悸、身体疼痛或沉重、小便不利、泻下涎沫等症。痰饮病的形成主要与肺失宣降、脾失健运、肾失温化有关,其中与脾的关系尤为密切。该篇除四饮外,还根据饮留时间长短、部位深浅、水饮侵扰脏腑的不同,有留饮、伏饮、水在五脏之名。"留"和"伏"揭示了饮病"久与深"的发病特点,其实,根据饮停部位,它们都可归入四饮。痰饮病总属阳虚阴盛,"温药和之"为其治本原则,而发汗散饮、利尿通饮、攻下逐饮、涤饮荡热等均为治标之法。

【临床案例】

患者席某,女,49岁,仪陇县柳垭镇人,2021年4月30日以"上腹胀满,大便稀溏1年,加重1月"就诊。

1年前,因做"宫颈癌切除术",后又放化疗,出现上腹胀满,大便溏,乏力,不思饮食,失眠等症。检查常规:白细胞减少。经西医治疗后(主要是生白细胞药)效不显,白细胞少,上述症状一直存在。近1个月,上述症状加重,经人介绍,来我处求中医治疗。

刻诊:面色淡白,精神差,乏力,上腹胀满,不思饮食,大便溏,失眠。舌质淡、苔白厚,脉沉细。

中医辨证:太阴病。

拟外台茯苓饮合当归芍药散合补中益气汤:茯苓15 g,炒白术15 g,人参10 g,莱菔子15 g,陈皮15 g,生姜15 g,全当归15 g,川芎10 g,炒白芍15 g,泽泻15 g,黄芪30 g,升麻6 g,柴胡6 g,炙甘草10 g。

上方加水8小碗,约1200 mL,浸泡1 h,小火煎煮1 h,去渣。分3次温服,每天1剂。共7剂。

5月7日复诊:复上方后,精神好转,上腹胀满减轻,大便变干、每天1次。舌质淡、苔薄白,脉沉细。原方加四逆汤,温阳健脾。

茯苓15 g,炒白术15 g,人参15 g,莱菔子15 g,陈皮15 g,全当归15 g,川芎10 g,白芍15 g,泽泻10 g,黄芪30 g,升麻6 g,柴胡6 g,蒸附片15 g,筠姜10 g,炙甘草15 g。

煎服法同前。共7剂。

5月15日复诊:服上方后,面色转红润,精神佳,饮食可,上腹胀满消除,大便成型。舌质淡、苔薄白,脉沉弱。

继续上方治疗,共7剂。煎服法同前。

5月23日复诊:诸症消除,患者精神佳,面色转红润,查白细胞正常。为巩固疗效,患者要求再服上方7剂。煎服法同上。

按:据上述,茯苓饮主要用于中焦脾虚,痰饮水湿停聚中上焦所致胸满、上腹胀满、心悸、乏力、不思饮食、大便溏泻等症。此案表现,上腹胀满,不思饮食,大便溏泻,舌淡、苔薄白,脉沉等,此为中焦脾虚、运化失司、水饮停聚、气机不畅。与茯苓饮脉证相合,故用之。同时,患者面色淡白、神差、脉细,此为血虚之征,故合用补血渗湿的当归芍药散。因脾虚下陷、中气不足,患者精神差、乏力、大便溏、舌淡苔白、脉沉细,故再用补中益气、升阳举陷的补中益气汤。三方合用,具有健脾益气、升阳举陷、补气养血、淡渗利湿、行气导滞之功,与本案病机相合,故而效验。去枳实,易莱菔子,恐枳实之苦寒,而用行气导滞、开结化痰的莱菔子代之。

第一次复诊:服上方后,即见诸症减轻,舌淡、苔白,脉沉细。再合四逆汤,加强温补脾土之力。

第二次复诊:服上方后,病情进一步好转,面色转红润、乏力改善、上腹胀满消除、大便正常。效不更方,继续原方治疗。

第三次复诊:诸症消除,查白细胞正常。继续服用原方 7 剂,以巩固疗效。

第十三章　消渴、小便不利、淋病病脉证治

本篇论述消渴、小便不利和淋病的辨证论治。

本篇消渴有病、证之别,消渴证见于外感热性病中,指口渴多饮水的症状而言,多由热盛伤津所致;消渴病属于内伤杂病,是以口渴多饮、多食易饥、小便频数量多、形体逐渐消瘦为主要特征的疾病。

小便不利,表现为小便量少,排出不畅。它本是一个症状,可见于多种疾病,但在本篇是指以小便不利为主症的一种病证。

淋病是以小便淋沥涩痛为主症的病证,通常伴有小便量少。

以上三病大都涉及口渴和小便的变化,主要病变亦在于肾与膀胱,故合为一篇讨论。

一、消渴之病机与脉症

(一)厥阴病之消渴症

【原文】

厥阴之为病,消渴,气上冲心,心中疼热,饥而不欲食,食即吐,下之不肯止。

【注解】

本条论述厥阴病的消渴不可用下法。厥阴病多表现为 2 种类型:一为厥与热相互胜复证,二是上热下寒的寒热错杂证。从本条证候看,属于后者,其消渴是内热耗灼津液所致。足厥阴肝经抵小腹挟胃,肝气上逆,则气上冲心;热邪在上,则心中疼热;胃寒不能消化饮食,则饥而不欲食,食后即吐。厥阴病的消渴是寒热错杂之证,若误用下法重伤脾胃,甚至及肾,则上热未去,而下寒更甚,导致阳虚不敛,下利不止。

【按】

本条亦见于《伤寒论·辨厥阴病脉证并治》篇。其消渴是厥阴病热胜时的口渴症状,与杂病中的消渴病有别,二者不能混为一谈。

(二)杂病之消渴病

【原文】

寸口脉浮而迟,浮即为虚,迟即为劳,虚则卫气不足,劳则荣气竭。趺阳脉浮而数,浮即为气,数即消谷而大坚,气盛则溲数,溲数即坚,坚数相搏,即为消渴。

【注解】

本条论述消渴病的病机和脉症。寸口(寸部)脉候心肺,心主血属营,肺主气属卫。今浮迟并见,浮为阳虚气浮,卫气不足之象;迟为血脉不充,营气虚少之征。营卫(气血)两虚是其发病

主因。营血阴虚而热内生,又伤津成燥,形成消渴。本条为后世医家所谓"上消证",还当有烦渴、发热等症。

趺阳脉候胃,见脉浮而数,浮为胃气有余,数为胃热亢盛。胃热气盛,则消谷善饥,渴欲饮水;中焦津液输布不利,偏渗于膀胱,则小便频数;热盛耗津,加之津液偏渗,肠道失濡,故大便坚硬。胃热盛大便坚,溲数而津液亏,二者又互相影响,是形成消渴的主要机制。本条为后世所论之"中消证",以消谷善饥、小便数、大便坚为主症。

临床上消渴病当先辨病位是在上焦还是中焦,其次要分清虚实,并要结合初期以火盛为主,后期亦可见阴阳两虚,方可辨证论治。

【原文】

趺阳脉数,胃中有热,即消谷引食,大便必坚,小便即数。

【注解】

本条继续论述消渴病的病机和脉症。趺阳脉候胃,数则胃热,故消谷善饥、渴欲饮水;热盛津伤,肠道失于濡润,故大便坚硬;中焦不利,津液失于输布,水液偏走膀胱,则小便频数。本条与第2条皆是胃热气盛使然,即后世所说之"中消证"。

【按】

中消多见胃肠俱热,治疗当泻热通便,可用麻子仁丸或承气汤方类。若仅有热盛而无胃肠燥结者,即用白虎加人参汤治疗。

二、消渴之白虎加人参汤方证

【原文】

渴欲饮水,口干舌燥者,白虎加人参汤主之。方见第二章《痉湿暍病脉证治》中。

【注解】

本条论述肺胃热盛、津气两伤的消渴证治。消渴患者,热盛伤津而饮水不止,邪热不退则虽多饮而渴不能止;或肺胃热盛则亦耗气,气耗不能布化津液,津不上承,亦口舌干燥。饮水虽能救津,若热不除,则水不化津,故虽渴欲饮水,但仍口舌干燥,治当清热益气,生津止渴。方中白虎汤清其肺胃之邪热,免其伤正;人参补气生津,则标本兼治。

【按】

(1)邪热盛则伤正,不独伤津亦伤气。气耗不布化津液,渴亦不除,故方中加人参气津双补,与白虎汤清热相得益彰。

(2)本方可用于热盛而致的津气两伤证,如热性病、中暑等引起的高热、烦渴,以及糖尿病、尿崩症、甲状腺功能亢进症、皮肤病等。临床还当辨是以津伤为主还是以气伤为主。

(3)参见第二章《痉、湿、暍病脉证治》中"二十六、暍病之白虎加人参汤方证"相关内容。

三、消渴之肾气丸方证

【原文】

男子消渴,小便反多,以饮一斗,小便一斗,肾气丸主之。方见第五章《中风历节病脉证治》治脚气中。

【注解】

本条论述肾气不足消渴的证治。条首"男子"二字,寓有精气亏损之意,用肾气丸主治,当是肾虚气化失司所致。因肾气不足,既不能上蒸津液而致渴饮,又不能化气摄水制约津液而渗下,故饮一斗,小便亦一斗,治以肾气丸温补肾气,化气摄水。

【按】

(1)本条宜参考本书第五章《中风、历节病脉证治》中"十八、治脚气之崔氏八味丸(八味肾气丸)方证",及第六章《血痹、虚劳病脉证治》、第十二章《痰饮咳嗽病脉证治》、第二十二章《妇人杂病脉证治》等篇章相关内容。

(2)肾气丸应用范围极广,临床上见咳喘、水肿、小便不利、腰膝酸软、消渴等症凡属肾气不足者都可使用。如脚气、遗精、早泄、阳痿以及肾炎、肾结核、肾结石、前列腺肥大、高血压病、低血压病、糖尿病、尿崩症、神经衰弱、慢支炎、肺气肿、肺心病等病症。

四、津伤消渴之文蛤散方证

【原文】

渴欲饮水不止者,文蛤散主之。

文蛤散方:文蛤五两。

上一味,杵为散,以沸汤五合,和服方寸匕。

【注解】

本条论述渴欲饮水不止的治法和方药。消渴,热而渴欲饮水,然水入不能消其热,反被热所消,所以渴饮不止。故用文蛤咸寒,除热润下,生津止渴。

本条亦见于《伤寒论·太阳病脉证并治》篇,应不属于消渴病的范畴。

【按】

有云文蛤为五倍子,因五倍子有一别名为"文蛤",止渴生津有较好疗效。然据考,五倍子为汉以后药,仲景所用文蛤应是海蛤而有纹者。

本方酌加滋阴药物可用于治疗消渴症。临床多用于治疗糖尿病、皮肤病、胃炎、结节性甲状腺肿等具有热盛津伤之病机者。

五、小便不利之五苓散方证

【原文】

脉浮,小便不利,微热,消渴者,宜利小便,发汗,五苓散主之。

渴欲饮水,水入则吐者,名曰水逆,五苓散主之。方见第十二章《痰饮咳嗽病脉证治》中。

【注解】

此2条论述气不化津的小便不利证治。2条所论均由停水引起,但前者是表邪未解,膀胱气化失职,水停于下,津不输布,以致口渴饮水,小便不利;后者是先因膀胱气化失职,小便不利,水蓄下焦而逆犯中焦致胃中停水,津不上布而口渴,胃失和降,饮水后拒而不纳则吐。由于二者的病机都是气化不利,水液内停所致,故皆用五苓散化气行水利小便,水去则诸症自解。方中茯苓、猪苓、泽泻淡渗利水;白术健脾渗湿;桂枝既通阳化气行水,又兼解表。

【按】

(1)本方功效在通阳化气,既可利小便,又兼可发汗,故可用于太阳表证未除而水停下焦者。

(2)本方主治膀胱气化不利,水停下焦引起的小便不利,可兼口渴欲饮,或水入即吐,舌质淡、苔白润,脉浮缓。常用于急慢性肾炎、胃肠炎、神经官能症之头晕、脑积水、肾病综合征、泌尿系结石、泌尿系感染、尿崩症、糖尿病、肝炎、高血压、腹部手术后尿潴留等多种疾病出现上述证机者。

(3)参见第十二章《痰饮咳嗽病脉证治》中"十一、饮逆悸吐眩之五苓散方证"相关内容。

六、上燥下寒之栝蒌瞿麦丸方证

【原文】

小便不利者,有水气,其人苦渴,栝蒌瞿麦丸主之。

栝蒌瞿麦丸方:栝蒌根二两,茯苓、薯蓣各三两,附子(炮)一枚,瞿麦一两。

上五味,末之,炼蜜丸梧子大,饮服三丸,日三服;不知,增至七八丸,以小便利、腹中温为知。

【注解】

本条论述上燥下寒、水饮内停的小便不利证治。肾主水而司气化,若肾阳虚不能化气行水,则小便不利而水气内停;气不化水,则津不上承而上焦燥盛,故其人苦渴。其病机为肾阳不足,水气内停,下寒上燥。治宜温阳化气利水,兼以润燥生津,用栝蒌瞿麦丸。方中炮附子温下焦之火,振奋肾阳,使津液上蒸,水气下行;栝蒌根润上焦之燥,生津止渴;薯蓣、茯苓补中健脾利水;瞿麦渗泄行水利小便。方后注"腹中温为知",提示原有腹中寒,为肾阳不足、下焦虚寒之征,可知本方之燥实由阳气不足所致,故炮附子一味,当为方中主药。

【按】

(1)本方治疗兼顾肺、脾、肾三脏,上焦濡润,中焦健运,下焦温化,配伍上寒凉温燥、淡渗补益相互并用,使温而不燥、润而不寒,兼顾上中下三焦、阴阳并补,蜜丸递进,各展所长。

(2)栝蒌瞿麦丸与八味肾气丸两方证治有异同之处,兹比较如下:

栝蒌瞿麦丸、八味肾气丸均治疗口渴欲饮、小便不利,但前者病机为肾阳不足、水饮内停、水不上承而口渴较甚,阳不化水而小便不利;后者为阴阳俱虚、阳不化气、肾气不足、水饮内停、津不上承而口渴,肾气不足、膀胱气化功能失司、水饮内停,则小便不利,除有口渴欲饮、小便不利外,还有肾气不足的诸多表现,如腰酸膝软、少腹拘急、下肢水肿、阳萎、早泄、不育不孕等肾气不足表现。

在药物组成方面,前者方药较少,以附子温阳,薯蓣、茯苓健脾利水,栝蒌根润燥止渴,瞿麦利尿行水;后者除少量附子、桂枝温阳、少火生气外,大量生地黄、山药、山茱萸滋阴补肾,茯苓、泽泻通利小便,牡丹皮清虚热以化瘀。治疗上,前者以温阳化气、利水润燥,后者以阴阳双补、少火生气、化气行水为治。

（3）本方适用于阳虚寒水滞于下，燥气盛于上引起的小便不利、口燥渴等主症，除此之外，可见腰以下浮肿、腰腹冷等。可用于急慢性肾炎、尿毒症、糖尿病、糖尿病肾病、心源性水肿、前列腺肥大、高血压肾病等多种疾病符合上述证机者。

七、湿热夹瘀与脾虚湿盛之小便不利方证

【原文】

小便不利，蒲灰散主之；滑石白鱼散、茯苓戎盐汤并主之。

蒲灰散方：蒲灰七分，滑石三分。

上二味，杵为散，饮服方寸匕，日三服。

滑石白鱼散方：滑石二分，乱发（烧）二分，白鱼二分。

上三味，杵为散，饮服半钱匕，日三服。

茯苓戎盐汤方：茯苓半斤，白术二两，戎盐（弹丸大）一枚。

上三味，先将茯苓、白术煎成，入戎盐，再煎，分温三服。

【注解】

本条论述小便不利的3种治疗方药。小便不利一症，可见于多种疾病，其发生的原因很多，治疗当辨证施治。今并列三方，当以药测症。①蒲灰散，由蒲灰、滑石2味组成。蒲灰凉血化瘀、通利小便，滑石善于清热利湿，二药共享，清热利尿、化瘀利窍，主治下焦湿热，兼有瘀血引起的小便不利，尿道灼热疼痛，小腹急痛。②滑石白鱼散，由滑石、乱发、白鱼3味组成。白鱼（亦名"衣鱼""蠹鱼"），《本经》载："主妇人疝瘕；小便不利"，故能行血消瘀利小便；乱发烧灰止血消瘀，利小便；滑石清热利湿，三药共奏通利小便、止血散瘀之效，适用于下焦湿热内蕴，瘀血内结较重的小便不利证，可兼尿血、尿道刺痛灼热、少腹胀满之症。③茯苓戎盐汤，由茯苓、白术、戎盐3味药组成，方中重用茯苓健脾除湿；白术补脾燥湿，培土利水；戎盐即青盐，性味咸寒，此取其利水泄热之功。三药合之，具有健脾利湿泄热之功，适用于中焦脾虚，下焦湿重热轻的小便不利，伴小腹胀痛，尿后余沥不尽，尿道涩痛不甚。

【按】

（1）蒲灰散中之蒲灰，有用香蒲烧灰者，有用败蒲席灰者，有用蒲黄粉者，有用菖蒲者。从《千金要方》载蒲黄、滑石2味组方治小便不利、茎中痛疼、小腹急痛来看，蒲灰当以生蒲黄为是。

（2）本条所载三方都以利小便为主，又能兼治淋病，但三方主治之症，亦有轻重虚实之异。蒲灰散长于治疗湿热下注夹瘀的热淋，以小便短赤不利、尿道灼痛或伴小腹胀急为主症，可用于符合上述证机的急性肾盂肾炎、淋菌性尿道炎；滑石白鱼散长于治疗下焦湿热兼瘀血阻滞且伤及血络的血淋，以小便短赤不利、尿血、尿道艰涩刺痛或伴小腹胀痛为主症，方中白鱼一药，药店多缺，可以蒲黄代之；茯苓戎盐汤主治脾虚而下焦湿重热轻的膏淋、劳淋，主症为小便不利，尿后余沥不尽，尿道轻微疼痛或小腹胀满，尿中有白浊。

八、水热互结、小便不利之猪苓汤方证

【原文】

脉浮,发热,渴欲饮水,小便不利者,猪苓汤主之。

【注解】

本条论述水热互结,郁热伤阴的小便不利证治。脉浮发热,与表证无关,是里热郁蒸于肌表所致。水停在下,气化受阻,津不上承,兼热邪伤阴,故渴欲饮水,水热互结,膀胱气化不行,则小便不利,故用猪苓汤利水清热滋阴。方中猪苓、茯苓淡渗利水,泽泻、滑石利水清热,阿胶滋阴润燥,合之使水去则热无所附,气化津复则口渴亦止,为"脏腑经络先后病脉证"第1篇中"夫诸病在脏,欲攻之,当随其所得而攻之"的示范。

【按】

(1)本方与五苓散证同有小便不利、口渴饮水、脉浮发热等症,但病机、治法、用药有所不同,临证当加以鉴别。

(2)本方常用于治疗泌尿系统疾病,包括急慢性肾小球肾炎、尿路感染、肾结石、肾结核、前列腺炎、乳糜尿、产后尿潴留等,辨证为水热互结,郁热伤阴,膀胱气化不利者。

【猪苓汤方证解析】

1.方剂组成

猪苓(去皮)、茯苓、泽泻、阿胶、滑石(碎)各一两。

2.用法

上五味,以水四升,先煎四味取二升,去渣;内阿胶烊消,温服七合,日三服。

3.参考处方

猪苓10 g,茯苓10 g,泽泻10 g,阿胶10 g,滑石(碎、包煎)15 g。

上4味(除阿胶),以水600 mL,煎煮30 min,去渣。取汤450 mL,内阿胶沸5 min,令消化。温服150 mL,日3次。

4.方解

方中猪苓,性寒清热、利尿;加茯苓、泽泻、滑石,利尿通淋;阿胶,养阴润燥、止血生血。诸药合用,治热盛伤阴、口渴不止、小便不利、淋沥出血者。

5.仲景对此方证的其他论述

(1)《伤寒论》第223条:"若脉浮,发热,渴欲饮水,小便不利者,猪苓汤主之。"

注解:脉浮,主阳明热盛;发热,阳明里热;渴欲饮水,阳明里热伤阴,饮水自救,故口渴欲饮;小便不利,下焦热盛、小便淋沥。以上诸证,治之以清热养阴、通淋利尿,宜猪苓汤主之。

(2)《伤寒论》第224条:"阳明病,汗出多而渴者,不可与猪苓汤,以汗多胃中燥,猪苓汤复利其小便故也。"

注解:阳明病,多汗,是其证也;汗出伤津,故口渴;此时不能用猪苓汤,而应用白虎加人参汤,清热养阴增津液;猪苓汤虽能清热育阴,但有利尿通淋之功,因利尿复伤津液,会令胃中燥,恐成阳明里实证。

(3)《伤寒论》第319条:"少阴病,下利六七日,咳而呕、渴,心烦不得眠者,猪苓汤主之。"

注解:少阴病,本里虚,邪从热化而阴虚内热。下利六七日,伤津液更甚,阴虚内热,上犯而为咳、为呕逆;津液不足,故口渴、心烦不得眠。宜本方主之。

6.辨证要点

①舌红、少苔,脉数或细数。②热盛伤津、口渴欲饮、小便涩痛。③小便淋沥、尿血者。④渴欲饮水、咳嗽、小便不利。⑤渴欲饮水、心烦不眠、小便不利者。

7.临床运用

(1)脉浮发热、渴欲饮水、小便不利者。

(2)渴欲饮水、小便不利、舌红少苔者。

(3)渴欲饮水、小便不利、心烦不眠者。

(4)心烦不眠、渴欲饮水、淋沥尿血者,加大蓟、小蓟、黄柏、薏苡仁。

(5)泌尿系结石、小便不利,属阳证者,加金钱草、海金砂。

(6)泌尿系感染,小便淋沥,属阳证者,加黄柏、小剂大黄。

(7)膀胱炎、前列腺炎,小便涩痛、小便黄色者,加茵陈蒿、黄柏、金钱草。

(8)小腹满胀、小便不利者。

(9)渴而小便不利、尿脓血者,加大蓟、小蓟、金钱草。

(10)黄连阿胶汤证,小便不利者。

(11)五苓散证,心烦不得眠者。

(12)尿路结石而疼痛者,合芍药甘草汤。

(13)尿血、口渴欲饮、小便不利者。

(14)尿闭,合桃核承气汤。

(15)前列腺炎,小便淋沥不畅者,合桂枝茯苓丸。

【临床案例】

患者周某,女,28岁,仪陇县城人,2020年9月25日以"小便多、白带多、外阴发热半年"就诊。

半年前,出现白带量多、外阴痒,小便涩痛、次数多,心烦,失眠等。我院妇产科检查:白带为真菌性阴道炎。小便常规:尿路感染。抗感染、抗真菌等治疗半年,效果不显,反复发作,痛苦不堪。经人介绍,来我处求助中医治疗。

刻诊:面色萎黄,精神差,白带量多、色黄稠,外阴发热,小便次数多,足心发热,乳房胀痛,心烦,失眠,口渴欲饮。舌质淡红、胖大、苔微黄厚,脉沉细微数。

中医辨证:阳明太阴少阴合病兼血虚血瘀。

拟猪苓汤合当归芍药散合栝蒌瞿麦丸加味:猪苓15 g,茯苓15 g,泽泻15 g,滑石(包煎)15 g,阿胶(烊化)10 g,全当归15 g,川芎10 g,白芍15 g,炒白术15 g,瞿麦15 g,淮山药10 g,花粉10 g,蒸附片6 g,柴胡15 g,全栝蒌15 g。

上方加水8小碗,约1200 mL,浸泡1 h,小火煎煮1 h,去渣。分3次温服,阿胶分次烊化,每天1剂。共4剂。

9月29日复诊:服上方后,诸症减轻。出现面部痒,上方加味化裁为:猪苓10 g,茯苓10 g,泽泻10 g,滑石(包煎)15 g,阿胶(烊化)10 g,全当归15 g,川芎10 g,白芍15 g,炒白术15 g,瞿麦 10 g,淮山药 10 g,花粉 10 g,蒸附片 6 g,柴胡 15 g,全栝蒌 15 g,荆芥 10 g,防风10 g,薄荷 10 g。

煎服法同上,共 7 剂。

10月6日复诊:服上方后,白带量减少,外阴无发热感,小便量减少、无灼烧感,精神转佳,心烦、失眠改善,乳房胀痛减轻,面部痒消除。舌质淡、苔薄微黄,脉细数。效不更方,继用上方6剂。煎服法同上。

10月12日复诊:诸症减轻,外阴微痒,上方去荆芥、防风、薄荷。加地肤子 10 g、白鲜皮 10 g,祛风除湿止痒,即猪苓 10 g,茯苓 10 g,泽泻 10 g,滑石(包煎)15 g,阿胶(烊化)10 g,全当归 15 g,川芎 10 g,白芍 15 g,炒白术 15 g,瞿麦 10 g,淮山药 10 g,花粉 10 g,蒸附片 6 g,柴胡 15 g,全栝蒌 15 g,地肤子 10 g,白鲜皮 10 g。

煎服法同上,共 3 剂。

10月15日复诊:面部红润,精神转佳,外阴痒消除,外阴灼烧感消除,白带消失,小便正常,诸症消除而愈。嘱再服上方10剂,巩固疗效。

12月5日电话随访:诸症消除,未再复发。

按:此案白带量多、色黄,外阴发热,小便量多,手足发热,心烦、失眠,舌质胖大,苔微黄厚,脉细数等,为水饮为患,热邪阴伤表现,治以育阴清热利水法,首选猪苓汤。又面色萎黄,为血虚不足,故以当归芍药散养血渗湿利水。手足心热、心烦,失眠,口渴欲饮,神差,舌质胖大,脉沉细数,为肾虚水饮内停,虚热伤津表现,以栝蒌瞿麦丸补肾温阳、利水渗湿、滋阴清热。以上三方合用,有补肾温阳、滋阴清热、利水渗湿、养血活血之功。其乳房胀痛,为气滞痰郁所致,故加柴胡、全栝蒌,疏肝理气、开郁化痰。

第一次复诊:服上方后,诸症减轻。面部瘙痒,加荆芥、薄荷,祛风止痒。

第二次复诊:白带减少,外阴灼热、手足心热、心烦、失眠等好转,精神改善,乳房胀痛减轻,小便次数减少。效不更方,继守原方。

第三次复诊:诸症减轻,又出现外阴瘙痒,故原方加地肤子、白鲜皮,除湿止痒。

第四次复诊:精神佳,面色转红润,白带消失,外阴灼热、手足心热、外阴痒消除,大小便正常,睡眠佳。诸症消失而愈。再以原方巩固疗效。

2个月后电话随访:诸症未再复发,病告痊愈。

九、淋病之症候

【原文】

淋之为病,小便如粟状,小腹弦急,痛引脐中。

【注解】

本条论述淋病的主要症状。淋病以小便频数短涩,淋沥刺痛为主症。后世有石淋、血淋、膏淋、气淋、劳淋五淋之分。本条言小便如粟状,似多指石淋。膀胱中有砂石,气机不畅,故小便涩而难出,小腹拘急疼痛牵引至脐腹部。

【按】

本条多数注家均作邪热所致石淋论述,如肾虚而膀胱热、脾虚肝郁、湿热下注之说等,亦有认为系"诸淋通有之证"，临床宜合参。

十、淋病之治禁

【原文】

淋家不可发汗，发汗则必便血。

【注解】

本条指出淋家兼表禁用汗法。淋病患者多因肾虚膀胱蓄热，阴液常不足，虽再感外邪出现表证，亦不可轻易发汗。若单用辛温药发汗，则更耗阴液，助长邪热，迫血妄行，引起尿血。

【按】

(1)此条与《伤寒论》太阳病篇第84条"淋家，不可汗出，发汗必便血"大致相同，可互参。

(2)条文"不可发汗"并非绝对不能用解表发汗之法，实寓解表发汗兼养阴以顾阴虚体质之意。必须强调，文中"淋家"不过举例而言，凡肾虚下焦蓄热而复感外邪者，均应由此而悟其治法。

(3)以上论述淋病仅2条，既简略又未出方治，当互参小便不利条文及后世医家对淋病的论述。

(4)淋证之名，首见于《内经》，有"淋""淋溲"等名称。汉代仲景又有上述论述，为后世对淋病(证)的诊治发展奠定了基础。淋证以尿频、尿急、尿痛和尿不尽等膀胱激惹症状为突出临床表现，后世将淋证分为热淋、血淋、气淋、石淋(砂淋)、膏淋、劳淋及冷淋等。

热淋，以通淋除湿，清热解毒为治。常用八正散(《局方》木通、车前子、萹蓄、瞿麦、滑石、甘草、大黄、栀子、灯心草)。

血淋，实证，以清热通淋，凉血止血为治；虚证，以滋补肾阴，清热止血为治。分别用小蓟饮子(《剂生方》小蓟、生地、滑石、通草、蒲黄、淡竹叶、藕节、当归、栀子、甘草)、六味地黄丸(《小儿药证直诀》熟地、山药、山茱萸、牡丹皮、茯苓、泽泻)加龟板、阿胶、旱莲草、黄柏。

气淋，实证，以理气和血，通淋利尿为治；虚证，以补中健脾、益气升陷为治，分别用沉香散(《三因方》沉香、石韦、滑石、当归、陈皮、白芍、冬葵子、甘草、王不留行)、补中益气汤(《脾胃论》党参、黄芪、白术、陈皮、甘草、当归、升麻、柴胡)。

石淋，实证，以涤除砂石、通淋利尿为治；虚证，以益肾消石、功补兼施为治，分别用石韦散(《证治汇补》石韦、冬葵子、瞿麦、滑石、车前子)、治石淋方(《石室秘录》熟地、山茱萸、泽泻、薏苡仁、车前子、芡实、茯苓、麦冬、青盐、骨碎补、肉桂)，兼气虚者，加黄芪、党参。

膏淋，实证，以清热除湿、分清泌浊为治；虚证，以补肾固涩为治，分别用程氏萆薢分清饮(《医学心悟》萆薢、白术、车前子、茯苓、石菖蒲、黄柏、莲子心、丹参)、六味地黄丸合金锁固精丸(《医方集解》沙苑、蒺藜、芡实、莲须、龙骨、牡蛎、莲肉)。

劳淋，肾劳者，以补肾通淋为治，常用六味地黄丸加味；心劳者，以益气养阴，交通心肾为治，常用清心莲子饮(《局方》黄芪、黄芩、石莲肉、茯苓、党参、麦冬、甘草、地骨皮、车前子)；脾劳者，以补中益气升陷为治，常用补中益气汤。

上述内容，临床可作参考。

第十四章 水气病脉证治

本篇论述了水气病的病因、病机、分类、治则，以及辨证与治疗以身体浮肿为临床特征的水气病。仲景据其病因和主症，将其分为风水、皮水、正水、石水、黄汗 5 类，前四者统称"四水"，后者以汗出色黄如柏汁为临床特征，伴见肿胀，故合篇讨论以资鉴别，并论及水分、血分及气分病。以"水气"作为病名，意在强调其病机关键在于气化。

篇中所论发汗、利小便、逐水三大治疗原则，以及"大气一转，其气乃散"这一温通阳气以行水的观点，备受后代医家推崇，至今仍有效地指导着临床，故本篇有重要的理论意义与实践价值。

一、水气病分类与辨证

(一)"四水"与黄汗

【原文】

师曰：病有风水、有皮水、有正水、有石水、有黄汗。风水，其脉自浮，外证骨节疼痛，恶风；皮水，其脉亦浮，外证胕肿，按之没指，不恶风，其腹如鼓，不渴，当发其汗；正水，其脉沉迟，外证自喘。石水，其脉自沉，外证腹满不喘；黄汗，其脉沉迟，身发热，胸满，四肢头面肿，久不愈，必致痈脓。

【注解】

本条总论水气病四水与黄汗的脉症，指出风水和皮水的治疗原则及黄汗的预后转归。水气病均应见水肿症状，但风水、皮水、正水、石水四者和黄汗在病因、病机、脉症方面各有不同。

风水由外邪侵袭，肺气不宣，通调失职，水气泛溢所致，外症见浮肿、骨节疼痛、恶风、脉浮，病位主要在皮肤和肺。其发病特点为起病急骤，每从头面开始，迅即遍及周身，且兼有发热等症状。

皮水因脾失运化，肺失宣降，水湿潴留，泛溢肌肤所致，外症见全身浮肿、腹胀满、小便不利、脉浮或沉迟，表证不明显，病位在肌肉与肺、脾两脏。风水病位在表，皮水水湿趋于表，且有外溢之势，故均应因势利导，以汗法治之。

正水因脾肾阳虚，水湿内盛，水气上逆外溢所致，外症见浮肿、腹胀、气喘，脉沉迟，病位主要在肾，兼及肺。

石水因肾阳衰微、寒水凝结所致，外症见少腹硬满如石，脉沉，病位在肾。

黄汗由水湿袭表、湿邪郁久化热、湿热互结所致，外症有四肢头面肿、汗出色黄、身热胸满，脉沉迟，病位在肌肤。黄汗可因久治不愈而化为痈脓。

【按】

(1)人体水液代谢与肺之通调、脾之运化、肾之开阖相关,故水气病的病机与肺、脾、肾三脏的关系最为密切。

(2)水气病的分类与其治则紧密相关,其要旨在于把握水气之邪所在部位及影响的脏腑。

【原文】

寸口脉沉滑者,中有水气,面目肿大,有热,名曰风水。视人之目窠上微拥,如蚕新卧起状,其颈脉动,时时咳,按其手足上,陷而不起者,风水。

【注解】

本条进一步论述风水重证的脉症。上条言"风水其脉自浮",本条谓风水寸口脉沉滑,则为水气相结较甚之证。水湿滞留在胸颈以上,卫气被遏,故见面目肿大、发热;水渍入肺,肺气宣降失司,故时时咳嗽;望诊时患者眼胞微肿如刚睡起的状态;颈部人迎为肺胃所主,风水邪气过盛而上凑,脾胃二经所过之处为水气壅遏,故颈脉跳动明显;按其手足肿处凹陷不能即起,为水邪浸淫,溢于肌表较盛,而正气为水气困顿,难以聚复所致。

【按】

本条望、闻、切三诊结合诊断风水重证,为临床注重四诊合参之体现。

本证当为风水重证,不可因见眼胞浮肿、颈脉搏动明显、时时咳,按其手足皮肤凹陷不能即起等而误诊为皮水。此"按其手足上陷而不起者"多为实,不同于按之凹陷如泥不起之属虚者。

【原文】

太阳病,脉浮而紧,法当骨节疼痛,反不疼,身体反重而酸,其人不渴,汗出即愈,此为风水。恶寒者,此为极虚,发汗得之。

渴而不恶寒者,此为皮水。

身肿而冷,状如周痹。胸中窒,不能食,反聚痛,暮躁不得眠,此为黄汗。痛在骨节。

咳而喘,不渴者,此为肺胀,其状如肿,发汗即愈。

然诸病此者,渴而下利,小便数者,皆不可发汗。

【注解】

本条再论水气病的辨证、鉴别、治疗原则与禁忌,宜分5段理解。

第一段:太阳伤寒病因受风寒之邪应见浮紧脉、肢体关节疼痛;若肢体酸重而不痛,且口不渴,则虽见脉浮紧亦不属太阳伤寒证,此乃内有水湿,潴留于肌表,而成风水,应用汗法使水湿之邪随汗出而愈。若本有阳气不足,加之汗不得法又伤阳气,使阳气更虚,则见恶寒。

第二段:肺主皮毛,水湿滞留皮肤中,以致肺不能输布津液,故口渴;因病在肺、在里,无外邪,故不恶寒,此为皮水之症。无恶寒等表证见症以与风水恶风相鉴别。"口渴"与首条皮水"不渴"相比,提示病情较重。

第三段:论述黄汗。身体浮肿而两胫自冷,且状如周痹,其身上下出现游走性疼痛,为湿邪郁于肌表,经脉气血运行受阻所致;寒湿之邪阻碍胸中阳气则胸中窒塞;湿伤胃阳则不能进食,且寒气反聚于胸膈以上作痛;暮属阴,阳气更难舒展,阳郁心烦,故不能安卧;寒湿流于关节,故痛在骨节,此即黄汗病。其病情较第一条"身发热、胸满、四肢头面肿"的黄汗为重。

第四段:鉴别风水与肺胀。由《金匮》原文肺痿肺痈咳嗽上气病脉证并治第7篇"咳而上气,此为肺胀"可知,"咳而喘"为肺胀主症。"咳而喘""不渴",是水气在肺之症,即肺胀病。因寒水内闭肺气,肺失宣降,汗孔不开,通调失职,故咳喘而面见浮肿,与风水相似,汗之可愈。

第五段:指出风水、皮水、肺胀、黄汗等病用汗法的禁忌证。以上诸病若见渴而下利、小便数等症,提示津已伤,皆不能采用汗法。

对于风水、皮水、肺胀、黄汗等在病变初期多用汗法治疗,但凡见口渴、下利、小便频多等津伤之症,则严禁用汗法。

(二)五脏病水特点

【原文】

心水者,其身重而少气,不得卧,烦而躁,其人阴肿。

【注解】

从本条起,连续5条讨论五脏病而致水肿的症状。本条论述心病所致水肿的症状。由于心阳不足,水气内盛,泛溢周身,故见身体肿重、少气;水气凌心而见心烦、心悸、不得安卧;前阴为肝肾经脉所过,肾脉出肺络心,心阳不足,不能下交于肾,则肾水失于制约,溢于前阴,故见阴肿。

【原文】

肝水者,其腹大,不能自转侧,胁下腹痛,时时津液微生,小便续通。

【注解】

本条论述肝病所致水肿的症状。肝脉抵少腹而布胁肋,肝气通于腹,水阻肝络则见胁腹疼痛;肝乘脾土,水湿失于运化,则腹大,不能自转侧;肝失疏泄,气逆则水逆,津液不能正常输布,在上则时时津液微生,在下则小便时通时不通。

【原文】

肺水者,其身肿,小便难,时时鸭溏。

【注解】

本条论述肺病所致水肿的症状。因肺气不行,而通调水道、下输膀胱失司,故身体浮肿、小便困难;肺与大肠相表里,肺气不行,则大肠传化功能失调,故大便稀溏如鸭粪。

【原文】

脾水者,其腹大,四肢苦重,津液不生,但苦少气,小便难。

【注解】

本条论述脾病所致水肿的症状。脾阳虚,不能运化水湿,水湿泛溢则腹大;脾所主的四肢为诸阳之本,脾阳虚则水湿溢于四肢,故四肢苦重;脾虚则气血生化乏源,故见少气;脾虚不能散精于肺,则肺不能通调水道,下输膀胱,故见小便困难或量少。

【原文】

肾水者,其腹大,脐肿腰痛,不得溺,阴下湿如牛鼻上汗,其足逆冷,面反瘦。

【注解】

本条论述肾病所致水肿的症状。肾阳虚,气化不行则不得小便;水蓄下焦,关门不利则水聚于腹且脐肿;水渍前阴,故阴部潮湿如牛鼻上汗;腰为肾之外府,肾虚水泛则见腰痛;肾阳虚不能温煦于下故两足逆冷;肾为五脏之本,肾虚则五脏气血不能上荣于面,故面反瘦。

【按】

五脏水与四水在表里上下等方面有联系之处。但四水中有来自外感者,如风水,而五脏水则来自内脏,归属于正水、石水范畴。

二、水气病之脉证与病因病机

(一)风气相搏

【原文】

脉浮而洪,浮则为风,洪则为气,风气相搏,风强则为隐疹,身体为痒,痒为泄风,久为痂癞,气强则为水,难以俯仰。风气相击,身体洪肿,汗出乃愈。恶风则虚,此为风水。不恶风者,小便通利,上焦有寒,其口多涎,此为黄汗。

【注解】

本条主要论述风水成因及与黄汗鉴别。脉浮提示外感风邪,脉洪指气实,患者素有郁热。初期风邪偏盛,皮肤出现瘾疹、身体瘙痒,称为"泄风"。瘾疹因搔抓破溃,久而形成"痂癞"。病邪深入,气受邪郁,致一身之气郁而不行,气机失调,不能行水则身肿,甚则难以俯仰。因本病形成主要与"风"和"气"有关,故曰"风气相击"。而汗法既能祛水又可疏风,故汗出则愈。伤于风者,多致卫虚而恶风,故恶风为本病的见症之一,亦可据此与黄汗鉴别。黄汗虽可见"四肢头面肿",但有小便通利、不恶风、口多涎等症,可与风水区别。

【按】

本条"气强则为水"是理解水气病病机的关键所在。

(二)脾虚不运、水热互结

【原文】

趺阳脉当伏,今反紧,本自有寒疝、瘕、腹中痛,医反下之,下之即胸满短气。

趺阳脉当伏,今反数,本自有热,消谷,小便数,今反不利,此欲作水。

【注解】

此2条从趺阳脉之变化,预测水气病的发生。趺阳脉为胃脉,应沉伏于里,若反见紧象,是原有阴寒内盛之疾,如疝瘕、腹中痛等。寒者热之,而医者反用苦寒攻下药物损伤中阳,寒气上逆致肺失宣降,故见胸满、短气等症。

趺阳脉反见数,数脉主热,胃热应消谷善饥,热迫水津偏渗膀胱而小便频数,今却见小便不利,则知是水与热互结,水气有溢于肌肤之势,故曰"此欲作水"。

【原文】

寸口脉浮而迟,浮脉则热,迟脉则潜,热潜相搏,名曰沉。趺阳脉浮而数,浮脉即热,数脉即止,热止相搏,名曰伏。沉伏相搏,名曰水。沉则络脉虚,伏则小便难,虚难相搏,水走皮肤,即为水矣。

【注解】

本条论述水气病形成的机制。寸口脉浮属阳,热为阳邪,故寸口脉浮则为热;迟脉属阴,阴主潜藏,故寸口脉迟则为潜,潜与热相搏,意谓热内伏而不外达,故曰沉。跌阳脉浮而数,是热伏止于下,留于内而不行于外,故曰“热止相搏,名曰伏”。热留于内,与水气相搏,则致水停于内,继而影响气不外行导致络脉空虚;阳气不化而小便难,最终致使水湿不循常道,浸溢于皮肤肌肉之间,则成水气病。

【按】

本条从脉象论水气病之病机,不易理解。但对络脉虚,小便难,水走皮肤而形成水气病的论述,颇为精辟。

(三)**肺失通调、肾虚水泛**

【原文】

寸口脉弦而紧,弦则卫气不行,即恶寒,水不沾流,走于肠间。

少阴脉紧而沉,紧则为痛,沉则为水,小便即难。

【注解】

此2条以脉论水气病,强调肺肾二脏与水气病的关系。寸口脉主肺,寒邪外束,卫阳被遏,则寸口脉弦而紧、恶寒;肺气不利,不能通调水道,水津潴留肠间,进而形成水气病。

少阴脉主肾,肾阳不足,寒水内生,则少阴脉紧而沉,肾阳虚衰,寒凝经脉,故骨节、身体疼痛;肾阳虚不能温煦膀胱化气行水,则小便难,进而形成水气病。

(四)**脾肾阳虚**

【原文】

问曰:病下利后,渴饮水,小便不利,腹满因肿者,何也? 答曰:此法当病水,若小便自利及汗出者,自当愈。

【注解】

本条论述下利后所致水肿及其病愈的机制。由于下利日久,损伤脾肾之阳,气不化水,故见渴欲饮水,但因小便不利,水液内停,故腹满和前阴水肿,则有水气病发生的可能。若其小便通利及有汗出,则湿有出路,水肿当愈。

【按】

文中“腹满因肿”,其“因肿”,程、魏、吴谦等注本俱作“阴肿”,宜从。

(五)**肺脾肾三焦功能失常**

【原文】

师曰:寸口脉沉而迟,沉则为水,迟则为寒,寒水相搏。跌阳脉伏,水谷不化,脾气衰则鹜溏,胃气衰则身肿。少阳脉卑,少阴脉细,男子则小便不利,妇人则经水不通。经为血,血不利则为水,名曰血分。

【注解】

本条以脉论病,从寸口、跌阳、少阳、少阴脉的变化阐述了水气病的病机和症情。寸口脉候肺,沉主水,迟主寒,提示肺失宣降,阳气被寒水所阻,以致治节失常而产生水肿;跌阳脉候胃,伏而不起,说明脾胃虚弱,土不制水,泛溢周身而浮肿,水谷不化,则大便鹜溏;少阳脉候三焦,沉弱无力,则决渎失职,水道不通;少阴脉候肾,脉细提示血少肾虚,故在男子则小便不利,水气内阻而引起水肿,在妇女则经水不通。因女子月经与冲脉相关,而冲脉又与肾有联系,《灵枢·动输》篇说"冲脉者,十二经之海也,与少阴之大络,起于肾下",血寒而凝,故可见闭经。因该水肿发生于经闭之后,与血有关,故称血分。

【按】

临床上因肾虚血瘀所致水肿的患者,男女皆可见。后世根据"血不利则为水"之旨,多立活血化瘀利水法,治疗因血行不畅或血瘀而致水湿停聚之疾。

(六)水分、血分之别

【原文】

问曰:病有血分、水分,何也? 师曰:经水前断,后病水,名曰血分,此病难治;先病水,后经水断,名曰水分,此病易治,何以故? 去水,其经自下。

【注解】

本条论述妇人病水有血分、水分之别。先经闭而后水肿者,称为血分,乃因瘀血阻滞水道所致,病在血分,位深难通,血不通则水不行,故难治,治疗时应考虑先治血后治水;先病水肿而后经闭者,称为水分,乃因水阻血道所致,病在水分,位浅而易行,水去经自下,故易治,治疗时先治水,水去则经血自通,而病亦痊愈。

【按】

本条原本缺,据《脉经》和尤、魏、陈等注本补入。

本篇未对血分病立方,当参见后面妇人病篇有关内容。

(七)气分

【原文】

师曰:寸口脉迟而涩,迟则为寒,涩为血不足。趺阳脉微而迟,微则为气,迟则为寒,寒气不足,则手足逆冷;手足逆冷,则荣卫不利;荣卫不利,则腹满胁鸣相逐,气转膀胱,荣卫俱劳;阳气不通即身冷,阴气不通即骨疼。阳前通,则恶寒;阴前通,则痹不仁。阴阳相得,其气乃行;大气一转,其气乃散;实则失气,虚则遗尿,名曰气分。

【注解】

本条论述气分病的病机、脉症及治则。寸口、趺阳两脉合参提示其人气血不足而兼寒,故见手足逆冷、腹满肠鸣,甚至可影响膀胱的气化。阳气不通,体表失于温煦则身冷、恶寒;营阴不通,不能濡养关节、肌肤则骨疼或肌肤麻木不仁。这是由于阴阳失于维系所致。大气即胸中之宗气,若阴阳协调,则气机畅达,宗气振奋,水寒凝结之气自会消散,此所谓"大气一转,其气乃散"。因气有虚实之别,故见气实则矢气,气虚则遗尿,提示病在气分。

【按】

本条说明气分病是因阳气衰微,大气不转所致,与水病同出一源,只是在症状上有肿与胀、有形与无形之别,两者可互相转化。

后世"大气论"与"治大气下陷诸方"等皆是受本条"大气一转,其气乃散"的启迪而来的,如《医学衷中参西录》之升陷汤(生黄芪、知母、柴胡、桔梗、升麻)、回阳升陷汤(黄芪、干姜、当归、桂枝、甘草)等。临床在辨证的基础上,运用"大气一转,其气乃散"的理论,指导心肺病、血崩、全身麻木、痿证、痢疾等的治疗,常获良效。

三、水气病之治疗大法

(一)发汗、利小便

【原文】

师曰:诸有水者,腰以下肿,当利小便;腰以上肿,当发汗乃愈。

【注解】

本条论述水气病的治疗原则。凡水肿病,腰以下肿者,病位在下在里,属阴,当用利小便的方法,使潴留于下部,在里之水湿从小便排泄;腰以上肿者,提示病位在上在表,属阳,当用发汗的方法,使潴留于上部,在表之水从汗液排泄,水肿自愈,即《内经》"开鬼门、洁净府"之法。亦即根据因势利导的原则,病位不同而治法各异。

【按】

仲景对水气病的分类与治则的确立,均与病位相关,这是与水气之邪的特性分不开的。

此条是水气病的一般治疗原则,并不能代替水肿病的具体治法,临证还应视具体情况灵活应用。

(二)攻下逐水

【原文】

夫人病水,目下有卧蚕,面目鲜泽,脉伏,其人消渴。病水腹大,小便不利,其脉沉绝者,有水,可下之。

【注解】

本条论述水气病可用攻下逐水法的脉证。凡患水气病者,水湿困土,胃脉所过、脾之所主的眼胞可因水湿潴留而见浮肿如卧蚕状;水气泛溢皮肤,故见面目鲜泽;水肿多脉沉,若转为伏脉,提示水肿病情加重;水停影响气化,津不上承,故见口渴引饮;水蓄于内,阻碍气机,则见腹胀满、小便不利,其脉沉伏不出,对此水势甚盛的病情,若正气未衰者,可用攻下逐水法治之。

水气病运用攻下逐水法,须详辨其脉证。本条曰"可下之",即含斟酌之意。

(三)误治后救治原则

【原文】

问曰:病者苦水,面目身体四肢皆肿,小便不利,脉之不言水,反言胸中痛,气上冲咽,状如炙肉,当微咳喘,审如师言,其脉何类?

师曰:寸口脉沉而紧,沉为水,紧为寒,沉紧相搏,结在关元。始时尚微,年盛不觉,阳衰之后,营卫相干,阳损阴盛,结寒微动,肾气上冲,喉咽塞噎,胁下急痛。医以为留饮而大下之,气击不去,其病不除。后重吐之,胃家虚烦,咽燥欲饮水,小便不利,水谷不化,面目手足浮肿。又与葶苈丸下水,当时如小瘥,食饮过度,肿复如前,胸胁苦痛,象若奔豚,其水扬溢,则浮咳喘逆。当先攻击冲气,令止,乃治咳;咳止,其喘自瘥。先治新病,病当在后。

【注解】

本条通过对一误治病案的分析,论述水气病的形成、误治后的救治,以及冲气与水气并发的先后治疗。

第一段从"问曰"至"其脉何类"，先提出一个水气病并发冲气的病案。患者面目、肢体均浮肿，小便不利，但诊察后，不说水肿为主病，反说胸中痛、气上冲咽喉、喉中如有物梗阻，还当有轻微咳喘，果然如师所说，那脉象又如何？

第二段从"师曰"至"浮咳喘逆"，从脉象、病史追述形成水气的过程及误治的变证。患者寸口脉沉紧，沉主水，紧主寒，沉紧并见，乃水寒之气互结于下焦关元。初病时，水寒较轻，故年壮体健未觉察；中老年之后，正气渐衰，营卫运行不畅，蓄结于下焦的水寒之气，乘阳虚夹肾气随冲脉而上逆，故见咽喉梗塞、胸胁剧痛等症。医者误诊为留饮内停，用攻逐水饮法，诛伐无过，则气冲难平，病症不除。之后又误认为"喉咽塞噎"是病在上焦而用吐法，不仅冲气不平，反因误吐而使胃之气阴两伤，出现虚烦、咽干口燥、渴欲饮水等症。肾阳虚衰，气化失司，而见小便不利；中焦之阳亦因吐下受损，运化失职，则水谷不化。脾肾两虚，水气泛溢，故见面目、手足浮肿。此时病变重点仍在冲气。但医者未识其证，再用葶苈丸（方佚）下其水，因部分水邪从小便而去，水肿暂消，但并未解决根本。饮食稍有不慎，旧水未去，新水又生，不仅水肿迅速复发，而且冲气更加严重，故见胸胁苦痛，象若奔豚。同时，水气随冲气泛溢，上迫于肺，则见咳喘、浮肿。

第三段从"当先攻击冲气"至条文末，指出水气误治证的救治原则及处理方法。前述已知，本病案寒水之气互结为病之根本，冲气、咳喘皆为继发症，而冲气又较急。据本书首篇"病痼疾加以卒病，当先治其卒病，后乃治其痼疾"的原则，应先治其冲气，待冲气平复，再用温阳化水法治其咳，此因水气是痼疾，咳由水逆的缘故。水去咳止，喘自然痊愈。"先治新病"，为此病案的治则，即先治冲气、喘咳等新病；"病当在后"，此"病"当指寒水互结之水气，是痼疾，应当后治。

【按】

（1）本条与痰饮篇的支饮服小青龙汤以后所发冲气的治法大体相同，应结合研究。

（2）本条未指出具体的治疗方剂，但可结合书中若干误救案例，认真体会仲景细察脉症，详辨病情缓急轻重，确立先后施治原则的辨证方法。

四、风水表虚之防己黄芪汤方证

【原文】

风水，脉浮，身重，汗出恶风者，防己黄芪汤主之。腹痛者加芍药。

防己黄芪汤方：方见第二章《痉、湿、暍病脉证治病》中。

【注解】

本条主要论述风水表虚的证治。风水脉浮提示病位在表，水湿泛溢于肌表，故身重；表虚，卫气不固，则汗出恶风。此由表虚风袭，水泛肌肤所致，治以防己黄芪汤益卫固表、利水除湿。方用防己配白术祛风利水除湿，伍黄芪益气固表，防己得黄芪可加强利水湿之功，白术配黄芪可助益气之力；甘草、生姜、大枣可调和营卫，增黄芪益卫固表之效。若因水湿阻滞导致脉络不和见腹痛者，可加芍药通络止痛。

【按】

（1）本条与《金匮》"痉湿暍病脉证并治"第2篇第22条原文仅"水"和"湿"字之异，均用防己黄芪汤,彼治风湿在表,以关节沉重疼痛为主;此论风水在表,以面目及肢体沉重浮肿为特征。二者病机致,故同用一方,属异病同治。

（2）防己黄芪汤证的病机是卫表气虚、风水相搏,以头面浮肿,甚可及四肢,脉浮、身重、汗出、恶风为辨证要点。本方可用治慢性肾炎、慢性肾衰竭、肥胖症、荨麻疹等病具有卫表气虚、风水（湿）相搏病机者。

（3）参见第二章《痉、湿、暍病脉证治》中"二十二、风湿表虚之防己黄芪汤方证"相关内容。

五、风水郁热之越婢汤方证

【原文】

风水,恶风,一身悉肿,脉浮不渴,续自汗出,无大热,越婢汤主之。

【注解】

本条论述风水郁热的证治。风水因风邪袭表,故见恶风;水为风激而泛溢周身,故周身浮肿;脉浮提示病邪在表;风性开泄且表郁化热,热迫津泄,故见口渴、汗出;水泛肌肤,阻遏卫气,腠理开泄不畅,故汗出断断续续;因汗出热散,故表无大热,但里之郁热仍在。此由表实风袭,水泛肌肤,内有郁热所致。以越婢汤发越水气,兼清郁热。方中麻黄、生姜宣散,配石膏清解郁热,大枣、甘草和中。

方后注云"恶风者加附子一枚","恶风"提示卫阳虚较重,加炮附子温阳散水止汗;"风水,加术四两",此风水意在强调水湿过盛,加白术增强除湿之功,与麻黄同伍,表里同治,共奏除水消肿之功。

【按】

（1）《金匮要略注》曰:"麻黄发其阳,石膏清其热,甘草和其中,姜、枣以通荣卫,而宣阳气也……若恶寒,知内虚,故加附子。《古今录验》加术,并驱湿矣。"

（2）越婢汤主治风水表实风、水泛肌肤、内有郁热所致者。其主症为恶风、一身悉肿、口渴、断断续续汗出、舌尖边略红、脉浮或兼数。可用治具有上述证机的急性肾炎、特发性水肿、类风湿关节炎、急性荨麻疹合并血管性水肿、过敏性紫癜肾炎等病。

（3）风水表实,用越婢汤;风水表虚,用防己黄芪汤。

【越婢汤方证解析】

1.方剂组成

麻黄六两,石膏半斤,生姜三两,甘草（炙）二两,大枣十五枚。

2.用法

上五味,以水六升,先煮麻黄,去上沫,内诸药,煮取三升,分温三服。恶风者,加附子（炮）一枚;风水,加白术四两（《古今录验》）。

3.参考处方

麻黄 30 g,生石膏 50 g,生姜 15 g,炙甘草 10 g,大枣 10 枚。

上 5 味,以冷水 800 mL,浸泡 1 h,煎开锅后 40 min,去上沫。取汤 600 mL,温服 200 mL,日 3 服。汗后,减量。

4.方解

此方同麻杏甘石汤为外邪内热的治剂,但麻黄用量特大,此为麻黄发水气之方。无杏仁则治喘的作用较弱,但有生姜、大枣则健胃逐水的作用加强,余则大同小异。

5.辨证要点

①舌边尖红、苔薄黄,脉浮。②周身浮肿、汗出、恶风者。

6.临床运用

(1)水肿、汗出、烦渴,脉浮者。

(2)喘、汗出、烦渴者。

(3)关节疼痛、肿胀、发热者,加白术、附子。

(4)汗出、恶风、水肿者,加白术、附子。

(5)越婢汤证,恶风者,加附子。

(6)口渴、小便不利、汗出、咳喘者。

六、皮水郁热之越婢加术汤方证

【原文】

里水者,一身面目黄肿,其脉沉,小便不利,故令病水。假如小便自利,此亡津液,故令渴也,越婢加术汤主之。

【注解】

本条主要论述皮水兼热的证治。脾失健运,肺失宣肃,致水道不利,水湿内停,泛溢肌肤则全身及面目浮肿、脉沉。又因水湿内停,郁而化热,此属脾肺失调,水停皮下,兼有里热之皮水,治以越婢加术汤发汗利水,清泄里热。方用越婢汤发汗行水、兼清里热,加用白术增强健脾除湿之力,与麻黄相伍,行皮中水湿。若小便自利而渴,提示津液不足,不宜再用该方治疗,此正是《金匮》原文中第4条"渴而下利,小便数者,皆不可发汗"的示例。

【按】

越婢加术汤主治脾肺失调,水停皮下,兼有里热引起的水气病,其主症为周身面目肿甚、小便不利、脉沉、自汗出、口渴、便干、舌边尖红等。本方可治疗急性肾小球性肾炎、蔬菜日光性皮炎、慢性肾炎急性发作、类风湿关节炎、风湿性关节炎等具备上述病机者。

七、皮水表实之甘草麻黄汤方证

【原文】

里水,越婢加术汤主之,甘草麻黄汤亦主之。

越婢加术汤:见上。

甘草麻黄汤方:甘草二两,麻黄四两。

上二味,以水五升,先煮麻黄,去上沫,内甘草,煮取三升,温服一升,重覆汗出,不汗,再服。慎风寒。

【注解】

本条主要论述皮水表实的证治。里水即皮水,对于表实夹热者,宜越婢加术汤治之;若表实无里热者,宜甘草麻黄汤发汗利水以治之。方用麻黄宣肺发汗利水,甘草健脾和中。

【按】

(1)按原《金匮》中风历节病脉证并治第 5 篇附方《千金方》越婢加术汤中有"腠理开,汗大泄";本条甘草麻黄汤后服法为温服 1 L,重覆汗出,不汗,再服。可知越婢加术汤证有汗出,乃内热所迫,甘草麻黄汤证则因表实而无汗。

(2)甘草麻黄汤适宜于表郁寒湿、脾肺失调,且无内热之皮水表实证,以身肿、无汗、咳嗽气喘、小便不利为辨证要点。

(3)《金匮要略释义》曰:"里水之由于寒气内凝者,必无汗,故用麻黄发之,令水从汗泄,其冠甘草而名甘草麻黄汤者,因甘草性极和缓,能协脾土,故适合于此证,且能缓和麻黄温燥之性。"

八、皮水表虚之防己茯苓汤方证

【原文】

皮水为病,四肢肿,水气在皮肤中,四肢聂聂动者,防己茯苓汤主之。

【注解】

本条论述皮水的证治。脾主四肢,脾病则营卫表虚、水液潴留于四肢皮肤,故见四肢浮肿;水气相搏,邪正相争,故四肢微微颤动,治以防己茯苓汤通阳化气、表里分消。方用防己利水除湿,配黄芪固表祛湿,使皮水从外而解;茯苓配桂枝通阳化气利水,使皮水从小便而除;桂枝与黄芪相配伍,还能鼓舞卫阳;甘草调和诸药。

【按】

(1)防己茯苓汤为防己黄芪汤去白术加桂枝重用茯苓而成,不独使水气从表而发,亦化气行水下走,实为表里分消之剂。

(2)《订正金匮要略注》云:"皮水之病,是水气相搏在皮肤之中,故四肢聂聂瞬动也,以防己茯苓汤补卫通荣,祛散表水也。"

(3)本方主治表虚、营卫失和,水气停于皮肤中的皮水证,其主症为四肢浮肿,四肢轻微颤动,小便不利,苔白腻,脉沉等。本方可用于符合上述证机的慢性肾炎、类风湿关节炎、心衰等引起的水肿。

【防己茯苓汤方证解析】

1.方剂组成

防己三两,黄芪三两,桂枝三两,茯苓六两,甘草二两。

2.用法

上五味,以水六升,煮取二升,分温三服。

3.参考处方

防己 15 g,黄芪 15 g,桂枝 15 g,茯苓 30 g,炙甘草 10 g。

4.方解

本方用防己、茯苓协力以逐水;桂枝甘草汤,辛甘化阳、化气行水、降气冲;茯苓、甘草,健脾渗湿;加黄芪实表以和外,不使水气复留于皮中。此即治皮水的正法,治表虚气冲,水居皮中不去,水气相搏,而四肢聂聂动者。

5.辨证要点

①舌淡、苔白,脉沉。②表虚伴见四肢肿、四肢聂聂动者。

6.临床运用

(1)水肿、水在皮肤中、筋惕肉瞤者。

(2)水肿、手足颤抖者。

(3)水肿、手足颤抖、恶寒、属阴证者,合真武汤。

(4)腹泻,久不愈之虚证者,合真武汤。

九、湿热皮水之蒲灰散方证

【原文】

厥而皮水者,蒲灰散主之。方见第十三章《消渴、小便不利、淋病病脉证治》中。

【注解】

本条论述皮水湿热内壅的证治。皮水为病,因水气盛于外,湿热阻于内,阳气被郁不能布达四末,故见四肢厥冷而肿。治以蒲灰散清热除湿、利小便以通阳。方中蒲黄清热利水活血,滑石清利湿热,如是湿除阳伸,厥即可愈。后世叶天士据此提出"通阳不在温,而在利小便"。

蒲灰散主治水湿停聚、湿热内壅、阳气郁遏所致的皮水,其主症有身肿,手足冷,小便短赤不利,苔黄腻,脉沉滑。本方可辨证用于符合上述证机的慢性前列腺炎、产后尿潴留、聚合性痤疮等病的治疗。

十、正水与风水的鉴别及治疗

【原文】

水之为病,其脉沉小,属少阴;浮者为风。无水虚胀者,为气。水,发其汗即已。脉沉者,宜麻黄附子汤;浮者,宜杏子汤。

【注解】

本条主要论述正水与风水的不同治法。"水之为病"包括了正水及风水,水肿病,若见脉沉小,与少阴肾有关,为正水;脉象浮,与肺有关,为风水。二者如见水气在表之征,均可因势利导而发汗利水。"无水虚胀者,为气"是插笔写法,意在提示气胀虽与水气病有相似之处,但不可使用汗法。脉沉小而喘者,为少阴病,故选用温经助阳发汗的麻黄附子汤治之。方中麻黄发表散水、宣肺平喘,炮附子温经助阳,甘草和中。风水脉浮者,宜杏子汤治之。

【按】

(1)杏子汤方,未见。据条文分析,其应有宣肺散水的作用。若风水夹热者,可用麻杏甘石汤宣肺清热散水;若水气在表、郁而化热者,可用大青龙汤,发汗解表、宣散水饮、兼清郁热;若风水表里无热者,可用三拗汤宣肺散水平喘。

(2)《沈注金匮要略》云:"肾虚而受风寒,郁住卫气,胃关不利,水邪泛溢,以致通身肿满,故当补阳之中兼用轻浮通阳,开郁利窍之剂,则真阳宣而邪自去……所以麻黄、附子,一散一补,固本通阳,则病去而不伤阳气之妙。"

(3)肾阳虚不能化气行水,水寒郁表之正水,其脉沉,宜投麻黄附子汤温阳发表、宣散水饮。临床还用本方治急慢性肾炎、肺心病之浮肿咳喘等属于肾阳虚不能化气行水者。

十一、黄汗之芪芍桂酒汤方证

【原文】

问曰:黄汗之为病,身体肿,发热汗出而渴,状如风水,汗沾衣,色正黄如柏汁,脉自沉,何从得之? 师曰:以汗出入水中浴,水从汗孔入得之,宜芪芍桂酒汤主之。

黄芪芍药桂枝苦酒汤方:黄芪五两,芍药三两,桂枝三两。

上三味,以苦酒一升,水七升,相和,煮取三升,温服一升,当心烦,服至六七日,乃解。若心烦不止者,以苦酒阻故也。一方用美酒醯代苦酒。

【注解】

本条论述黄汗的病因、病机及证治。黄汗因汗出腠理疏松时入水中浴,则水气入其腠理所致。水湿侵犯经脉,阻碍营卫运行,卫郁不能行水,滞留于肌肤,故全身浮肿;营郁而化热,湿热熏蒸,故发热汗出色黄而染衣,气不化津则口渴,治以芪芍桂酒汤益气固表祛湿,调和营卫。方用桂枝、芍药相伍调和营卫;苦酒(即米醋)入血分,散瘀祛湿,既能协芍药摄敛营阴,又能增强其泄营中郁热的作用;黄芪实卫走表祛湿,使营卫调和,水湿得祛,气血畅通,则黄汗之证可愈。

【按】

(1)本证病机为卫郁营热,仲景用本方治疗,法取调营卫、畅气机以化水湿。此法值得后人学习。

(2)《金匮要略方论本义》云:"芪芍桂酒汤,用黄芪补气固表,芍药苦酒,治在血分,引桂枝入营,驱其水湿之邪,一方而专血分,兼表里其意备矣。服后心烦,仍服无疑,以苦酒湿热,未免与湿邪相阻,然非此无以入血而驱邪,所谓以治之法也。至六七日,湿邪渐除,苦酒之湿无所阻而心烦自止矣。"

(3)本方主治表卫不固,水湿外侵,营卫郁滞,湿热熏蒸导致的黄汗,其主症为身体浮肿、发热、口渴、汗出色黄如柏汁而染衣、脉沉。临床可用于具有上述证机的顽固性荨麻疹、狐臭等病的治疗。

十二、黄汗与历节、劳气鉴别及桂枝加黄芪汤方证

【原文】

黄汗之病,两胫自冷;假令发热,此属历节。

食已汗出,又身常暮盗汗出者,此劳气也。若汗出已反发热者,久久其身必甲错;发热不止者,必生恶疮。

若身重汗出已辄轻者,久久必身𥆧,𥆧即胸中痛,又从腰以上必汗出,下无汗,腰髋弛痛,如有物在皮中状,剧者不能食,身疼重,烦躁,小便不利,此为黄汗,桂枝加黄芪汤主之。

【注解】

本条主要论述黄汗病与历节、劳气的鉴别,可分为 3 段理解。

第一段:"黄汗之病"至"此属历节",将黄汗与历节加以鉴别。既曰"黄汗为病",则应见汗出色黄染衣、身热、肿重、脉沉之症。"两胫自冷",为黄汗病表现在两腿部的症状,乃因湿阻阳气,气郁不能下达所致。若见足胫发热,则为历节病,乃因湿热下注关节所致。

第二段:"食已汗出"至"必生恶疮",指出劳气汗出与黄汗不同。劳气,属虚劳,其食后汗出,暮晚盗汗乃因胃气不足,阴虚有热,其汗出色不黄,且汗出热不退。黄汗汗出后阳郁可缓,发热及其他症状可减轻。但黄汗亦有汗出后湿热不减,日久营阴枯燥,肌肤失养,则皮肤甲错;若是虚热长期不退,则会因瘀热日久熏蒸肌肤致其溃烂而发生恶疮。

第三段:"若身重"至"桂枝加黄芪汤主之",指出黄汗的证治。黄汗之身重,为湿邪内阻所致,若汗后湿减,身体可感到轻快。但汗出耗气,筋脉失养,则为肌肉跳动,胸中阳气亦虚,气机不畅,气郁故胸中作痛。因上焦阳虚,卫表不固,加之水湿盛于下焦,故腰以上汗出多,腰以下汗出不多,并觉腰髋部筋肉无力而痛,如有物在皮中。若病情加剧,内伤于脾,则不欲食,困阻肌肉,而身体疼重;湿阻阳气,郁热扰心则烦躁;水湿影响气化,则小便不利。总由营卫失调,阳郁湿滞而形成黄汗,当以桂枝加黄芪汤调和营卫、通阳除湿。方用桂枝汤解肌和营卫,黄芪益气走表祛湿,助桂枝汤益气和营卫,使阳郁得伸。方后云"饮热稀粥",意在助药力以取微汗,使湿随汗解而不伤阳,则水湿之邪从汗而解。

【按】

(1)芪芍桂酒汤与桂枝加黄芪汤均治黄汗,皆有宣达阳气、益气除湿的作用。但前者周身汗出,表气已虚,故重用黄芪;后者是汗出不透,腰以上有汗,腰以下无汗,故主以桂枝汤,另加黄芪。

(2)桂枝加黄芪汤主治营卫失调、阳郁而水湿内停所致的黄汗,其主症有汗出色黄染衣、两胫冷、身疼重、腰以上汗出、腰以下无汗或少汗、腰髋弛痛、不能食、烦躁、小便不利等。临床常辨证用于治疗因放射治疗、化学疗法及原因不明的白细胞减少症。

【桂枝加黄芪汤方证解析】

1.方剂组成

桂枝(去皮)三两,白芍三两,生姜(切)三两,大枣(擘)十二枚,甘草(炙)二两,黄芪二两。

2.用法

上六味,以水八升,煮取三升,温服一升,须臾饮热稀粥一升余,以助药力,温覆取微汗,若不汗,更服。

3.参考处方

桂枝 30 g,白芍 30 g,生姜 30 g,大枣 10 枚,炙甘草 20 g,黄芪 20 g。

上 6 味,以冷水 800 mL,浸泡 1 h,煎煮 40 min,取汤 600 mL,温服 200 mL,日 1～3 次。并饮热稀粥 150 mL,覆被取微汗。汗后减量服,不需饮稀粥和覆被。

4.方解

黄芪味甘微温,《神农本草经》谓:"主痈疽久败疮,排脓止痛,大风癞疾,补虚。"从所述来看,均属肌肤间病证。所谓补虚,主要是补表气的不足,故若由于表气虚衰,邪留肌肤不去,为湿、为水、为黄汗以及上述诸病者,均有用本药的机会。以桂枝汤解肌发表、调和营卫,加黄芪益气固表、祛湿,主治桂枝汤证而表气虚弱兼水郁化热成黄汗者。

5.仲景对本方证的其他论述

《金匮要略·黄疸病》第16条:"诸病黄家,但利其小便。假令脉浮,当以汗解之,宜桂枝加黄芪汤主之。"

注解:诸黄疸证,多为瘀热在里所致,故宜利其小便,除湿去热即愈。若见脉浮,为病在表,宜用桂枝加黄芪汤以汗解之。

按:由本条可知,黄芪有祛黄作用。但黄疸脉浮、表实无汗者,宜用麻黄连翘赤小豆汤。

6.辨证要点

①舌淡、苔白,脉沉或浮。②桂枝汤证,汗出恶风甚者。③表虚黄疸者。④表虚黄汗者。

7.临床运用

(1)桂枝汤证,进食即汗、稍动即汗者。

(2)易感冒、怕风者。

(3)黄疸、怕风、汗出者。

(4)身痛、怕风、汗出者。

(5)恶疮、褥疮、流脓、久不愈合者。

(6)全身肿胀、黄汗、小便不利者。

(7)小儿多动症、易感冒者。

(8)慢性荨麻疹、汗出者。

(9)慢性湿疹、汗多者。

(10)关节疼痛、汗出、怕冷者,加术附。

(11)身体痛、手足寒、骨节痛、怕风、怕冷、汗出、脉沉者,太阳少阴合病,合附子汤。

【临床案例】

患者丁某,女,43岁,仪陇县城人,2021年6月23日以"双膝关节冷痛、怕风1年,加重1月"就诊。

1年前,患者出现双膝关节冷痛,怕风等,经我院X线片示:双膝关节退行性改变,中西医治疗效不显。近1个月,上述症状加重,故来我处求中药治疗。

刻诊:双膝关节冷痛,怕风,乏力,汗出。舌质淡、苔薄白、少苔、裂纹,脉沉细。

中医辨证:太阳太阴少阴合病。

拟桂枝加黄芪汤合附子汤加味:桂枝15 g,白芍15 g,生姜15 g,大枣15 g,炙甘草15 g,黄芪30 g,蒸附片30 g,茯苓15 g,炒白术20 g,人参10 g,补肾脂15 g,骨碎补15 g。

上方加水8小碗,约1200 mL,浸泡1 h,小火煎煮1 h,去渣。分3次温服,每天1剂。共5剂。

同时服用中成药:复方补骨脂颗粒(补骨脂、锁阳、续断、狗脊、赤芍、黄精),滋补肝肾、强筋健骨。

7月8日复诊:述服上方后,膝关节冷痛、怕风、汗出、乏力等症状明显减轻,要求继续服药,以巩固疗效。效不更方,继守原方7剂,煎服法同前。继续服用复方补骨脂颗粒。

7月20日复诊:诸症消失,临床治愈。继续服用复方补骨脂颗粒半月。

按:桂枝加黄芪汤,在《金匮》中,仲景用以治疗黄疸、黄汗,其病机为营卫俱虚、风寒入侵、郁滞肌表,此所谓"汗出当风,或久伤取冷所致也"。以桂枝汤调和营卫、解肌发表,则在表之风寒之邪可去;加黄芪实卫固表、益气祛湿,则黄疸、黄汗可愈。本案虽无黄疸、黄汗,但膝关节疼痛、怕风、汗出,舌淡苔薄白,亦为营卫俱虚、风寒入侵、痹阻经络所致,与桂枝加黄芪汤病机相合,故可用之。又《伤寒论》第305条云:"少阴病,身体痛,手足寒,骨节痛,脉沉者,附子汤主之。"患者膝关节冷痛、怕风、汗出,舌淡、苔薄白、少苔、裂纹,脉沉细,为太阴少阴合病的附子汤方证。附子汤,为真武汤去生姜,加附子、白术量,加强温阳散寒、渗湿利水之功;加人参,健脾益气,与茯苓、白术组方,有四君子汤义,在于加强健脾渗湿之力。因此,选用桂枝加黄芪汤与附子汤合方应用,与本案病机相合,故可效验。加补骨脂、骨碎补,强筋健骨。

第一次复诊:服上方后,诸症减轻,效不更方,继续原方治疗。加服复方补骨脂颗粒,加强滋补肝肾、强筋健骨之功。

第二次复诊:服上方药后,诸症消失。继以中成药、复方补骨脂颗粒补肾强筋骨,以治其本。

十三、气分病之桂枝去芍药加麻辛附汤方证

【原文】

气分,心下坚大如盘,边如旋杯,水饮所作。桂枝去芍药加麻辛附子汤主之。

【注解】

本条论述气分病证治。由于阳虚阴凝,大气不转,水饮不消而积于心下,故痞结而坚,如盘如杯,治以温阳散寒、通利气机的桂枝去芍药加麻黄细辛附子汤。方用桂枝去芍汤振奋卫阳,因芍药不利于水湿温化故去之;麻黄、细辛、附子温阳散寒、通彻表里,使大气运转、阳气通而阴凝散,水饮自消。"服后如虫行皮中"为服药后阳气通行,推动阴凝之邪温化,水气已动将通之象。

【按】

(1)本方是对"阴阳相得,其气乃行,大气一转,其气乃散"具体运用的体现。因此病为寒饮乘阳而积结气分,故不直接用破气药,而用辛甘发散、温阳化气之药根治,实乃治疗胀病的关键,可谓是"审因论治"的范例。

(2)《金匮要略方论本义》云:"仲景明之为水饮所作,不必于水饮之外求阴寒,当于水饮之中求阴寒,何因有结聚坚实也,则非其人虚寒之甚不能有之,主之以桂枝去芍药加麻辛附汤,去芍药之酸寒,加麻黄、附子、细辛温经散寒之品,于升阳补中之内,所以治水湿也,即所以治虚寒也。"

(3)本方主治阳虚阴凝、水寒内结所致的气分病,其主症为心下坚满、按之有形、大如盘、边如旋杯,手足逆冷,腹满肠鸣,骨节疼痛或四肢麻木不仁,恶寒身冷等。本方可用于感冒、慢性支气管炎、子宫癌、肝硬化腹水等属于阳虚阴凝者。

【桂枝去芍药加麻辛附汤方证解析】

1.方剂组成

桂枝三两,生姜三两,甘草二两,大枣十二枚,麻黄、细辛各二两,附子一枚,炮。

2.用法

上七味,以水七升,煮麻黄,去上沫,内诸药,煮取二升,分温三服,当汗出,如虫行皮中,即愈。

3.参考处方

桂枝 25 g,生姜 25 g,甘草 15 g,大枣 15 g,麻黄 15 g,细辛 10 g,炮附子 15 g。

上 7 味,以冷水 1000 mL,浸泡 1 h,小火煎煮 1 h,去渣。取汤 450 mL,温服 150 mL,日 3 次。当微汗出,不汗,再煎汤服,汗后减量。

4.方解

本方以桂枝汤去酸寒的芍药,利于健中气、辛甘为阳,以振奋卫阳;加麻黄和附子,温阳发表,以通表阳;细辛和附子,以散寒饮。麻、辛、附,温通内外之阳气,温散里外之寒饮。诸药合用,内外上下阳气温通,里外阴寒骤然驱散,所谓"大气一转,其气乃散",主治阳虚阴寒凝结所致骨节冷痛、手足麻木、四肢逆冷、心下坚满、寒凝气滞、腹胀肠鸣、腹痛腹泻等诸症。

5.辨证要点

①舌淡、苔白,脉沉。②手足逆冷、恶寒、身痛。③腹胀、腹痛、肠鸣者。

6.临床运用

(1)心下坚满、大如盘、气上冲,脉沉者。

(2)腹水、腹胀、肠鸣,脉沉者,合五苓散。

(3)恶寒、肢体麻木、手足冷、心下痞满者,加人参。

(4)慢支炎,咳喘、吐白色痰、恶寒,脉沉者,加半夏、五味子。

(5)老年体弱者,感冒、恶寒、发热、身疼痛、神疲、乏力,脉沉者,加人参。

(6)嗜睡、怕冷,脉沉者。

(7)水肿,脉沉者,加白术、茯苓。

(8)心动过缓,脉沉者。

(9)顽固性脱疽,属阴证者,加黄芪。

(10)食道癌,咽喉梗阻、属阴者,合半夏厚朴汤。

(11)腹水、腹胀、四肢水肿,脉沉者,合真武汤。

(12)慢性鼻炎、过敏性鼻炎,属阴证者,合四逆汤。

(13)关节冷痛、麻木不仁,脉沉者,加黄芪。

十四、气分病之枳术汤方证

【原文】

心下坚大如盘,边如旋盘,水饮所作。

【注解】

本条论述气分病脾虚气滞证的证治。由于脾虚失运,水饮内聚,结于心下,故见心下痞坚,边如圆盘,治以枳术汤行气散结、健脾化饮。方中枳实行气散结,白术健脾化湿,两药相合,可使痞结之水饮消散。

【按】

仲景于气分心下坚者,治用两方。用桂枝去芍药加麻黄附子细辛汤,治阴寒凝结于心下之证,可兼见手足不温、恶寒骨痛等表证,为表里同病。其症边如"旋杯",是脚窄而束,身高而峭,形容"腹大的根脚坚束,面积高峭",积水牢固而严重;枳术汤治水饮痞结于心下,病在中焦;其症边如"旋盘"是脚阔而低,身扁而平,形容"腹大的根脚缓弛,面积平阔",其积水程度远不及"旋杯"者严重。

枳术汤主治脾虚气滞,水饮痞结导致的气分病。其主症为心下坚满或硬,大如盘,边如旋盘,脘腹部痞满而胀,伴有纳呆、溏泄不爽等。临床可用于治疗符合上述证机的胃下垂、慢性胃炎、胆石症及子宫脱垂等病。

十五、风水表虚之《外台》防己黄芪汤方证

【原文】

《外台》防己黄芪汤:治风水,脉浮为在表,其人或头汗出,表无他病,病者但下重,从腰以上为和,腰以下当肿及阴,难以屈伸。方见第二章《痉、湿、暍病病脉证治》中。

【注解】

本条论述风水表虚,水湿偏盛的证治,故在防己黄芪汤原方基础上加重药量,以白术健脾除湿,生姜、大枣、甘草调和营卫以和中,更以防己、黄芪益气祛湿。诸药合用,共奏益气祛湿、健脾行水之功。

【按】

《外台秘要·卷二十》载有深师木防己汤,主治与此相同,其方药味与《金匮》原文"痉湿暍病脉证治第二"篇所载防己黄芪汤相同,唯分量稍异,作"生姜三两,大枣十二枚(擘),白术四两,木防己四两,甘草二两(炙),黄芪五两"。方后细注云:"此本仲景《伤寒论》方。"

十六、水气病之脉症及预后

【原文】

脉得诸沉,当责有水,身体肿重。水病脉出者死。

【注解】

本条论述水气病的脉症和预后。因水气停滞,阳郁不能外达,故水气病的脉象以沉为主。然而阴寒内盛之证,脉亦多沉,故必须结合"身体肿重"之症,才能诊断为水气病。水气病脉"出",为浮而无根,轻举有脉,重按则散,是阴盛格阳,真气涣散于外的现象。若水肿未消,突然出现浮而无根之脉,与证不符,预后不良。

【按】

本篇根据水气病的脉症,结合水气之邪所在人体部位的浅深,并结合相应的脏腑,提出了风水、皮水、正水、石水四者和黄汗5个类型。此外,还论及水分、血分和气分等证,对临床相关病证的论治也很有帮助。

关于水气病的治疗,本篇提出发汗、利小便和攻下逐水法三大原则,对于临床实践的指导价值极大。但须灵活运用,才能收到应有的效果。篇中所载越婢汤等方,配伍精当,疗效卓著,彰显了中医经典的特质,颇为后世医家推崇。

第十五章　黄疸病脉证治

"黄疸"，又作"黄瘅"，中医病证名。《说文解字》云："瘅，黄病也。"黄疸病是以目黄、身黄、尿黄为特征的一种病证，具有较鲜明的特异性，故列为专篇。

本篇论述了黄疸病的病因病机、分类及主症、治疗原则、辨证论治、鉴别及预后等，涉及的内容范围较广，包括多种原因引起的发黄证候，如湿热、寒湿、火劫、燥结、嗜酒、女劳发黄以及虚黄等，其中以湿热发黄为重点。张仲景将黄疸病分为谷疸、酒疸、女劳疸 3 类，提出黄疸病的主要病机是"脾色必黄，瘀热以行"，基本治则为"当利其小便"。黄疸病误治或久治不愈则可转变为黑疸。

本篇为后世医家论治黄疸病奠定了理论与实践基础，具有重要的指导意义。现代医学中以黄疸为主症的一些疾病，可参照本篇所论进行辨证施治。

一、黄疸之病因病机

(一)湿热发黄

【原文】

寸口脉浮而缓，浮则为风，缓则为痹。痹非中风，四肢苦烦，脾色必黄，瘀热以行。

【注解】

本条论述湿热黄疸的成因。伤寒外感表虚证可见"寸口脉浮而缓"，而在杂病中，脉"浮"为风(可概作阳热之邪理解)，"缓"脉主湿。"痹"有闭之意，指湿邪蕴结闭阻，并非感受风寒湿邪所致之痹证。"痹非中风"一句是插笔。仲景恐见浮缓脉而误作"太阳中风证"，故紧接着插入此句以资鉴别。

"四肢苦烦"为湿邪困脾、郁久化热之征，因脾主四肢、肌肉，湿热困脾，而致脾失健运，四肢、肌肉得不到阴津的濡润和灌注，则四肢酸困，烦扰不舒。此为湿热黄疸的常见症状之一。脾主运化、主四肢，湿热蕴郁、熏蒸体表，则为黄疸，即所谓"脾色必黄，瘀热以行"。

【按】

本条重点在于理解黄疸病的病机关键为"脾色必黄，瘀热以行"，说明黄疸病的发生与脾失运化、湿瘀化热有关。

【原文】

师曰：病黄疸，发热烦喘，胸满口燥者，以病发时，火劫其汗，两热所得。然黄家所得，从湿得之。一身尽发热而黄，肚热，热在里，当下之。

【注解】

本条论述误用火劫而致黄疸的证候及治法。黄疸病因热盛而出现发热烦喘、胸满口燥等证,此应清解除湿,方为正治之法。如误用火法强迫发汗,致在里之热增剧,且与火邪相互搏结,故曰"两热所得"。此时,因误汗伤阴,其热更盛,湿热熏蒸,出现一身尽发热而黄、心烦、气喘、胸满口燥、腹中热等阳明里热炽盛之症。治疗当用攻下之法,通腑荡积、泻热祛湿。

"然黄家所得,从湿得之"是插笔,旨在说明本证虽由"两热所得",但毕竟与湿有关,因为湿邪在黄疸病的发病中是非常重要的因素,因此在治疗黄疸时,要注意泻热与祛湿并治。

【按】

(1)本条强调了湿邪与黄疸病发病的重要关系,为后面提出治疗黄疸"当利其小便"的基本治则提供了依据。

(2)本条未出方药,后世医家谓可据证选用栀子大黄汤或大黄硝石汤、凉膈散等方。

(二)寒湿发黄

【原文】

阳明病,脉迟者,食难用饱,饱则发烦,头眩,小便必难,此欲作谷疸。虽下之,腹满如故,所以然者,脉迟故也。

【注解】

本条论述寒湿中阻形成谷疸的病机。此"阳明病,脉迟","虽下之,腹满如故",则为阳明中寒证,其脉必迟缓无力。脾为寒湿所困,受纳运化失司,不能消化水谷则食难用饱;若饱食之后,则食滞不化而发生烦闷症状;湿浊上逆,阻碍清阳上升则头晕目眩;湿浊下流膀胱,下焦气化不利,故小便难;浊阴阻滞,气机不利则腹满。此证若迁延失治或误治,寒湿蕴结不解,则可发生寒湿谷疸。本证当温中健脾,散寒除湿。若误用攻下,则更伤脾阳,腹满必不愈,故曰"虽下之,腹满如故"。若下后重伤脾阳者,则腹满等症加重。

【按】

(1)本条的辨证关键在于"脉迟",而且是迟缓无力。从病机分析来看,尚应伴有神疲乏力、面色黄而晦暗、脘闷纳差、大便溏薄、舌淡苔白腻或白滑等症。

(2)本证属后世医家所谓阴黄证,治疗当用温法,可酌选茵陈理中汤、茵陈四逆汤、茵陈术附汤等。

二、黄疸病的分类

【原文】

趺阳脉紧而数,数则为热,热则消谷,紧则为寒,食即为满。尺脉浮为伤肾,趺阳脉紧为伤脾。风寒相搏,食谷即眩,谷气不消,胃中苦浊,浊气下流,小便不通,阴被其寒,热流膀胱,身体尽黄,名曰谷疸。

额上黑,微汗出,手足中热,薄暮即发,膀胱急,小便自利,名曰女劳疸。腹如水状不治。

心中懊侬而热,不能食,时欲吐,名曰酒疸。

【注解】

本条论述黄疸病的病机、分类及其主症。"趺阳脉紧而数……食即为满",是据脉论述胃热脾湿而形成谷疸的主要病机。趺阳脉以候脾胃,脉数主胃中有热,胃热则消谷;脉紧主脾有寒,脾寒则运化失职,湿浊内停,胃热脾湿相互郁结而形成谷疸。"风寒相搏……名曰谷疸",是展开阐述谷疸的主症及其病机。此处之"风寒",即指湿热。

"风"概指阳热之邪,"寒"概指寒湿之邪,"风寒相搏",犹言湿热相搏。胃热与脾湿相搏,即使勉强进食,亦难运化,食入反助湿增热,清阳不升,则"食谷即眩"。饮食不化,即"谷气不消",则中焦湿热更盛,即所谓"胃中苦浊"。"浊气下流",即湿热下注,影响膀胱气化,则"小便不通"。"阴被其寒,热流膀胱",是指太阴脾寒生湿,夹胃热下注膀胱。因小便不利,湿热无从排泄则蕴结于中焦,湿热郁蒸而脾色外现,则发为黄疸。"谷"为食物的总称,此黄疸的发生与饮食有一定关系,故称为"谷疸"。

"尺脉浮为伤肾,趺阳脉紧为伤脾"两句是插笔,指出谷疸与女劳疸的不同脉象以资鉴别。尺脉以候肾,女劳疸由房劳伤肾所致,肾虚有热,故尺脉浮;紧脉主寒,谷疸与寒湿困脾、脾寒不运有关,湿浊内停,故趺阳脉紧。

女劳疸与房劳有关,其总的病机为肾精亏耗,阴虚火动,久则阴损及阳而成阴阳两虚之证。肾虚本色外现则额上黑;肾阴亏耗,虚热内生,故见微汗出、手足中热、薄暮即发等症;因其病非单纯的湿热内蕴所致,故小便自利。如病至后期,出现"腹如水状",是脾肾两败之征,故谓不治。

酒为熟谷之液,其性刚悍,标热而本湿。酒疸因嗜酒过度、损伤脾胃、湿热内蕴所致,故名为酒疸。湿热蕴阻中焦,脾胃升降失司,则时欲吐、不能食;湿热上扰则心中懊侬、烦热不安;湿热下注则足下热,膀胱气化失职,小便不利。

【按】

谷疸、酒疸的发生与湿有关,故皆有小便不利症状;女劳疸非湿热内蕴所致,故小便自利。

三、黄疸病的辨证

(一)湿热发黄与寒湿发黄

【原文】

脉沉,渴欲饮水,小便不利者,皆发黄。

腹满,舌痿黄,躁不得睡,属黄家。舌痿疑作身痿。

【注解】

以上 2 条论述湿热发黄与寒湿发黄的鉴别。脉沉主病在里,脉沉而渴欲饮水,提示里热盛,渴饮而小便不利则水湿无从排泄;湿与热合,湿热熏蒸,发为黄疸。

寒湿中阻,脾失运化,气机郁滞则腹满;寒湿困脾,胃气不和,湿郁化热,上扰心神,则躁扰不宁,夜寐不安;寒湿浊邪郁熏于外,脾虚营血化生不足而肌肤失养,则见身萎黄。此多迁延难愈,故曰"属黄家"。

【按】

黄疸病的发生与内湿关系密切,小便通利是湿浊排泄的主要途径之一。《金匮》原文第9条指出"渴欲饮水,小便不利者,皆发黄",第 2 条有"浊气下流,小便不通……名曰谷疸",第 4 条谓"夫病酒黄疸,必小便不利",《伤寒论》第 187 条云"若小便自利者,不能发黄",说明小便不利在黄疸病的发生上具有重要的影响。

原文第 9、第 10 这 2 条,一为湿热发黄,一为寒湿发黄,虽皆与湿有关,但因体质及兼夹病邪的不同,其证则有寒热虚实之异,临床当注意辨别,勿犯虚虚实实之误。

（二）黑疸

【原文】

酒疸下之,久久为黑疸,目青面黑,心中如啖蒜齑状,大便正黑,皮肤爪之不仁,其脉浮弱,虽黑微黄,故知之。

【注解】

本条论述酒疸误下变为黑疸的脉症。酒疸虽可用下法（见原文第 5 条）,但须具有可下之证,若无可下之证而妄用攻下之剂,不仅徒伤正气,且使湿热内陷,深入血分,瘀热交阻,熏蒸内外,日久可转变为黑疸。

黑疸之证,因正气已伤,故其脉浮弱;正虚血瘀不荣于外,兼湿热熏蒸于上,则见目青面黑;因其由酒疸误下而成,故面目虽黑而犹带微黄之色;血瘀于内,肌肤失养则皮肤爪之不仁;瘀热内积,流滞于肠腑,则大便正黑;血滞脉络,瘀热内蕴中焦,则心中（胃中）如吃辛辣之姜蒜样烧灼。啖（音"淡"）,"吃"的意思;齑（音"济"）,指姜、蒜辛辣之类等。

【按】

各类黄疸治不得法,迁延日久,正虚邪陷,皆可转变为黑疸。

四、谷疸之茵陈蒿汤方证

【原文】

谷疸之为病,寒热不食,食即头眩,心胸不安,久久发黄,为谷疸,茵陈蒿汤主之。

【注解】

本条论述谷疸湿热俱盛的证治。谷疸多因胃热脾湿所致。湿热交蒸,营卫不和,故恶寒发热;湿热内蕴,脾胃纳运失职,则不欲饮食;若勉强进食,饮食不化,助湿增热,湿热上冲,故食即头眩、心胸不安;湿热内蕴,日久波及血分,瘀热以行,熏蒸于外,发为黄疸。因湿热发黄往往有一个病机演变过程,故谓"久久发黄为谷疸"。因谷疸多由湿热蕴结引起,故治以茵陈蒿汤清热利湿,逐瘀退黄。方中以茵陈蒿清热利湿退黄为主,辅以栀子清三焦而通利水道,大黄泄热活血退黄。三药合用,使湿浊瘀热从二便排泄,故方后曰:"尿如皂角汁状……黄从小便去也"。

【按】

（1）本证初起有恶寒发热症状,乃湿热交蒸使营卫之气不和所致,并非表证,当注意辨别。

（2）《医宗金鉴》云:"此详申谷疸之为病也。未成谷疸之时,其人多病寒热,寒热作时,则不能食,寒热止时,则或能食,虽能食,然食后即头晕目眩,心烦不安,此为湿瘀热郁而内蒸,将作谷疸之征也,久久身面必发黄,为谷疸宜茵陈蒿汤利下,使从大小便而出之。"

（3）本方主治湿热俱盛,瘀阻中焦导致的黄疸,以寒热不食、食即头眩、身目俱黄如橘子色、小便不利而黄、腹微满、大便秘结或不爽,舌红苔黄腻、脉滑数或弦滑等为主症。茵陈蒿汤为治疗湿热发黄之首选方,大凡湿热交蒸引起的各种急、慢性黄疸,均可用本方加减治疗。现代临床广泛应用于急性黄疸型肝炎、重证肝炎、胆汁性肝硬化、肝性脑病、肝脓肿、胆囊炎、胆石症、胆道蛔虫症、妊娠期肝内胆汁郁结症、高胆红素血症、急性胰腺炎、钩端螺旋体病、肠伤寒、疟疾、痤疮、脂溢性皮炎、接触性皮炎等符合本方证病机者。

【茵陈蒿汤方证解析】

1.方剂组成

茵陈蒿六两,栀子(擘)十四枚,大黄(去皮)二两。

2.用法

上三味,以水一斗二升,先煮茵陈,减六升,内二味,煮取三升,去渣,分三服。小便当利,尿如皂荚汁状,色正赤,一宿腹减,黄从小便去也。

3.参考处方

茵陈蒿 45 g,栀子 15 g,大黄 6～10 g。

上 3 味,以冷水 1200 mL,浸泡 1 h,小火煎煮 1 h,去渣。取汤液 600 mL,温服 200 mL,日3 次。

4.方解

本方以茵陈蒿为君,用量大,利湿退黄;栀子苦寒,清三焦湿热、清心除烦;大黄泄热逐瘀。三药合用,清热利湿、泄热退黄,使湿热之邪,从大小便而出。

5.仲景对本方证的其他论述

(1)《伤寒论》第 236 条曰:"阳明病,发热汗出者,此为越热,不能发黄也;但头汗出,身无汗,齐颈而还,小便不利,渴欲饮水浆者,此为瘀热在里,身必黄,茵陈蒿汤主之。"

注解:阳明病,里热较盛,发热汗出则热随汗而越于外,故不发黄。如只有头汗出,身无汗,又小便不利,且渴欲饮水者,则热和水瘀结于里,熏蒸于外,宜以茵陈蒿汤主之。

(2)《伤寒论》第 260 条曰:"伤寒七八日,身黄如橘子色,小便不利,腹微满者,茵陈蒿汤主之。"

注解:伤寒七八日,常为太阳转入阳明之时。见病者身黄如橘子色,小便不利且黄,腹部胀满者,此为湿热郁结于内、阻滞腹部气机,宜茵陈蒿汤清热利湿、通腑泄热。

6.辨证要点

①舌红、苔黄厚或黄腻,脉滑或弦滑。②身黄、目黄、小便黄。③头汗出、口渴、小便不利且黄、大便秘结者。④小便不利、小便黄、腹满胀、大便干燥者。

7.临床运用

(1)目黄、身黄、小便黄、大便干燥。

(2)心烦、腹满、小便不利、大便干燥。

(3)口干、口渴、头汗出、小便黄臭者。

(4)头晕、目眩、口干口渴、小便黄、大便秘结者。

·(5)口苦、小便不利、皮肤瘙痒者。

(6)急性肝炎,黄疸、大便干燥者。

（7）急性肝炎，黄疸、腹满胀者。

（8）头痛、口苦、小便黄、大便干燥者。

（9）急性荨麻疹，口苦、小便黄、心烦者。

（10）口腔溃疡，属湿热证。

（11）心烦、失眠，属湿热证。

（12）毛囊炎，小便黄、大便干燥者。

（13）痤疮，皮肤瘙痒、苔黄腻者。

（14）目赤、红肿、苔黄腻者，合葛根芩连汤。

（15）头汗出、失眠、心烦、小便黄者。

五、酒疸之治法

【原文】

酒黄疸者，或无热，靖言了了，腹满欲吐，鼻燥。其脉浮者，先吐之；沉弦者，先下之。

酒疸，心中热，欲呕者，吐之愈。

【注解】

上2条论述酒疸的症状与治法。酒疸因于饮酒过度，湿热内蕴所致，但其病势却有湿热趋于上、中、下之异。如湿热熏蒸于上部，则欲吐、鼻燥；湿热偏于下部，则见腹部胀满；湿热不甚，局限于中，故心中无热，神情安静，语言不乱。治疗需根据机体抗邪的自然趋势，采用因势利导之法驱邪外出，如鼻燥、欲吐而脉浮者，是病势趋于上，当用吐法；若腹满而脉沉弦，为病势趋于下，则用下法。

酒疸是湿热内蕴于中焦脾胃所致。心中热，是酒热积于胃之象；欲呕，乃病势趋于上，正气驱酒之湿热外达之征。此时用吐法，是顺应病势之法，通过呕吐，使病邪从上排出，故曰"吐之愈"。

【按】

吐、下之法均易伤正，用之当慎。

六、酒疸之栀子大黄汤方证

【原文】

酒黄疸，心中懊侬或热痛，栀子大黄汤主之。

栀子大黄汤方：栀子十四枚，大黄一两，枳实五枚，豉一升。

上四味，以水六升，煮取二升，分温三服。

【注解】

本条论述酒疸热重于湿的证治。嗜酒过度，损伤脾胃，湿热蕴结中焦，上蒸外熏而成酒疸。酒毒湿热积于中焦，上蒸于心胸，则心中郁闷烦乱；湿热阻滞，气机不利，故心中热痛。从本条所论及《金匮》原文第2条谓"心中懊侬而热"来看，其证热重于湿，治以栀子大黄汤泄热清心除烦。方中栀子、豆豉清心除烦，大黄、枳实泄热导滞。

【按】

(1)本方与茵陈蒿汤均可治疗湿热黄疸,皆用栀子、大黄,但两方的药物组成、功效以及所治病证的病位、主症有所不同。茵陈蒿汤,适用于湿热并重,目黄、身黄、小便黄、小便不利、腹微满、食谷即眩、心胸不安等,以茵陈利湿退黄,栀子清利三焦湿热,大黄泄热通腑。栀子大黄汤,以栀子豉汤清心除烦,以大黄、枳实泄热导滞,用治酒黄疸,目黄、身黄、小便黄、热重于湿、心中懊侬、心中热痛等。

(2)栀子大黄汤主要适用于黄疸病热重湿轻证或心经郁热者。其主症除有心中懊侬或热痛外,当有身黄如橘色、身热烦躁、口渴、不欲饮食、时欲呕吐、小便不利而黄赤等症。本方主要治疗急性黄疸性肝炎、无黄疸性肝炎、急性胰腺炎、急性胆囊炎、复发性口腔溃疡等病属热重湿轻者,亦可用于热扰胸膈兼有腑气不通的病症。

七、女劳疸及硝石矾石散方证

【原文】

黄家日晡所发热,而反恶寒,此为女劳得之。膀胱急,少腹满,身尽黄,额上黑,足下热,因作黑疸。其腹胀如水状,大便必黑,时溏,此女劳之病,非水也。腹满者难治。硝石矾石散主之。

硝石矾石散方:硝石、矾石(烧)等分。

上二味,为散,以大麦粥汁,和服方寸匕,日三服。病随大小便去,小便正黄,大便正黑,是候也。

【注解】

本条论述女劳疸转变为黑疸兼有瘀血湿热的证治。黄疸多由湿热蕴结于阳明所致,故曰晡时发热而不恶寒,因此时阳明经气旺盛,正邪抗争剧烈,故发热而不恶寒。今"黄家"在日晡时不发热而反恶寒,则知非阳明热证,而为房劳伤肾所致之女劳疸,故曰"此为女劳得之"。肾藏真阴真阳,房劳伤肾,肾气不足兼湿热阻遏,阳气不能外达,肌肤失于温煦则恶寒。膀胱急,少腹满,大便必黑、时溏等,为瘀热内着所致;身尽黄、额上黑、足下热,是肾虚湿热熏蒸之故。女劳疸日久不愈可进一步发展加重转变为黑疸,故曰"因作黑疸"。女劳疸多因于房劳伤肾所致,病本在肾,可影响及脾,脾虚湿浊内生,湿浊与瘀血内阻,气机不畅,则腹部胀满外形如水肿状,但实际不是水饮停聚所致,故言"非水也"。如果病至后期出现腹满等症,是脾肾功能衰败之征,其预后不良。

"硝石矾石散主之"一句是倒装文法,应接在"非水也"之后。该方有消瘀化湿之功,方中硝石即火硝,味苦咸性寒,能入血分消瘀活血;矾石即皂矾,入气分化湿利水;因石药有伤胃之副作用,故用大麦粥汁调服,以保养胃气,使祛邪而不伤正。诸药合用,共奏消瘀退黄、化湿调胃之功,可使病邪从前后二阴分消而去,故方后云:"病随大小便去,小便正黄,大便正黑,是候也。"

【按】

(1)本方用治各种结石病均效。

(2)女劳疸,为肾虚所致,偏于肾阴虚者,可用六味地黄丸、左归丸;偏于肾阳虚者,可用右归丸；偏于肾气虚者，可用肾气丸。如兼瘀血者，可合硝石矾石散。

八、里实黄疸之大黄硝石汤方证

【原文】

黄疸腹满，小便不利而赤，自汗出，此为表和里实，当下之，宜大黄硝石汤。

大黄硝石汤方：大黄、黄柏、硝石各四两，栀子十五枚。

上四味，以水六升，煮取二升，去滓，内硝，更煮，取一升，顿服。

【注解】

本条论述黄疸病热盛里实的证治。黄疸病邪热在里，里热成实，腑气壅滞不畅则腹满；湿郁化热，膀胱气化不行，故小便不利而赤；里热熏蒸，迫津外泄，故自汗出。"此为表和里实"一句，指出了本证的病机、病位和病性，示人此汗出非表虚所致，乃里热成实，故应用下法以通腑泄热，方用大黄硝石汤。方中大黄、硝石攻泄瘀热，栀子清三焦之热，黄柏清下焦之湿热。诸药合用，共奏清热通便、利湿退黄之功。强调"顿服"，以速取攻泄湿热之效。

【按】

茵陈蒿汤、栀子大黄汤、大黄硝石汤三方均治湿热黄疸，但其病位有偏于上、中、下之异，证候有偏重于湿与热之别，临床应加以鉴别。此外，三方的临床应用，重在辨证，不必拘泥于谷疸、酒疸、黄疸的名称。

九、湿盛黄疸之茵陈五苓散方证

【原文】

黄疸病，茵陈五苓散主之。一本云：茵陈汤及五苓散并主之。

茵陈五苓散方：茵陈蒿末十分，五苓散五分方见痰饮中。

上二物和，先食饮方寸匕，日三服。

【注解】

本条论述黄疸病湿盛热轻的证治。本条仅曰"黄疸病"，未言具体症状，以方药测证，属黄疸湿重于热之证。其症当有形寒发热、身目发黄较暗、身重倦怠、食少脘闷、口不渴、小便不利或短少、大便溏、舌苔白腻、脉浮缓或沉迟等症，治以茵陈五苓散利湿清热退黄。方中茵陈苦寒清热，利湿退黄；五苓散化气利水除湿。

【按】

(1)本方所治的黄疸病，其身、目发黄较暗，居于阳黄色鲜明如橘子色与阴黄色晦暗之间。

(2)《伤寒论》第259条曰："伤寒发汗已，身目为黄。所以然者，以寒湿在里不解故也。以为不可下也，于寒湿中求之。"根据以上论述，寒湿所致阴黄，不能用下法，只可用温化法。如用五苓散、茵陈术附汤、茵陈五苓散加附子。

【临床案例】

患者袁某，男，55岁，仪陇县丁字桥镇人，2020年11月17日以"皮肤巩膜黄染、腹胀1月"就诊。

1个月前,在深圳务工,因劳累出现乏力、厌食、全身皮肤及双眼发黄、小便黄、腹胀、左下肢疼痛等症。及时到医院检查,腹部B超提示:肝硬化失代偿期,门静脉增宽;胆囊壁水肿、瘀胆、结石;脾肿大。双下肢B超提示:左下肢股总动脉粥样硬化,双下肢粥样斑点。肝功能:门冬氨酸氨基移换酶:185 U/L,丙氨酸氨基移换酶:110 U/L,总胆红素:241 μmol/L,间接胆红素:111.1 μmol/L,乳酸脱氢酶:269 U/L,白蛋白:26.4 U/L。乙肝两对半检查:大三阳。

2020年10月24入院治疗,以抗病毒、利尿、保肝、输血浆、输白蛋白、抑酸保胃、控制门静脉高压等原则治疗。住院期间出现腹胀满,B超提示:腹水。住院后,病情缓解,于2020年11月16日出院。出院诊断为乙肝后肝硬化(失代偿期,功能C级),自发性腹膜炎(腹水),脾功能亢进,慢性乙肝重度,慢性肝衰竭,胆囊炎,胆结石,左下肢动脉粥样硬化形成。出院带药:呋塞米片20 mg,qd;螺内脂60 mg,qd;普萘洛尔20 mg,tid;富马酸替诺福韦二吡呋脂片300 mg,qd。经人介绍,来我处求中医治疗。

平素患者体质好,未曾检查过乙肝两对半、肝功能等。

刻诊:形体消瘦,精神差,面色灰黑,皮肤及巩膜黄染、其色暗黄,身软、乏力,口干口苦,不思饮食,腹胀满,夜尿频作,左下肢疼痛,双下肢凹性水肿。舌质边尖红、苔黄厚,脉弦细、双尺无力。

中医辨证:少阳太阴少阴合病兼血虚血瘀挟水饮。

拟茵陈五苓散合小柴胡汤合当归芍药散合真武汤加减:茵陈30 g,桂枝10 g,茯苓20 g,猪苓15 g,泽泻15 g,炒白术15 g,柴胡30 g,黄芩15 g,清半夏15 g,生姜15 g,大枣10 g,炙甘草10 g,人参10 g,蒸附片15 g,当归15 g,白芍15 g,川芎10 g,佛手15 g,香橼皮15 g,炙龟板10 g,炙鳖甲10 g,鸡矢藤20 g,谷麦芽(炒)15 g,厚朴15 g,砂仁10 g,红曲6 g。

上方加水10小碗,约1500 mL,浸泡1 h,小火煎煮1 h,去渣。分多次频服,每天1剂。共6剂。

嘱继续服用抗病毒药,停其他西药,休息,清淡饮食。

11月22日复诊:服上方后,腹胀减轻,双下肢水肿减轻,小便量增多,精神好转。处方调整为:茵陈30 g,桂枝10 g,茯苓20 g,猪苓15 g,泽泻15 g,炒白术15 g,柴胡30 g,黄芩15 g,法半夏15 g,生姜15 g,人参10 g,大枣10 g,炙甘草15 g,当归15 g,川芎10 g,白芍15 g,蒸附片15 g,厚朴15 g,佛手15 g,香橼皮15 g,炙龟板10 g,炙鳖甲10 g,谷麦芽20 g,红曲6 g。

上方加水14小碗,约1800 mL,浸泡1 h,小火煎煮1 h,去渣。分6次温服,每天3次,2天1剂。共6剂。

嘱继续服用抗病毒药,停其他西药,休息,清淡饮食。

12月4日复诊:面色暗黑,皮肤及巩膜仍黄染,腹胀减轻,小便黄,精神好转,双下肢水肿消除,饮食尚可,大便正常,全身皮肤生红色丘疹、痒甚。舌质边尖红、苔薄微黄,脉沉细。在我院复查肝功能:总胆汁酸:150 μmol/L,谷草转氨酶:255 U/L,丙氨酸氨基转移酶:140 U/L,乳酸脱氢酶:614 U/L,白蛋白:38 g/L,总胆红素:65.9 μmol/L。肾功能:正常。B超:肝硬化;胆囊水肿,胆汁瘀积,结石;胆囊壁毛糙。腹腔积液(最大深度2.8 cm)。更方为茵陈五苓散合小柴胡汤合当归芍药散合金匮肾气丸加减:茵陈30 g,桂枝10 g,茯苓20 g,猪苓15 g,泽泻15 g,炒白术15 g,柴胡30 g,黄芩15 g,法半夏15 g,生姜15 g,人参10 g,大枣10 g,炙甘草15 g,当归

15 g,川芎 10 g,白芍 15 g,蒸附片 15 g,干生地 35 g,山药 15 g,山茱萸 15 g,牡丹皮 10 g,炙鳖甲 10 g,炙龟板 10 g,鸡矢藤 15 g,石菖蒲 15 g,谷麦芽 20 g,红曲 6 g,地肤子 15 g,白鲜皮 15 g,荆芥 10 g,薄荷 10 g,防风 10 g。

上方加水 14 小碗,约 1800 mL,浸泡 1 h,小火煎煮 1 h,去渣。分 6 次温服,每天 3 次,2 天 1 剂。共 6 剂。

嘱继续服用抗病毒药,休息,清淡饮食。

12 月 17 日复诊:服上方后,面色逐渐转为淡红色,全身及巩膜黄染变淡,腹胀减轻,双下肢水肿消除,左下肢疼痛减轻,精神转佳,全身皮肤疹子减少,饮食尚可,口干口苦,小便微黄,大便正常。舌质边尖红、苔薄微黄,脉沉弱。更方为:茵陈 30 g,桂枝 10 g,茯苓 20 g,猪苓 15 g,泽泻 15 g,炒白术 15 g,柴胡 30 g,黄芩 15 g,法半夏 15 g,生姜 15 g,人参 10 g,大枣 10 g,炙甘草 15 g,当归 15 g,川芎 10 g,白芍 15 g,蒸附片 15 g,干生地 25 g,山药 25 g,山茱萸 25 g,牡丹皮 15 g,炙龟板 10 g 炙鳖甲 10 g,鸡矢藤 15 g,石菖蒲 10 g,谷麦芽 15 g,荆芥 15 g,防风 15 g,地肤子 15 g,白鲜皮 15 g,红曲 6 g。

上方加水 14 小碗,约 1400 mL,浸泡 1 h,小火煎煮 1 h,去渣。分 6 次温服,每天 3 次,2 天 1 剂。共 5 剂。

嘱继续服用抗病毒药,休息,清淡饮食。

12 月 26 日复诊:服上方后,面色灰黑变淡,转为淡红色,全身及巩膜轻度黄,腹胀消失,双下肢水肿消除,左下肢疼痛减轻,全身皮肤丘疹减少,精神佳,小便微黄,大便稀溏。舌质边尖红、苔黄微厚,左脉弦细、右脉沉。

在原方基础上加薏苡仁 20 g,筠姜 10 g。

煎服法同上,共 7 剂。

嘱继续服用抗病毒药,休息,清淡饮食。

2021 年 1 月 12 日复诊:服上方后,面部转红润,精神转佳,体重增加,全身及巩膜黄染消失,饮食、二便正常,失眠、易惊醒。舌质边尖红、苔微黄,脉沉弱。在我院复查肝功能:总胆汁酸:8.0 μmol/L,丙氨酸氨基转移酶:58 U/L,谷草转氨酶:85 U/L,白蛋白:27.8 g/L,总胆红素:41.4 μmol/L。B 超提示:肝硬化,肝脏囊肿,胆囊积液,胆结石。去茵陈五苓散,更方为小柴胡汤合当归芍药散合金匮肾气丸加减:柴胡 30 g,黄芩 15 g,法半夏 15 g,生姜 15 g,人参 10 g,大枣 10 g,炙甘草 15 g,当归 15 g,川芎 10 g,白芍 15 g,白术 15 g,茯苓 15 g,泽泻 15 g,蒸附片 15 g,桂枝 10 g,干生地 35 g,山药 25 g,山茱萸 25 g,牡丹皮 15 g,炙龟板 10 g,炙鳖甲 10 g,鸡矢藤 15 g,石菖蒲 10 g,谷麦芽 15 g,莱菔子 15 g,红曲 6 g。

上方加水 14 小碗,约 1800 mL,浸泡 1 h,小火煎煮 1 h,去渣。分 6 次温服,每天 3 次,2 天 1 剂。

嘱继续服用抗病毒药,休息,清淡饮食。

以上方为主,服至 4 月 4 日复查肝功能:肝功能已正常,丙氨酸氨基转移酶:40 U/L,谷草转氨酶:72 U/L,白蛋白:36.7 g/L,总胆红素:26.5 μmol/L。B 超提示:肝硬化改变,胆囊壁毛糙。

嘱继续服用抗病毒药,继续服用中成药:小柴胡颗粒、金匮肾气丸、小建中片,不能劳累,定时复查肝功。

按：本案患者，以目黄、身黄、小便黄，其色暗为表现，当属"阴黄"范畴，其病机为湿重于热，当以茵陈五苓散主之。又有形体消瘦，面色灰黑，恶寒，腹部胀满，小便不利，双下肢凹性水肿等症，与本章之"黑疸"相吻合。"黑疸"乃"女劳疸"发展而成，因房劳过度，损伤脾肾，湿热内蕴兼瘀血而成，属虚实挟杂证，治当扶正祛邪，即健脾补肾、除湿化瘀。以真武汤合当归芍药散，温肾健脾、养血活血、化气利水。还有口苦口干，身软，乏力，不思饮食，舌质边尖红、苔黄厚，脉弦细等反应，当为少阳证，故选用小柴胡汤清宣郁热、和胃益气、生血养阴、疏利三焦。本案病机复杂，当属脾肾阳虚、湿邪内蕴、湿郁化热、肝郁血瘀所致，故以茵陈五苓散利湿退黄，以小柴胡汤疏利肝胆、健脾和胃，以当归芍药散养血活血利湿，以真武汤温肾化气行水。加佛手、香橼皮行气舒肝，加龟板、鳖甲软坚散结、活血化瘀，加厚朴、砂仁、鸡矢藤、谷麦芽、红曲化湿理气、消食开胃。诸药合用，与本案病机相合，故能奏效。

第二诊：服用首诊方药后，腹胀满、双下肢水肿减轻，精神转佳。效不更方，适当调整原方剂量，改为2天1剂。

第三诊：皮肤及巩膜黄染减轻，腹胀减轻，双下肢水肿消除，精神好转，在原方基础上，以八味肾气丸更替真武汤，阴阳双补、生气化精。其皮肤出现红色丘疹、瘙痒，为湿热之邪，由里出表之征，治当因势利导，故加解表祛风、利湿止痒之地肤子、白鲜皮、荆芥、防风、薄荷。

第四诊：服上方药后，诸症减轻，继续原方药。

第五诊：诸症进一步减轻。大便稀溏，原方加筠姜、薏苡仁，加强温中除湿之功。

第六诊：全身及巩膜黄染消除，面色转红润，体重增加，精神佳，饮食及大小便正常。复查肝功能、腹部B超检查，肝功能明显改善。原方药去茵陈五苓散，继续小柴胡汤、当归芍药散、八味肾气丸三方合方加减治疗，以巩固疗效。

第七诊：临床诸症消除，复查肝功正常，临床治愈。后继续服用抗病毒药和中成药（小柴胡颗粒、小建中片、金匮肾气丸）。嘱不能劳累，适当休息，定时复查肝功、乙肝病毒定量、肝脏B超检查等。

十、表虚黄疸之桂枝加黄芪汤方证

【原文】

诸病黄家，但利其小便。假令脉浮，当以汗解之，宜桂枝加黄芪汤主之。方见第十四章《水气病脉证治》中。

【注解】

本条论述湿热黄疸的正治法则及表虚黄疸的治法。黄疸病的原因较多，但以湿热内蕴为主，小便通利有利于排除湿邪，使热无所依则亦可随之而去。故仲景提出"诸病黄家，但利其小便"的正治法则。若黄疸见恶寒发热、脉浮、自汗等症，则属卫气不固、营卫不和、湿郁肌表，治以桂枝加黄芪汤调和营卫，益气祛湿。

【按】

（1）表实无汗之黄疸，用麻黄连翘赤小豆汤。如《伤寒论》第262条曰："伤寒瘀热在里，身必黄，麻黄连翘赤小豆汤主之。"

(2)参见第十四章《水气病脉证治》中"十二、黄汗与历节、劳气病鉴别及桂枝加黄芪汤方证"相关内容。

十一、少阳黄疸之小柴胡汤方证

【原文】

诸黄,腹痛而呕者,宜柴胡汤。必小柴胡汤,方见呕吐中。

【注解】

本条论述黄疸见少阳证的证治。诸黄,为多种原因所致黄疸,若见腹痛而呕吐、往来寒热、胸胁苦满等症,是邪在少阳,治宜和解少阳、舒肝和胃,方用小柴胡汤。

【按】

(1)如见黄疸、往来寒热,呕吐、下利,心下急或胸胁硬满、疼痛者,为少阳阳明合病所致黄疸,可用大柴胡汤和解少阳、泻下里实。

(2)如腹痛甚者,小柴胡汤加芍药;如苔黄厚者,小柴胡汤合茵陈五苓散。

【小柴胡汤方证解析】

1.方剂组成

柴胡半斤,黄芩、人参、甘草(炙)、生姜(切)各三两,大枣(擘)十二枚,半夏(洗)半升。

2.用法

上七味,以水一斗二升,煮取六升,去滓,再煎取三升,温服一升,日三服。

3.参考处方

柴胡45 g,黄芩18 g,人参15 g,炙甘草15 g,生姜15 g,大枣(擘)15 g,清半夏20 g。

上7味,以冷水1200 mL,浸泡1 h,煎开锅后40 min,取汤800 mL。去渣,再煎汤30 min,取液600 mL,温服200 mL,日3次。舒散气机时,柴胡可适当减量,其余药按比例减量。

4.方解

柴胡苦平,《神农本草经》谓其治心腹、肠胃中结气、饮食积聚、寒热邪气、推陈致新,是一散气行滞的解热药,而有治胸胁苦满的特能,方中用为主药,主用于少阳邪热、气机郁结者;佐以黄芩除热止烦,加半夏、生姜逐饮止呕,人参、大枣、甘草补中以滋津液。病之所以传入少阳,主要是胃气不足、气血亏虚。补中滋液,实是扶正祛邪的要着,故徐灵胎谓"小柴胡汤之妙在人参",此言一语中的。

5.仲景对此方证的其他论述

(1)《金匮要略·妇人产后病》第1条:"问曰:'新产妇人有三病,一者病痉,二者病郁冒,三者大便难,何谓也?'师曰:'新产血虚,多汗出,喜中风,故令病痉;亡血复汗,寒多故令郁冒;亡津液胃燥,故大便难。产妇郁冒,其脉微弱,呕不能食,大便反坚,但头汗出。所以然者,血虚而厥,厥而必冒,冒家欲解,必大汗出。以血虚下厥,孤阳上出,故头汗出。所以产妇喜汗出者,亡阴血虚,阳气独盛,故当汗出,阴阳乃复。大便坚,呕不能食,小柴胡汤主之。病解能食,七八日更发热者,此为胃实,大承气汤主之。'"

注解:痉、郁冒、大便难,为新产妇人常见的3种病。这是由于新产血虚、多汗出而易外感、血少津虚,再感外邪,故会病痉;新产亡血复汗,再感受寒邪,故令郁冒;亡津液、胃中燥,故大便难。

"郁冒"即昏冒不省,俗谓为新产血晕。其脉微弱,为血虚之候,胃中有饮故呕不能食;津液不下,故大便反坚但头汗出。血虚饮逆则四肢厥冷,厥冷者,同时也必郁冒。大便坚,呕不能食,为柴胡汤证,故以小柴胡汤主之。冒家欲解,必大汗出者,暗示郁冒本虚,服小柴胡汤后当战汗而解。

服小柴胡汤后,病即解而能食。若七八日后又发热者,此为胃中实,宜以大承气汤主之。

按:新产妇人,由于亡血多汗,易感外邪,往往有痉、郁冒、大便难 3 种病的发作。首段即说明三者之所以出现的道理。二段专论郁冒的证治,其实是承首段概括三病的治法,但只以三证中郁冒为主,特着重说明其发病原因和服小柴胡汤后必致瞑眩、战汗而解的理由。文中虽未明言痉,但痉与郁冒往往同时存在。

(2)《金匮要略·妇人产后病》附方(一):"《千金》三物黄芩汤,治妇人在草蓐,自发露得风,四肢苦烦热,头痛者,与小柴胡汤;头不痛,但烦者,此汤主之。"

注解:妇人于临产时以身露被风,因致四肢苦烦热而头痛者,可予小柴胡汤;若头不痛,但四肢苦烦热者,三物黄芩汤主之。

按:产后中风,由于失治使病久不解,因致烦热。若兼见头痛者,予小柴胡汤即解。如头不痛但烦热者,已成劳热,宜三物黄芩汤主之。从以上可以看出,小柴胡汤为太阳病初传少阳的主治方,但其为用并不只限于此,故不论伤寒或杂病,凡有其证,均宜用之。

(3)《伤寒论》第 37 条:"太阳病,十日以去,脉浮细而嗜卧者,外已解也。设胸满胁痛者,与小柴胡汤。脉但浮者,与麻黄汤。"

注解:太阳病,时已 10 天,见脉细而嗜卧,为邪祛而正衰,表明外已解,当以桂枝汤可愈。如此时出现胸满胁痛,为太阳病转为少阳病,应以小柴胡汤和解少阳。如脉还浮紧、无汗、身疼痛者,不论时间长短,有是证,仍用是方,还是以麻黄汤发汗解表。

(4)《伤寒论》第 96 条:"伤寒五六日中风,往来寒热,胸胁苦满,嘿嘿不欲饮食,心烦喜呕,或胸中烦而不呕,或渴,或腹中痛,或胁下痞硬,或心下悸、小便不利,或不渴、身有微热,或咳者,小柴胡汤主之。"

注解:太阳伤寒或中风,常于五六日时传入半表半里而发少阳病。往来寒热,是少阳发热特征。胸胁苦满,即胸胁甚满之意,为少阳气结证。嘿嘿不欲饮食,即精神郁闷,常默默然而不欲食也,是中焦虚、运化无力之候。心烦喜呕:心烦,为少阳邪热扰乱心神所致;喜呕,为中焦虚、水饮上逆之征。或者心烦不呕,为少阳邪热所致,或干于胃则渴,或干于肠则腹中痛,或干于肝脾则胁下痞硬,或干于心肾则心下悸、小便不利,或邪未犯里故不渴、表还未罢而身微热,或干于肺则咳,宜小柴胡汤主之。

按:往来寒热、胸胁苦满、嘿嘿不欲饮食、心烦喜呕为小柴胡汤的"四大主症",或以下均属不定的客症,主症治则客症自除,故无论客症如何,均宜小柴胡汤主之。方后原有加减法,可能为后人所附,仅作参考。

(5)《伤寒论》第 97 条:"血弱气尽,腠理开,邪气因入,与正气相搏,结于胁下。正邪分争,往来寒热,休作有时,嘿嘿不欲饮食。脏腑相连,其痛必下,邪高痛下,故使呕也。小柴胡汤主之。服柴胡汤已,渴者,属阳明,以法治之。"

注解:伤寒病初期,邪气交争于皮毛,此即太阳病在表的一段病理过程。若精气已不足,拒邪于外,则退而卫于内,以是体表的血弱气尽、腠理遂开,邪因乘虚进入半表半里,与正气相搏结于胁下,因而胸胁苦满,此即转为少阳病的病理阶段。正邪分争,即正邪相拒的意思,正进邪退,病近于表则恶寒;邪进正退,病近于里则恶热。如此邪正斗争,则见寒热往来。中焦虚、气血津液不足,故嘿嘿不欲饮食。胸胁之处,上有心肺,旁及肝脾,下接胃肠,故谓脏腑相连。热激里饮则腹痛,胸胁在腹上,因谓为邪高痛下。上邪下饮,故使呕也,宜小柴汤主之。若服小柴胡汤上证解而消渴者,则转属阳明病,应依阳明病的方法随证治之。

按:此承上条,进一步阐明病之所以传入少阳及其发作小柴胡证的原因,由此可见,小柴胡汤为少阳病的主治方。

(6)《伤寒论》第99条:"伤寒四五日,身热恶风,颈项强,胁下满,手足温而渴者,小柴胡汤主之。"

注解:伤寒四五日,常为病传少阳的时期。身热恶风为太阳病未罢。脖子两侧为颈,后则为项,颈强属少阳,项强属太阳。胁下满为少阳柴胡证,手足温而渴属阳明。此三阳并病,证见以少阳证为主,宜以小柴胡汤主之。

按:少阳病不可发汗或吐下,故三阳并病则取治少阳,此亦定法。外感此证多有依据经验。口舌干而渴者,以小柴胡加石膏汤为佳。

(7)《伤寒论》第100条:"伤寒,阳脉涩,阴脉弦,法当腹中急痛,先与小建中汤,不差者,小柴胡汤主之。"

注解:涩为津血虚,阳脉涩,即脉浮涩,为表虚荣卫不和。弦为寒,阴脉弦,即脉沉弦,为里虚有寒。伤寒得此脉,腹中当急痛,宜先予小建中汤;不瘥者,谓服小建中汤后,而病未全治,当已转属少阳,宜小柴胡汤主之。

按:脉浮涩而沉弦,为小建中汤与小柴胡汤共有之脉,但腹中急痛,为小建中汤所主,而柴胡证不常见。先予小建中汤,不只是治腹中急痛,而且也因表虚里实,津液自和,使表证自汗而解。假设不愈,知已转属少阳,当以小柴胡汤主之。

(8)《伤寒论》第101条:"伤寒中风,有柴胡证,但见一证便是,不必悉具。凡柴胡汤病证而下之,若柴胡证不罢者,复与柴胡汤,必蒸蒸而振,却复发热汗出而解。"

注解:无论伤寒或中风,若已传少阳而有柴胡证,但见其"四症"中的一症,便可予小柴胡汤,不必诸症具备。"蒸蒸而振",谓先蒸蒸觉热,随即振栗恶寒的样子。凡小柴胡汤证而误下之,若柴胡证未罢者,宜予小柴胡汤,其人必蒸蒸而振,后即发热汗出而解。

按:太阳病初传少阳,柴胡证往往四症不备,只备一证,即可用小柴胡汤,不必悉具,临证注意。蒸蒸而振,却发热汗出而解,即所谓"战汗",为一种瞑眩状态,久病或误治后,病实人虚,药如中病,往往发作瞑眩,不可不知。

(9)《伤寒论》第103条:"太阳病,过经十余日,一反二三下之,后四五日,柴胡证仍在者,先与小柴胡。呕不止,心下急,郁郁微烦者,为未解也,与大柴胡汤,下之则愈。"

注解:心下急,指胃脘有不宽快的痞塞感。太阳病经过十余日,本已传少阳而有柴胡证,医未予柴胡汤,反二三下之,后四五日,若柴胡证未罢者,宜先予小柴胡汤。若呕不止,心下急、郁郁微烦者,此为误下,病已半陷入阳明之里,故未全解,以大柴胡汤下之即愈。

(10)《伤寒论》第 104 条："伤寒 13 天不解,胸胁满而呕,日晡所发潮热,已而微利。此本柴胡证,下之以不得利,今反利者,知医以丸药下之,此非其治也。潮热者,实也。先宜服小柴胡汤以解外,后以柴胡加芒硝汤主之。"

注解:太阳伤寒已十三日不解,胸胁满而呕为少阳柴胡证,日晡所发热为阳明里实证。此属少阳阳明并病,本大柴胡汤证,如予大柴胡汤下之,则里外当俱解。用大柴胡汤后,此证而不得有利,今反利者,是医以其他丸药大下之,为误治之过。今潮热仍然里实,故宜先予小柴胡汤以解其外,而后再予柴胡加芒硝汤解外兼攻其里。

按:"先宜服小柴胡汤以解外",是指半表半里的少阳证,不要误以为是太阳表证。

(11)《伤寒论》第 144 条："妇人中风,七八日续得寒热,发作有时,经水适断者,此为热入血室,其血必结,故使如疟状,发作有时,小柴胡汤主之。"

注解:妇人患太阳中风证,于七八日时,又续得往来寒热发作有时,值来潮的月经适于此时而中断,此为邪热乘往来之虚而入血室,经血即热而中断,故使寒热如疟状而发作有时,宜小柴胡汤主之。

(12)《伤寒论》第 149 条："伤寒五六日,呕而发热者,柴胡汤证具,而以他药下之,柴胡证仍在者,复与柴胡汤。此虽已下之,不为逆,必蒸蒸而振,却发热汗出而解。若心下满而硬痛者,此为结胸也,大陷胸汤主之。但满而不痛者,此为痞,柴胡不中与之,宜半夏泻心汤。"

注解:蒸蒸而振,即蒸蒸发热,同时并振战恶寒的意思,亦即所谓战汗的瞑眩状态。

伤寒五六日,常为病传少阳的时期,呕而发热,则为柴胡汤证已备,而医以他药下之,若柴胡证还在者,可复予柴胡汤,此虽已下之,而不为逆,其人必蒸蒸而振,遂即发热汗出而解。若下后心下满而硬痛者,则已成结胸,宜以大陷胸汤主之。若只心满而不痛者,则为痞,此非柴胡汤所宜,宜半夏泻心汤主之。

按:此述少阳柴胡汤证误下后的变证,可再予柴胡汤而愈、可致结胸证、可为痞证,并提出小柴胡汤证、大陷胸汤证、半夏泻心汤证的鉴别法。

(13)《伤寒论》第 229 条："阳明病,发潮热,大便溏,小便自可,胸胁满不去者,与小柴胡汤。"

注解:阳明病并少阳病者,阳明病,虽发潮热,但大便溏,而小便自可,不可攻下。此胸胁满不去,则柴胡汤证还在,故以小柴胡汤主之。

(14)《伤寒论》第 230 条："阳明病,胁下硬满,不大便而呕,舌上白苔者,可与小柴胡汤,上焦得通,津液得下,胃气因和,身濈然汗出而解。"

注解:阳明病,虽不大便,但舌苔白而不黄,热未尽入里。胁下硬满而呕,更是柴胡之证,此亦少阳阳明并病,故可予小柴胡通其上焦,则津液得下,胃气自和。上下既通,表里气畅,故身当濈然汗出而解。

(15)《伤寒论》第 231 条、第 232 条："阳明中风,脉弦浮大而短气,腹都满,胁下及心痛,久按之气不通,鼻干不得汗,嗜卧,一身及目悉黄,小便难,有潮热,时时哕,耳前后肿,刺之小差,外不解,病过十日,脉续浮者,与小柴胡汤。脉但浮,无余证者,与麻黄汤。若不尿,腹满加哕者,不治。"

注解:弦为少阳脉,浮为太阳脉,大为阳明脉。短气、腹都满、胁下及心痛、久按之气不通属少阳证,鼻干属阳明证,不得汗属太阳证,嗜卧属少阳证,一身及目悉黄、小便难为黄疸病,有潮热、时时哕属阳明证,耳前后肿属少阳证。据以上的脉证,系三阳合病且并发黄疸和腹水。刺之小瘥,谓经过针刺治疗证稍减轻。病过 10 天而脉仍续浮者,可予小柴胡汤。若脉但浮而无余证者,可予麻黄汤。若上之腹水证,虽利其小便而终不尿,腹仍满,并加哕逆不已,是胃气衰败之象,故谓不治。

(16)《伤寒论》第 266 条、第 267 条:"本太阳病不解,转入少阳者,胁下硬满,干呕不能食,往来寒热,尚未吐下,脉沉紧者,与小柴胡汤。若已吐下发汗温针,谵语,柴胡汤证罢,此为坏病,知犯何逆,以法治之。"

注解:本由于太阳病不解而转入少阳者,为一般常现胁下硬满、干呕不能食、往来寒热的小柴胡汤证,若还未经吐、下等误治,便脉沉紧而有里实象者,予小柴胡汤即治;若已经吐、下、发汗、温针等误治因而发谵语者,柴胡证已罢,则已成误治的坏病,宜详审其所犯何逆,依法治之。

(17)《伤寒论》第 379 条:"呕而发热者,小柴胡汤主之。"

注解:呕吐而且发热者,宜小柴胡汤主之。

(18)《伤寒论》第 394 条:"伤寒差以后,更发热,小柴胡汤主之。脉浮者,以汗解之;脉沉实者,以下解之。"

注解:伤寒病愈后,由于不善摄生,而又发热者,一般多宜小柴胡汤主之。若脉浮者,为病在表,宜以发汗法解之;脉沉实者,为有宿食,宜用通下法解之。

6.辨证要点

依据以上条文论述,其辨证要点可归纳为:①舌红或边尖红、苔薄黄或白,脉弦细。②往来寒热,胸胁苦满,嘿嘿不欲饮食,心烦喜呕,或胸中烦而不呕,或渴,或腹中痛,或胁下痞硬,或心下悸小便不利,或不渴身有微热,或咳者。③无论伤寒或中风,有柴胡证,但见四主症中的一症便是,不必悉具。④太阳病,脉浮细,嗜卧而胸满胁痛者。⑤伤寒四五日,身热恶风,颈项强,胁下满,手足温而渴者。⑥热入血室,经水适断,寒热如疟状者。⑦阳明发潮热,大便溏,小便自可,胸胁满不去者。⑧阳明病胁下硬满,不大便而呕,舌上白苔者。⑨伤寒瘥以后更发热者。⑩诸黄腹痛而呕者。⑪妇人产后痉,郁冒,大便难而呕不能食者。⑫四肢苦烦而头痛者。

7.临床运用

(1)黄疸、腹痛而呕者。

(2)外感、小柴胡汤表解而烧不退、口干舌燥者,加石膏。

(3)治小柴胡汤证咽痛,或排痰困难者加桔梗;若口舌干燥,宜加生石膏。

(4)治小柴胡汤证而哕逆,或干嗽频发者,加橘皮;若口舌干燥,宜加生石膏;排痰困难,宜加桔梗、栝蒌。

(5)治小柴胡汤证而腹挛痛者,加芍药。

(6)小柴胡证,干呕、头痛者,加吴茱萸汤。此即小柴胡汤与吴茱萸汤合方,故治二方的合并证。

(7)治小柴胡汤证,大便溏,或身浮肿而小便不利者,加茯苓、白术。

(8)治小柴胡汤证,胸胁满而烦,小便黄赤者,加丹参、茵陈。肝炎患者常见本方证,小儿尤多。

(9)肝脾肿大、肝囊肿者,加牡蛎、丹参。

(10)颈淋巴结肿大或者结核,加蜈蚣、夏枯草、浙贝母。

(11)腮腺炎,加蛇蜕、蒲公英。

(12)盗汗阳证者,加石膏。

(13)斜视、复视,加菊花。

(14)小儿手足口病,合甘草泻心汤。

(15)小柴胡汤证,咳嗽、咯黄痰不爽者,阳明少阳合病,合小陷胸汤。

(16)急性甲状腺炎,甲状腺红肿疼痛者,加石膏、牡蛎、夏枯草。

(17)鼻炎、扁桃体炎、咽炎,见小柴胡汤证者。

(18)见小柴胡汤证,荨麻疹者。

(19)脱发、口苦胸满者,阳明少阳合病,合葛根芩连汤。

(20)老年体虚感冒、产后恶寒发热、汗出、不思饮食、身疼痛者,太阳少阳合病,合桂枝汤。

(21)急慢性中耳炎、耳道炎、乳突炎,见小柴胡汤证者,发热、口干,加石膏、桔梗。

(22)失眠、心烦、夜间易惊醒,见小柴胡汤证者,合栀子豉汤。

(23)经期精神病发作者,合桂枝茯苓丸或桃核承气汤或者抵当汤。

(24)肝硬化,见小柴胡汤证者,合当归芍药散。

(25)咳喘、背冷、胸满、乏力、不思饮食、口干苦者,合苓甘五味姜辛夏杏汤。

(26)咳喘、咯黄痰不爽、咽喉不利、胸满胁痛者,合半夏厚朴汤。

(27)水肿,胸胁苦满者,合五苓散。

(28)胸背部、胸胁下毛囊炎或者痤疮者,随证合小青龙汤,或者大青龙汤,或者葛根汤。

(29)背部、胸胁部带状疱疹,随证合大青龙汤、麻黄连翘赤小豆汤、葛根汤,合麻辛附。

(30)妊娠呕吐,见小柴胡汤证,加砂仁、香附。

(31)恶寒发热、无汗、咳嗽、气喘、背冷、胸胁痞满、乏力、不思饮食者,合小青龙汤;口干欲饮者,加石膏。

(32)老年人习惯性便秘,见小柴胡汤证,加火麻仁、炙大黄。

(33)慢性腹泻、大便不爽者,少阳太阴合病,合人参汤。

(34)经期发热者。

(35)月经量少、经行带下黄者,合当归芍药散。

【临床案例】

案1:患者张某,男,80岁,仪陇县城人,2021年7月10日以"上腹胀满,咳嗽1周"就诊。

1周前,因外感出现上腹胀满,恶寒发热,口干口苦,乏力,不思饮食,咳嗽、咯白色稠痰,咽喉不利等,在院外中医治疗(用药不详),疗不显,故来我处求治。

刻诊:上腹胀满,恶寒发热,口干口苦,乏力,不思饮食,咳嗽、咯白色稠痰,咽喉不利等,舌质淡红、苔白厚微腻,脉弦。

中医辨证:太阳少阳太阴合病。

拟小柴胡汤合五苓散合半夏厚朴汤加味:柴胡30 g,黄芩15 g,姜半夏15 g,生姜15 g,党参15 g,大枣10 g,炙甘草8 g,桂枝15 g,茯苓15 g,猪苓15 g,泽泻15 g,炒白术15 g,厚朴15 g,紫苏叶20 g,杏仁10 g,桔梗10 g。

上方加水 8 小碗,约 1200 mL,浸泡 1 h,小火煎煮 1 h,去渣。分 3 次温服,每天 1 剂。共 3 剂。

7 月 13 日复诊:服上方后,诸症减轻,舌质淡红、苔薄白,脉弦细。拟柴胡桂枝汤合半夏厚朴汤加杏仁、桔梗:柴胡 30 g,黄芩 15 g,姜半夏 15 g,生姜 15 g,党参 15 g,大枣 10 g,炙甘草 8 g,桂枝 15 g,白芍 15 g,厚朴 15 g,紫苏叶 20 g,杏仁 10 g,桔梗 10 g。

煎服同上,共 3 剂。

7 月 18 日电话随访:诸症消失而愈。

按:患者表现恶寒发热、口干口苦、乏力、不思饮食,舌质淡红、脉弦,为少阳小柴胡汤方证。上腹胀满,舌苔白厚而腻,此为水饮停于心下所致。如《伤寒论》第 156 条曰:"本以下之,故心下痞,与泻心汤;痞不解,其人渴而口燥、烦,小便不利者,五苓散主之",即水饮停于心下(上腹部)所致之"水痞",以五苓散主治之。本案之"上腹胀满",为水饮停于心下之"水痞",故用五苓散解表散寒、化气行水。又咳嗽、咯白色稠痰、咽喉不利,为肺气不宣、痰气交阻于咽喉所致,故用半夏厚朴汤加杏仁、桔梗宣肺化痰、开结利咽。三方合用,与本病病机相合,故而效验。

第一次复诊:服上方后,诸症减轻,舌苔变薄白,脉弦细。此为水饮已除,故去五苓散,改为桂枝汤,调和营卫、解肌祛风。用柴胡桂枝汤合半夏厚朴汤加杏仁、桔梗,解肌祛风、调和营卫、和解少阳、宣肺利气、化痰止咳,服后诸症消失而愈。

案 2:患者黄某,男,64 岁,仪陇新政镇人,2018 年 11 月 23 日以"目黄、身黄、小便黄 1 周"就诊。

1 周前,病员出现目黄、身黄、小便黄,伴背心疼痛,在某医院就诊,B 超提示:肝内胆管多个结石、肝囊肿。病员住院治疗 1 周,无缓解,经人介绍来我处求中医治疗。

刻诊:双目、全身黄如橘色,小便亦黄,背心疼痛,无厌油、厌食、乏力等症,舌质淡红、苔薄白,右脉浮大、左脉弦细。我院肝功检查:肝炎抗体:阴性;肝功能:谷丙转氨酶:625 U/L,谷草转氨酶:358 U/L,总胆红素:113.6 μmol/L,直接胆红素:68.9 μmol/L,间接胆红素:44.7 μmol/L。西医诊断为肝内胆管结石、肝功能损害。

中医辨证:太阳阳明少阳合病。

拟小柴胡汤合麻黄连翘赤小豆加减:柴胡 65 g,黄芩 25 g,生半夏(洗)35 g,党参 30 g,大枣 20 g,炙甘草 30 g,生姜 30 g,麻黄 20 g,连翘 30 g,赤小豆 50 g,杏仁 20 g,桑白皮 30 g,金钱草 30 g,玄胡 30 g,香附 20 g,郁金 30 g,茵陈 60 g。

上方加水 14 小碗,约 1800 mL,浸泡 1 h,中火煎煮 1 h,并去上沫,去渣。分 6 次温服,每天 3 次,2 天 1 剂。共 2 剂。

11 月 27 日复诊:服上方后,黄疸明显减轻,小便变淡黄,背心疼痛消失。舌质淡红、苔白微厚,原方加鸡矢藤、威灵仙、茯苓各 30 g,加强健胃消食、淡渗利湿作用。

柴胡 65 g,黄芩 25 g,生半夏(洗)35 g,党参 30 g,大枣 20 g,炙甘草 30 g,生姜 30 g,麻黄 20 g,连翘 30 g,赤小豆 50 g,杏仁 20 g,桑白皮 30 g,金钱草 30 g,玄胡 30 g,香附 20 g,郁金 30 g,茵陈 60 g,鸡矢藤 30 g,威灵仙 30 g,茯苓 30 g。

煎服法同前,共 5 剂。

12 月 8 日复诊:服上方后,病员目黄、身黄、小便黄明显减轻,述夜尿多,每夜 3～4 次,泛吐清水,大便稀溏,舌质淡、苔薄白,脉沉细。

中医辨证:少阳太阴少阴合病。

拟柴胡桂枝干姜汤合八味肾气丸加味:柴胡 65 g,黄芩 25 g,桂枝 30 g,筠姜 30 g,生牡蛎 30 g,花粉 45 g,炙甘草 30 g,蒸附片 30 g,茯苓 30 g,干生地 45 g,淮山药 30 g,山茱萸 45 g,牡丹皮 30 g,泽泻 30 g,金钱草 30 g,玄胡 30 g,郁金 30 g,鸡矢藤 30 g,威灵仙 30 g。

上方加水 14 小碗,约 1800 mL,浸泡 1 h,中火煎煮 1 h,去渣。分 6 次温服,每天 3 次,2 天 1 剂。共 6 剂。

12 月 20 复诊:服上方后,黄疸全部消退,口吐涎沫,大便溏等症减轻。肝功能各指标均正常,肝脏 B 超提示:肝内胆管结石消除,肝囊肿大小约为 1.9 cm×1.1 cm。继续用附子理中汤,补先后天之本。

按:此案以目黄、身黄、小便黄为主要临床表现,属"黄疸"范畴。无明显的口干口苦、乏力、厌食、厌油等表现,结合腹部 B 超:肝内胆管结石、肝囊肿可知,并非病毒性肝炎,而为肝内胆管结石阻塞所致。目黄、身黄、小便黄,左脉弦细为少阳证,故以小柴胡汤和解少阳。黄疸、背心疼痛、右脉浮大,此为太阳表证兼湿郁发黄,为麻黄连翘赤小豆汤方证。如《伤寒论》第 262 条曰:"伤寒,瘀热在里,麻黄连翘赤小豆汤主之。"故以本方发寒解表、清热利湿。两方合用,与本案病机吻合,故而奏效。加金钱草、玄胡、香附、郁金、茵陈,加强疏肝利胆、利湿退黄之功。

第一次复诊:黄疸减轻、小便变淡黄、背心疼痛消失,苔微厚,原方加鸡矢藤、威灵仙、茯苓,加强健胃消食、淡渗利湿作用。服上方后,疗效明显。由是可知,中医治病之特色应是"有是证用是方""方证相应",而不必拘泥于西医的肝内胆管结石诊断。

第二次复诊:服上方后,患者目黄、身黄、小便黄等明显减轻。夜尿增多,口吐清水,大便溏,舌质淡,苔薄白,脉沉细。此为脾肾亏虚所致,故更方为柴胡桂枝干姜汤合八味肾气丸加味。

第三次复诊:服上方后,目黄、身黄、小便黄等消退。B 超显示:肝内胆管结石消除,肝囊肿。患者便溏、口吐涎沫,以中成药"附子理中汤"温补中焦脾土巩固之。

案 3:患者何某,男,44 岁,仪陇赛金场镇人,2018 年 10 月 10 日以"腹部胀满 1 年"就诊。

1 年前,出现腹部胀满,口干口苦,大便干燥、不爽,屁多,屁后稍减,随即又胀等症,经我院肠镜检查、腹部 B 超检查,均无异常。西医诊断为肠道功能紊乱。经多方中西医治疗(用药不详),效欠佳,经人介绍来我处求治。

刻诊:腹部胀满,口干口苦,大便干燥、不爽,屁多,屁后稍减,随即又胀,不思饮食,神差,乏力,腹部发冷。舌质淡、苔薄白,脉沉细。

中医辨证:少阳太阴少阴合病。

拟小柴胡汤合厚朴生姜半夏甘草人参汤合麻辛附汤:柴胡 65 g,黄芩 25 g,党参 30 g,生姜 90 g,大枣(撕)12 枚,炙甘草 30 g,生半夏(热水洗)50 g,厚朴 90 g,生麻黄 30 g,北细辛 30 g,蒸附片 30 g。

上方加水 14 小碗,约 1800 mL,浸泡 1 h,小火煎煮 1 h,去渣。分 6 次温服,每天 3 次。共 3 剂。

10 月 17 日复诊:上方服 3 剂后,诸症大为减轻,腹胀满大减,食欲增加,精神好转,大便 1 天 1 行,放屁减少,腹部仍发冷。又以柴胡桂枝干姜汤合厚朴生姜半夏甘草人参汤合麻辛附汤,加强温中散寒之功：柴胡 65 g，黄芩 25 g，干姜 20 g，桂枝 30 g，牡蛎 30 g，花粉 20 g，炙甘草 30 g，生半夏(热水洗)50 g，厚朴 90 g，生姜 90 g，党参 20 g，生麻黄 20 g，北细辛 20 g，蒸附片 30 g。

煎服法同前，3 剂。

10 月 25 日电话随访：服上方后，诸症消失而愈。

按：此案表现为口干口苦、大便干燥、不爽、屁多，此为少阳证，三焦不利、津液不下、胃气不和所致。《伤寒论》第 230 条曰："阳明病，胁下硬满，不大便而呕，舌上白苔者，可与小柴胡汤。上焦得通，津液得下，胃气因和，身濈然汗出而解。"故用小柴胡汤。腹部胀满、不思饮食、乏力、舌淡、腹冷，此为太阴病，脾虚湿滞、气机不畅所致，以厚朴生姜半夏甘草人参汤主之。如《伤寒论》第 66 条曰："发汗后，腹胀满者，厚朴生姜半夏甘草人参汤主之。"神差、乏力、腹冷、舌淡、脉沉细，此为少阴病。如《伤寒论》第 281 条曰："少阴之为病，脉微细，但欲寐也。"此以麻辛附，温阳散寒、托邪外出。以上三方合方，与本案病机吻合，因而效验。

第一次复诊：服前方后，腹胀满减轻，精神转佳，饮食可，大便爽利、1 天 1 行，矢气减少，但腹部仍冷，故以柴胡桂枝干姜汤易小柴胡汤，加强温中散寒之功。

服上方后，诸症消失而愈。

十二、黄疸误治成哕证

【原文】

黄疸病，小便色不变，欲自利，腹满而喘，不可除热，热除必哕。哕者，小半夏汤主之。方见第十二章《痰饮咳嗽病脉证治》中。

【注解】

本条论述黄疸病误治成哕的证治。黄疸病以湿热证多见，主症为身黄、目黄、尿黄。若小便色不变(即小便不黄)、欲自利、腹满而喘，为脾胃虚寒、湿盛阳微的寒湿发黄证，其腹满为时轻时重且喜温喜按，喘多兼少气不足以息。治当温运脾阳、散寒除湿，切记不能按黄疸湿热证施以清热利湿之法，故曰"不可除热"。若寒作热治，使脾阳更伤，则黄疸不愈而加重，且又添哕逆等症。当此时，误治成哕逆，先以小半夏汤化饮降逆、和胃止哕。哕逆止，再辨治黄疸。

【按】

小半夏汤为黄疸病误治成哕而设，属治标之法，非治黄正方。由本条反思，治疗黄疸病湿热证不可过用寒凉之剂，否则变证丛生。

十三、燥结血瘀发黄证

【原文】

诸黄，猪膏发煎主之。

猪膏发煎方：猪膏半斤，乱发如鸡子大三枚。

上二味，和膏中煎之，发消，药成，分再服，病从小便出。

【注解】

本条论述胃肠燥结血瘀的黄疸治法。本条叙症简略,当以方测症分析。"诸黄",在此处泛指萎黄病,而非指一切黄疸。猪膏发煎方中猪膏滋阴润燥,滑利胃肠;乱发活血消瘀,通利水道,两药共用,使胃肠燥结得润,瘀血得消,二便通利,病邪从大、小便而去,则痿黄自退。因此,本方所治为胃肠燥结血瘀的黄疸病。

十四、虚黄证之小建中汤方证

【原文】

男子黄,小便自利,当与虚劳小建中汤。方见第六章《血痹虚劳病脉证治》中。

【注解】

本条论述虚劳萎黄的证治。黄疸病湿热蕴结多见小便不利,而本证身黄而小便自利,治用小建中汤,可见此黄与湿无关,而属脾胃气血虚弱,不能外荣肌肤所致。小建中汤健脾益气养血,使气血充足而能外荣,则萎黄自除。

【按】

(1)本条"男子"与虚劳病篇同义,非仅限于男子,妇女月经病或产后或他病失血过多,气血虚损不能外荣亦可致此证。

(2)本条的辨证重点在于"小便自利",据此与湿热黄疸相区别。虚劳萎黄相当于较严重的贫血病,症见面色与肌肤萎黄、眼睑及爪甲苍白、目睛不黄、神疲乏力、气短懒言、不欲饮食等。将此列于本篇,目的在于鉴别诊断,示人发黄并非全属黄疸。现今临床用小建中汤治黄疸病则属对该方的扩展应用。

(3)参见第六章《血痹、虚劳病脉证治》中"十四、虚劳之小建中汤方证"相关内容。

十五、黄疸病的预后

【原文】

黄疸之病,当以十八日为期,治之十日以上瘥,反剧为难治。

【注解】

本条论述黄疸病的预后。18天为期,指出黄疸病向愈或增剧,是以18天左右为期限。黄疸病与脾密切相关。脾在五行为土,寄旺于四季末各18天,脾气当旺之时湿邪易于祛除。假如经过治疗,病情能在10天左右减轻,则黄疸易于治愈;如果10天以后病情反而加重,是邪盛正虚,则治疗较为困难,预后较差。

【按】

张仲景以18天左右推断黄疸病的愈期和预后,是对其临床经验的总结,但对此不能过分拘泥。

【原文】

疸而渴者,其疸难治;疸而不渴者,其疸可治。发于阴部,其人必呕;阳部,其人振寒而发热也。

【注解】

本条进一步论述黄疸病的预后。黄疸病见口渴,为湿热化燥伤津之征,亦说明邪气入里而热重,病势发展迅速,故曰"其疸难治"。黄疸口不渴,是病邪尚浅,湿热不盛现象,正气尚能胜邪,故曰"其疸可治"。

此条"阴部""阳部"是指表里相对而言。呕吐等症多发于里,故曰"发于阴部";恶寒发热等症多发于表,故谓"发于阳部"。

【按】

本条用口渴与不渴判断黄疸病的预后,仅以此揭示根据病邪轻重、病位深浅、病势急缓判断疾病预后的一般规律,临证还应灵活分析。

第十六章　惊悸、吐衄下血、胸满瘀血病脉证治

一、惊悸之成因

【原文】

寸口脉动而弱,动即为惊,弱则为悸。

【注解】

本条从脉象论述惊和悸的病因病机。人之心气素虚,则心神内怯,猝遇非常之变,而使心无所倚,神无所归,血气逆乱,因而寸口脉动乱失序,并见恐惧惊骇之状,故曰:动则为惊。如果心之气血两亏,心失充养,以致神虚怵惕,则寸口脉弱无力,故曰:弱则为悸。

【按】

本条通过脉象区别惊悸。惊证病轻多实,悸证病深多虚,但从临床所见,受惊必致心悸,而心悸又易发生惊恐。二者常互为因果,连续发生,故在辨证时,既要看到它们的区别,也要注意它们的联系。

二、惊悸之桂枝去芍药加蜀漆牡蛎龙骨救逆汤方证

【原文】

火邪者,桂枝去芍药加蜀漆牡蛎龙骨救逆汤主之。

【注解】

本条论述火劫致惊的治法。太阳伤寒,医以火法迫劫出汗,以致损伤心阳,阳气不化津液而成痰,痰迷心窍,故见烦躁、惊悸、卧起不安,甚者发狂等症。治以桂枝去芍药加蜀漆牡蛎龙骨救逆汤,通阳镇惊、祛痰安神。方中桂枝、甘草扶助心阳;生姜、大枣调和营卫;蜀漆除痰化饮;牡蛎、龙骨收敛神气,安定神志,以治惊狂。诸药相合,使心阳振奋,痰浊消除,则惊止而神定。

【按】

(1)本方所主证候紧急,且由火逆所致,故方名"救逆"。本条应与《伤寒论》第112条"伤寒脉浮,医以火迫劫之,亡阳,必惊狂,卧起不安者,桂枝去芍药加蜀漆牡蛎龙骨救逆汤主之"互参。《伤寒论》第114条:"太阳病,以火熏之不得汗,其人必躁,到经不解,必清血,名为火邪。"上之火邪证,桂枝去芍药加蜀漆牡蛎龙骨救逆汤主之。

(2)蜀漆即常山苗,一般药房多不备,其性味、归经、功效与常山略同,可用常山代替。蜀漆为化痰之品,心阳虚而挟痰者可用,不挟痰者不必用。

【桂枝去芍药加蜀漆牡蛎龙骨汤方证解析】

1.方剂组成

桂枝(去皮)三两,甘草(炙)二两,生姜(切)三两,大枣(擘)十二枚,牡蛎(熬)五两,蜀漆(洗,去腥)三两,龙骨四两。

2.用法

上七味,以水一斗二升,先煮蜀漆,减二升,内诸药,煮取三升,去滓,温服一升。本云:桂枝汤今去芍药加蜀漆、牡蛎、龙骨。

3.参考处方

桂枝30 g,炙甘草20 g,生姜30 g,大枣10枚,生龙骨30 g,生牡蛎45 g,蜀漆(热水洗)20 g。

上7味,以冷水800 mL,浸泡1 h,煎煮40 min,取汤600 mL,温服200 mL,日1~3服。

4.方解

本方于桂枝去芍药汤,加祛痰的蜀漆、镇惊的龙牡,故治桂枝去芍药汤证而有痰饮上逆、心悸、惊狂不安者。

5.仲景对此方证的其他论述

《伤寒论》第112条:"伤寒脉浮,医以火迫劫之,亡阳必惊狂,卧起不安者,桂枝去芍药加蜀漆牡蛎龙骨救逆汤主之。"

注解:伤寒脉浮,本宜麻黄汤发汗,而医以火迫使大汗出,乃错误之治,损伤津液,使表不解导致急剧的气上冲,并激动里饮而发惊狂,以至卧起不安者,宜以桂枝去芍药加蜀漆牡蛎龙骨救逆汤主之。

按:《伤寒论》谓:"太阳伤寒者,加温针必惊也。"本条即详述其证治。伤寒本是热证,以火助热,邪因益盛,气冲饮逆,此惊狂、奔豚之所以由来也。本方能治火劫亡阳的逆治证,故称之为"救逆汤"。

6.辨证要点

①舌淡红、苔薄白,脉浮滑或弦滑。②桂枝去芍药汤证,有痰饮惊狂者。③桂枝去芍药汤证,而心悸怔忡者。

7.临床运用

(1)桂枝去芍药汤,心中动悸者。

(2)桂枝去芍药汤证,胸腹动者。

(3)精神分裂症,烦躁不安,属阴证者。

(4)癫痫病,属阴证者。

(5)顽固性头晕、头痛,属阴者。

(6)失眠、心悸、痰多色白者。

(7)头晕、头痛、失眠、心悸、烦躁、口干口苦、大便干结,脉弦滑者,合柴胡加龙牡汤。

(8)慢支炎,咳喘、痰多色白、胸满者,合苓甘五味姜辛夏杏汤。

三、心下悸之半夏麻黄丸

【原文】

心下悸者,半夏麻黄丸主之。

半夏麻黄丸方:半夏、麻黄等份。

上二味,末之,炼蜜和丸小豆大,饮服三丸,日三服。

【注解】

本条论述水饮致悸的治法。脾不健运,寒饮内停心下,水气上凌于心,故心下动悸。同时,寒饮上凌可影响到肺或停于胃中影响到脾胃,故又可兼见喘息短气、头晕目眩、呕吐、心下痞等症。治以半夏麻黄丸,麻黄宣、半夏降,以蠲饮邪。方中用麻黄宣通肺气,以散水邪;半夏和胃降逆,以蠲寒饮。阳通饮除,动悸则愈。然而,阳气不能过分发散,停水不易速消,故以丸剂缓缓图之。

【按】

本方与苓桂术甘汤都可用于水饮上逆所致的心悸证,但二方所主之主症、病机不一样,应加以鉴别。

半夏麻黄丸,主治饮停心下、心下悸,可兼有表郁、肺气不宣,而出现咳喘、短气等。以半夏温蠲水饮、降逆止喘,麻黄宣散水饮。两药合用,一降一宣,水饮散而诸症消除。

苓桂术甘汤,主治心下水饮,心悸、短气,水饮上逆而眩晕。以茯苓、白术健脾利水;桂枝、甘草辛甘化阳、温化水饮,同时降气冲;白术、甘草健脾益中。诸药合用,健脾利水、降逆平冲,故诸症可除。

四、湿热致吐血

【原文】

夫酒客咳者,必致吐血,此因极饮过度所致也。

【注解】

本条论述酒客吐血的病机。嗜酒日久过度,酒性燥热,又熏蒸湿热,积于胃中,蒸灼于肺,肺被热伤,气不得宣降,故咳;热伤肺络,则咳血,故曰:必致吐血。

【按】

本条实质是论湿热蒸灼所致的吐血之证,故在治疗时不可专治其血,当以清热利湿为主。

五、四时气候与衄血之关系

【原文】

又曰:从春至夏衄者,太阳;从秋至冬衄者,阳明。

【注解】

本条论述四时气候与衄血的关系。衄血,这里是指鼻衄。手足太阳、阳明四经的经脉皆循行于鼻。春生夏长,阳气外浮,如阳气升发太过,阳热伤及血脉而致衄血,故春夏衄血属太阳;秋收冬藏,阳气内藏,如阳气不能收藏,甚或浮越不敛,迫血妄行也可导致衄血,故秋冬衄血属阳明。

【按】

本条指出人体阳气的升降浮沉与四时气候的变动有关,注家多以经络学说来解释本条大意。其实衄血的原因很多,外感、内伤皆可,不必拘泥,临证应审证求因以施治。

六、内伤出血之脉症

【原文】

患者面无色,无寒热。脉沉弦者,衄;浮弱,手按之绝者,下血;烦咳者,必吐血。

【注解】

本条论述内伤出血的几种脉症。"面无血色,无寒热"是本条总纲,概括衄血、下血、吐血等证候而言。"面无血色"是失血之后,血虚不能上荣,以致面色白而无华;"无寒热"是指没有发热恶寒表证,说明失血并非由于外感,而是属于内伤。衄血、下血、吐血3种失血证,病机不同,脉象亦有所不同。患者脉见沉弦,沉以候肾,弦为肝脉,由于肾虚不能涵养肝木,肝旺气升,血从上逆,则为衄血;若脉见浮弱而按之绝者,其浮为阳浮,弱为血虚,按之绝而不起,则主虚阳浮动,不能固摄下焦阴血,故见下血;如不见下血,而烦咳为甚者,是为虚阳上扰、熏灼肺胃,故必吐血。

【按】

内伤失血有虚实之分,联系《金匮》原文"血痹虚劳病篇脉证并治第六"第4、第5这2条原文所论,则知本条失血亦属虚劳所致。

七、虚寒亡血

【原文】

寸口脉弦而大,弦则为减,大则为芤,减则为寒,芤则为虚,寒虚相击,此名曰革,妇人则半产漏下,男子则亡血。

【注解】

本条论述虚寒亡血的脉象。本条在《金匮》原文"血痹虚劳病脉证并治第六"第12条中已有论述。此处专为失血立论,故去掉该条最后"失精"二字。脉弦为阳气不足,故曰"减";脉大中空为阴血不足,故曰"芤"。如此弦芤相合则脉革,主阴阳气血皆不足,以致阳虚不能固守,从而引起女子半产漏下与男子亡血等病变。

八、血证治禁与预后

(一)禁汗

【原文】

衄家不可汗,汗出必额上陷,脉紧急,直视不能眴,不得眠。

【注解】

本条论述衄家忌汗的原则及误汗后的变证。素患衄血病者,当忌用汗法,盖血汗同源,久患衄血,必致阴伤,若再发汗,则重伤其阴,致生逆变。脉为血之府,汗后伤阴,则血脉空虚,故见额上塌陷;阴血虚少,血脉不荣,则失去柔和之象,故其脉紧急;目得血而能视,阴血亏不能荣于目,掣引目睛不和,故两目直视而不能眴;汗为心液,血虚则不能养心潜阳,以致阳气不敛,故烦躁而不得眠。

【原文】

亡血不可发其表,汗出即寒栗而振。

【注解】

本条论述亡血忌汗的原则及误汗伤阳的变证。失血患者,阴血已虚,虽有表证,亦不可发汗。如若误汗,则不但更伤阴血,而且阴损及阳,阳气也随津外泄,出现血少阳虚之象。周身得不到阳气的温煦,筋脉得不到阴血的濡养,阳不能固外,阴不能内守,故寒栗而振。

【按】

本条与《金匮》原文第4条均论亡血者禁汗,但彼误汗后呈现一派伤阴之证,此误汗后却表现为阳虚之象,导致这种病机变化的原因,主要是由于人的体质有偏阴偏阳的差异。如阴本虚而更发其汗,必使阴液更伤;如阳本虚而又误汗,必使阳气更损。可见,误汗不仅伤阴,也能伤阳。因此,任何体质的出血患者都应忌汗。

(二)预后

【原文】

师曰:夫脉浮,目睛晕黄,衄未止。晕黄去,目睛慧了,知衄今止。

【注解】

本条从脉象判断衄血的预后。尺脉以候肝肾,肝肾阴虚,虚火浮动,故尺脉浮;肝热血浊上充于目睛,故目睛晕黄;肝热上蒸,迫血妄行,故见衄血;衄血更伤阴血,血少肝热更盛,晕黄就不去,此有迫血妄行之势,故知衄血不止;反之,晕黄消除者,知其肝肾虚火已降,火靖血宁,故知衄血今止。

【按】

本条中"晕黄去,目睛慧了,知衄今止",结合临床,此时脉亦平静,而无虚浮躁动之象。

【原文】

夫吐血,咳逆上气,其脉数而有热,不得卧者,死。

【注解】

本条论述吐血的预后。本证吐血与咳逆并见,其血当自肺出,即今之咯血。咳伤肺络,喘则气逆,致血随咳逆而咯出。吐血必致阴血亏虚,阴虚则火旺,虚火灼肺,肃降失常,不但吐血不止,反而加重咳逆上气。如此恶性循环,终致阴不敛阳,虚阳外浮,则见身热、脉数;虚火上浮扰动心神,故虚烦不得眠。如此发展,阴愈亏则阳愈旺,阳愈旺则阴愈损,阴阳将有离决之势,故预后险恶,属难治之证。

九、寒证吐血之柏叶汤方证

【原文】

吐血不止者,柏叶汤主之。

柏叶汤方:柏叶、干姜各三两,艾三把。

上三味,以水五升,取马通汁一升,合煮,取一升,分温再服。

【注解】

本条论述吐血属虚寒的证治。"吐血不止"非势如泉涌的吐血不止,多系患吐血病程较久或过用寒凉止血药而血仍然未止者。以方测症,知本证吐血为中气虚寒,阳不摄血,血不归经而致。治以柏叶汤,温经止血。方中柏叶止血,其性清凉而降,折其上逆之势而止血;干姜、艾叶温阳守中,温经摄血,且散虚寒;马通汁微温,引血下行而止血。四药合用,共奏温中摄血之效。

【按】

(1)临床应用柏叶汤时,多以童便代马通汁。童便性味微温、微咸,功可引火归原,导血下行,单用亦可止血。为加强止血之功,可应用柏叶、干姜、艾叶炒炭。

(2)《金匮要略心典》云:"血遇热则宜行,故止血多用凉药,然亦有气虚挟寒,阴阳不相为守,营气虚散,血亦错行者,此干姜、艾叶之所以用也。而血既上溢,其浮盛之势,又非温药所能御者,故以柏叶抑之使降,马通引之使下,则妄行之血顺而能下,下而能守也。"

十、热盛吐衄之泻心汤方证

【原文】

心气不足,吐血、衄血,泻心汤主之。

泻心汤方:亦治霍乱。

【注解】

本条论述吐血、衄血属热盛的证治。"心气不足",当依《千金要方》作"心气不定",即心烦不安之意。心火亢盛,扰乱心神则心烦不安,迫血妄行故吐血、衄血,治以泻心汤清热泻火。方中黄连、黄芩清热降火,泻心肺胃之热,血宁自止;大黄苦泻,引血下行,使气火下降,则血静而不妄行。本方能治火热上逆所致之吐血、衄血、牙龈出血者。

【按】

(1)本方与柏叶汤同治吐血,但柏叶汤主治中焦虚寒之吐血,泻心汤则治热盛之吐血。两者一寒一热,临床不难鉴别。

(2)《金匮要略新解》曰:"心气不足,是指心中阴气不足。阴不足则阳独盛,血为热迫而妄行不止。泻心汤中用大黄、黄芩、黄连,主要是清热降火,是一种釜底抽薪的办法。方名为'泻心',实则泻火,对热盛吐衄来说,泻火即能达到止血的目的。"

【泻心汤方证解析】

1.方剂组成

大黄二两,黄连、黄芩各一两。

2.用法

上三味,以水三升,煮取一升,顿服之。

3.参考处方

大黄 6 g,黄连 3 g,黄芩 6 g。

上 3 味,先冷水 300 mL,煎取 100 mL 温服,再续水煎 1 次温服。

4.方解

大黄伍以除热解烦的黄连、黄芩泻热降逆、清热血止。古人以心主火,故名泻心汤。

5.辨证要点

①舌红、苔黄,脉数或滑数。②心烦吐衄、大便干燥者。

6.临床运用

(1)吐血、衄血,大便干燥者。

(2)脉有力,面红目赤,头晕头痛者。

(3)心烦不安、大便干结者。

(4)失眠、心烦、面红者。

(5)脱发、心烦、失眠者,合栀子豉汤。

(6)痔疮出血、大便干燥者。

(7)心下痞、按之濡或者压之疼痛、心烦不安者。

(8)急性结膜炎,面红目赤、脉有力者,合大柴胡汤。

(9)心悸,属阳热实证者。

(10)牙龈红肿热痛、大便秘者,合白虎汤。

(11)牙龈出血,属阳热实证者。

(12)鼻炎、鼻出血,大便干燥者,合葛根汤。

(13)高血压,头晕头痛、面红、大便干燥者。

(14)脑出血、蛛网膜下腔出血者,面红口干、大便秘结者,合柴胡加龙牡汤。

(15)精神分裂症,狂躁、心烦、失眠、脉有力者,合抵当汤。

(16)耳鸣、耳聋,面色潮红、心烦不安者,合柴胡加龙牡汤。

(17)口中臭味、大便秘结者。

(18)口腔炎,大便秘结,属阳热实证者。

(19)吐血、心下痞或心下压痛、心烦,属阳热实证者。

(20)糖尿病,口干舌燥、大便干燥,属阳热实证者。

(21)黄疸病,心下痞满、大便干燥者,加茵陈、栀子。

(22)酒客,口渴者。

(23)手足心热、大便干燥者。

(24)面部痤疮,属阳证者,合葛根汤。

十一、寒热错杂血证之黄土汤方证

【原文】

下血,先便后血,此远血也,黄土汤主之。

黄土汤方:亦主吐血衄血。

【注解】

本条论述寒热错杂便血的证治。"先便后血"指先大便,后下血,由于其出血部位较肛门远,故称为远血。以方测症,本条病机为虚寒错杂,肝热脾虚,气不摄血、肝失藏血,致血液下渗,并随大便而出。治以黄土汤,温脾摄血、清肝宁血。方中灶中黄土,又名伏龙肝,能温中涩肠止血,配以白术、附子、甘草温中祛寒,健脾统血;阿胶、生地养血润燥止血;黄芩苦寒,清肝宁血。诸药相合,振奋脾阳,清肝宁血,则便血自止。

【按】

(1)本方主药灶中黄土,药房多不备,临床上多用赤石脂代之。

(2)方中言"亦主吐血、衄血",指此方不仅治寒热错杂所致之大便出血,亦治寒热错杂的吐血、衄血、妇人月经过多、崩中下血等。

(3)以上可知,血证之治疗,虚寒者,柏叶汤主之;热证者,三黄泻心汤主之;寒热错杂证,黄土汤主之。

(4)《金匮要略浅注补正》云:"方中灶土、草、术建补脾土,以为摄血之本;气陷则阳陷,故用附子以振其阳;血伤则阴虚火动,故用黄芩以清火;而阿胶、地黄又滋其既虚之血。合计此方,乃滋补气血而兼用温清之品以和之。"

【黄土汤方证解析】

1.方剂组成

甘草、干地黄、白术、附子(炮)、阿胶、黄芩各三两,灶中黄土半斤。

2.用法

上七味,以水八升,煮取三升,分温二服。

3.参考处方

炙甘草、干生地、白术、炮附子、黄芩各15 g,阿胶(烊化)10 g,灶心土(布包)45 g。

上7味,除阿胶外,加水1000 mL,浸泡1 h,小火煎煮1 h,去渣。内阿胶,再煎10 min,取汤500 mL,温服250 mL,日2次。

4.方解

方中主以灶心土温中涩肠、受敛止血,炙甘草、白术、附子温中健脾、益气摄血,生地、阿胶润燥止血,黄芩宁血止血。诸药合用,健脾益气、润燥止血、清肝宁血,而便血自止。

5.辨证要点

①舌淡苔白或少苔,脉弦细或弱。②便血或吐血或衄血属寒热错杂者。

6.临床运用

(1)各种出血证,如便血、吐血、鼻血、牙龈出血、尿血、崩漏出血,面色痿黄、不思饮食者。

(2)胃癌、肠癌、宫颈癌属寒热错杂者。

(3)皮肤瘀斑、贫血貌、脉弱者。

(4)产后下利、面色痿黄、贫血者。

(5)再生障碍性贫血者。

(6)各种贫血。

【临床案例】

患者邓某,女,57岁,仪陇县三河镇人,2020年12月22日以"头晕头痛,牙龈出血1月"就诊。

1个月前,出现头晕头痛,巅顶冷痛,牙龈出血,鼻衄,口干口苦,肛门灼热,手足心发热等症。在当地中西医治疗(药物不详),效不佳,经人介绍来我处就诊。

刻诊:精神差,头晕头痛,巅顶冷,牙龈出血,鼻衄,口干口苦,肛门灼热,手足心发热。舌质边尖红、苔薄微黄、少苔乏津,左脉弦微浮滑、右脉寸关微浮数,尺脉沉。

中医辨证:厥阴病。

拟黄土汤合吴茱萸汤加味:炒白术 15 g,蒸附片 8 g,黄芩 15 g,干生地 25 g,东阿阿胶(烊化)10 g,炙甘草 10 g,伏龙肝(布包)15 g,吴茱萸 6 g,白人参 10 g,大枣 10 g,炮姜 8 g。

上方加水 8 小碗,约1200 mL,浸泡 1 h,小火煎煮 1 h,去渣。分 3 次温服(阿胶分次烊化),每天 1 剂。共 7 剂。

12 月 29 日复诊:服上方后,头晕头痛、巅顶冷好转,牙龈出血、鼻衄减少,心烦、失眠,肛门灼热,手足心热。舌质边尖红、苔薄微黄少苔,脉寸关弦细微滑、双尺重按乏力。继用原方加栀子豉汤加知母:炒白术 15 g,蒸附片 8 g,黄芩 15 g,干生地 25 g,东阿阿胶(烊化)10 g,炙甘草 10 g,伏龙肝(布包)15 g,吴茱萸 6 g,人参 10 g,大枣 10 g,炮姜 8 g,栀子 10 g,香豉 10 g,知母 15 g。

煎服法同上,共 7 剂。

2021 年 1 月 10 日复诊:复上方后,头晕头痛消失,巅顶微冷,牙龈出血、鼻衄消失,心烦失眠、肛门灼热、手足心热减轻。效不更方,继续原方 7 剂。煎服法同前。

1 月 20 日电话随访:诸症消失而愈。

按:据以上临床脉症,其表现头晕头痛、巅顶冷,为寒饮上逆所致,同时又有牙龈出血、鼻衄,口干口苦,手足心发热,肛门灼热,舌质边尖红、苔薄微黄少苔乏津,双脉寸关弦浮滑,为内热伤津表现。综上所述,此案为寒热错杂的厥阴病。治寒饮上逆所致"头晕头痛、巅顶冷",可用吴茱萸汤祛寒降逆,如第十七章《呕吐哕下利病脉证治》中曰:"干呕,吐涎沫,头痛者,吴茱萸汤主之。"对于寒热错杂的血证,可用黄土汤温阳摄血、滋阴润燥、凉血止血。两方合用,有温阳益气、健脾渗湿、降逆利水、益气摄血、凉血止血之功。故选黄土汤合吴茱萸汤,与本案病机相合,服之效验。

第一次复诊:服上方后,头晕头痛、巅顶冷好转,牙龈出血、鼻衄等减轻,患者仍心烦、失眠,手足心发热,肛门灼热,即合用清热除烦的栀子豉汤加知母。

第二次复诊:头晕头痛、巅顶冷消失,牙龈、鼻未再出血,心烦失眠、手足心热、肛门灼热减轻。继续原方药巩固疗效。

第三次电话随访:服上方后,诸症消失而愈。

十二、湿热血证之赤小豆当归散方证

【原文】

下血,先血后便,此近血也,赤小豆当归散主之。方见第三章《百合狐惑阴阳毒病脉证治》中。

【注解】

本条论述湿热便血的证治。湿热蕴结大肠，迫血下行，故为先血后便之近血证，治以赤小豆当归散。本方清利湿热，排脓消肿，活血行瘀，使热除湿去，下血之证可自止。

【按】

(1)原文从远血、近血列举便血辨证。需注意在临床上，即使血便排出的先后相同，出血的部位相同，辨证亦不尽相同。因此，临床不能局限于近血、远血，必须从出血的性状(包括出血部位、时间、血色、血量)、舌脉、全身症状加以考虑。

(2)《金匮要略心典》云："下血先血后便者，由大肠伤于湿热，而血渗于下也。大肠与肛门近，故曰近血。赤小豆能行水湿，解热毒；当归引血归经，且举血中陷下之气也。"大凡痔疮出血者，热证以白头翁汤；湿热者，以赤小豆当归散；寒者，以柏叶汤或四逆汤；寒热错杂者，以黄土汤。

本条所论之近血，即后世所称"肠风下血"及"脏毒"，包括痔疾、肛裂，特别是痔疾感染而成脓肿者。

十三、瘀血之脉症及治法

【原文】

患者胸满，唇痿舌青，口燥，但欲漱水不欲咽，无寒热，脉微大来迟，腹不满，其人言我满，为有瘀血。

【注解】

本条论述瘀血的脉证。瘀血阻滞，气机痞塞，故胸满；瘀血留滞，血不外荣，故唇痿；血瘀而色应于舌，故舌青；瘀阻气滞，津不上承，故口燥，但欲漱水不欲咽；脉微大来迟，形容脉大不甚，且脉势不足，往来涩滞迟缓，乃瘀血阻滞，气血不畅，脉行不利所致；瘀血结于腹部深处，所以外形未见腹大胀满，患者却感觉胀满，为有瘀血。

【按】

瘀血证是一个综合性的证候，其中舌质的变化对诊断瘀血最有意义。舌质青紫或有瘀点、瘀斑，都是瘀血的明征。

【原文】

病者如热状，烦满，口干燥而渴，其脉反无热，此为阴伏，是瘀血也，当下之。

【注解】

本条论述瘀血化热的脉症和治则。患者自觉发热，心烦胸满，口干燥而渴，但诊其脉，却无热象，这说明热不在气分，而伏于血分，是由于瘀血阻滞日久，郁而化热伏于血分所致，故曰"此为阴伏"。治以攻下瘀血法，瘀血去则郁热解，诸症自除。

【按】

本条虽言当下之，但未出治方，吴谦等认为，宜用桃仁承气或抵当汤、抵当丸之类治之。但还须注意，"当下之"非仅指攻下瘀血一法，当理解为化瘀、逐瘀、行瘀、散瘀等多种以消除瘀血为目的的治疗方法。临床应根据病情的寒热、轻重、缓急和瘀血部位的不同，分别选用不同的治法。

第十七章　呕吐、哕、下利病脉证治

本篇论述呕吐、哕、下利病的脉因证治。

呕吐是胃失和降，胃气上逆一类病证，有呕、吐、干呕、胃反等不同表现。本篇论述了寒、热、虚、实、寒热错杂等不同原因导致的呕吐及其辨证论治。呕吐以降逆止呕为治则，又不可见呕止呕。

哕即呃逆，是胃气上逆所致，表现为喉间呃呃作声，有寒热虚实之分。

下利包括泄泻和痢疾，也有寒热虚实之别。

本篇条文虽多，但所论病证均属胃肠疾病，且常相互影响或合而发病，病机上多与脾胃运化失职、升降失常有关。根据"实则阳明，虚则太阴"的理论，实证、热证多责之阳明，虚证、寒证多责之太阴，治疗上以恢复气机升降为原则，一些方药也可互相借用，故合为一篇讨论。

一、呕吐之成因与脉证

(一)饮邪致呕

【原文】

先呕却渴者，此为欲解。先渴却呕者，为水停心下，此属饮家。呕家本渴，今反不渴者，以心下有支饮故也，此属支饮。

【注解】

本条论述水饮致呕的辨证。原文提出了先呕却渴、先渴却呕、呕后不渴3种情况，是通过呕吐与口渴的先后关系辨别停饮呕吐。若"先呕后渴"，是停饮呕吐，饮邪得去，阳气来复，胃气已降的欲解之象。"先渴却呕"者，其口渴当是水饮内停，气化不利，津液不能上承所致。虽渴而饮入之水不化，更助饮邪蓄结心下，停饮内阻则胃气上逆作呕，这种渴而饮水致呕，属内有停饮所致，故云"此属饮家"。

【按】

本条通过呕吐与口渴的先后关系辨别停饮呕吐。

(二)虚寒胃反

【原文】

问曰：患者脉数，数为热，当消谷引食，而反吐者，何也？师曰：以发其汗，令阳微，膈气虚，脉乃数。数为客热，不能消谷，胃中虚冷故也。

脉弦者虚也，胃气无余，朝食暮吐，变为胃反。寒在于上，医反下之，今脉反弦，故名曰虚。

【注解】

本条论述虚寒胃反的病因病机。患者脉数,数本主热,若胃中有热,当消谷引食,今反而呕吐,是误用发汗之品,损伤胃阳,以致胃中虚冷,失于和降,不能腐熟运化水谷所致,其脉必数而无力。这种数脉不是胃有真热,而是胃气虚寒,虚阳浮越之假热,故曰"客热"。所谓"令阳微,膈气虚",是因误汗损伤胃阳,耗损胃气,使得化源匮乏,膈上胸中宗气禀受不足。

脉弦主寒,而曰虚者,是因胸膈阳虚在先,而后寒生。又误用苦寒攻下,损伤阳气,以致胃气虚寒,不能腐熟和降,随同寒气上逆,见朝食暮吐之症者,名曰胃反。

【按】

本条所论脉象,在于强调脉证合参,审证求因,掌握病机,不可拘于脉数主热、脉弦主寒之说。这种误下伤中,虚寒上逆的弦脉,是不任重按的虚弦,与《金匮》《痰饮咳嗽病脉证并治第十二》中第12条"脉双弦者寒也,皆大下后善虚"意相同。

【原文】

寸口脉微而数,微则无气,无气则荣虚;荣虚则血不足,血不足则胸中冷。

【注解】

本条论述胃反气血两虚的病机。"寸口脉微而数"是指脉象数而无力,为胃气虚寒之象。胃中虚冷不能消谷,生化乏源,则气血俱虚,荣血不足,故曰:微则无气,无气则荣虚。上焦受气于中焦,气血亏虚,胸中宗气不足,故"胸中冷"。

二、治呕吐之禁忌

【原文】

夫呕家有痈脓,不可治呕,脓尽自愈。

【注解】

本条论述痈脓致呕的治疗禁忌。呕吐是胃气上逆所致,可见于多种疾病,一般治疗原则是和胃止呕。呕吐有时也是祛邪外出的一种途径,呕家有痈脓,是内有痈脓毒邪所致,其呕吐是正气祛邪,此时不可止呕,须治痈脓之本,待痈脓消尽,胃气自降,呕吐自止。

【按】

呕吐病证,不可见呕止呕,需审查病因病机,以防闭门留寇之弊。

【原文】

患者欲吐者,不可下之。

【注解】

本条论述欲吐的治禁。患者欲吐,病邪在胃,病位偏上,当从胃治,因势利导,治以涌吐之法,不可用攻下之法。

【按】

呕吐者,无可下之证,故不可下;如有可下之证,亦可下之。如《伤寒论》第103条云:"呕不止,心下急,郁郁微烦者,为未解也,与大柴胡汤下之则愈。"又如本章之大黄甘草汤,治肠腑热结、胃气上逆所致"食已即呕者",均是用下法,泄热通腑、通降胃气而使呕止。

三、胃寒呕吐之茱萸汤方证

【原文】

呕而胸满者,茱萸汤主之。

干呕吐涎沫,头痛者,茱萸汤主之。

【注解】

此2条论述肝胃虚寒、浊阴上逆的呕吐、头痛证治。第一条言由于胃阳不足,寒邪犯胃,胃气不降,上逆则作呕;胃气虚弱则生寒饮,胸为阳位,阴寒上乘,胸阳被郁而见胸满。第二条干呕,并有吐涎沫之症,由于脾胃虚寒、寒饮上逆;足厥阴肝经与督脉交会于巅顶,肝寒之气循经上逆,故见头痛,以巅顶为甚。治以吴茱萸汤温肝暖胃,降逆止呕。方中吴茱萸辛苦而热,入肝、胃二经,功专温肝暖胃,降逆止呕;生姜辛温,降逆止呕,为呕家要药,助吴茱萸温中散寒,和胃降逆;人参、大枣甘温补虚,健脾和中。

【按】

《伤寒论章句》云:"吴茱萸汤温中散寒,降浊阴通经脉之方也。凡中土虚寒,阴霾四布,经脉不通者用之……夫气血经脉无所资生,故吐利、厥逆、烦躁,诸证峰起;浊阴上干清窍,则头痛吐涎,诸证皆作。非吴茱萸大辛大热之品,不足以治之;佐以生姜,辛以宣之;人参、大枣,甘以和之,使胃中有权,浊阴降而经脉生关。"

【茱萸汤方证解析】

1.方剂组成

吴茱萸(洗)一升,人参三两,生姜(切)六两,大枣(擘)十二枚。

2.用法

上四味,以水七升,煮取二升,去滓,温服七合,日三服。

3.参考处方

吴茱萸(沸水冲泡5次)10 g,人参10 g,生姜18 g,大枣4枚。

上4味,先用沸水将吴茱萸冲泡5次,再以冷水900 mL,浸泡1 h,小火煎煮1 h,去渣。取汤450 mL,温服150 mL,日3次。

4.方解

吴茱萸辛温,《神农本草经》谓"温中下气、止痛、除湿血痹"。伍以生姜、人参、大枣健胃止呕之品,治胃虚寒饮邪冲逆,因食谷欲呕者,或呕而手足厥冷、烦躁欲死者,或干呕吐涎沫而头痛者,或呕而胸满者。

5.仲景对此方证的其他论述

(1)《伤寒论》第243条:"食谷欲呕,属阳明也,吴朱萸汤主之。"

注解:属阳明,此处指胃,即胃中虚寒、饮邪上犯,故食谷欲呕。本方温胃化饮、降逆止呕,当用此方主之。

按:此处"属阳明",是胃中虚寒、饮邪上犯,故食谷欲呕,不是指阳明病。"阳明之为病,胃家实是也"才是真属阳明病,指胃肠热证、实证。

（2）《伤寒论》第 309 条："少阴病,吐利,手足逆冷,烦躁欲死者,吴茱萸汤主之。"

注解:此属鉴别条文,非少阴病,而实为太阴病。文中"手足逆冷",因少阴病为常见之证,故条文以"少阴病"开端。因太阴脾胃虚寒,胃气上逆、运化失常,故呕吐下利。里寒甚,则手足逆冷。因呕吐、下利后,津液亏虚,故烦躁欲死。治之以温胃化阴、降逆止呕、健运中焦为宜,故以本方主之。

（3）《伤寒论》第 378 条："干呕吐涎沫,头痛者,吴茱萸汤主之。"

注解:干呕、吐涎沫、头痛者,均为胃中冷、寒阴上逆所致。

6.辨证要点

①舌淡、苔白,脉沉。②胃中冷、呕吐涎沫或食谷欲呕。③胃虚寒,呕吐、头痛者。④胃虚寒所致呕吐或手足逆冷、烦躁欲死者。⑤呕而胸满者。

7.临床运用

（1）呕吐、吐涎沫、头痛者。

（2）下利、或呕吐,手足逆冷,脉沉微细者,合四逆汤。

（3）呕而胸满,属虚寒证者。

（4）脘腹冷痛、呕逆者,加半夏干姜散。

（5）心下痞满、干呕,属阴证者,合人参汤。

（6）吞酸、干呕、吐涎沫者,加干姜。

（7）巅顶疼痛,属寒证者。

（8）头痛甚、心下痞满者,合人参汤。

（9）偏头痛,属阴证者。

（10）小儿吐涎沫者,合人参汤。

（11）胸满、呕吐,舌苔白滑者。

（12）尿毒症,呕吐,属虚寒证者,合真武汤。

（13）心下嘈杂、吐酸,属阴证者。

【临床案例】

患者陈某,女,41 岁,仪陇县板桥乡人,2021 年 6 月 29 日以"头晕、右侧疼痛 10 年,加重 1 月"就诊。

1 前年,出现头晕头痛、以右侧为甚,每天发作数次,冬季天冷更为频繁,四处求治,均效不显。近 1 个月,疼痛加剧,每天发作数次,疼痛时常服"扑炎痛""去痛片"能缓解,但只管 1～2 h。经人介绍,来我处求治。

刻诊:痛苦表情,面色萎黄,精神差,述头晕、右侧头痛呈阵发性,冬天怕冷,月经量少、颜色暗。舌质淡、苔白,脉沉细。经我院头颅 MRI 检查:头颅未见异常,血脂:正常,血糖:正常。

中医辨证:太阴病兼血虚水饮为患。

拟吴茱萸汤合苓桂术甘汤合当归芍药散:吴茱萸(沸水冲泡 5 次)12 g,人参 20 g,大枣 20 g,生姜 30 g,炙甘草 20 g,桂枝 20 g,茯苓 30 g,苍术 30 g,全当归 25 g,川芎 35 g,白芍 30 g,泽泻 30 g。

上方加水 14 小碗,约 1800 mL,浸泡 1 h,小火煎煮 1 h,去渣。分 6 次温服,每天 3 次,2 天

1剂。共5剂。

7月12日复诊:服上方后,精神好转,面色改善,头晕、头痛基本消失,服药期间只发生了2次,未服止痛西药、很快缓解。效不更方,继用原方5剂。煎服法同前。

7月23日复诊:头晕头痛消失、精神佳、面色红润,10年沉疴痊愈。患者要求服药巩固疗效,继用上方5剂。煎服法同前。

按:上文曰:"干呕,吐涎沫,头痛者,吴茱萸汤主之。"此为肝胃虚寒、浊饮上逆所致诸症。此案头痛10年,冬天寒冷加重,舌淡、苔白,脉沉细,为寒证虚证无疑,与吴茱萸汤病机吻合,故选用之。患者同时有头晕,此为水饮上逆所致,故用苓桂术甘汤温阳化气、降逆利水,以桂枝甘草汤辛甘化阳、降逆平冲,以茯苓、白术利水渗湿。如《伤寒论》第67条曰:"伤寒,若吐,若下后,心下逆满,气上冲胸,起则头眩,脉沉紧,发汗则动经,身为振振摇者,苓桂术甘汤主之。"又精神差、面色痿黄,月经量少,此为气血亏虚所致,故用当归芍药散养血渗湿,与前方人参、甘草相配,有健脾渗湿、益气养血之功。上三方合用,共奏温肝暖胃、健脾渗湿、降逆平冲、益气养血之功,与本病病机相合,故能奏效。

第一次复诊:服上方后,诸症减轻,效不更方,继用原方药。

第二次复诊:头晕、头痛消除,精神转佳,面色转红润,病告痊愈。遵患者要求,继以原方再巩固之。

四、阳虚呕吐之四逆汤方证

【原文】

呕而脉弱,小便复利,身有微热,见厥者难治。四逆汤主之。

【注解】

本条论述阴盛格阳呕吐的证治。呕吐患者出现脉弱,是阳气大虚、胃气上逆;阳衰阴盛,下焦虚寒,故小便自利清长;阳气虚衰不达四末,故四肢厥冷;此时见身有微热,是阴寒内盛,格阳于外。此危急之证,不及时救治,预后较差,故曰"难治"。治宜四逆汤急救回阳。方中附子生用,配以干姜温阳散寒、回阳救逆,干姜、甘草补土伏火、温中止呕。

【按】

《伤寒论章句》云:"四逆汤,温经救阳之方也,凡经脉虚寒生阳将绝者,皆用之……夫附子熟则补真阳,生则启生阳。此方用生者,重在启下焦之生阳也。配炙甘草、干姜以温土气,佐附子达于上下四旁,方名四逆,所以救上下四旁之逆也。"

【四逆汤方证解析】

1.方剂组成

甘草(炙)二两,干姜一两半,附子(生用,去皮,破八片)一枚。

2.用法

上三味,以水三升,煮取一升二合,去渣,分温再服。强人可大附子一枚,干姜三两。

3.参考处方

炙甘草20～50 g,干姜20～30 g,制黑(白)附子30～90 g。

上3味,以水1200 mL,先煎煮附子1 h(30 g以内,不需先煎),再内余药,再煎煮40 min,

去渣,取汤300 mL,分2次温服。

4.方解

附子原方生用,现一般无生用者,可加大用制附子。附子扶心肾之阳、回阳救逆、振奋沉衰,为温阳回阳要药;甘草缓急、补土增津液、解附子毒性;干姜温中补土、温化寒饮,治阳虚里寒甚、呕吐、四肢厥冷、脉微者。

5.仲景对此方证的其他论述

(1)《伤寒论》第29条:"伤寒脉浮,自汗出,小便数,心烦,微恶寒,脚挛急,反与桂枝欲攻其表,此误也。得之便厥,咽中干,烦躁,吐逆者,作甘草干姜汤与之,以复其阳;若厥愈足温者,更作芍药甘草汤与之,其脚即伸;若胃气不和,谵语者,少与调胃承气汤;若重发汗,复加烧针者,四逆汤主之。"

注解:伤寒、脉浮、自汗出、小便数、心烦、微恶寒,性似桂枝证,实为阳证已入阴之象。本为桂枝附子汤证,如误再用桂枝汤发汗,则阴阳俱虚,随即现厥逆、咽中干、心烦、吐逆、足挛急等征。急于甘草干姜汤,温中逐饮,而治烦逆;复阳以振胃气,而恢复津液。若厥瘥足温,而脚挛急不已,再予芍药甘草汤,以增阴液,治其挛急。若津液忘失,胃中不和,转为阳明者,可予调胃承气汤以和胃气。若大汗或加烧针,迫使大汗亡阳,出现厥逆的四逆汤证,当用四逆汤主之。

(2)《伤寒论》第92条:"病发热、头痛、脉反沉,若不差,身体疼痛,当救其里,四逆汤方。"

注解:病发热、头痛、脉反沉,是表阴证,当用麻黄附子细辛汤温阳解其表。服汤后,反不解,出现身疼痛者,是其阳虚里寒甚,致阳虚寒湿痹阻经络,而出现身疼痛,故应用四逆汤,温里散寒、以救其里。

(3)《伤寒论》第225条:"脉浮而迟,表热里寒,下利清谷者,四逆汤主之。"

注解:脉浮而迟,为表热里寒之征;今下利清谷者,是里寒甚而虚热外浮之象,应急温其里,故四逆汤主之。

(4)《伤寒论》第323条:"少阴病,脉沉者,急温之,宜四逆汤。"

注解:少阴病,脉沉,为里寒甚之。即使出现表证,宜以四逆汤急温其里,以免出现下利、手足厥逆、脉微欲绝的重证。

(5)《伤寒论》第324条:"少阴病,饮食入口即吐,心中温温欲吐,复不能吐,始得之,手足寒,脉弦迟者,此胸中实,不可下也,当吐之;若膈上有寒饮,干呕者,不可吐也,当温之,宜四逆汤。"

注解:此论述胸膈中寒痰停饮,表现饮食入口即吐,或者心中温温欲吐又不能吐者,同时有手足寒、脉弦迟,形似少阴病,其实是胸中有寒痰停饮,是瓜蒂散证,应用吐法,而不能用下法。"食入即吐",《金匮》中有大黄甘草汤证,用下法,是邪在胃中,腑气不通、胃气上逆所致,与瓜蒂散证不同。若膈上虚寒、干呕者,其脉沉,不能用吐法,当温其里,宜四逆汤。

(6)《伤寒论》第353条:"大汗出,热不去,内拘急,四肢疼,又下利厥逆而恶寒者,四逆汤主之。"

注解:大汗出,热不去,是大汗后,阳气津液已伤,邪反入里,热仍不解之意;因为津液伤,经脉失养,里又有寒,故内拘急,四肢疼痛;又出现下利、厥逆而恶寒,是下利精血阳气更虚而出现四肢厥逆、恶寒等阳虚津亏的危急证,故用四逆汤主之。

(7)《伤寒论》第354条:"大汗,若大下利而厥冷者,四逆汤主之。"

注解:大汗、大下利,均使津液、阳气大伤,阳虚精亏,故出现四肢厥冷,应四逆汤回阳以生津,以四逆汤主之。

(8)《伤寒论》第 372 条:"下利腹胀满,身疼痛者,先温其里,乃攻其表。温里宜四逆汤,攻表宜桂枝汤。"

注解:下利而腹胀满,虚寒下利也,故虽身疼痛,法宜先温其里,乃攻其表。温里宜四逆汤,攻表宜桂枝汤。

按:本条所述乃真太阴病的下利,故虽有身疼痛的表证,亦宜四逆汤先温其里,而后才可予桂枝汤解其表。

(9)《伤寒论》第 377 条:"呕而脉弱,小便复利,身有微热,见厥者难治,四逆汤主之。"

注解:脾胃虚有寒则呕吐,上虚不能制下,故下便复利。身有微热而厥,是阴寒内甚、阳浮于外之征,故此证难治,宜四逆汤主之。

(10)《伤寒论》第 388 条:"吐利、汗出、发热恶寒、四肢拘急、手足厥冷者,四逆汤主之。"

注解:吐利,伤阳、伤津,使津液枯竭,经脉失养,故四肢拘急;阳气大伤,故手足逆冷。虽有发热恶寒的表证,但必先救其里,宜四逆汤主之。

(11)《伤寒论》第 389 条:"既吐且利,小便复利而大汗出,下利清谷,里寒外热,脉微欲绝者,四逆汤主之。"

注解:吐利、小便复利、大汗出,津液已大亏。下利清谷,里寒已甚,寒甚于内,而虚热浮于外,故里寒外热。由于里寒甚,津液亏虚,故脉微欲绝,急于温中以滋液,宜四逆汤主之。

6.辨证要点

①舌淡、苔白,脉沉细或沉。②里虚寒甚、呕吐、或下利清谷者。③四逆、脉微欲绝者。④大汗淋漓、手足逆冷、脉微欲绝。

7.临床运用

(1)恶寒、呕吐、下利清谷者。

(2)四肢冷、脉沉细或沉弱者。

(3)下利清谷、四肢拘急者,合芍药甘草汤。

(4)四肢冷、下利,脉沉者。

(5)四逆汤证,黄疸者,加茵陈蒿。

(6)四逆汤证,手足冷、恶寒、头痛者。

(7)脉沉、手足冷、牙龈出血者,加肉桂。

(8)脉沉、夜间手足热或烦热者,加肉桂。

(9)脉沉、气喘、咽喉痛者,合苓甘五味姜辛夏杏汤。

(10)下利清谷者,加人参。

(11)下腹满、小便自利,脉沉者。

(12)上半身热、下部冷,口渴不欲饮、四肢厥冷者。

(13)手足厥冷,脉沉细者。

(14)全舌无苔、中心淡黑而滑者,合人参汤。

(15)发热恶寒、舌润而滑,脉沉者。

(16)吐血、牙龈出血、大便下血,属里阴寒虚证者,加伏龙肝、阿胶。

(17)咽喉痛、不红不肿,脉沉者,合半夏汤。

(18)发热谵语、舌苔润而滑,脉沉者。

(19)关节痛、肢冷、恶寒甚者,合当归四逆汤。

(20)心绞痛、面青唇紫、四肢厥冷,脉微细欲绝者,合抵当汤。

(21)腹满、腹痛、腹泻、手足逆冷者,合人参汤。

(22)下利清谷、里寒外热、腹冷,脉微者。

(23)呕吐、下利,脉沉细者,加伏龙肝。

【临床案例】

案1:患者徐某,男,56岁,仪陇新政镇人,2018年9月20日以反"复昏倒,阵发性心前区疼痛、上腹疼痛4月"就诊。

4个月前,患者出现反复昏倒,心前区阵发疼痛、刺痛、时有压榨感,上腹胀痛,解黑色大便。到医院做冠脉造影,提示冠状动脉狭窄20%,被诊断为冠心病、变异性心绞痛,做胃镜检查诊断为贲门溃疡伴出血。医生认为冠脉狭窄,无手术指征,药物保守治疗。住院治疗半月(用药不详),出院后服用"消心痛""泮托拉唑"等,大便黑色转黄,但仍反复心前区疼痛、每天发作2~3次,上腹疼痛,打呃,头晕乏力,有时黑晕倒地,不思饮食。经人介绍来我处求中医治疗。

刻诊:面色萎黄,精神不振,痛苦表情,扶入诊室。述心前区疼痛,呈刺痛,压榨痛,每天发作1~2次,上腹疼痛、喜温喜按,头晕欲倒,乏力,不思饮食,手足怕冷,大便溏,1天1行。舌质淡、苔白微厚,脉沉细。

中医辨证:太阴少阴合病兼痰饮瘀血阻络。

拟四逆汤合参附龙牡汤合麻辛附合补中益气汤合香砂枳术汤加减化裁:蒸附片60g,筠姜40g,炙甘草40g(前3味另包),红参20g,煅龙牡20g,磁石30g,山茱萸45g,北细辛20g,麻黄20g,黄芪60g,全当归30g,陈皮30g,丹参60g,广木香15g,枳实30g,西砂仁(后下)20g,白蔻(后下)15g,肉桂(后下)20g,桂枝尖30g,全栝蒌45g,三七粉(分次冲服)10g,藿香20g,谷芽(炒)30g,麦芽30g,山楂30g。

蒸附片、筠姜、炙甘草此3味,加水16小碗(约2000mL),泡1h,小火煎煮1h,再加入其他药,小火再煎煮40min,后再加入肉桂、砂仁、白蔻,再煎煮20min。去渣,分6次温服,三七粉分次冲服,每天3次,2天1剂。共3剂。

另服中成药:小建中片3片,每天3次;速效救心丸4粒,每天3次。

9月26日复诊:心前区疼痛减轻,发作次数减少,每天1次,偶尔2次,上腹疼痛减轻,未出现晕倒,精神转佳,乏力减轻,仍不思饮食,失眠,口干口苦,大便不爽。舌质边尖红、苔微黄,脉三部沉细。

中医辨证:少阳太阴少阴合病兼气滞血瘀。

拟四逆汤合参汤龙牡汤合麻辛附合柴胡桂枝汤合香砂枳术汤加减化裁:蒸附片50g,筠姜40g,炙甘草40g(前3味另包),红参20g,煅龙牡20g,磁石30g,山茱萸45g,北细辛20g,麻黄20g,柴胡45g,生半夏(热水洗5次)35g,黄芩18g,桂枝尖30g,赤芍30g,生姜30g,广木香15g,枳实30g,白蔻(后下)15g,西砂仁(后下)20g,黄芪50g,全当归30g,陈皮30g,肉桂

（后下）20 g，丹参60 g，藿香20 g，麦芽（炒）30 g，谷芽30 g，三七粉（分次冲服）10 g。

煎服法同前，共5剂。

仍服用速效救心丸、小建中片（同前）。

10月19日复诊：心前区疼痛未再发生，亦未出现晕倒现象。现胸闷不舒，上腹疼痛减轻，乏力，不思饮食，失眠，大便不爽，夜尿多。舌质淡、苔白微厚，脉沉细。

中医辨证：少阳太阴少阴合病兼气滞血瘀。

拟四逆汤合参附龙牡合柴胡桂枝汤合八味肾之丸合香砂枳术汤加减化裁：蒸附片50 g，筠姜40 g，炙甘草40 g（前3味另包），红参20 g，煅龙牡20 g，北细辛20 g，麻黄20 g，柴胡45 g，黄芩18 g，生半夏（热水洗5次）35 g，生姜30 g，桂枝尖30 g，赤芍30 g，广木香15 g，枳实30 g，炒白术30 g，西砂仁（后下）20 g，肉桂（后下）20 g，磁石30 g，山茱萸45 g，茯苓30 g，淮山药30 g，酸枣仁（炒）30 g，柏子仁（炒）30 g，丹参60 g，藿香20 g，谷麦芽（炒）30 g，三七粉（分次冲服）10 g。

煎服法同前，共5剂。

服上方后，心前区疼痛、上腹胀痛消失，未再发生晕倒。随访1年未再复发。后复查胃镜，溃疡愈合。精神转佳，饮食，睡眠好。于2019年9月送余锦旗，以表感谢。

按：此案以"心前区反复疼痛、上腹疼痛"为主要表现，属"胸痹、心痛、胃脘痛"范畴。从初诊症状、舌脉看，出现一派阳虚阴寒内盛、气血亏虚、心脉瘀阻、脾胃虚寒表现。脏腑辨证此当属心肾阳虚、脾胃虚寒、心脉瘀阻证；六经辨证为太阴少阴合病兼痰饮瘀血阻络。《金匮·胸痹心痛短气病脉证治第九》云："师曰：夫脉当取太过不及，阳微阴弦，即胸痹而痛，所以然者，责其极虚也……"以大剂四逆汤，温阳破阴；参附龙牡，加磁石、山茱萸，温补阴阳，交通心肾；麻辛附，温散少阴寒邪，使之从表而出；补中益气汤，健中益气，以助心气；香砂枳术汤，行气导滞；加丹参、三七、山楂活血化瘀、通络止痛；加栝蒌、藿香、谷芽、麦芽，化痰消食、芳香化湿。诸药合用，温阳散寒、活血通络、补中益气、化痰消食，与胸痹、心痛之病机"阳微阴弦"相吻合，亦符合此案胃脘痛（贲门溃疡伴出血）"中焦虚寒证"，故而奏效。用中成药小建中片，温中健脾、温经止痛；速效救心丸，活血化瘀、通络止痛。

第二诊：心前区疼痛、上腹疼痛减轻，晕倒未再发生，精神转佳，但出现了失眠、口干口苦、大便不爽、舌质边尖红、苔薄黄等少阳证表现，表明疾病有由阴转阳、由里出表的好转趋势。故在原方基础上，加入和解少阳的小柴胡汤，再加调和阴阳、温经和血之桂枝汤，进一步加强通心阳、和营血之作用。

第三诊：心前区疼痛、上腹疼痛未再出现，晕倒亦未发生，精神转佳。出现胸闷不舒、失眠、口干口苦、大便不爽、乏力、夜尿多等表现。故在原方基础上，加肾气丸，阴阳双补、化气固精，以固根本。

案2：患者饶某，女，49岁，仪陇丁字桥镇人，2021年4月25日以"皮肤瘀斑、痒，小便出血1月，加重1周"就诊。

1个月前，不明原因出现皮肤瘀斑、痒，肉眼血尿。在我院找西医诊治，诊断不明，对症止血治疗后，反复发作，效不佳。到附院诊治，诊断为：维生素K缺乏症，住院治疗半月后好转。近1周，又出现上述症状：皮肤瘀斑、发痒，小便淡红色。经人介绍，到我处求中医治疗。

刻诊：面色淡白，精神差，皮肤散在瘀血斑、痒，小便淡红色、不痛，乏力，大便稀溏。舌质淡、苔薄白，脉沉细。小便常规检查：大量红细胞。

中医辨证：太阴少阴合病。

拟四逆汤合补中益气汤加味：蒸附片 30 g，炮姜 20 g，炙甘草 30 g，黄芪 30 g，人参 20 g，炒白术 30 g，陈皮 30 g，升麻 15 g，柴胡 15 g，全当归 30 g，伏龙肝（布包）30 g，阿胶（烊化）20 g，荆芥炭 30 g，防风 25 g。

上方加水 14 小碗，约 1800 mL，浸泡 1 h，小火煎煮 1 h，去渣。分 6 次温服，阿胶分次烊化，每天 3 次，2 天 1 剂。共 3 剂。

5 月 6 日复诊：服上方后，全身瘀斑消失、微痒，小便变为白色，大便正常，精神转佳，大便成型。复查小便常规：隐血、阴血。效不更方，继用原方 4 剂，煎服法同前。

6 月 10 日电话随访：病愈，未再复发。

按：皮肤瘀斑、小便出血，属中医"血证"范畴。除皮肤瘀斑、小便出血外，患者面色淡白、精神差，乏力，大便稀溏。舌淡苔白，脉沉细。以上表明，此属阳虚、中焦气虚不足，阳气失固，气不摄血所致皮肤出血成瘀斑、小便出血而尿血。以四逆汤温阳固血，以补中益气汤健中补气以摄血。两方合用，与本案病机相合。加伏龙肝、荆芥炭温中摄血；加阿胶，养血止血；皮肤痒为血虚生风，故加荆芥炭、防风，祛风止痒。诸药合用，有温阳健脾、益气摄血、养血止血、祛风止痒之功，故能奏效。

第一次复诊：服上方后，诸症消失。复查小便常规：小便未见异常。效不更方，继守原方。后随访未再复发。

五、脾胃虚胃反证

【原文】

趺阳脉浮而涩，浮则为虚，涩则伤脾，脾伤则不磨，朝食暮吐，暮食朝吐，宿谷不化，名曰胃反。脉紧而涩，其病难治。

【注解】

本条论述胃反病的脉证及预后。趺阳脉浮，是胃气不降，胃阳虚浮；趺阳脉涩，为脾阴受伤，脾不健运，所以说"涩则伤脾""脾伤则不磨"；脾胃两虚，不能腐熟运化水谷，则可导致朝食暮吐，暮食朝吐，宿谷不化之胃反呕吐。若脉转为紧涩，紧主寒，为阳虚，涩主津亏阴伤，是病情进展，病势深重，故云"其病难治"。

六、胃反之大半夏汤方证

【原文】

胃反呕吐者，大半夏汤主之。《千金》云：治胃反不受食，食入即吐。《外台》云：治呕，心下痞硬者。

【注解】

本条指出胃反的治法。胃反的病机为脾胃虚寒，胃虚不降，脾虚不升，食入不能腐熟运化，则反出于胃而为呕吐。由于健运失职,不能化气生津以滋润大肠,可见大便燥结如羊矢等,故治以大半夏汤和胃降逆,补虚润燥。方中半夏降逆止呕,人参益气补虚,白蜜甘润和中,滋阴润肠,且可缓解半夏之燥,三味相伍,应用于虚寒胃反之胃气虚寒,津伤肠燥者。

【按】

(1)大半夏汤证与小半夏汤证不同。大半夏汤证是虚寒胃反,以朝食暮吐,暮食朝吐,宿谷不化为特点,并有津伤肠燥之证,故治以和胃降逆、补虚润燥。小半夏汤是饮邪上逆呕吐,以呕吐清涎,呕后反不渴,谷不得下等为特点,故治以化饮降逆,和胃止呕。

(2)《金匮要略论注》云:"若食久即尽出,此乃胃虚不能消谷,因而上逆,故使胃反……故以半夏降逆,下痰涎为主,加人参以养正气,白蜜以润其燥,而且扬水二百四十遍,以使速下。"

《千金》治不受食。《外台》治呕而心下痞硬,要知不受食,虚也。痞硬亦虚也。

【大半夏汤方证解析】

1.方剂组成

半夏(洗完用)二升,人参三两,白蜜一升。

2.用法

上三味,以水一斗二升,和蜜扬之二百四十遍,煮取二升半,温服一升,余分再服。

3.参考处方

姜半夏 25 g,人参 15 g,白蜜 50 g。

上 3 味,以冷水 800 mL,浸泡 1 h,小火煎煮 40 min,去渣,取汤 400 mL。第一次温服 200 mL,后分 2 次温服,每次 100 mL。

4.方解

方中半夏降逆止呕,人参健中益气,白蜜甘润和中、滋阴润燥,三药合用于脾胃虚弱、食谷不化、朝食暮吐、暮食朝吐之胃反者。

5.辨证要点

①舌淡、苔白或白腻,脉虚弱。②朝食暮吐、暮食朝吐。③呕吐而大便干燥者。

6.临床运用

(1)呕吐、心下痞、腹软者。

(2)心下痞、食入即吐者。

(3)食道癌、贲门癌,食入即吐者。

(4)心下痞、大便干燥者。

(5)习惯性便秘,属阴证者。

七、阳明里实呕吐之大黄甘草汤方证

【原文】

食已即吐者,大黄甘草汤主之。

大黄甘草汤方:大黄四两,甘草一两。《外台》方又治吐水。

【注解】

本条论述胃肠实热呕吐的证治。"食已即吐"表现为进食以后,食入胃,旋即尽吐而出。此乃胃肠实热积滞,腑气不通则便秘,浊气上逆则食已即吐,治以大黄甘草汤通腑泻热。方中大黄通腑泻热,荡涤胃肠实热积滞;甘草甘缓,缓其攻下之峻而不伤正。腑气通,胃气降,则呕吐自止。

【按】

(1)本证以"食已即吐"为特点。仲景治呕,在审证求因,审因论治,不可执一而论。

(2)食入即吐者,脾胃虚胃反者,用大半夏汤;胃肠实热者,用大黄甘草汤;寒热错杂者,用干姜黄芩黄连人参汤,见《伤寒论》第359条:"伤寒,本自寒下,医复吐下之,寒格,更逆吐下,若食入口即吐,干姜黄芩黄连人参汤主之。"

八、少阳呕吐之小柴胡汤方证

【原文】

呕而发热者,小柴胡汤主之。

小柴胡汤方:柴胡半斤,黄芩三两,人参三两,甘草三两,半夏半斤,生姜三两,大枣十二枚。

上七味,以水一斗二升,煮取六升,去滓,再煎取三升,温服一升,日三服。

【注解】

本条论述少阳郁热犯胃呕吐的证治。呕而发热,用小柴胡汤和解少阳枢机治之,可知其是热郁少阳、胃失和降之证。其发热,可见往来寒热,呕吐伴口苦咽干,胸胁苦满等症。欲止其呕,必解其少阳邪热,故予小柴胡汤和解少阳,和胃降逆。方中柴胡、黄芩二味相伍,可直达少阳,清解郁热;生姜、半夏和胃降逆,为止呕之圣药;更以人参、甘草、大枣健中补虚。

【按】

参见第十五章《黄疸病脉证治》中"十一、少阳证黄疸之小柴胡汤方证"相关内容。

九、里热兼表证呕吐之文蛤汤方证

【原文】

吐后渴欲得水而贪饮者,文蛤汤主之;兼主微风,脉紧头痛。

【注解】

本条论述里有郁热,兼有表寒呕吐的证治。里有郁热,邪热迫胃,则为呕吐;呕后津亏,加以热灼津液,故吐后渴欲饮水而贪饮。兼微恶风,头痛,脉紧,是风寒束表,经气不利。治以文蛤汤清热止渴,发散风寒,方中文蛤咸寒,生津止渴,与麻黄、杏仁、石膏、甘草相配,发散热邪,复加生姜、大枣调和营卫。本方生津止渴而兼有透表达邪之效,故方后云"汗出即愈"。

【文蛤汤方证解析】

1.方剂组成

文蛤五两,麻黄三两,甘草三两,生姜三两,石膏五两,杏仁五十枚,大枣十二枚。

2.用法

上七味,以水六升,煮取二升,温服一升,汗出即愈。

3.参考处方

文蛤30 g,麻黄20 g,炙甘草20 g,生姜20 g,生石膏45 g,杏仁20 g,大枣10枚。

上7味,以凉水800 mL,浸泡1 h,煎煮40 min,去上沫,取汤400 mL,温服200 mL,日1～2次。温服见微汗。

4.方解

本方为麻杏甘石汤、越婢汤合方,再加酸敛止渴的文蛤,治麻杏甘石汤与越婢汤的合并证而渴者。

5.仲景对此方证的其他论述

《伤寒论》第141条:"病在阳,应以汗解之,反以冷水潠之,若灌之,其热被劫不得去,弥更益烦,肉上粟起,意欲饮水,反不渴者,服文蛤散;若不差者,与五苓散。"

注解:太阳病,本当汗以解之,反以冷水潠其面,或灌其身则邪热被冷水所却而不得去,虽暂觉轻快,但不久更烦热。由于水热相击,肉上粟起。里有热欲饮,但胃有停水,故反不渴。予文蛤汤先解表。文中"服文蛤散"当为"服文蛤汤"。若服后烦热不瘥者,为水饮内停,故与五苓散治之。

6.辨证要点

①舌边尖红、苔薄黄或薄白,脉浮紧。②麻杏甘石汤证,合并越婢汤证又见口渴明显者。

7.临床运用

(1)烦躁而喘、口渴欲饮者。

(2)恶寒发热、身疼腰痛、烦躁而渴、无汗,脉浮者。

(3)文蛤散证,有表证者。

(4)咳喘、恶寒发热、无汗、身疼痛、烦躁,脉浮紧者。

十、寒热错杂呕吐之半夏泻心汤方证

【原文】

呕而肠鸣,心下痞者,半夏泻心汤主之。

【注解】

本条论述寒热错杂的呕吐证治。本证呕吐,伴有心下痞、肠鸣,其病机是脾胃升降失常,寒热互结于中焦。邪结中焦,痞塞不运,则心下痞;胃气上逆则呕吐;脾失升清则肠鸣或泄泻。当从中焦论治,方用半夏泻心汤,辛开苦降,和胃消痞。方中半夏、干姜辛开温散、降逆除痞,黄芩、黄连苦寒泄热以降浊,人参、甘草、大枣温养中气,令脾健胃和,升降有序,则诸症自愈。

【半夏泻心汤方证解析】

1.方剂组成

半夏(洗)半升,黄芩、干姜、人参、甘草(炙)三两,黄连一两,大枣十二枚。

2.用法

上七味,以水一升,煮取六升,去渣,再煎取三升,温服一升,日三服。

3.参考处方

清(生)半夏20 g,黄芩10 g,人参10 g,干姜10 g,大枣10 g,黄连6 g,炙甘草10 g。

上7味,以水1200 mL,泡1 h,煎煮40 min,去渣。取汤800 mL,再煮汤液20 min,取汤600 mL,温服200 mL,日3次。

4.方解

本方以半夏祛水止呕,干姜、人参、大枣、甘草温中健胃、治里虚寒而止利,黄芩、黄连清热消痞。上药合而治寒热错杂、虚实相兼之心下痞、呕吐、下利者。

5.仲景对此方证的其他论述

《伤寒论》第149条:"伤寒五六日,呕而发热者,柴胡汤证具,而以他药下之。柴胡证仍在者,复与柴胡汤。此虽已下之,不为逆,必蒸蒸而振,却发热汗出而解。若心下满而硬痛者,此为结胸也,大陷胸汤主之,但满而不痛者,此为病,柴胡不中与之,宜半夏泻心汤。"

注解:蒸蒸而振,即蒸蒸发热,同时并振战恶寒的意思,亦即所谓战汗的瞑眩状态。

伤寒五六日,常为病传少阳的时期,呕而发热,则为柴胡汤证已备,而医以他药下之,若柴胡证还在者,可复予柴胡汤,此虽已下之,而不为逆,其人必蒸蒸而振,遂即发热汗出而解。若下后心下满而硬痛者,则已成结胸,宜以大陷胸汤主之。若只心满而不痛者,则为痞,此非柴胡汤所宜,而宜半夏泻心汤主之。

按:此述少阳小柴胡汤证误下后的变证,可再予柴胡汤而愈,亦可致结胸证,也可变为痞证,临证须明辨之。并提出小柴胡汤证、大陷胸汤证、半夏泻心汤证的鉴别法。

6.辨证要点

①舌红、苔薄黄,脉弱。②寒热错杂,心下痞、呕吐、下利者。

7.临床运用

(1)心下痞满,或呕吐,或腹泻者。

(2)胃脘胀痛、口苦、肠鸣者,合香砂枳术汤。

(3)口臭,心下痞满者。

(4)失眠,心下痞满者。

(5)腹泻,肠鸣者。

(6)肥胖,心下痞满者。

(7)癫痫,心下痞满者。

(8)闭经,心下痞满者。

(9)荨麻疹,心下痞满、肠鸣者。

(10)呕吐、下利,而肠鸣者。

(11)易饥,心下痞者。

(12)干呕、心下痞、头痛者,合吴茱萸汤。

(13)心下坚、大如旋杯、屁多、大便不爽者,合香砂枳术汤。

(14)习惯性便秘,心下痞者,加大黄。

(15)心下痞、胁下胀满、口干苦者,加柴胡。

【临床案例】

患者郑某,男,72岁,仪陇来仪乡人,2012年6月14日以"上腹胀满,口干口苦1年,加重1月"就诊。

1年前,病员出现上腹胀满,口干口苦,不思饮食等,在我院做胃镜检查诊断为胃窦炎。经中西药治疗(用药不详),效不显。近1个月,上述症状加重,经人介绍,来我处求治。

刻诊:上腹胀满,口干口苦,不思饮食,心烦失眠,乏力。舌质边尖红、苔白微黄厚,脉弦细微滑。

中医辨证:厥阴病。

拟半夏泻心汤合枳术汤合栀子豉加减:姜半夏15 g,黄芩15 g,黄连8 g,人参10 g,干姜10 g,大枣10 g,炙甘草15 g,广木香10 g,春砂仁10 g,枳实10 g,炒白术15 g,栀子10 g,淡豆豉10 g,茯苓15 g。

上方加水8小碗,约1400 mL,浸泡1 h,小火煎煮1 h,去渣。分3次温服,每天1剂。共5剂。

6月19日复诊:服上方后,上腹胀满减轻,心烦失眠好转。大便稀溏,每天2～3次,乏力。舌质淡红、苔薄微黄,脉弦细。上方合参苓白术散加减:姜半夏25 g,黄芩18 g,黄连10 g,人参15 g,干姜15 g,大枣15 g,炙甘草15 g,广木香15 g,春砂仁15 g,枳实15 g,炒白术25 g,栀子15 g,淡豆豉15 g,茯苓25 g,桔梗15 g,莲米25 g,淮山药15 g,扁豆25 g,薏苡仁30 g,黄芪15 g,升麻10 g。

上方加水14小碗,约1800 mL,浸泡1 h,小火煎煮1 h,去渣。分6次温服,每天3次,2天1剂。共4剂。

6月30日电话随访:服上方后,诸症消失而愈。

按:半夏泻心汤,用于寒热错杂、虚寒挟杂的上腹痞满、呕吐、腹泻等。本案以上腹胀满、口干口苦、不思饮食、乏力,舌质边尖红、苔白微黄厚,脉弦细微滑为主要表现,其病机与半夏泻心汤同,故宜用之。同时,第十四章《水气病脉证治》中曰:"心下坚,大如盘,边如旋盘,水饮所作,枳术汤主之。"本案上述表现有上腹胀满(心下坚满),苔白微黄厚,脉微滑,此为水气相结,阻于心下所致,与枳术汤原文所论病机相似,故以枳术汤利水渗湿、行气导滞。患者心烦失眠,舌质边尖红,此为热扰心神所致,宜以栀子豉汤清热除寒、宁心安神。上三方合用,有健中益气、清热燥湿、辛开苦降、清心除烦、行气导滞之功,加茯苓淡渗利湿,与本案病机相合,故用之效验。

第一次复诊:服上方后,上腹胀满、口干口苦、心烦失眠等症减轻。大便溏泻,每天2～3次,为脾虚湿盛所致,故于原方中,合健脾益气、渗湿止泻的参苓白术散,加黄芪、升麻补气升阳。

服上方后,电话随访,诸症消失而愈。

十一、寒饮呕吐之小半夏汤方证

【原文】

诸呕吐,谷不得下者,小半夏汤主之。方见第十二章《痰饮咳嗽病脉证治》中。

【注解】

本条论述寒饮呕吐的证治。呕吐见证复杂,有寒、热、虚、实之分,但以胃寒停饮最为多见,故本条冠以"诸呕吐"3个字,并以小半夏汤主之。本证呕吐而谷不得下,是胃中有停饮,脾胃升降失调,寒饮上逆的呕吐,其吐以呕吐清水痰涎为特征,故用小半夏汤散寒化饮、和胃降逆。方中半夏开结化饮降逆气,生姜散寒和胃止呕吐。

【按】

《金匮方证衍义》曰:"呕吐,谷不得下者,有寒有热,不可概论也。属热者,王冰所谓谷不得入,是有火也。此则非热非寒,由中焦停饮,气结而逆,故用小半夏汤。"

十二、中焦阳虚呕吐之半夏干姜散方证

【原文】

干呕吐逆,吐涎沫,半夏干姜散主之。

半夏干姜散方:半夏、干姜各等分。

上二味,杵为散,取方寸匕,浆水一升半,煎取七合,顿服之。

【注解】

本条论述中阳不足,寒饮停胃的呕逆证治。干呕、吐逆、吐涎沫,由中阳不足,寒饮不化,胃寒气逆所致,治以半夏干姜散,温中散寒,化饮降逆。半夏辛燥,开结化饮,善降逆气;干姜辛热,温胃散寒,化饮降逆,二味为散,浆水煮服,取其甘酸调中止呕。"顿服之"者,药力集中,取效迅速。

【按】

半夏干姜散与小半夏汤鉴别,半夏干姜散即小半夏汤以干姜易生姜而成,借干姜温阳散寒,取其守而不走,治疗中阳不足,寒饮呕逆之证。小半夏汤以生姜散寒,取其走而不守,主治饮盛抑阳之呕吐。

十三、饮结胸胃之生姜半夏汤方证

【原文】

患者胸中似喘不喘,似呕不呕,似哕不哕,彻心中愦愦然无奈者,生姜半夏汤主之。

【注解】

本条论述寒饮搏结胸胃的证治。寒饮搏结于胸胃之间,气机升降出入失和,胸阳阻滞,胃气亦因之失和,故见似喘不喘、似呕不呕、似哕不哕之症。气机欲出不能,欲降不得,以致胸中烦闷,有无可奈何之感,即所谓"彻心中愦愦然无奈"。治以生姜半夏汤,辛散寒饮,畅达气机,则诸症自解。

【按】

(1)方中生姜取汁且量重,主治寒饮搏结于胸胃之间,取其散饮开结,宣通阳气之功。

(2)《金匮要略心典》曰:"寒邪搏饮,结于胸中而不得出,则气之呼吸往来,出入升降者阻也。似喘不喘,似哕不哕,皆寒饮与气相搏互击之证也……生姜半夏即小半夏汤而用生姜汁,则降逆之力少,而散结之力多,乃正治饮气相搏,欲出不出之良法也。"

(3)《类聚方广义》云:"凡诸病痰饮卒迫,咽喉闭塞不得息,汤药不下咽者,非此方不能开通也。"

【生姜半夏汤方证解析】

1.方剂组成

半夏半升,生姜汁一升。

2.用法

上二味,以水三升,煮半夏,取二升,内生姜汁,煮取一升半,小冷,分四服,日三,夜一服,止,停后服。

3.参考处方

姜半夏30 g,生姜汁100 mL。

上2味,以水600 mL,浸泡半夏1 h,煎煮30 min,取汤400 mL,加入生姜汁,再煮20 min,煎取300 mL,分4次温服。呕哕止停后服。

4.方解

此于小半夏汤大增生姜的用量,故治小半夏汤证而饮剧甚者。

5.辨证要点

①舌淡、苔薄白或滑,脉弦缓。②小半夏汤证而饮剧者。

6.临床运用

(1)心胸痞闷、呕吐痰涎者。

(2)痰多、头痛者。

(3)咽喉痰涎、不得息者。

(4)欲呕不呕、心下痞满者。

十四、脾虚饮停呕吐之茯苓泽泻汤方证

【原文】

胃反,吐而渴欲饮水者,茯苓泽泻汤主之。

茯苓泽泻汤方:《外台》云:治消渴脉绝,胃反吐食之。

【注解】

本条论述饮停于胃而呕渴并见的证治。本条"胃反"是反复呕吐之意,"吐而渴欲饮水"是呕吐与口渴反复交替出现。呕吐因胃中停饮,失其和降,则上逆而吐;渴欲饮水是饮阻不化,脾虚不运,津不上承而致。因渴复饮,更助饮邪,饮停于胃,胃失和降,则复呕吐,故以茯苓泽泻汤健脾利水,化饮降逆。方中茯苓、泽泻淡渗利水,导饮下行;白术健脾燥湿,与甘草相合,培土制水;桂枝温阳化饮,生姜和胃降逆化饮。诸药相伍,气化饮消,呕渴自止。

【按】

本证以反复呕吐,呕吐清水痰涎为特征。

【茯苓泽泻汤方证解析】

1.方剂组成

茯苓半斤,泽泻四两,甘草(炙)二两,桂枝(去皮)二两,白术三两,生姜四两。

2.用法

上六味,以水一斗,煮取三升,内泽泻,再煮取二升半,温服八合,日三服。

3.参考处方

茯苓 45 g,泽泻 30 g,炙甘草 15 g,桂枝 15 g,白术 20 g,生姜 30 g。

上 6 味,以冷水 900 mL,浸泡 1 h,煎煮 40 min,取汤 600 mL,温服 200 mL,日 3 次。

4.方解

本方于茯苓甘草汤中加大茯苓的用量,又加泽泻、白术,大大加强了逐饮利尿的作用,故治茯苓甘草汤证,饮多、呕剧而渴者。

5.辨证要点

①舌淡、苔水滑,脉沉。②茯苓甘草汤证,口渴、思饮而呕吐明显者。

6.临床运用

(1)眩晕、呕吐、口渴、苔白滑者。

(2)呕吐、心下痞满、口渴、苔白者。

(3)口渴、小便不利、心悸者。

(4)口渴、腹胀满、小便不利者。

(5)胃脘胀痛、呕吐、小便不利者。

十五、呕后调治之猪苓散方证

【原文】

呕吐而病在膈上,后思水者,解,急与之。思水者,猪苓散主之。

猪苓散方:猪苓、茯苓、白术各等份。

上三味,杵为散,饮服方寸匕,日三服。

【注解】

本条论述停饮呕吐的调治方法。先呕后渴,为饮邪欲解之征,"病在膈上",由于胃中停饮,上逆于膈,故呕吐清水痰涎。今呕吐之后,"思水者",渴饮水而不吐,是饮去阳复,病情好转之象,故可予饮,但只宜少饮,因为旧饮方去,胃阳未复,新饮易生。故用猪苓散健脾利水化饮,方中猪苓、茯苓利水化饮,白术健脾燥湿,使水饮得散,中阳复运,气化水行,则饮不复生。

【按】

本条"呕吐而病在膈上,后思水者,解",与《金匮》原文第 2 条"先呕却渴,此为欲解"意同,在于说明饮去阳复的特点。

十六、哕之治则

【原文】

哕而腹满,视其前后,知何部不利,利之则愈。

【注解】

本条论述哕而腹满的治则。哕而腹满,即哕逆由腹满而致,而腹满之因在于下部不利,浊气上逆,故发为哕逆,当用通利之法从下治之。小便不利者,应利湿降浊;大便不通者,腑气不通,当通腑降浊。浊气下降,则哕逆自止,故云:"视其前后,知何部不利,利之则愈。"

【按】

本条提示哕逆之证,当审证求因,辨证施治。

十七、胃寒哕逆之橘皮汤方证

【原文】

干呕,哕,若手足厥者,橘皮汤主之。

橘皮汤方:橘皮四两,生姜半斤。

上二味,以水七升,煮取三升,温服一升,下咽即愈。

【注解】

本条论述胃寒气逆而干呕、哕的证治。干呕与呃逆在病机上均是胃气失和,气逆上冲所致,伴见手足厥冷是因寒气滞于膈间,胸阳不能伸展,阳气不能达于四末而致;寒气袭胃,胃膈气逆则作干呕或呃逆。治以橘皮汤散寒通阳、和胃降逆。方中橘皮理气和胃,生姜散寒降逆,寒气散,阳气通,胃气降,则干呕、哕与手足厥诸症自愈,故方后云"下咽即愈"。

【按】

《金匮要略心典》云:"手足厥,非无阳,胃不和则气不至于四肢也……(服后此方)气行胃和,呕哕与厥自已,未可便认为阳虚而遂投温补也。"

十八、胃虚挟热哕逆之橘皮竹茹汤方证

【原文】

哕逆者,橘皮竹茹汤主之。

橘皮竹茹汤方:橘皮二升,竹茹二升,大枣三十枚,生姜半斤,甘草五两,人参一两。

上六味,以水一斗,煮取三升,温服一升,日三服。

【注解】

本条论述胃虚有热呃逆的证治。条文详于方而略于症。以药测之,本条所论呃逆,是胃虚有热、气逆上冲所致。治以橘皮竹茹汤补虚清热,和胃降逆,方中橘皮、生姜理气和胃降逆,竹茹清热和胃止呕逆,人参、大枣、甘草补虚和中。诸药合用,可使虚热得除,胃气和降,哕逆自止。

【按】

(1)《医宗金鉴》曰:"此哕逆因胃中虚热,气逆所致,故用人参、大枣补虚,橘皮、生姜散逆,竹茹甘寒,疏逆气而清胃热。"

(2)哕逆,脉腹证虚弱者,用此方;不虚者,用橘皮汤。

十九、下利脉证、病机与预后

【原文】

夫六腑气绝于外者,手足寒,上气脚缩;五脏气绝于内者,利不禁,下甚者,手足不仁。

【注解】

本条论述呕吐、哕、下利的病机和预后。呕吐、哕、下利病证,虽病在胃肠,但可进一步加重,累及其他脏腑,导致脏腑功能虚衰。阳不能外行于表,阴不能固于内,其六腑之气衰者,阳气不能通达于四末则手足寒;胃阳虚衰,失于和降则为呕逆;肺失肃降则上气喘促;筋脉失于温煦则蜷卧脚缩。五脏之气衰者,关键是脾肾气衰,脾虚失运,清气下陷,则利下不禁;久病及肾,肾阳虚衰,下焦失固,则下利尤甚;甚则伤阴损阳,导致四肢筋脉失其温煦濡养,出现手足麻木不仁。

【按】

本条承上启下,旨在阐明呕吐、哕、下利病变的一般发展规律。

【原文】

下利,脉沉弦者,下重;脉大者,为未止;脉微弱数者,为欲自止,虽发热,不死。

【注解】

本条以脉象判断下利的转归。下利而脉见沉弦,脉沉主里,弦主痛,是病邪在里,气机不畅,传导失常,故见下利腹痛,里急后重;下利而见脉大,大脉主邪盛病进,故云“为未止”;下利而见脉微弱数者,脉微弱为正气不足,脉数为余邪未尽,正邪相争,故发热,为邪渐去,正气复,病情可愈,故云“虽发热不死”。

【原文】

下利,手足厥冷,无脉者,灸之不温。若脉不还,反微喘者,死。少阴负趺阳者,为顺也。

【注解】

本条论述下利顺逆的辨别。下利而出现手足厥冷,脉微欲绝,是脾肾虚衰、阳气欲脱之象。此时,当以艾灸温之,以复其脉;若灸之而厥冷不去,四肢仍不见温,是阳气难复。此时若脉气不还,阳气不复,更见微喘者,是阴竭于下,阳脱于上,阴阳离绝之危象,预后不良,故曰“死”;若少阴脉弱于趺阳胃脉,说明胃气尚存,虽阳气衰微,有来复之机,故曰“顺”。

【按】

“有胃气则生,无胃气则死”,本条通过灸后的脉症,判断胃气存亡与否,以推测疾病的预后顺逆。

【原文】

下利,有微热而渴,脉弱者,今自愈。

【注解】

本条论述下利将愈的脉证。阴寒下利,症见微热、口渴,是阳气来复,阳能胜阴之象;脉弱者,脉症合参,是邪气去,正气复,故知病当自愈。

【原文】

下利,脉数,有微热汗出,今自愈,设脉紧为未解。

【注解】

本条论述下利向愈与未解的脉症。阴寒下利,若见脉数,微热,汗出,是阳气来复,故当“自愈”;若虚寒下利而脉见紧象,为阴寒仍盛,邪气未去,阳气未复,故知病为“未解”。

【原文】

下利,脉数而渴者,今自愈;设不差,必清脓血,以有热故也。

【注解】

本条论述下利脉数的2种病情变化。阴寒下利,出现脉数、口渴,一般为阳气来复,病当向愈;若不愈者,又见便下脓血之症,是邪热内盛损伤阴络所致,故云"以有热故也"。

【原文】

下利,脉反弦,发热身汗者,自愈。

【注解】

本条论述阴寒下利向愈的脉证。阴寒下利,其病在里,脉本应沉,今脉不沉反见弦象,是阳气郁而未伸之象,又见发热、身汗,是阳气来复,营卫调和,故云"自愈"。

【按】

以上6条,通过脉症表现判断阴寒下利的预后,阳气来复为向愈。

【原文】

下利,寸脉反浮数,尺中自涩者,必清脓血。

【注解】

本条论述热利脓血的脉症。虚寒下利,脉当见沉迟无力,今"寸脉反浮数",是阳气旺盛,非阴寒之下利;"尺中自涩"为热伤阴络,气血壅滞,热郁而化腐为脓之象,故出现大便脓血。

【原文】

下利,脉沉而迟,其人面少赤,身有微热,下利清谷者,必郁冒,汗出而解,患者必微热。所以然者,其面戴阳,下虚故也。

【注解】

本条论述阴盛阳虚下利之证。下利清谷,脉沉而迟,是脾肾阳虚所致;身热、面赤乃虚阳外浮、上越之假热现象,此即戴阳之证。如果人体阳虚不甚,尚能够与阴邪相争,正胜驱邪从肌表而出,则有郁冒汗出而解之转机。"所以然者,其面戴阳,下虚故也",是说明本证戴阳的病机在于下焦肾阳虚衰。

【按】

本条"汗出而解"是指通过温阳散寒,使阴阳调和、上下交通而解,非寒邪在表之发汗散寒而解。

【原文】

下利后,脉绝,手足厥冷,晬时脉还,手足温者生,脉不还者死。

【注解】

本条论述下利后脉绝肢冷的预后。下利后,患者出现脉伏不见、手足厥冷,是损阴伤阳,阴竭阳衰所致。若经过一定时间,手足渐温者,为阳气来复,预后较好;若脉仍不起,厥仍不回者,是阳气已绝,为死证,预后不良。

二十、下利治法与禁忌

(一)湿滞气利治法

【原文】

下利气者,当利其小便。

【注解】

本条论述下利气的证治。由于湿邪内阻,故下利;湿郁气滞于肠,气机不畅,气随利失,故矢气频作。治当利其小便,湿邪去,气化恢复正常,则下利矢气可除。

【按】

受本条的启示,后世医家治疗泄泻时提出了"开支河"的方法,究其理论应源于此。

(二)虚寒利治禁

【原文】

下利清谷,不可攻其表,汗出必胀满。

【注解】

本条论述虚寒下利见表证的治禁。"下利清谷"为脾肾阳虚,当用健脾补肾,温里化湿之法。若兼有表证,应遵照里证急当先治里、后解表的原则。若误先攻表,汗出更伤其阳,阴寒内盛,则出现腹部胀满之变证。

二十一、虚寒下利之四逆汤及兼表证桂枝汤方证

【原文】

下利,腹胀满,身体疼痛者,先温其里,乃攻其表。温里宜四逆汤,攻表宜桂枝汤。

【注解】

本条论述虚寒下利兼表证的证治。下利腹胀满,是由于脾肾阳虚,阴寒内盛;身体疼痛,是外感风寒表邪。证属表里同病,因里有虚寒,当先救里而后治表,故先用四逆汤温里回阳;下利止,里阳充实,表证仍在者,再用桂枝汤解肌祛风,调和营卫。

【按】

(1)本证为表里同病之证,表里同病,一般先治表,后治里,或表里同治,但里有虚寒为急者,则应先救里而后治表。

(2)四逆汤方证见本章"四、阳虚呕吐之四逆汤方证"中相关内容。

【桂枝汤方证解析】

1.方剂组成

桂枝(去皮)三两,芍药三两,甘草(炙)二两,生姜(切)三两,大枣(擘)十二枚。

2.用法

上五味,叹咀,以水七升,微火煮取三升,去滓,适寒温,服一升。服已须臾,啜热稀粥一升余,以助药力。温树令一时许,遍身势势微似有汗者益佳;不可令如水流漓,病必不除。若一服汗出病差,停后服,不必尽剂。若不汗,更服依前法。又不汗,后服小促其间,半日许令三服尽。

若病重者,一日一夜服,周时观之。服一剂尽,病证犹在者,更作服。若汗不出,乃服至二、三剂。禁生冷、私滑、肉面、五辛、酒酪、臭恶等物。

3.参考处方

桂枝 30 g,白芍 30 g,炙甘草 20 g,生姜 30 g,大枣(擘)10 枚。

上 5 味,以冷水 800 mL,浸泡 1 h,煎煮 40 min,取汤 600 mL,温服 200 mL,分 1～3 次服。服后喝一碗热稀粥,并覆盖棉被而卧,觉身有微汗则去被,在室内活动或坐卧休息,注意避风保暖。以微汗为度,汗后,减量服;不汗,煎第二剂服。

4.方解

桂枝、生姜均属辛温发汗药,但桂枝降气冲,生姜治呕逆,可见二药都有下达性能,升发之力不强,虽合用之,不至大汗。并且二者均有健胃作用,更伍以大枣、甘草纯甘之品,益胃而滋津液。桂枝辛温,配甘草,辛温化为阳;芍药微寒、酸,配甘草,酸甘化为阴。桂枝、芍药、甘草,三药相配,化阴阳、调营卫,且芍药酸而敛,既用以制桂、姜的辛散,又用以助枣、草的滋津,尤其药后少食稀粥,更有益精祛邪之妙。所以本方既是发汗解热、安中养液之剂,又是调阴阳、和营卫佳品。其解热作用,被后世医家称为"甘温除热"。

5.仲景对此方证的其他论述

(1)《金匮要略·妇人产后病》第 7 条:"产后风,续之数十日不解,头微痛,恶寒,时时有热,心下闷,干呕,汗出,虽久,阳旦证续在耳,可与阳旦汤。"

注解:产后风者,妇人产后患太阳中风证,虽延续数十日不解,表现为仍头微痛,恶寒,时时有热,心下烦闷,干呕汗出,虽病变日久,但桂枝汤证未罢,仍可予桂枝汤。

(2)《伤寒论》第 12 条:"太阳中风,阳浮而阴弱,阳浮者,热自发;阴弱者,汗自出。啬啬恶寒,淅淅恶风,翕翕发热,鼻鸣干呕者,桂枝汤主之。"

注解:此论述太阳中风的脉证。外为阳,内为阴,阳浮而阴弱者,谓脉浮于外而弱于内,即轻取则浮,重按即弱。阳浮者热自发,谓脉阳浮,为发热之脉;阴弱者汗自出,谓脉阴弱,为汗出的脉应。啬啬恶寒,谓缩缩而恶寒,淅淅恶风,谓淅淅然而恶风如身被冷水状。翕翕,为合而不开状,翕翕发热,谓邪热郁集于体表,翕翕然而难于开发出。鼻鸣干呕者,为表不解、气上冲之征。此为太阳中风证,桂枝汤主之。

(3)《伤寒论》第 13 条:"太阳病,头痛,发热,汗出、恶风,桂枝汤主之。"

注解:太阳病,若头痛发热,汗出恶风者,宜桂枝汤主之。

按:头痛发热,汗出恶风,为桂枝汤证,凡病见之,即予桂枝汤,不专用于太阳中风证。

(4)《伤寒论》第 15 条:"太阳病,下之后,其气上冲者,可与桂枝汤,方用前法。若不上冲者,不得与之。"

注解:气上冲,为气自小腹上冲胸的一种自觉证。太阳病位在表,宜汗不宜下。误下后,其气上冲者,是未因误下而内陷,病仍还在表呈欲解之势也,故可予桂枝汤。用前食稀粥,以温覆取微汗的方法解之。若气不上冲者,不能再服桂枝汤。

(5)《伤寒论》第 16 条:"桂枝本为解肌。若其人脉浮紧,发热汗不出者,不可与之也。常须识此,勿令误也。"

注解:桂枝汤本为解肌和荣而设,与麻黄汤专为发汗解表者有别。若脉浮紧,发热,汗不出者,此为表实证,则宜麻黄汤,发其汗解表。若误予桂枝汤,则必致实实之祸。医者常须识此,慎勿误施其法。

按:精气虚则不足以祛邪,虽得汗出,邪反乘汗出之虚,而深入肌肉之内。桂枝汤除发表外,尚能健胃气,以增精气,使盘踞肌腠之邪,不得复留,乃得因汗而解。邪在肌,则肌不和,桂枝汤益气祛邪,解肌和荣,故谓桂枝本为解肌。若精气实于表,只宜麻黄汤发其汗,则邪随汗出即解。若误予桂枝汤,再益其津气,则实上加实,不但表不解,祸变立至矣。

(6)《伤寒论》第 24 条:"太阳病,初服桂枝汤,反烦不解者,先刺风池、风府,却与桂枝汤则愈。"

按:初服桂枝汤反烦不解,有刺风池、风府辅助的方法,以加强桂枝汤解表之力。此仲景开"针药并施"治病之先河也。

(7)《伤寒论》第 25 条:"服桂枝汤,大汗出,脉洪大者,与桂枝汤,如前法。若形似疟,一日再发者,汗出必解,宜桂枝二麻黄一汤。"

注解:脉洪大,当是脉浮。因脉洪大为热盛于里、热盛伤津之白虎加人参汤脉象,如何可予桂枝汤? 必是传抄有误。服桂枝汤不合法,而致大汗出,故病不解。脉浮者,病仍在表,宜予桂枝汤以前法服之。若其人形似疟状,一日再发寒恶热者,让其小汗出则解,宜桂枝二麻黄一汤。

(8)《伤寒论》第 44 条:"太阳病,外证未解,不可下也,下之为逆。欲解外者,宜桂枝汤。"

注解:太阳病,外证未解者,法当汗解,慎不可下之,下之为逆。下后伤津,欲解外宜桂枝汤。

(9)《伤寒论》第 45 条:"太阳病,先发汗不解,而复下之,脉浮者不愈。浮为在外,而反下之,故令不愈。今脉浮,故在外,当须解外则愈,宜桂枝汤。"

注解:太阳病,先以麻黄汤发其汗,而病不解,医不详审所以不解之故,而复下之。若当时脉浮,病必不愈。因浮为在外,法宜汗解,而反下之,故令不愈。今脉浮,病仍在外表,故须予桂枝汤解外即愈。

按:上 2 条文,仲景明示太阳表证,汗下后表仍不解者,则宜桂枝汤解之,以汗下后亡津液故也。

(10)《伤寒论》第 53 条:"病常自汗出者,此为荣气和,荣气和者,外不谐,以卫气不共荣气谐和故而。以荣行脉中,卫行脉外,复发其汗,荣卫和则愈,宜桂枝汤。"

注解:病常自汗出者,其原因不在脉内的荣气,而在脉外的卫气不与荣气谐和所致。荣行于脉内,卫行于脉外,卫失荣则不固,荣失卫则不守,故令常自汗出也,宜桂枝汤复发其汗,使荣卫和则愈。

(11)《伤寒论》第 54 条:"患者脏无他病,时发热自汗出,而不愈者,此卫气不和也,先其时发汗则愈,宜桂枝汤。"

注解:脏无他病者,谓无其他内伤病。时发热自汗出者,谓发热自汗出有定时也,此亦卫气不和所致,宜于其发作前,予桂枝汤先发汗即愈。

(12)《伤寒论》第 56 条:"伤寒,不大便六七日,头痛有热者,与承气汤。其小便清者,知不在里,仍在表也,当须发汗。若头痛者,必衄。宜桂枝汤。"

注解:伤寒已六七日不大便,头痛有热者,是里热上攻之征,故可予承气汤以下之。不过里热小便当赤,如其小便清者,知病不在里,仍在表也,当须发汗解之。假设头痛且必衄者,宜予桂枝汤。

按:该条首冠以伤寒,其无汗可知,即病虽在表,亦不可予桂枝汤,必须头痛而衄者,始可予之。不过有伤寒脉浮紧,不发汗因致衄者,麻黄汤主之。本条所述,脉必不浮紧,而是浮弱,临证时须与麻黄汤证衄者鉴别。

(13)《伤寒论》第57条:"伤寒发汗已解,半日许复烦,脉浮数者,可更发汗,宜桂枝汤。"

注解:伤寒以麻黄汤发其汗,则证已解,但半日许其人复烦,但汗后,津液已损,切脉浮数,知表热未解也,故宜桂枝汤更汗解之。

按:服麻黄汤后,表不解,不可再予麻黄汤,而宜桂枝汤;服桂枝汤后,表不解,仍宜再予桂枝汤,不可予麻黄汤,此为定法,须记。

(14)《伤寒论》第91条:"伤寒,医下之,续得下利清谷不止,身疼痛者,急当救里;后身疼痛,清便自调者,急当救表。救里宜四逆汤,救表宜桂枝汤。"

注解:太阳伤寒,医误下之,因续得下利清谷不止。清谷,即排泄完谷不化的大便。下利清谷不止,知太阳病误下后,已转属太阴虚寒里证,虽身疼痛,表还未解,法宜急救其里,而后治其身疼痛;假若下后,无下利证,但身疼痛,而清便自调者,则急当救表。救里宜四逆汤,救表宜桂枝汤。

按:表里并病,若里虚寒,当先救里,然后解表,此为定法。如服用四逆汤,下利清谷已愈,而身疼痛不解者,当然宜予桂枝汤。

(15)《伤寒论》第95条:"太阳病,发热汗出者,此为荣弱卫强,故使汗出,欲救邪风者,宜桂枝汤。"

注解:太阳病发热汗出者,此为中风证。汗夺于荣则荣弱,邪伤于卫则卫强,荣卫不和,故使发热汗出。以桂枝汤调和荣卫,以解外邪。

(16)《伤寒论》第164条:"伤寒大下后,复发汗,心下痞,恶寒者,表未解也,不可攻痞,当先解表,表解乃可攻痞,解表宜桂枝汤,攻痞宜大黄黄连泻心汤。"

注解:伤寒本不宜下,而医大下之,下后表不解,当予桂枝汤解肌发表。而反以麻黄汤发其汗,一再误治,邪既内陷而心下痞,表亦未解而恶寒也。宜先予桂枝汤以解表,表解后,再予大黄黄连泻心汤以攻里。

按:表里并病,若里实宜攻者,须先解表,而后攻里,此亦定法,须记。

(17)《伤寒论》第234条:"阳明病,脉迟,汗出多,微恶寒者,表未解也,可发汗,宜桂枝汤。"

注解:太阳与阳明并病而偏于表证,虽脉迟、汗出多而微恶寒者,表还未解也,故可发汗,宜桂枝汤。

(18)《伤寒论》第240条:"患者烦热,汗出则解,又如疟状,日晡所发热者,属阳明也。脉实者,宜下之;脉浮虚者,宜发汗。下之与大承气汤,发汗宜桂枝汤。"

注解:患者烦热,当发汗则解,如汗后,又如疟状,日晡则发热,此时发热属阳明。若其脉沉实,则已传阳明无疑,宜大承气汤下之;若脉浮虚,则仍在表,日晡发热,则是发热汗出的桂枝汤证,故宜桂枝汤发汗解表。

(19)《伤寒论》第276条:"太阴病,脉浮者,可发汗,宜桂枝汤。"

注解:此所谓太阴病,当指下利而言。下利而脉浮者,是意正气尚可,不然其脉不浮,下利其脉应沉弱,或弱,为病欲自表解之势,故顺其势治之,宜桂枝汤以发汗。

按:下利脉浮,无非表里合病之属,本条所述,脉当浮弱或自汗出。若脉浮紧无汗,则宜葛根汤,不可予桂枝汤。葛根汤条谓太阳阳明合病,而此谓太阴病脉浮者,以葛根汤证为表实,桂枝汤证为表虚,以示虚实不同也。不过二方均属太阳病的发汗剂,其主治下利,均为太阳阳明的合病。若真是里虚寒的太阴病,即有表证,亦不可予桂枝汤先解表,或予桂枝人参汤表里同治,当予四逆汤先救里也。

(20)《伤寒论》第372条:"下利腹胀满,身体疼痛者,先温其里,乃攻其表。温里宜四逆汤,攻表宜桂枝汤。"

注解:下利而腹胀满,虚寒下利也,故虽身疼痛,法宜先温其里,乃攻其表。温里宜四逆汤,攻表宜桂枝汤。

按:本条所述乃真太阴病的下利,故虽身疼痛的表证在,亦宜四逆汤先温其里,而后才可予桂枝汤以解其表。

(21)《伤寒论》第387条:"吐利止,而身痛不休者,当消息和解其外,宜桂枝汤小和之。"

注解:霍乱吐利止后,而身疼不休者,此里和表未和也,宜少予桂枝汤小和其外。

按:霍乱上吐下利,津液损伤甚重。虽遗有表证未解,也不可过汗,则宜少予桂枝汤消息和解之。

6.辨证要点

基于以上论述,可见桂枝汤为太阳病的发汗解热剂,但因其药味偏于甘温,而有益胃滋液的作用,故其应用,宜于津液不足的表虚证。若体液充盈的表实证,或胃实里热者,不可予之。依据《伤寒论》有关论述,其辨证要点可归纳为以下几点:

①太阳病,发热汗出,恶风而脉浮弱者。②病常自汗出,或时发热汗出者。③发汗或下之,而表未解者。④阳明病,脉迟,虽汗出多,而微恶寒,表未解者。⑤病下利而脉浮弱者。⑥霍乱吐利止,而身疼不休者。

7.临床运用

(1)见脉弱或脉缓,自汗、恶寒、发热、头痛、身痛,或者荨麻疹、湿疹、皮炎者。

(2)胃脘隐痛,干呕、打嗝,脉缓者。

(3)腹痛,或者下利时止,乏力,脉缓者。

(4)过敏性皮炎,脉缓者。

(5)老年、体虚、慢性病患者,风寒感冒,脉浮缓者。

(6)桂枝汤证,见口苦口干者,加黄芩。

(7)桂枝汤证,见心烦失眠、口苦口干者,加黄芩。

(8)桂枝汤证,见大便硬结者,加大黄。

(9)桂枝汤证,见咽喉疼痛者,加桔梗、射干。

(10)关节肿痛、面瘫、头面沉重之虚寒者,本方加白术、附片。

(11)面神经麻痹、口眼歪斜之寒证者,本方加白术、附片、茯苓。

(12)妊娠恶阻,加半夏、伏龙肝。

(13)产后身痛、中风发热、汗出者,加人参。

(14)眼目不明、耳鸣耳聋、肢体振颤、关节肿痛、中风后肢体偏瘫、痛风、腰椎骨质增生、怕冷,脉沉者,太阳少阴合病者,合真武汤。

(15)经常感冒,体虚恶寒、恶风、自汗、表虚不固、营卫失调者,加黄芪、防风、白术。

(16)肢体疼痛,恶风、口干口苦、不思饮食、大便干结,脉弦细者,太阳少阳合病,合小柴胡汤。

(17)桂枝汤证,兼中阳不足、胃脘胀满、冷痛,下利者,太阳太阴合病,合理中汤。

(18)桂枝汤证,兼腹满腹胀、呕吐、下利者,太阳太阴合病,兼湿浊气滞,合藿香正气散。

(19)桂枝汤证,兼舌苔厚白、脘腹胀满者,太阳太阴合病,兼湿阻中焦,合平胃散。

(20)身体痛、手足寒、背恶寒、恶风自汗,脉沉者,太阳少阴合病,合附子汤。

(21)桂枝汤证,老年体虚、肾气不足、兼夜尿频、腰膝酸软、口干欲饮者,合八味肾气丸。

(22)恶风、恶寒、汗出、咳喘、咯白色泡沫痰者,合苓甘五味姜辛夏杏汤。

(23)桂枝汤证,兼咽喉不利、如有异物者,合半夏厚朴汤。

二十二、阳虚阴寒下利之通脉四逆汤方证

【原文】

下利清谷,里寒外热,汗出而厥者,通脉四逆汤主之。

【注解】

本条论述下利而阴盛格阳的证治。下利清谷,由于脾肾阳虚,阴寒内盛所致。其"里寒"是真寒,"外热"为假热,乃阴盛于内,格阳于外所致;又见汗出而四肢厥逆,阳从外脱,阴阳之气不相顺接,症情危重,当急以通脉四逆汤回阳救逆。

【按】

《长沙方歌括》云:"阳气不能运行,宜四逆汤;元阳虚甚,宜附子汤;阴盛于下,格阳于上,宜白通汤;阴盛于内,格阳于外,宜通脉四逆汤。盖以生气既离,亡在倾刻,若以柔缓之甘草为君,岂能疾呼散阳而使返耶!故倍用干姜,而仍不减甘草者,恐散涣之余,不能当姜、附子猛,还借甘草以收全功也。若面赤者,虚阳上泛也,加葱白引阳气以下行;腹中痛者,脾络不和也,去葱加芍药以通脾络;呕者,胃气逆也,加生姜以宣逆气,咽痛者,少阴循经上逆也,去芍药之苦泄,加桔梗之开提;利止,脉不出者,谷气内虚,脉无所禀而生,去桔梗加人参以生脉。"

【通脉四逆汤方证解析】

1.方剂组成

甘草(炙)二两,附子(生用,去皮,破八片)大者一枚,干姜三两(强人可四两)。

2.用法

上三味,以水三升,煮取一升二合,去滓,分温再服,其脉即出者,愈。面色赤者,加葱九茎;腹中痛者,去葱,加芍药二两;呕者,加生姜二两;咽痛者,去芍药,加桔梗一两;利止脉不出者,去桔梗,加人参二两。病皆与方相应者,乃服之。

3.参考处方

炙甘草 20~50 g,干姜 30~50 g,制黑(白)附子 30~90 g。

上 3 味,以冷水 1200 mL,先煎煮附子 1 h(30 g 内,不需先煎),再内余药,再煎 40 min,去

渣,取汤 300 mL,分 2 次温服。

4.方解

此即四逆汤中增加干姜、附子的用量,故治四逆汤证、阳虚虚寒更甚者。

5.仲景对此方证的其他论述

(1)《伤寒论》第 317 条:"少阴病,下利清谷,里寒外热,手足厥逆,脉微欲绝,身反不恶寒,其人面色赤,或腹痛,或干呕,或咽痛,或利止脉不出者,通脉四逆汤主之。"

注解:少阴病,下利清谷、手足厥逆,证属里寒证,但其人反不恶寒。里寒外热,面色赤,证属里寒虚阳外越、真寒假热证,即所谓的无根之火,虚阳上越者是也。或以下均属或有或无的客证,不问其有无,宜以通脉四逆汤主之。

(2)《伤寒论》第 370 条:"下利清谷,里寒外热,汗出而厥者,通脉四逆汤主之。"

注解:下利清谷而厥,为阴寒盛于里;里寒外热,其外反有热而汗出,为虚阳欲脱甚明;厥者,虚寒甚之征。故宜通脉四逆汤主之。

6.辨证要点

①舌淡、苔白,脉微欲绝。②四逆汤证,虚寒更甚、虚阳外越者。③呕吐、下利,或大汗淋漓、手足厥冷、面红、脉微欲绝者。

7.临床运用

(1)四逆汤证,里虚寒更甚者。

(2)休克,大汗出,脉微、四肢厥冷者,加人参、五味子。

(3)下利、无脉者,加人参。

(4)里寒外热、手足逆冷、下利清谷者。

(5)下利清谷、身冷、手足逆冷,脉微者。

(6)下利清谷、面色红赤者,加葱。

(7)腹痛、下利清谷、脉微欲绝者,加芍药。

(8)下利清谷、手足厥冷、干呕者,加生姜。

(9)下利清谷、汗出而厥、咽痛者,加桔梗。

(10)下利止而脉不出者,加人参。

(11)心衰、心累、心跳、口唇青紫、大汗淋漓、四肢厥冷、脉微欲绝者,加人参、五味子、龙骨、牡蛎、山茱萸。

(12)腹满、便秘,脉沉细者。

(13)面红发热、汗出,脉沉者,加葱、童便或猪胆汁。

(14)牙龈肿痛、汗出、手足冷,脉沉者,加肉桂、细辛。

(15)肺心病、咳喘、喉中痰鸣、张口抬肩、口唇青紫、四肢厥冷,脉沉者,合小青龙汤。

二十三、虚寒下利之桃花汤方证

【原文】

下利便脓血者,桃花汤主之。

【注解】

本条论述虚寒下利脓血的证治。此处下利便脓血,为脾胃虚寒、气血不固、滑脱不禁所致,故用桃花汤温中涩肠固脱。方中赤石脂涩肠固脱,干姜温中散寒,粳米养胃和中。

【按】

《伤寒贯珠集》云:"少阴病,下利便脓血者,藏病在阴,而寒复伤血也。血伤故腹痛,阴病故小便不利,与阳经挟热下利不同。故以赤石脂理血固脱,干姜温里散寒,粳米安中益气。"

【桃花汤方证解析】

1.方剂组成

赤石脂(一半全用,一半筛末)一斤,干姜一两,粳米一升。

2.用法

上三味,以水七升,煮米令熟,去滓,温服七合,内赤石脂末方寸匕,日三服。若一服愈,余勿服。

3.参考处方

赤石脂30 g,干姜10 g,粳米30 g,赤石脂粉9 g。

前3味,以冷水1000 mL,浸泡1 h,煎煮40 min,去渣。取汤700 mL,先温服100 mL。后温服200 mL,加入赤石脂粉3克,日3次。

4.方解

以大剂赤石脂固涩止利止血,佐干姜温阳摄血、粳米健中益气。三药合用,温阳固涩止血、温中祛寒止利,故治虚寒下利,便脓血而腹痛者。

5.仲景对此方证的其他论述

(1)《伤寒论》第306条:"少阴病,下利,便脓血者,桃花汤主之。"

注解:少阴病,转为太阴病者,下利,以致便脓血者,桃花汤主之。

(2)《伤寒论》第307条:"少阴病,二三日至四五日,腹痛,小便不利,下利不止,便脓血者,桃花汤主之。"

注解:少阴病,到二三日至四五日时,入里转为太阴病时,里寒较盛,出现腹痛、小便不利、下利不止,寒盛则血失固摄、终成下利脓血者,以桃花汤主之。

6.辨证要点

①舌淡、苔白,脉沉细或脉微。②虚寒下利,或见脓血、或腹部冷痛者。

7.临床运用

(1)久利不愈、或久利便脓血,脉沉细者。

(2)便血、久不愈、腹冷痛者。

(3)内痔出血,属阴证者。

(4)慢性肠炎久不愈,腹痛腹泻、喜温喜按者。

(5)带下、清稀色白者,加龙牡。

(6)脱肛,属阴证者,合补中益气汤。

二十四、滑脱下利之诃梨勒散方证

【原文】

气利,诃梨勒散主之。

诃梨勒散方:诃梨勒(煨)十枚。

上一味,为散,粥饮和,顿服。疑非仲景方。

【注解】

本条论述虚寒性肠滑气利的证治。下利气,表现久利滑脱不禁,大便随矢气而出。是由于久病中气虚寒,气虚不固所致,治宜诃梨勒散涩肠止利,收敛固脱。方中诃梨勒,即诃子,煨用专以涩肠固脱止利,并用粥饮和服,取其益肠胃而补中气。

【按】

本条与《金匮》原文第31条均为气利之证,前条属气利实证,是湿邪郁滞,气机不利,故利其小便以分解湿邪;本条是气虚滑脱,故治以温涩固脱。其病因病机不同,故治法有异。

二十五、湿热下利之白头翁汤方证

【原文】

热利下重者,白头翁汤主之。

【注解】

本条论述大肠湿热下利的证治。热利下重,是指湿热下利并有里急后重者,其下利必有脓血。由于湿热蕴结大肠,阻滞气机,热壅血郁,腐灼肠道脉络而致,治用白头翁汤清热燥湿,凉血止痢。方中白头翁清热凉血解毒,黄连、黄柏、秦皮清热燥湿止利。诸药合用,湿热去,毒邪解,气机和,后重除,热利自止。

【按】

此证下利脓血,属阳证,为肠道湿热阻滞气机、里急后重,治以白头翁汤,清热利湿、凉血解毒。前桃花汤下利便脓血,属阴寒证,为太阴虚寒,运化失司、阳虚不固、血便相挟或下血不止,治以桃花汤,温阳运脾、固涩止血。

【白头翁汤方证解析】

1.方剂组成

白头翁二两,黄连三两,黄柏三两,秦皮三两。

2.用法

上四味,以水七升,煮取二升,去滓,温服一升,不愈,更服一升。

3.参考处方

白头翁 8 g,黄柏 10 g,黄连 10 g,秦皮 10 g。

上 4 味,以冷水 800 mL,浸泡 1 h,煎煮 40 min,去渣。取汤 450 mL,温服 150 mL,日 3 次。

4.方解

方中诸药均属苦寒药,有清热利湿、除烦热、止下利等作用,白头翁更能逐血止痛,合以为方,治热利下重、心烦腹痛等。

5.仲景对此方证的其他论述

(1)《伤寒论》第371条:"热利,下重者,白头翁汤主之。"

注解:因湿热而下利,里急后重者,白头翁汤主之。

(2)《伤寒论》第373条:"下利欲饮水者,以有热故也,白头翁汤主之。"

注解:因热而下利,热盛伤阴,故欲饮水,宜白头翁汤主之。

6.辨证要点

①舌红、苔黄或黄腻。②热痢下重、腹痛者。

7.临床运用

(1)热利下重、渴欲饮水者。

(2)热利下重、腹痛者。

(3)痢疾、里急后重、肛门灼热者。

(4)结膜炎、目赤红肿热痛者。

(5)痔疮、红肿疼痛、出血者。

(6)便血,属阳证者。

(7)带下、色黄黏稠者。

(8)带下、色黄、阴痒者,加地肤子、土茯苓。

(9)崩漏,属阳证者。

(10)子宫脱出、脱肛,属阳证者。

(11)阴囊湿疹,加地肤子、土茯苓。

(12)直肠癌,属热证者。

(13)鼻咽癌、口腔癌,属热毒证者。

(14)毛囊炎,属湿热证者,加葛根汤。

二十六、实热内结下利之大承气汤方证

【原文】

下利三部脉皆平,按之心下坚者,急下之,宜大承气汤。

【注解】

本条论述实热下利当下的脉症。三部脉皆平,指寸、关、尺三部脉如正常人的脉象,正气不虚;按之心下坚者,是内有有形之实邪结滞;脉症合参,此下利是热结于内,旁流于外,邪实正不衰,故需"急下之",用大承气汤急下里实之邪,使积滞去,利亦自止。

【按】

本条即所谓"通因通用"之法。

【原文】

下利,脉迟而滑者,实也。利未欲止,急下之,宜大承气汤。

【注解】

本条续论下利当下的脉症。脉迟而滑实有力,亦属实证;迟为积滞内阻,气机不畅;滑为食积内结。积滞不去,则下利不止,故急下之,用大承气通腑去积,则下利自止。

【原文】

下利,脉反滑者,当有所去,下乃愈,宜大承气汤。

【注解】

本条再论实热下利的证治。下利属里证,并多为虚寒,脉多虚弱沉迟,今下利脉反见滑而有力之象,是有宿食积滞内停,邪气未除。宜用大承气汤攻下邪实,去其未尽之邪,则下利自愈,故原文云"当有所去",又云"下乃愈"。

【原文】

下利已瘥,至其年月日时复发者,以病不尽故也,当下之,宜大承气汤。

大承气汤方:见第二章《痉湿暍病脉证治》中。

【注解】

本条续论实热下利的证治。下利本已愈,但到一定时间又复发,是由于邪未尽除,病未尽愈,以致余邪留滞肠间,每遇季节气候变化,或饮食不当,或劳倦过度等因素的影响,则再次发作下利,治疗当"通因通用",以大承气汤攻积导滞,使余邪尽去,病方能痊愈。

【按】

参见第二章《痉湿暍病脉证治》中"十三、痉病之大承气汤方证"相关内容。

二十七、实热下利之小承气汤方证

下利谵语者,有燥屎也,小承气汤主之。

【注解】

本条论下利谵语的证治。下利谵语,有燥屎也,病属实证,由于胃肠实热积滞,燥屎内结而致。热结旁流则下利,热扰神明则神昏谵语。故用小承气汤通腑泄热,实热去,则谵语止,而下利自已。

【按】

大承气汤与小承气汤,都为阳明里实证而设,但两方的药物组成、所主病情轻重有别。大承气汤,主阳明里实重证,主潮热、谵语、腹部痞硬、满、痛、秘结、下利等;小承气汤,为大承气汤去掉芒硝,减少厚朴、枳实用量,主大承气汤诸症较轻者,故名曰"小承气汤"。

【小承气汤方证解析】

1.方剂组成

大黄(酒洗)四两,厚朴(炙,去皮)二两,枳实(炙,大者)三枚。

2.用法

上三味,以水四升,煮取一升二合。去滓,分温二服。初服当更衣,不尔尽饮之;若更衣者,勿服之。

3.参考处方

酒大黄 10～15 g,厚朴 20 g,枳实 10 g。

上3味,以凉水500 mL,浸泡1 h,煎30 min,取汤300 mL,温服150 mL,日2次。大便通下止后服,或者减量服。

4.方解

本方于大承气汤减去攻坚泻热的芒硝,又减量消胀行气的厚朴、枳实,虽亦属里实的下剂,但较大承气汤则力量较小,故谓之小承气汤。

5.仲景对此方证的其他论述

(1)《金匮要略·呕吐哕下利病》附方(一):"《千金翼》小承气汤,治大便不通,哕,数谵语。"

注解:胃气不得下行,而逆于上则哕;里有燥屎则谵语。此大便不通而使哕,故宜小承气汤治之。

按:论中谓:"伤寒哕而腹满,视其前后,知何部不利,利之即愈。"本条所述即属后之不利者。

(2)《伤寒论》第208条:"阳明病,脉迟,虽汗出不恶寒者,其身必重,短气,腹满而喘,有潮热者,此外欲解;可攻里也。手足濈然汗出者,此大便已硬也,大承气汤主之;若汗多,微发热恶寒者,外未解也,其热不潮,未可与承气汤;若腹大满不通者,可与小承气汤,微和胃气,勿令致大泄下。"

注解:见大承气汤方证。

(3)《伤寒论》第209条:"阳明病,潮热,大便微硬者,可与大承气汤;不硬者,不可与之。若不大便六七日,恐有燥屎,欲知之法,少与小承气汤,汤入腹中,转矢气者,此有燥屎也,乃可攻之。若不转矢气者,此但初头硬,后必溏,不可攻之,攻之必胀满不能食也。欲饮水者,与水则哕。其后发热者,必大便复硬而少也,以小承气汤和之。不转矢气者,慎不可攻也。"

注解:见大承气汤方证。

(4)《伤寒论》第213条:"阳明病,其人多汗,以津液外出,胃中燥,大便当硬,硬则谵语,小承气汤主之。若一服谵语止者,更莫复服。"

注解:阳明病,其人多汗,因使津液大量外出,胃中水分被夺则必燥,大便因硬,硬则谵语,宜小承气汤主之。若一服谵语止,即不要再服。

按:此只由于汗出,则使胃中燥、大便硬而谵语,既不发热,更无潮热,故不宜大承气汤,而宜本方。宜与大承气汤条互参。

(5)《伤寒论》第214条:"阳明病,谵语,发潮热,脉滑而疾者,小承气汤主之。因与承气汤一升,腹中转气者,更服一升;若不转气者,勿更与之。明日又不大便,脉反微涩者,里虚也,为难治,不可更与承气汤也。"

注解:此条谵语,发潮热,脉滑而疾,看似大承气汤证,但无大便硬,亦无不能食,可知其里实并无大承气证重,所以用小承气汤即可。可与前大承气条互参,既有阳明谵语、潮热、反不能食者,胃中必有燥屎五六枚也。若能食者,但硬耳,宜大承气汤主之,又有脉数而滑者实也,此有宿食,下之愈,宜予大承气汤。后述服1 L后,如转矢气,更服1 L,以尽其邪。若不转矢气者,勿更予之,是说虽有前述证,服小承气汤后,仍不转矢气,是已伤胃气和津液,不能再服小承气了。第二天又不大便,其脉反涩者,为服小承气汤已伤津液和胃气,病已转为里虚的重证,为难治,更不可以用承气辈。

(6)《伤寒论》第250条:"太阳病,若吐、若下、若发汗后,微烦,小便数,大便因硬者,与小承气汤,和之愈。"

注解:太阳病,治不得法,吐下、发汗均足以亡失津液,胃中干,故微烦,而小便数,益使胃肠枯燥,因致大便硬结不通者,可予小承气汤和其胃气即愈。

按:此亦由于津液亡失而致大便硬,里热不剧,故只微烦而无谵语,虽小便数,屎成硬,亦不宜大承气汤的猛攻,而宜本方和之即愈。

(7)《伤寒论》第251条:"得病二三日,脉弱,无太阳、柴胡证,烦躁、心下硬,至四五日,虽能食,以小承气汤少少与,微和之,令小安。至六日,与承气汤一升。若不大便六七日,小便少者,虽不受食,但初头硬,后必溏;未定成硬,攻之必溏,须小便利,屎定硬,乃可攻之,宜大承气汤。"

注解:见大承气汤方证。

6.辨证要点

依据以上论述,小承气汤辨证要点为:①舌红、苔黄或黄腻,脉滑数或数。②胃中燥、大便难。③腹大满不通或谵语、发潮热,里实热证不甚者。

7.临床运用

(1)腹满、便秘,属阳证,而无大承气汤证治腹满痛、拒按者。

(2)里热实证,下利谵语者。

(3)汗出、大便难而谵语者。

(4)扁桃体炎、咽炎、红肿热痛,属阳热里实证者,合黄连解毒汤。

(5)荨麻疹,发热汗出、大便干结者,合葛根芩连汤。

(6)手足震颤,属阳明里实证者。

(7)牙龈炎、红肿热痛、大便难者,合白虎汤。

(8)鼻炎、鼻衄,属阳明里实证者,合葛根芩连汤。

(9)头颤、口臭、便秘者,合葛根芩连汤。

(10)口臭、便秘、牙龈出血者,合泻心汤。

二十八、少阳吐利之黄芩加半夏生姜汤方证

【原文】

干呕而利者,黄芩加半夏生姜汤主之。

【注解】

邪在少阳、枢机不利、胃失和降,则干呕;肠道传导失职,故下利,以黄芩加半夏生姜汤主之。黄芩清少阳邪热以止利;半夏、生姜和胃降逆以治呕;白芍、甘草缓急止痛,以方测证,本证应有腹痛;大枣、甘草安中益气。

【黄芩加半夏生姜汤方证解析】

1.方剂组成

黄芩三两,芍药二两,甘草(炙)二两,大枣十二枚,半夏半升,生姜三两。

2.用法

上四味,以水一斗,煮取三升,去渣,温服一升,日再,夜一服,

3.参考处方

黄芩 20 g,白芍 15 g,炙甘草 15 g,大枣 10 g,清或姜半夏 20 g,生姜 10 g。

上 6 味,以水 800 mL,浸泡 1 h,煎煮 40 min,去渣。取汤 600 mL,温服 200 mL,日 3 次。

4.方解

本方中黄芩清热止利;加芍药、甘草、大枣缓急止痛,治里热下利、腹肌挛急疼痛者;半夏、生姜为小半夏汤,降逆止呕。诸药合用,治下利而又见呕逆者。

5.仲景对此方证的其他论述

《伤寒论》第 172 条:"太阳与少阳合病,自下利者,与黄芩汤;若呕者,黄芩加半夏生姜汤主之。"

注解:太阳与少阳合病,从方剂组成看,是以少阳病为主;自下利,是邪在半表半里,应还有腹痛里急之证,故以黄芩汤主之。如兼见呕吐者,宜黄芩加半夏生姜汤主之。

6.辨证要点

①舌红、苔黄,脉弦数。②下利、腹痛而呕吐者。

7.临床运用

(1)下利、腹痛、呕吐、脉弦者,用黄芩加半夏生姜汤。

(2)黄芩汤证,呕吐者,用黄芩加半夏生姜汤。

(3)下利腹痛、里急后重者。

(4)发热、下利、腹痛,脉浮滑或弦者。

(5)口苦、咽干、目弦、下利者。

(6)便血,属热证者,加地榆、槐花。

(7)葛根汤证,下利腹痛者。

(8)肛裂出血,属阳证者,加白头翁、地榆、槐花。

(9)下利、便脓血,属半表半里证者。

(10)痢疾、腹痛、里急后重者,加白头翁、秦皮。

二十九、热扰胸膈之栀子豉汤方证

【原文】

下利后更烦,按之心下濡者,为虚烦也,栀子豉汤主之。

【注解】

本条论述下利虚烦的证治。患者下利后,邪热去,不应心烦。今更烦者,是下利之后,余邪未净,邪热内扰心神。按之心下濡,说明是无形邪热所致心中烦乱不安之证,故称为"虚烦"。治以栀子豉汤清透泄热,解郁除烦。方中栀子清心除烦,豆豉透解胸中郁热之邪。二药相伍,余热得除,则心烦自解。

【栀子豉汤方证解析】

1.方剂组成

栀子(擘)十四个,香豉(绵裹)四合。

2.用法

上二味,以水四升,先煮栀子得二升半,内豉,煮取一升半,去滓,分为二服,温进一服,得吐者,止后服。

3.参考处方

栀子 15 g,香豉 15 g。

上 2 味,以冷水 500 mL,浸泡 1 h,煎煮 40 min,取汤 300 mL,温服 150 mL,日 2 次。

4.方解

本方二药均属苦寒之品、为清热药,均有解热除烦的功能,合而为方,治烦热而心中懊侬者。

5.仲景对本方证的其他论述

(1)《伤寒论》第 76 条:"发汗吐下后,虚烦不得眠,若剧者,必反复颠倒,心中懊侬,栀子豉汤主之。若少气者,栀子甘草豉汤主之;若呕者,栀子生姜豉汤主之。"

注解:"心中懊侬",谓心中烦闷不可名状,即心烦较甚之意。经过汗、吐、下的治疗后,实邪虽去,但遗热未除,热扰心神,因使虚烦不得眠。证之剧者,更辗转反侧而心中懊侬,宜以栀子豉汤主之。若上证其人自觉虚怯少气者,宜栀子甘草豉汤主之;若上证又见呕者,则宜栀子生姜豉汤主之。

按:此所谓虚烦,是相对于热盛里实烦躁而言,不要以为本方证为虚证。

(2)《伤寒论》第 77 条:"发汗,若下之,而烦热,胸中窒者,栀子豉汤主之。"

注解:胸中窒,指胸部的正中间有窒塞感,实即食道狭窄或者食道炎的自觉证。发汗或下之,其人仍烦热并胸中有窒塞感者,栀子豉汤主之。

按:此证临床常见,但不定见之于发汗或下之后,即使有烦,亦不甚明显。患者主述胸中窒塞而烦闷者即是。此与咽中如有炙脔的半夏厚朴汤证不同,半夏厚朴汤证常由于患者主述咽中如有异物,吞之不下、吐之不出,与胸中窒塞而烦闷不同,临证须加以鉴别。

(3)《伤寒论》第 78 条:"伤寒五六日,大下之后,身热不去,心中结痛者,未欲解也,栀子豉汤主之。"

注解:伤寒五六日,常为病传少阳而现柴胡证的时期,病不在里,故虽大下之后而身热不去。心中结痛,即胃上口处有结滞疼痛感,此亦因误下,邪热内陷,因成此证,宜栀子豉汤主之。

(4)《伤寒论》第 81 条:"凡用栀子汤,患者旧微溏者,不可与服之。"

注解:栀子清热泻火,不宜于虚寒证,患者久有大便溏泄者,乃中虚多寒,故不可予本方。

(5)《伤寒论》第 221 条:"阳明病,脉浮而紧,咽燥口苦,腹满而喘,发热汗出,不恶寒,反恶热,身重。若发汗则躁,心愦愦,反谵语。若加温针,必怵惕,烦躁不得眠。若下之,则胃中空虚,客气动膈,心中懊憹,舌上胎者,栀子豉汤主之。"

注解:见白虎加人参汤方证。

(6)《伤寒论》第 228 条:"阳明病,下之,其外有热,手足温,不结胸,心中懊憹,饥不能食,但头汗出者,栀子豉汤主之。"

注解:阳明病,表证未罢即下之,必使邪热内陷,若其外有热,手足温,则热未结实于里,故不结胸,热邪上迫,故心中懊侬。饥不能食,但头汗出,大陷胸汤和栀子豉汤均有此证,但结胸则热结于里,腹痛硬满、拒按,而外无大热。栀子豉汤证其外有热,内无里实,手足温,此是两方证的主要鉴别点。

6.辨证要点

①舌红、苔黄,脉数。②发热、心烦。③心下痞满、胸中窒塞而烦躁者。

7.临床运用

(1)口干口苦、心烦、失眠者。

(2)心中结痛、心烦者。

(3)胸中窒塞而烦躁者。

(4)手足心热、心烦、失眠者。

(5)心中懊侬、心烦、坐卧不安,或发热者。

(6)咽干口燥、或鼻衄者。

(7)失眠、不安、胸闷,属阳证者。

(8)身热、头汗出、心中烦者。

(9)咽喉干、胸中如塞、胸中烧灼感者。

(10)食道炎、吞咽疼痛不畅者。

(11)心肌炎、心悸烦躁、失眠者。

(12)呃逆、口干口苦者。

(13)小柴胡汤证,心烦不得眠者,阳明少阳合病,合小柴胡汤。

(14)慢性胃炎、反流性食道炎、胸中烧热、心下痞满者,合半夏泻心汤。

(15)小儿烦躁、夜间啼哭者。

(16)易饥、心烦、得食可安者。

(17)咳嗽、烦躁、黄痰者,合小陷胸汤。

(18)下利、里急后重、心烦甚者,合葛根芩连汤。

第十八章　疮痈、肠痈、浸淫病脉证治

本篇论述外科疾患痈肿、肠痈、金疮、浸淫疮的辨证治疗。其中"痈"指痈肿,为体表痈疡之一。肠痈属于"内痈"范畴,是热毒内聚,瘀结肠中,而生痈脓的一种病证。"疮"指金疮,即刀斧所伤。"浸淫疮"是指一种皮肤病。上述疾病属外科范畴,故合为一篇。

一、痈肿初起脉症

【原文】

诸浮数脉,应当发热,而反洒淅恶寒,若有痛处,当发其痈。

【注解】

本条论述疮痈初起的脉症与病机。热毒壅塞于血脉肌肉之中,营卫运行阻滞不通,卫气与毒邪交争于里,不能运行于肌表,皮毛失之温煦,故病初则自感洒淅恶寒,脉浮数;当热毒壅阻不通,由弥漫而集中于局部,营血凝滞,即痛点固定或红肿热痛。热毒壅塞、营卫阻滞是疮痈初起的主要病机。

【按】

本条"若有痛处"是与外感病鉴别要目,尤当重视。

二、痈肿辨脓法

【原文】

师曰:诸痈肿,欲知有脓无脓,以手掩肿上,热者为有脓,不热者为无脓。

【注解】

本条论述辨别痈肿有脓无脓的方法。《灵枢·痈疽》谓:"大热不止,热胜则肉腐,肉腐则为脓。"痈脓之发生是热毒久郁不通,血肉脉络则腐化而成,故用手轻掩痈肿上则表面热,若痈肿表面无热则是邪毒未聚,脓未形成。

三、痈脓之排脓散方证

【原文】

排脓散方:枳实十六枚,芍药六分,桔梗二分。

上三味,杵为散,取鸡子黄一枚,以药散与鸡黄相等,揉和令相得,饮和服之,日一服。

排脓汤方:甘草二两,桔梗三两,生姜一两,大枣十枚。

上四味,以水三升,煮取一升,温服五合,日再服。

【注解】

排脓散和排脓汤未言其主治为何,但从方名可知,皆以排脓消痈为主要功效。分析方义,排脓散乃《金匮》枳实芍药散加桔梗、鸡子黄组成。枳实(应炒黑)破滞行气,芍药(赤芍药)和营除痹,桔梗宣肺排脓,鸡子黄养阴补虚。诸药合用,行气活血、排脓养阴。

排脓汤方乃《金匮》桔梗汤加生姜、大枣而成。甘草解毒,配桔梗宣肺排脓消痈;姜枣具有调和营卫之功,促进疮疡之愈合。此方适用于胃痈、肺痈以及咽喉肿溃化脓者。

两方均用桔梗,可知桔梗为排脓之要药。从其配伍药物看,排脓散多用于治胃痈或肠痈者,排脓汤适用于肺痈以及咽喉肿痛者。当然临床不必拘泥。

【按】

脓成乃"热胜肉腐",影响气血,脓排不净则邪扰不止,故排脓为第一要义,排脓散和排脓汤当为之而设。

四、肠痈脓成之薏苡附子败酱散方证

【原文】

肠痈之为病,其身甲错,腹皮急,按之濡,如肿状,腹无积聚,身无热,脉数,此为肠内有痈脓,薏苡附子败酱散主之。

【注解】

本条论述肠痈脓已成的证治。热毒内聚少腹局部,日久伤及络脉,气血损伤,血肉腐败成脓;营血不能荣于肌表,则肌肤甲错;肠痈化脓后,血瘀气滞于里,腹部紧急,但按之濡软,与腹部积聚有别;毒聚肠腹,病邪限于局部,故身无热;肠痈化脓后,阳气已虚,正不胜邪,故脉数而无力。治当排脓消痈,振奋阳气,解毒散结,方用薏苡附子败酱散。方中薏苡仁排脓消痈,祛湿利肠;败酱草解毒,破瘀排脓;少用附子振奋阳气,辛温通滞散结。方后"小便当下",存疑。

【按】

《金匮要略心典》曰:"今腹如肿状而中无积聚,身不发热而脉反见数,非肠内有痈,荣郁成熟而何? 薏苡破毒肿,利肠胃为君;败酱一名苦菜,治暴热火疮,排脓破血为臣;附子则假其辛热以行郁滞之气尔。"

【薏苡附子败酱散方证解析】

1.方剂组成

薏苡仁十分,附子二分,败酱五分。

2.用法

上三味,杵为末,取方寸匕,以水二升,煎减半,顿服,小便当下。

3.参考处方

(改成汤剂)薏苡仁45 g,附子5~10 g,败酱草20 g。

上3味,以水800 mL,浸泡1 h,煎煮40 min,去渣。取汤450 mL,温服150 mL,日3次。

4.方解

方中以薏苡仁为君,清热除湿、消肿排脓;败酱草清热消肿、排脓破血;少量附子辛温,以温阳扶正。

5.辨证要点

①舌淡红、苔薄黄或薄白,脉数乏力。②肌肤甲错、腹皮拘急、压痛无抵抗。

6.临床运用

(1)阑尾炎腹部疼痛、腹皮拘急、腹软无抵抗。

(2)右少腹疼痛、压痛,属阴证者。

(3)慢性阑尾炎,反复发作,腹痛,脉弱者。

(4)鹅掌风、鱼鳞病,肌肤甲错、反复发作,脉沉弱者。

(5)四肢、头面黄水疮、脉弱者,加苍术、地肤子。

(6)慢性湿疹,属阴证者,加地肤子、白鲜皮。

(7)内脏囊肿、息肉,脉沉弱者,合桂枝茯苓丸。

(8)慢性盆腔炎,带下清稀或黄、盆腔积液、少腹疼痛,脉沉弱或数而乏力者,合肾着汤。

五、肠痈之大黄牡丹皮汤方证

【原文】

肠痈者,少腹肿痞,按之即痛如淋,小便自调,时时发热,自汗出,复恶寒。其脉迟紧者,脓未成,可下之,当有血。脉洪数者,脓已成,不可下也。大黄牡丹汤主之。

【注解】

本条论述肠痈未成脓的辨证和治法。《灵枢·上膈》云:"喜怒不适,食饮不节,寒温不时,则寒汁流于肠中……积聚以留,留则痈成。"肠痈正是由热毒内聚,营血瘀结肠中,经脉不通所致。热毒壅滞,气血瘀结,热邪亢盛,营郁卫阻则见发热、恶寒、自汗出。气滞血瘀,则腹部肿痞,拘急拒按,按之则小便引痛如淋;血络郁塞,邪气壅实,脉迟紧有力。因非膀胱病变,故特言明小便自调。脓未成,可下之;脓已成,不可下也。本证处于毒瘀凝结,热蒸内外之酿脓阶段,脓未成,正未虚,可攻下荡热,逐瘀解毒,消痈散结,肠痈可愈。方中大黄、芒硝泄热攻积,破壅散结;牡丹皮、桃仁凉血逐瘀;瓜子排脓消痈。若脓已成,则脉洪数,血肉已腐,正已虚,当慎用攻下。

【按】

(1)凡见少腹肿痞、按之即痛、属里热实证者,均可用本方,如阑尾炎、痢疾、痔疮、痛经、前列腺炎、尿路结石等。

(2)《金匮要略疏义》曰:"痈已在腹内,气血凝滞,故少腹肿痞,按之作痛也。如淋小便自调,《巢源》作小便数如淋,似是。下焦已为痈肿所阻,故小便数如淋也。内既有痈,荣卫稽留于内而不卫外,故令有发热,汗出恶寒也。脉迟紧者,则热未聚而肉未腐,故乘其脓未成,宜用大黄牡丹汤以逆夺之,必下血而解矣。若脉洪数,则前所谓脉数有痈脓者,是热已聚而脓已成,乃薏苡附子败酱所主,故不可下也。大黄牡丹汤主之七字,当在可下之句下,今在条末者,系倒装法。(大黄牡丹汤)此于桃仁承气法内去桂枝、甘草,加丹皮、瓜子之方。大黄、芒硝下实热,桃仁、牡丹皮破瘀生新。瓜子乃瓜瓣,为内痈之要药,故治痈肿苇茎汤亦用之,可见其破结排脓之功耳。无脓当下血,如有脓当并下脓也。"

(3)本方中之"瓜子",有释为冬瓜子、栝蒌子者。考虑冬瓜子乃甘凉之品,主要作用是利尿,利小便即实大便,于本方顺通腑气似有不妥。而栝蒌子乃甘寒之品,入肺、胃、大肠经,可润肺、化痰、滑肠,用于实热肠痈较为合宜。

薏苡附子败酱散与本方皆治肠痈,虽所治不同,但临床中亦有将二方合用者。总之,对肠痈的辨证论治,应注意客观的诊断依据,不能拘泥于病情急、慢性之说。

【大黄牡丹汤方证解析】

1.方剂组成

大黄四两,桃仁五十枚,牡丹皮一两,瓜子半升,芒硝三合。

2.用法

上五味,以水六升,煮取一升,去滓,内芒硝,再煎沸,顿服之,有脓当下,如无脓,当下血。

3.参考处方

大黄 12 g,桃仁 15 g,牡丹皮 10 g,冬瓜仁(或栝蒌仁)30 g,芒硝 15 g。

上 5 味,先以冷水 600 mL,浸泡前 4 味 1 h,煎煮 40 min,去渣。取汤 150 mL,冲入芒硝温服,服后当下脓血。如不下,再服。

4.方解

大黄、芒硝泄热通腑,桃仁、牡丹皮活血祛瘀,冬瓜子消痈散肿,故本方治里实有瘀血或痈肿之病变者。

5.辨证要点

①舌红、苔黄,脉迟紧。②右下腹痛、拒按。③发热、腹痛拒按、里实者。

6.临床运用

(1)阑尾炎,右下腹疼痛、拒按或大便干燥者。

(2)腹痛、痢疾,属实热证者。

(3)肛周炎,大便秘结、肛门肿痛者。

(4)带下黄稠、小腹疼痛、小便淋漓者。

(5)附件炎、腹痛、带下黄稠者。

(6)睾丸炎、膀胱炎、尿道炎,小腹疼痛、拒按者。

(7)下利便脓血,属里热实证者。

六、金疮之脉症

【原文】

问曰:寸口脉浮微而涩,然当亡血,若汗出,设不汗者云何? 答曰:若身有疮,被刀斧所伤,亡血故也。

【注解】

本条论述金疮出血的脉象和症状。寸口脉浮微是气虚外浮,涩为阴血不足,脉道不充。脉浮微而涩,说明阳气失于固护,阴液不能自守,一般应有失血或大量汗出,因为血汗同源。如果无汗出,则可能是身被刀斧等金属利器所伤而失血所致。

【按】

临床问诊及查体需明察秋毫。

七、金疮之王不留行散方证

【原文】

病金疮,王不留行散主之。

王不留行散方:王不留行(八月八日采)十分,蒴藋细叶(七月七日采)十分,桑东南根白皮(三月三日采)十分,甘草十八分,川椒(除目及闭口者,去汗)三分,黄芩二分,干姜二分,芍药二分,厚朴二分。

上九味,桑根皮以上三味,烧灰存性,勿令灰过,分别杵筛,合治之为散,服方寸七。小疮即粉之,大疮但服之,产后亦可服。如风寒,桑东根勿取之。前三物,皆阴干百日。

【注解】

本条论述金疮的治疗。刀斧等金属器械损伤肌肉筋骨,致营血不能循经脉而运行,可见出血及疼痛,甚则经脉肌肤断伤、腐烂、化脓。结合上一条文知脉当浮微而涩,系阳气不足,阴血匮乏,血脉不充之象。治疗当活血止血,方用王不留行散。小伤取散外敷,较大的外伤,可取适量散剂外敷和内服,以修复经脉肌肤断伤,使营血通畅无阻。方中王不留行性味苦平,主治金疮,有止血、祛瘀作用;蒴藋细叶(异名接骨节)性味甘酸温,可续筋脉,疗折伤,活血散瘀,《长沙药解》谓其"行血通瘀,消瘀化凝";桑东南根白皮性味甘寒,《本经》谓其"主伤中,五劳六极羸瘦,崩中,脉绝,补虚益气"。上3味阴干烧灰存性,取其黑能入血止血之意。黄芩、芍药清瘀热,和阴血;干姜、川椒和阳气,行瘀血;厚朴行滞利气,以助血行;甘草调和诸药,并能解百毒,生肌肤,此6味有调气血、和阴阳之功。诸药合用,有止血消瘀、通脉镇痛及疏利气血之效。

【按】

治疗金疮出血,止血为先,但要与散瘀、疏通气血等法综合应用为优。

八、浸淫疮之黄连粉

【原文】

浸淫疮,黄连粉主之。方未见。

【注解】

本条论述浸淫疮的治方。浸淫疮多为湿热火毒蕴结肌肤引起,治以清热解毒、燥湿敛疮。用黄连粉,但方未见,从方名可知主药黄连,性苦寒,入心经,能清热泻火,燥湿解毒。《素问·至真要大论》谓"诸痛痒疮,皆属于心",心主火,心热火毒盛则易生疮疡。

【按】

黄连粉,外敷或内服均可。多数医家认为黄连一味为粉,亦有以"粉"为胡粉者,有待考证。后世医家用单味黄连治疗小儿赤眼、火热牙痛、舌肿、痢疾以及一切疮疖、痈肿等湿热火毒之证,扩大了本品应用范围。《外科精义》以一味黄柏散,调涂浸淫疮,亦可看作是受本方启发而来。

九、浸淫疮预后

【原文】

浸淫疮,从口流向四肢者可治,从四肢流来入口者不可治。

【注解】

本条论述浸淫疮的预后。浸淫疮是一种皮肤病,病情顽固,起病时范围小,呈小粟米状的小疮,先痒后痛,分泌黄汁,浸渍皮肤,逐渐蔓延,遍于全身,故称浸淫疮。若先从口部发生,然后流散于四肢,是疮毒从内向外,为顺势,易治;若从四肢发生,然后流向口部,是疮毒从外向内,毒陷入里,为逆势,难治。本条亦见于第一章《脏腑经络先后病脉证治篇》,可互参。

【按】

本条的价值在于展示了张仲景判断病情病势及预后的一种方法,大凡病邪从内向外、由里出表为顺势,反之则为逆势。对于外科疮疡,除了要仔细观察局部的症状外,还要注重发展变化,对把握病势、推测预后有重要的指导意义。

第十九章　趺蹶、手指臂肿、转筋、阴狐疝、蛔虫病脉证治

本篇论述了趺蹶、手指臂肿、转筋、阴狐疝气、蛔虫病的辨证与治疗,其中论蛔虫病较详。因此5种病证性质各异,不便归类,又不能各自成篇,故合为一篇。

一、趺蹶之病因及治疗

【原文】

师曰:病趺蹶,其人但能前,不能却,刺入二寸,此太阳经伤也。

【注解】

本条论述趺蹶的病因和证治。"趺"同"跗"。"蹶",《说文》:僵也。趺蹶,指足背僵直,不便行走的疾病。足背僵直,屈伸不利,其人但能前行,不能后退,足后跟不能落地,此为足太阳经脉受损,拘急失用之故。足太阳经行身之后,下合腘中,贯腨(腨,《说文》:腓肠也,指小腿肚)内,出外踝之后,止于足小趾外侧端。治疗根据足太阳膀胱里经循行,宜在腨部取穴,如合阳、承山等针刺,以疏通太阳经脉之气,舒缓拘急。

【按】

临证可随证选用葛根汤或桂枝加葛根汤;阴血不足者,可用芍药甘草汤;阴阳两虚者,可用芍药甘草附子汤。

二、手指臂肿的证治

【原文】

患者常以手指臂肿动,此人身体𥆨𥆨者,藜芦甘草汤主之。

藜芦甘草汤方:未见。

【注解】

本条论述手指臂肿动的证治。手指臂肿动是一种手指及臂肿胀、振颤,甚或全身肌肉也出现牵动的病证,因风痰流窜筋脉所致。湿胜则肿,风痰留滞经络则手指及臂部肿胀;风胜则动,邪犯经络而有振颤,甚至牵及身体肌肉掣动。《三因方》曰:"痰涎留在胸膈上下,变生诸病,手足项背牵引钓痛,走易不定。"方虽未见,但从藜芦、甘草药效来看,藜芦催吐,甘草和中,应属涌吐剂。以药测证,本病可伴见时吐浊痰、胸闷气紧、苔白腻、脉弦滑等风痰久积之症。治宜涌吐风痰,用藜芦甘草汤。吐后风痰去,则诸症自愈。

【按】

临床有用导痰汤(胆南星、枳实、半夏、陈皮、茯苓、生姜、大枣)或指迷茯苓丸(半夏、茯苓、枳壳、风化硝、姜汁)化裁治此病证,疗效亦佳。

三、转筋之鸡屎白散方证

【原文】

转筋之为病,其人臂脚直,脉上下行,微弦。转筋入腹者,鸡屎白散主之。

鸡屎白散方:鸡屎白。

上一味,为散,取方寸匕,以水六合,和,温服。

【注解】

本条论述转筋的证治。转筋,俗称"抽筋",是一种筋脉挛急,四肢拘挛作痛的病症,尤以小腿疼痛多见。小腿转筋多属腓肠肌痉挛,严重时可从两腿牵引小腹作痛,称为转筋入腹。其脉上下行而微弦,即无柔和之象,可与痉病的脉"直上下行"相参。本条所论之转筋乃因湿浊化热伤阴所致,故治用性寒下气、祛湿通利二便的鸡屎白散。

【按】

(1)转筋常见于霍乱吐泻严重者。本证之转筋属湿浊化热伤阴所致。

(2)如转筋由于营卫失调,感受风邪所致者,临床可随证选用栝蒌桂枝汤、桂枝加葛根汤;属阴血不足者,可用芍药甘草汤;属阴阳不足,寒邪侵袭,筋脉失养所致,临床可用芍药甘草附子汤。

四、阴狐疝气之蜘蛛散方证

【原文】

阴狐疝气者,偏有小大,时时上下,蜘蛛散主之。

蜘蛛散方:蜘蛛(熬焦)十四枚,桂枝半两。

上二味,为散,取八分一匕,饮和服,日再服。蜜丸亦可。

【注解】

本条论述阴狐疝气的证治。阴狐疝气,简称"狐疝",是一种阴囊偏大偏小,时上时下的病证。该病为寒气凝结厥阴肝经所致,每因起立或走动时腹内容物(多为小肠或大网膜)坠入阴囊,平卧时则缩入腹内,甚时由阴囊牵引少腹剧痛,轻则仅有重坠感。治以辛温通利的蜘蛛散。蜘蛛破结通利,桂枝辛温,可散肝经之寒。但蜘蛛有毒性,用时须谨慎。

【按】

(1)本篇所论的阴狐疝,与今之腹股沟斜疝相似,并非睾丸本体之病,与前所论的寒疝也不同。阴狐疝严重者可发生嵌顿,须用外科手术治疗。

(2)后世治本病常用疏肝理气药,如木香、川楝子、茴香、乌药、香附之类,如天台乌药散。

五、蛔虫之常见脉症

【原文】

问曰:病腹痛有虫,其脉何以别之? 师曰:腹中痛,其脉当沉,若弦,反洪大,故有蛔虫。

【注解】

本条论述蛔虫腹痛的脉症。腹痛为多种疾病所共有之症,必须仔细辨别。腹痛如因里寒的,其脉当沉或弦。今腹痛反见脉洪大,又无热象,此为蛔虫内扰,气机逆乱之故。但还须结合其他症状,如平时心腹疼痛、吐涎、眼白睛有蓝色斑点、下唇黏膜有半透明状颗粒、舌面有红点、苔多剥蚀、面部有白斑、鼻孔瘙痒、贪食不易消化或有嗜食异物、大便中有蛔虫等症,才能作出正确的诊断。

【按】

蛔虫病诊断的直接证据是在患者粪便、呕吐物中找到蛔虫卵或成虫。

六、治蛔虫之甘草粉蜜汤方证

【原文】

蛔虫之为病,令人吐涎,心痛,发作有时。毒药不止,甘草粉蜜汤主之。

甘草粉蜜汤方:甘草二两,粉一两,蜜四两。

上三味,以水三升,先煮甘草,取二升,去滓,内粉蜜,搅令和,煎如薄粥,温服一升,差即止。

【注解】

本条论述蛔虫病的证治。吐涎即口吐清水。《灵枢·口问》曰:“虫动则胃缓,胃缓则廉泉开,故涎下。”心痛即上腹部疼痛。蛔虫内扰肠道则腹痛,上扰于胆则上腹剧痛,入于胃则吐蛔。蛔虫扰动时痛作,静时痛止。甘草粉蜜汤的甘草、粉、蜜皆是甘平安胃之药,服后可以安蛔止痛,体现“甘以缓之”之意。

【按】

关于方中之“粉”,有人认为是铅粉,但文中既云“毒药不止”,自不当再用毒药。甘草粉蜜汤非杀虫剂,如蛔虫病在剧烈发作时,或服用杀虫剂后,痛势不减,如再继服用杀虫药,痛必加剧,甚至变生他病。另从方后“煎如薄粥”一句来看,则粉应为米粉。在临床应用时,如缓急止痛当用米粉,杀虫则用铅粉。但铅粉为剧毒药,用时宜慎。据《中药大辞典》载,铅粉内服:研末,0.9~1.5 g,或入丸、散,不入煎剂。可供参考。

七、蛔厥之乌梅丸方证

【原文】

蛔厥者,常吐蛔,令病者静而复时烦,此为脏寒。蛔上入膈,故烦。须臾复止,得食而呕,又烦者,蛔闻食臭出,其人常自吐蛔。

蛔厥者,乌梅丸主之。乌梅三百枚,细辛六两,干姜十两,黄连一斤,当归四两,附子

(炮)六两,川椒(去汗)四两,桂枝六两,人参六两,黄柏六两。

上十味,共捣筛,合治之,以苦酒渍乌梅一宿,去核,蒸之五升米下,饭熟,捣成泥,和药令相得,内臼中,与蜜杵二千下,丸如梧子大,先食饮服十九,日三服,稍加至二十九。禁生冷滑臭等食。

【注解】

本条论述蛔厥的证治。患者因蛔虫内扰,腹痛剧烈,气机不畅而致四肢厥冷,故称蛔厥。蛔虫寄生于肠内,喜温而恶寒。肠道虚寒,则蛔虫动乱不安,上窜入膈,上逆于胆道或胃中,即出现腹痛、吐蛔。由于蛔虫上扰胸膈,故患者心烦。当蛔虫入于胃中暂安时,则患者心烦复止。但当患者饮食后,蛔虫闻饮食气味而复动,则患者又发生呕吐、吐蛔、心烦。治用乌梅丸寒温并用,安蛔止痛。方中乌梅为主药,安蛔止呕。蛔得酸则静,故用乌梅、苦酒的酸味来制服蛔虫;蛔得辛则伏,因寒而动,故用辛温药蜀椒、桂枝、附子、细辛、干姜辛温散寒,使脏温蛔安,则蛔厥自止;蛔得苦则安、则下,故用苦寒的黄连、黄柏安蛔并除烦;人参、当归补益气血,用以扶正祛邪。诸药合为辛温祛寒、苦寒清热、安蛔止痛的复方。本证是由胃虚寒热交错而发生的蛔厥,故治用寒热错杂之方。

【按】

结合《伤寒论》中相关条文,蛔厥的主要症状是吐蛔、心腹痛剧、吐涎沫、得食则吐、烦躁不安、手足厥冷、时发时止。乌梅丸随症加减可用于治疗如久痢、抑郁症、神经性腹痛、复发性口疮、口腔溃疡、癔病失音、胃炎等属寒热错杂证者。

【乌梅丸方证解析】

1.方剂组成

乌梅三百枚,细辛六两,干姜十两,黄连十六两,当归四两,附子(炮,去皮)六两,蜀椒(出汗)四两,桂枝(去皮)六两,人参六两,黄柏六两。

2.用法

上十味,异捣筛,合治之,以苦酒渍乌梅一宿,去核,蒸之五斗米下,饭熟捣成泥,和药令相得,内臼中,与蜜杵二千下,丸如梧桐子大,先食饮服十丸,日三服,稍加至二十丸。禁生冷、滑物、臭食等。

3.参考处方

(此方改汤用)乌梅15 g,细辛6 g,干姜10 g,黄连6 g,当归10 g,炮附子15～30 g,川椒10 g,桂枝10 g,人参10 g,黄柏3 g。

上10味,以凉水1000 mL,浸泡1 h,煎煮1 h,去渣。取汤450 mL,温服150 mL,日3次。

4.方解

本方以黄连、黄柏清在上之热,又以辛、附、姜、椒祛中下焦之寒。另以人参、当归补其气血,桂枝降其冲气。用乌梅渍之苦酒,大酸大敛,一方面有助人参、当归以补虚,一方面有助黄连、黄柏以治泄,并可以制辛、附、姜、椒的过于辛散。此为上热下寒、虚热错杂的下利治剂。酸、苦、辛、甘并用,亦为驱虫的妙法。原为丸剂、米饭和蜜,现改为汤剂,可加大枣、炙甘草以健中焦。

5.仲景对此方证的其他论述

《伤寒论》第338条:"伤寒脉微而厥,至七八日肤冷,其人躁,无暂安时者,此为脏厥,非蛔厥也。蛔厥者,其人当吐蛔。今病者静,而复时烦者,此为脏寒,蛔上入其膈,故烦,须臾复止,得食而呕,又烦者,蛔闻食臭出,其人常自吐蛔。蛔厥者,乌梅丸主之。又主久利。"

注解:脉微而厥,为虚寒之候,至七八日而周身肤冷,不烦而躁,无暂安时者,此为纯阴的脏厥,而非阴阳错杂的蛔厥。蛔厥者,其人当吐蛔,而病者静,不似脏厥的躁无暂安时。其所以复时烦者,以胃中寒,蛔上入其膈故烦,须臾蛔得暖而安,则烦亦即止。得食而呕又烦者,以蛔闻食臭出,而使呕且烦,故其人当吐蛔,以上蛔厥证,乌梅丸主之。本方不仅治上述的蛔厥,亦主治久利不止者。

6.辨证要点

①舌淡红、苔薄白或薄黄,脉沉弦或沉弱。②烦躁、厥逆、或腹痛呕吐时缓时作、或吐蛔。③寒热错杂久利者。

7.临床运用

(1)肠道蛔虫。

(2)蛔虫所致的呕吐。

(3)久利,属寒热错杂证者。

(4)肠息肉,加僵蚕、三棱、莪术。

(5)巅顶痛,属寒热错杂证者。

(6)睾丸肿痛,属寒热错杂证者。

(7)脉弦无力、手足厥冷,往来寒热者。

(8)易饥,属寒热错杂者。

(9)心烦失眠、或渴,脉弦无力者。

(10)饥饿时心动,属寒热错杂者。

(11)孕娠呕吐,属寒热错杂证者。

(12)上半身发热、汗出,下半身冷者。

(13)消渴、易饥,属寒热错杂证者。

(14)头痛、心烦失眠,属上热下寒证者。

(15)胃脘嘈杂、吞酸者。

(16)脘腹胀满、心烦、大便稀溏,脉沉弱者。

(17)直肠癌、下利脓血、里急后重,属寒热错杂证者,加白头翁、地榆、阿胶、伏龙肝。

【临床案例】

患者秦某,女,60岁,仪陇县城人,2021年4月29日以"腹泻、失眠、心烦1年,加重1月"就诊。

1年前,开始出现腹泻,每天2~3次,腹部冷,前额冷,失眠,心烦,口干口苦。四处求治,中西药治疗(用药不详),效不显。近1个月上述症状加重,经人介绍,来我处求治。

刻诊:面黄,精神差,述腹泻每天2~3次,不管食冷、热均泻下,腹部怕冷,前额怕冷,乏力,口干口苦,失眠,心烦。舌质胖大、淡红,苔薄白微厚,脉寸关弦细,双尺重取乏力。

中医辨证:太阴厥阴合病

拟乌梅丸合参苓白术散加味:乌梅15 g,花椒(炒黄)10 g,黄连6 g,黄柏10 g,人参10 g,蒸附片 10 g,桂枝 10 g,筠姜 10 g,北细辛 6 g,全当归 10 g,茯苓 15 g,炒白术 15 g,桔梗 6 g,莲米 10 g,扁豆 10 g,淮山药 15 g,春砂仁 10 g,炙甘草 10 g,伏龙肝(布包)30 g,柴胡 15 g,合欢皮 15 g,夜交藤 15 g。

上方加水 8 小碗,约 1200 mL,将药泡 1 h,小火煎煮 1 h,去渣。分 3 次温服,每天 1 剂。共 5 剂。

5 月 6 日复诊:服上方后,腹泻次数减少,每天 1 次,心烦、失眠改善,精神好转。因受凉后,出现咳嗽,胸痛,咯白色泡沫痰,咽喉不利。原方加半夏厚朴汤。方药为:乌梅 15 g,花椒(炒黄) 10 g,黄连 6 g,黄柏 10 g,人参 10 g,蒸附片 10 g,桂枝 10 g,筠姜 10 g,北细辛 6 g,全当归 10 g,茯苓 15 g,炒白术 15 g,桔梗 6 g,莲米 10 g,扁豆 10 g,淮山药 15 g,春砂仁 10 g,炙甘草 10 g,伏龙肝(布包)30 g,柴胡 15 g,合欢皮 15 g,夜交藤 15 g,姜半夏 15,厚朴 15,紫苏叶 15。

煎服法同前,共 3 剂。

5 月 9 日复诊:服上方后,咳嗽、咽喉不利消除,精神好,大便溏,心不烦,睡眠改善。上方去半夏厚朴汤,加赤石脂 30 g。方药为:乌梅 15 g,花椒(炒黄)10 g,黄连 6 g,黄柏 10 g,人参 10 g,蒸附片 10 g,桂枝 10 g,筠姜 10 g,北细辛 6 g,全当归 10 g,茯苓 15 g,炒白术 15 g,桔梗 6 g,莲米 10 g,扁豆 10 g,淮山药 15 g,春砂仁 10 g,炙甘草 10 g,伏龙肝(布包)30 g,柴胡 15 g,合欢皮 15 g,夜交藤 15 g,赤石脂 30 g。

煎服法同前,共 3 剂。

5 月 12 日复诊:服上方后,面部黄变红润,腹冷、前额冷好转,睡眠改善,大便成型,1 天 1 行。为巩固疗效,效不更方。

5 月 17 日复诊:腹冷、前额冷明显减轻,大便正常,精神佳,睡眠好。要求再服 1 个疗程,继守上方 7 剂。后电话随访,诸症消失而愈。

按:此案病程久达 1 年,腹泻、腹部冷、前额冷、口干口苦、心烦、失眠,以上临床特点为寒热错杂的厥阴病。据以上《伤寒论》第 338 条所述,乌梅丸为治疗厥阴病下利和蛔厥的代表方,故首选乌梅丸改汤剂用。乌梅丸,寒温并用、温清结合、健脾除湿、清热除烦,与上述病机吻合。又患者腹泻、面色黄、精神差,舌质胖大、苔薄白微厚,为太阴虚,脾虚运化失司、水湿停聚,故以参苓白术散健脾渗湿。两方合用,与本案病机相合,故有效验。加伏龙肝温中止邪,加柴胡、合欢皮、夜交藤疏肝解郁、宁心安神。

第一次复诊:服用上方后,腹泻次数减少,心烦失眠、口干口苦减轻。因外感寒邪,出现咳嗽、咽喉不利,故加用解表散寒、化痰利咽的半夏厚朴汤,以治其标。

第二次复诊:服上方后,腹泻、腹部冷、前额冷等减轻,口干口苦、心烦、失眠改善,精神转佳,咳嗽、咽喉不利消失。去半夏厚朴汤,加收敛固涩的赤石脂。

第三次复诊:面部转红润,精神转佳,腹泻已止,大便日 1 次、已成型,心烦、失眠、口干苦消失,腹冷、前额冷明显好转。效不更方,继以原方治疗。

第四次复诊:服上方后,诸症消失。继守原方,以巩固疗效。

第二十章　妇人妊娠病脉证治

本篇专论妇女妊娠期间常见疾病的证治。内容涉及胎与癥的鉴别及癥病漏下证治,妊娠呕吐、腹痛、下血、小便难、水气、胎动不安、伤胎等病证的诊断和治疗。由于妊娠腹痛在孕期很常见,妊娠下血则直接影响胎儿的孕育,故本篇将其作为重点论述。上述妊娠病证虽然病各不一,但均发生在妊娠期间,都应注重勿损胎元。

一、胎与癥的鉴别及癥病漏下之桂枝茯苓丸方证

【原文】

妇人宿有癥病,经断未及三月,而得漏下不止,胎动在脐上者,为癥痼害。妊娠六月动者,前三月经水利时,胎也。下血者,后断三月衃也。所以血不止者,其癥不去故也。当下其癥,桂枝茯苓丸主之。

【注解】

本条论述妊娠怀胎与癥病的鉴别及癥病漏下的治疗。妇女素有癥病史,停经不到3个月,又漏下不止,并觉脐上似乎有胎动,其实这不是真正胎动,而是癥积作祟,故曰"为癥痼害"。因一般胎动均在受孕5个月左右出现,且此时其部位应在脐下,而不会在脐上。如果怀孕6个月感觉有胎动,且停经前3个月,月经正常,受孕后胞宫按月增大,这才属于胎孕。若前3个月,经水失常,后3个月又经停不行,胞宫也未按月增大,复见漏下不止,这是癥痼造成的。宿有癥积,血瘀气滞,所以经水异常,渐至经停。瘀血内阻,血不归经,则漏下不止。须知癥积不去,漏下难止,故当消癥化瘀,使瘀去血止,所以用桂枝茯苓丸治疗。方中桂枝、芍药通调血脉,牡丹皮、桃仁活血化瘀,茯苓渗湿利水。

【按】

(1)对于本条,历代注家多从胎癥互见释之,即宿有癥病又受孕,并因癥病致孕后下血不止,故均以"有故无殒"作为使用本方的理论依据。但从临床实际看,素有癥病复又受孕者,毕竟少见。故解释为胎癥的鉴别及癥病的治疗,既符合文义,又切合临床。

(2)本条妊娠与癥病的鉴别,应从4方面考虑:妊娠胎动时间,为停经5个月左右;胎动位置,在小腹或脐部;小腹切诊,为按之柔软不痛;停经前3个月月经正常。癥病胎动时,停经不足3个月;胎动位置,在脐上;小腹切诊,为按之疼痛且偏硬;停经前月经或淋漓不尽或夹瘀块或月经延后,或痛经。

(3)方后注指出的服药量小,提示本方用于癥病漏下不止时,药量宜轻。

(4)本方体现了治血兼治水(湿)的特点。因为癥病瘀积既久,必然阻遏气机,妨碍津液代

谢,常可继发水湿停聚。

原方炼蜜为丸,意在缓消癥积,提示治疗癥瘕痼疾宜用丸剂缓消。

(5)若癥瘕积聚右下腹,还需与肠痈(阑尾炎)相鉴别。

【桂枝茯苓丸方证解析】

1.方剂组成

桂枝、茯苓、牡丹皮(去心)、桃仁(去皮尖,熬)、芍药各等分。

2.用法

上五味,末之,炼蜜和丸,如兔屎大,每日食前服一丸,不知,加至三丸。

3.参考处方

(此方改汤剂)桂枝 10 g,茯苓 10 g,牡丹皮 10 g,桃仁 10 g,白芍 10 g。

上 5 味,以冷水 600 mL,浸泡 1 h,煎煮 30 min,去渣。取汤 450 mL,温服 150 mL,日 3 次。原为丸剂,现改汤服。

4.方解

本方由桂枝降气冲而治心悸,茯苓利小便而治水饮,桃仁、牡丹皮、芍药祛瘀血而治腹满痛。诸药合用,治瘀血、水湿停聚所致癥瘕、痞块,气冲心悸,腹满痛者。

5.辨证要点

①舌淡红、瘀斑瘀点、苔薄白或薄黄,脉涩。②久有瘀血致腹痛胁痛,或有肿块、或瘀血致下血者。

6.临床运用

(1)下腹部压痛,脉沉、或紧、或涩者。

(2)不孕症、有瘀血者。

(3)习惯性流产,有瘀血者。经前紧张综合征,合四逆散。

(4)外伤性头晕头痛、健忘者,加川芎、当归。

(5)腰椎间盘突出、腰痛甚,有瘀血征者,合四逆汤。

(6)面神经麻痹,有瘀血征者,合小续命汤,加全蝎、蜈蚣(二味打粉冲服)。

(7)甲状腺肿大,有瘀血征者,合柴胡加龙牡汤。

(8)乳腺增生,有瘀血征者,合桃红四物汤。

(9)冻疮,有瘀血征者,合当归四逆汤。

(10)子宫附件炎,闭经、白带稀、下腹部有压痛或抵抗者,合当归芍药散。

(11)痛经,下腹部压痛或者有抵抗者(便秘,加大黄)。

(12)白癜风、硬皮病,下腹部有抵抗者(便秘,加大黄)。

(13)银屑病、红斑狼疮,下腹部有抵抗者(便秘,加大黄)。

(14)粉刺、痤疮,左下腹有压痛者(便秘,加大黄)。

(15)睾丸炎、尿道炎、膀胱炎,下腹部有抵抗者,合四逆散。

(16)疣,下腹部有抵抗者(便秘,加大黄)。

(17)脑梗塞,头晕头痛、口眼歪斜、半身不遂,属少阳阳明合病夹瘀血者,合柴胡加龙牡汤。

(18)冠心病,心悸心累、胸痛胸闷者,合栝蒌薤白半夏汤。

（19）慢支炎、肺气肿，无汗、咳喘、胸闷、腹部胀痛、大便秘结、舌紫暗者，太阳阳明少阳合病夹瘀血，合小青龙汤合大柴胡汤。

（20）中风，头晕、头痛、半身不遂、手足麻木、乏力者，合续命汤。

（21）慢性乙肝、肝硬化，合柴胡桂枝干姜汤合当归芍药散。

（22）脂肪肝、肝囊肿，合当归芍药散。

（23）肺结节，合苓甘五味姜辛夏杏汤，面红、大便硬者，加大黄。

【临床案例】

患者许某，男，64岁，仪陇县城人，2021年6月21日以"小便不畅，夜尿多1年，加重1月"就诊。

1年前，患者出现小便不畅、等待，夜尿频作，每晚4～6次，即在我院泌尿科求治，经B超提示：前列腺增生、肥大。西医嘱其手术治疗，患者不同意，要求保守治疗，经西药治疗（用药不详），效不显。近1个月上述症状加重，小便不通畅，而且每次小便需等待较长时间，夜尿每晚6～8次。经人介绍，到我处求中医治疗。

刻诊：精神尚可，步入诊室，述小便不畅、淋漓不尽，每次小便要等待，每晚夜尿7～8次。舌质淡红，少苔，脉弦细微数、双尺脉沉弱。

中医辨证：少阳少阴合病兼瘀血水饮。

拟桂枝茯苓丸合四逆散合八味肾气丸加减：桂枝10 g，白芍10 g，茯苓10 g，桃仁10 g，牡丹皮10 g，北柴胡15 g，枳实15 g，炙甘草10 g，制附片8 g，干生地35 g，山药15 g，山茱萸15 g，泽泻10 g，炙鳖甲10 g。

上方加水8小碗，约1200 mL，将药泡1 h，小火煎煮1 h，去渣。分3次温服，每天1剂。共5剂。

同时服用中成药：杞蓉片（肉苁蓉、锁阳、淫阳藿、蛇床子、菟丝子、枸杞子、金樱子、女贞子、五味子），温阳益阴、补肾固精、安神定智。

6月26日复诊：服上方后，小便通畅，仍需等待，夜尿减少，夜间失眠、多梦。原方加龙骨10 g，牡蛎10 g。

煎服法同前，共5剂。

继续服用以上中成药。

6月30日复诊：服上方后，小便通畅，已不需等待，夜尿每晚2次左右，睡眠改善，夜梦减少。效不更方，继用上方。共5剂。

继续服用中成药：杞蓉片、金匮肾气丸、桂枝茯苓丸1个月，以巩固疗效。

按：老年慢性前列腺炎、前列腺增生，多由气滞血瘀痰凝、肾气亏虚所致。桂枝茯苓丸，原用于妇人宿有癥瘕所致腹痛、下血不止者，本方具有祛瘀化痰利水之功。临床中，凡瘀虚痰凝诸证，均可用本方，被称为"东方阿司匹林"，具有活血化瘀、祛痰化饮、通经活络、通利血管以及降低血液黏稠度、降血脂等功能。本案前列腺增生，由瘀血痰凝所致，压迫尿道，故小便不畅、淋漓不尽。瘀血痰凝、阻滞气机，故气机不畅，又加重小便困难。《伤寒论》第318条曰："少阴病，四逆，其人或咳，或悸，或小便不利，或泄利下重者，四逆散主之。"故合用行气导滞的四逆散，化瘀利湿、行气导滞，减轻前列腺慢性炎症所致的充血水肿，从而减轻前列腺对尿道的压迫。肾者，主水,小便的正常排泄,须肾气的气化和推动。患者夜尿多,尺脉沉弱,为肾气亏虚不足之征,故合用八味肾气丸,补益肾气、化气行水。此三方合用,有"化瘀利湿、行气导滞、补益肾气"之功,与本案病机相合,故能奏效。加龟板、鳖甲,加强活血化瘀、软坚散结之功。用中成药杞蓉片,温阳补肾、益智安神。

第一次复诊:小便通畅、夜尿减少,但失眠、多梦,故加龙牡,交通心肾、潜阳安神。

第二次复诊:诸症减轻,效不更方。

慢性病以长效缓图,故后用中成药杞蓉片、金匮肾气丸、桂枝茯苓丸,继续服 1 个月巩固疗效。

二、妊娠恶阻轻证之桂枝汤方证

【原文】

师曰:妇人得平脉,阴脉小弱,其人渴,不能食,无寒热,名妊娠,桂枝汤主之。于法六十日,当有此证,设有医治逆者,却一月,加吐下者则绝之。

【注解】

本条论述恶阻轻证的治疗。已婚育龄期妇女,停经以后,诊得平和无病之脉,唯尺部略显弱象,并见口渴、不能食等症,而无外感寒热的表现,这是早期妊娠反应,即后世所谓恶阻。由于妊娠 2 个月左右,胎元初结,阴血渐蓄,归胞养胎,阴血相对不足,所以阴脉小弱。阴血下归胞胎,阳气偏亢于上,导致阴阳一时失调,逆犯胃气,故不能食而呕逆。故尤在泾在"其人渴"之后云"一作呕亦通"。阴血不足,血失濡养,故觉口渴。此为阴阳失调的恶阻轻证,所以用桂枝汤调阴阳、和脾胃、平冲逆。

因为妊娠反应多在停经 2 个月左右比较严重,故原文说"于法六十日当有此证"。在此期间给予恰当的治疗和调护,反应便可逐渐消失。如治疗失误,在妊娠 1 个月时,用了吐、下之法的,应暂停服药,予以饮食调养为主,或随证治之,以绝其病根。若误治损伤了胎元,可能导致流产,故曰"则绝之"。

【按】

(1)对"则绝之"的理解,历代注家主要有 3 种观点:一作"断绝病根"解,提出勿泥于安胎之说,如徐忠可;二作"绝其医药"解,主张采取饮食消息止之,以魏念庭为代表;三作"断绝其妊娠"解,认为此指误吐误下致胎动而堕的后果。从临床看,妊娠反应的轻者,勿需服药,饮食调养即可;重者则应辨证用药,积极治疗。故上述第一、第二种观点对妊娠反应的调治都有指导意义。

(2)参见第十七章《呕吐、哕、下利病脉证治》中"二十一、虚寒下利之四逆汤及兼表桂枝汤方证"相关内容。

三、恶阻重证之干姜人参半夏丸方证

【原文】

妊娠呕吐不止,干姜人参半夏丸主之。

干姜人参半夏丸方:干姜、人参各一两,半夏二两。

上三味,末之,以生姜汁糊为丸,如梧子大,饮服十丸,日三服。

【注解】

本条论述恶阻重证的证治。恶阻即妊娠呕吐,本是妇女妊娠常有的反应,多由妊娠时阴阳失调,阴不制阳,阳气上逆犯胃所致。但妊娠反应多持续时间不长,一般可不药而愈。本证呕吐不止,反应较重,而且持续时间长,一般药物又不易治愈,属于恶阻重证。故宗"有故无殒"之意,用干姜人参半夏丸治疗。方中干姜温中散寒,人参扶正补虚,半夏、生姜汁蠲饮降逆,和胃止呕。四药合用,共奏温中散寒、化饮降逆之功。以方测症,本证应属于寒饮中阻、脾胃虚寒的恶阻。

【按】

(1)妊娠时应慎用半夏。然半夏止呕作用明显,凡属胃虚寒饮的恶阻,临证可谨慎使用。当注意其炮制与配伍。

(2)原方以生姜汁糊为丸剂,一是借生姜汁化饮降逆之功,增强疗效;二是便于受纳。临床可改作汤剂,在服药时加入生姜汁数滴。若呕吐剧烈,汤丸难下,可将诸药碾为细末,频频用舌舔服。

(3)《金匮要略心典》曰:"此益虚温胃之法,为妊娠中虚而有寒饮者而设也。"

(4)妊娠呕吐者,虚寒证,用此方;热证,随证可选用黄芩加半夏汤、柴胡剂;寒热错杂证,随证可选用干姜黄芩黄连汤、黄土汤。

四、妊娠腹痛之阳虚寒湿证

【原文】

妇人怀娠六七月,脉弦,发热,其胎愈胀,腹痛恶寒者,少腹如扇,所以然者,子脏开故也,当以附子汤温其脏。方未见。

【注解】

本条论述妊娠阳虚寒盛腹痛的证治。妊娠六七个月时,出现脉弦发热,胎胀愈加明显,腹痛恶寒,少腹阵阵作冷有如风吹的感觉,这是肾阳亏虚,阴寒内盛所致。阳虚阴盛,寒凝气滞,所以其胎愈胀、腹痛。肾阳虚不能温煦,胞宫失于温摄,故少腹恶寒如扇。此脉弦为虚寒之征。唯发热出现于一派阴寒之象中,既非外感,亦不是真热,而是虚阳外浮的假热,故用附子汤温阳散寒、暖宫安胎。原方未见。

【按】

(1)附子被后世医家列为妊娠忌药,本方用其于阳虚阴盛的腹痛,是本《素问》"有故无殒"之意。不过妊娠期使用附子,应注意3点:其一,确属阳虚阴盛的腹痛才能用;其二,应与扶正暖宫安胎的人参(或党参)、白术、艾叶等配伍应用;其三,最好中晚期妊娠时使用(六七个月后)。

(2)附子汤原文无方,徐忠可等注家认为可能是《伤寒论·少阴病》篇的附子汤(炮附子二枚,茯苓三两,人参二两,白术四两,芍药三两)。

【附子汤方证解析】

1.方剂组成

附子(炮,去皮,破八片)二枚,茯苓三两,人参二两,白术四两,芍药三两。

2.用法

上五味,以水八升,煮取三升,去滓,温服一升,日三服。

3.参考处方

制黑(白)附子30～60 g,茯苓20 g,人参10 g,白术25 g,白芍20 g。

上5味,以凉水1200 mL,先煎附子30 min(附子30 g内,不需先煎),加入余药再煎1 h,取汤600 mL,温服200 mL,日3次。

4.方解

本方以茯苓、白术利小便,以附子温阳除痹痛,人参补胃气之虚,芍药缓挛急之痛,治少阴阳虚、太阴寒饮、小便不利、身疼、骨节痛或腹挛痛者。

5.仲景对此方证的其他论述

(1)《伤寒论》第304条:"少阴病,得之一二日,口中和,其背恶寒者,当灸之,附子汤主之。"

注解:里有寒则口中和,胃中有饮则背恶寒。少阴病,得之一二日即见此证,急宜温中逐饮,故当灸之以温阳补虚,并以附子汤主之。

按:《金匮要略》曰:"夫心下有留饮,其人背寒冷如掌大。"少阴病虽得之一二日,但口中和而背恶寒,可知为里虚饮聚为候。本方温中逐饮,可止吐利于未然,此即良工治未病的手段。又白虎汤证的背恶寒与本方证很相似,但白虎汤证为热、口舌燥,其脉浮而滑,而本方证为寒、口中和,其脉沉或沉细,是其鉴别要点,临证须注意。

(2)《伤寒论》第305条:"少阴病,身体痛,手足寒,骨节痛,脉沉者,附子汤主之。"

注解:手足寒而脉沉,为少阴阳虚且寒甚,其身体疼、骨节疼,当为湿痹之候,故以附子汤主之。

按:由本条可知,虚寒痹痛多有用本方的机会。下肢拘急痛,屈伸不利而脉沉者,确有良效。

6.辨证要点

①舌质淡或胖大、苔白,脉沉。②胃虚寒饮、骨节疼痛、下肢拘急痛而脉沉者。

7.临床运用

(1)脉沉、倦怠、背恶寒或怕冷而口中和者。

(2)手足冷、骨节痛,脉沉者。

(3)腰背冷痛,脉沉者。

(4)脘腹胀痛、背冷、口中和,脉沉者。

(5)身体痛、小便不利或者心悸、心下痞、水肿,脉沉者。

(6)背恶寒、口中和,但欲寐,脉微细者。

(7)真武汤证,而有身体痛、腹中痛者。

(8)腹痛、腹泻、怕冷、神疲乏力者。

五、妊娠腹痛之当归芍药散方证

【原文】

妇人怀妊,腹中㽲痛。当归芍药散主之。

【注解】

本条论述妊娠肝脾失调腹痛的证治。原文仅指出主症腹中痛,据方测症,可知此妊娠腹痛是由肝脾失调、气血郁滞湿阻所致。肝藏血主疏泄,脾主运化水湿,妊娠时血聚胞宫养胎,肝血相对不足,则肝失调畅而气郁血滞,木不疏土,脾虚失运则湿生,故用当归芍药散养血调肝,渗湿健脾。方中重用芍药敛养肝血,缓急止痛;当归助芍药补养肝血;川芎行血中之滞气,三药共以调肝。泽泻用量亦较重,意在渗利湿浊,白术、茯苓健脾除湿,三者合以治脾。肝血足则气条达,脾运健则湿邪除。

【按】

(1)对于本条的主症腹中"疞痛",《汉语大字典》解作"腹中绞痛"。而徐忠可则谓:"疞痛者,绵绵而痛,不若寒疝之绞痛,血气之刺痛也。"《金匮要略校注语译》又认为"疞痛",即拘着痛。根据临床实践,以上3种情况本方都可治疗,故不必拘泥于其痛是腹中拘急、绵绵而痛,还是腹中绞痛或者拘着痛,关键在于确定其病机为肝脾失调、气郁血滞湿阻证。

(2)本方与附子汤均治妊娠腹痛,但主症、病机、治法各异。

附子汤,用于妊娠腹痛、形寒肢冷、腹中冷痛、喜温喜按,其病机为阳虚阴寒内盛。

当归芍药散,治腹痛、拘急而痛或刺痛、面色少华,其病机为血虚肝郁、脾虚湿胜、肝脾不调。

(3)本方养血调肝,渗湿健脾,体现了肝、脾两调,血水同治的特点。

(4)当归芍药散治妊娠病时,方中川芎用量宜小。

【当归芍药散方证解析】

1.方剂组成

当归三两,芍药一斤,川芎半斤(一作三两),茯苓四两,白术四两,泽泻半斤。

2.用法

上六味,杵为散,取方寸匕,酒和,日三服。

3.参考处方

(此方改为汤剂)当归 15 g,芍药 30 g,川芎 15 g,茯苓 20 g,白术 20 g,泽泻 30 g。

上 6 味,以冷水 800 mL,浸泡 1 h,加入清酒 100 mL,煎煮 40 min,去渣。取汤 450 mL,温服 150 mL,日 3 次。

4.方解

当归、芍药滋阴养血;加川芎,为血中之气药,活血行滞;白术、茯苓健脾渗湿;茯苓、泽泻利水祛湿。诸药合用,养血活血、健脾渗湿、调和肝脾、血水同治。

5.仲景对此方证的其他论述

《金匮要略·妇人杂病脉并治篇》第 17 条:"妇人腹中诸疾痛,当归芍药散主之。"

注解:无论妇人或者男子,腹中疼痛,属血虚湿盛者,宜当归芍药散主之。

6.辨证要点

①舌淡、苔白或水滑,脉虚弱。②面色少华、腹痛绵绵。

7.临床运用

(1)妊娠腹痛、腹肌软、无压痛者。

(2)腹痛、月经量少、经期带下色白者。

（3）小建中汤证，而有水气者。

（4）妊娠腹痛、小便不利或者大便干燥者。

（5）桂枝茯苓丸证，血虚者。

（6）苓桂术甘汤证，血虚者。

（7）面色少华或面色萎黄、头晕、脉浮而无力者。

（8）小便不利、白带清稀多、血虚者。

（9）习惯性流产，妊娠期常服本方。

（10）产后腹痛腹泻、小便不利者。

【临床案例】

患者郑某，女，25 岁，住仪陇工业园区，2021 年 4 月 18 日以"双侧腹股沟胀痛，白带多半年"就诊。

半年前，因宫外孕术后，出现双侧腹股沟胀痛，白带量多、色黄，在我院妇产科检查，B 超提示：盆腔炎、盆腔积液，经抗感染治疗效不显。又在院外找中医治疗，仍反复发作，双侧腹股沟疼痛，白带量多，月经量少。经人介绍，来我处就诊。

刻诊：面部萎黄，痛苦面容，精神差，口干口苦，不思饮食，乏力，白带量多、色黄，月经量少，腹股沟压痛，腹肌软、无抵抗。舌质胖大、苔白微黄，脉弦细。

中医辨证：少阳太阴合病兼血虚血瘀。

拟当归芍药散合小柴胡汤合五苓散加减：全当归 15 g，白芍 15 g，川芎 10 g 柴胡 25 g，黄芩 15 g，姜半夏 15 g，人参 10 g，生姜 15 g，大枣 10 g，炙甘草 10 g，桂枝 10 g，茯苓 10 g，猪苓 10 g，泽泻 10 g，炒白术 10 g。

上方加水 8 小碗（约 1200 mL），浸泡 1 h，小火煎煮 1 h，去渣。分 3 次温服，每天 1 剂。共7 剂。

4 月 25 日复诊：服上方后，口干口苦减轻，精神转佳，白带变为白色质稀。两腹股沟及外阴部仍然疼痛，遇热减轻。舌质淡、胖大、苔薄白，脉沉弦细。

中医辨证：太阴少阴厥阴合病兼血虚血瘀。

拟当归芍药散合柴胡桂枝干姜合真武汤加减：全当归 15 g，川芎 15 g，白芍 30 g，茯苓 10 g，泽泻 10 g，炒白术 15 g，柴胡 20 g，黄芩 15 g，干姜 10 g，桂枝 10 g，牡蛎 15 g，炙甘草 10 g，蒸附片 10 g，生姜 15 g，香附 15 g。

煎服法同前，共 10 剂。

5 月 6 日复诊：服上方后，腹股沟及阴部疼痛明显减轻，白带量多、色微黄，口干欲饮，月经量少，小便不利。舌质胖大、边有齿痕、苔白微厚，左脉弦细、右脉沉细。

中医辨证：太阴少阴厥阴合病兼血虚血瘀。

拟当归芍药散合柴胡桂枝干姜汤合栝蒌瞿麦丸合四君子汤加减：全当归 15 g，川芎 10 g，白芍 15 g，茯苓 10 g，炒白术 10 g，泽泻 10 g，柴胡 25 g，桂枝 15 g，干姜 10 g，牡蛎 15 g，黄芩 15 g，花粉 10 g，炙甘草 10 g，蒸附片 10 g，瞿麦 15 g，淮山药 15 g，党参 15 g，陈皮 15 g，香附 15 g。

煎服法同前，共 15 剂（患者外出带药）。

5 月 30 日复诊：因为病情减轻，患者有时一剂服 2 天。腹股沟疼痛明显减轻，两侧交替不适,偶尔冷痛,白带量减少,月经量少,面色黄。舌质胖大、边有齿痕,苔薄微黄,脉弦细微紧。

中医辨证:太阴少阴厥阴合病兼血虚血瘀。

拟当归芍药散合柴胡桂枝干姜汤合薏苡附子败酱散合吴茱萸汤:全当归 25 g,川芎 25 g,白芍 25 g,茯苓 30 g,炒白术 30 g,泽泻 30 克,柴胡 35 g,黄芩 20 g,干姜 20 g,牡蛎 25 g,花粉 20 g,炙甘草 25 g,桂枝 25 g,薏苡仁 30 g,败酱草 30 g,蒸附片 20 g,吴茱萸(沸水冲泡 5 次) 10 g,白人参 20 g,生姜 30 g。

上方加水 14 小碗,约为 1800 mL,浸泡 1 h,小火煎煮 1 h,去渣。分 6 次温服,每天 3 次, 2 天 1 剂。共 5 剂。

6 月 10 日复诊:病情稳定,偶尔腹股沟不适,两侧交替隐痛,白带量减少,月经量少、色深, 经期腹痛。舌质胖大、苔薄白,脉沉细。

继用原方加香附 25 g、郁金 25 g。煎服法同前,共 5 剂。

6 月 20 日复诊:服上方后,腹股沟疼痛消失,白带干净,感腹部怕冷,乏力,面色微黄。B 超检查:盆腔积液消失,未见异常。舌质胖大、苔薄白,脉沉弱。

中医辨证:太阴少阴厥阴合病兼血虚血瘀。

拟当归芍药散合柴胡桂枝干姜汤合薏苡附子败酱散合理中汤加减:全当归 15 g,川芎 10 g, 白芍 15 g,茯苓 10 g,炒白术 10 g,泽泻 10 g,柴胡 20 g,桂枝 15 g,干姜 10 g,黄芩 10 g,牡蛎 15 g,炙甘草 15 g,花粉 10 g,苡仁 20 g,败酱草 20 g,蒸附片 15 g,人参 10 g,黄芪 25 g,牡丹皮 10 g,桃仁 10 g。

上方加水 8 小碗,约 1200 mL,浸泡 1 h,小火煎煮 1 h,去渣。分 3 次温服,每天 1 剂。共 7 剂。

6 月 28 日复诊:诸症消失,精神转佳,饮食增加,面色转红润。舌淡红、苔薄白,脉弱。病愈。后以四君子汤合四物汤合四逆汤,即"三四汤"温中健胃、养血渗湿,以资化源。

按:此案初诊腹股沟疼痛,面色痿黄,精神差,口干口苦,不思饮食,白带量多、色黄,舌胖大、苔白微厚,脉弦细等为表现。分析以上诸症:面色痿黄,精神不振,脉细,为血虚之症;腹股沟疼痛,经久不愈,久病入络,必有瘀血,故用当归芍药散,养血活血兼以利湿;又有口苦口干,不思饮食,神差,白带黄,脉弦细等,属少阳证,故用小柴胡汤,清热散结、健中养血;舌胖大,白带多,湿邪为患,故选用五苓散,温化水饮。诸药合用,清热散结、健脾利湿、养血活血,故用后显效。

第二诊:服上方后,口苦口干减轻,精神转佳,白带由黄变白,腹股沟及外阴仍疼痛,但遇热减轻。舌质淡、苔白,脉沉弦细。以上表现为寒热错杂兼血虚血瘀,故选用养血活血的当归芍药散与针对寒热错杂的柴胡桂枝干姜汤、温阳利水的真武汤合方。

第三诊:服上方后,腹股沟疼痛减轻,白带量多、色微黄,口干欲饮,月经量少,小便不利,舌质胖大、苔白微厚,左脉弦细、右脉沉细。《金匮·消渴小便不利淋病脉证治第十三》曰:"小便不利,有水气,其人苦渴,栝蒌瞿麦丸主之。"上述表现,有上燥下寒兼水气之栝蒌瞿麦丸方证,故继续用当归芍药散与柴胡桂枝干姜汤加栝蒌瞿麦丸,再合用四君子汤,健脾渗湿、益气生血。加香附子,舒肝行气。

第四诊:服上方后,腹股沟疼痛明显减轻,白带量减少,月经量少,面痿黄。舌质胖大,苔薄微黄,脉弦细微紧。在当归芍药散合柴胡桂枝干姜汤的基础上,加薏苡附子败酱散。薏苡附子败酱散在《金匮·疮痈肠痈浸淫病脉证治第十八》中,用以治疗肠中痈脓,其具有"腹皮急,按之濡,如肿状,腹无积聚,其身甲错"的特点,与本案之腹股沟经久疼痛相似,故用之。服上方后,脉表现紧,说明有寒邪。肝经"过阴器,抵少腹",肝经寒邪,少腹(腹股沟)冷痛,故又加吴茱萸汤,温肝散寒。

第五诊:服上方后,诸症明显减轻,但经期腹痛。上方加香附、郁金,舒肝行气、化瘀止痛。

第六诊:腹股沟疼痛消失,白带干净。经检查:盆腔积液消失,未见异常。但患者仍腹部怕冷、乏力、面色微黄。以上方去吴茱萸汤,更为理中汤加黄芪,温中益气;加牡丹皮、桃仁,加强活血祛瘀之力。

第七诊:服上方后,腹股沟疼痛再未发生,白带干净,精神转佳,面色红润,继以"三四汤"温中健脾、补益气血。

六、胞阻之胶艾汤方证

【原文】

师曰:妇人有漏下者,有半产后,因续下血都不绝者,有妊娠下血者。假令妊娠腹中痛,为胞阻,胶艾汤主之。

【注解】

本条论述妇人冲任脉虚3种下血的证治。妇人下血之证,常见3种情况:一为经血非时而下,淋沥不断地漏下;二为小产后下血不止;三为妊娠下血伴腹痛的胞阻。"假令"二字是承"有妊娠下血者"而言,意指若妊娠下血而又腹痛者,即属胞阻。"胞阻",指因妊娠时阴血下漏,不能入胞养胎,而阻其化育,故称胞阻。以上3种下血,虽属于不同的病证,但皆由冲任虚寒,阴血不能内守所致。冲任虚损,不能约制经血,故淋沥漏下或半产后下血不止;冲任虚损不固,胎失所系,则妊娠下血伴腹中疼痛。此属异病同治,皆用胶艾汤温补冲任,养血止血,固经安胎。方中阿胶补血止血,艾叶温经止血,二药皆有安胎之功。干地黄、芍药、当归、川芎养血和血,甘草调和诸药、健脾和中,清酒即米酒,用之以助药力。

【按】

(1)后世补血调经的妇科要方四物汤,就是由胶艾汤减去阿胶、艾叶、甘草而成。故可将芎归胶艾汤视为补血剂之祖方。方中虽强调用清酒行药势,但临床对于妊娠病证,以不用为宜。

(2)《金匮方论衍义》曰:"调经止崩,安胎养血,妙理无出此方。然加减又必从宜,若脉迟缓,阴胜于阳,则加干姜、官桂,若数大,则宜加黄芩。"

【胶艾汤方证解析】

1.方剂组成

川芎、阿胶、甘草各二两,艾叶、当归各三两,芍药四两,干地黄。一方加干姜一两。胡氏治妇人胞动,无干姜。

2.用法

上七味,以水五升,清酒三升,合煮取三升,去滓,内胶令消尽,温服一升,日三服。不瘥,更。

3.参考处方

川芎15 g,当归25 g,艾叶25 g,芍药30 g,干地黄30 g,阿胶(烊化)10 g,炙甘草10 g。

上 7 味,除阿胶外,余药以冷水 1000 mL,浸泡 1 h,煎煮 40 min,去渣。取汤液再煮沸,加入阿胶,煮 10 min。温服 200 mL,日 3 次。

4.方解

方中艾叶温阳止血,阿胶补血止血,川芎、当归、芍药、地黄养血活血,甘草调和诸药、健中益气。诸药共奏养血活血、温阳止血之功。阳虚甚者,加干姜加强温阳之功。

5.辨证要点

①舌淡、苔白,脉虚弱。②妇人月经过多或崩漏下血。③产后出血。④妊娠下血伴腹痛。

6.临床运用

(1)妊娠下血,寒者加炮姜;热者加黄芩炭。

(2)产后出血,如有瘀块者或腹部压痛者,合桂枝茯苓丸。

(3)月经过多、面部痿黄者。

(4)流产后出血,腹软、脉弱者。

(5)妊娠贫血者。

(6)各种贫血者。

(7)再生障碍性贫血,脉沉细者,合四逆汤加人参汤。

(8)白血病贫血,脉沉细者,合四逆汤加人参汤。

(9)妊娠胎动,有出血者。

(10)痔疮出血,面色痿黄者。

(11)漏下不止,面色痿黄者。

(12)产后乳汁清稀、量少者。

(13)产后头晕、面色黄、心悸者。

【临床案例】

患者苟某,女,62 岁,仪陇县城人,2019 年 1 月 11 日以"阴道出血 20 天"就诊。

20 天前,出现阴道出血、颜色深红,经西医诊断为"功能性子宫出血",住院治疗。用止血敏、云南白药胶囊等治疗后,效果不显,仍然出血不止。经人介绍,来我处求中医治疗。

刻诊:面色痿黄,阴道出血不止,恶寒、小便多。舌质淡、苔薄白,左脉弦细、右脉沉弱。

中医辨证:太阴少阴合病。

拟胶艾汤合八味肾气丸加味:艾叶 20 g,当归头 30 g,川芎 15 g,白芍 45 g,干生地 45 g,炮姜 30 g,东阿阿胶(烊化)20 g,炙甘草 25 g,蒸附片 20 g,肉桂(后下)15 g,山茱萸 30 g,山药 30 g,茯苓 25 g,泽泻 25 g,牡丹皮 20 g,黄芩炭 25 g。

上方加水 14 小碗,约 1800 mL,浸泡 1 h,小火煎煮 1 h(肉桂最后 10 min 加入),去渣。分 6 次温服(阿胶分次烊化),每天 3 次,2 天 1 剂。共 2 剂。

1 月 15 日复诊:服上方后,阴道出血止。面色痿黄,乏力。原方加黄芪益气生血:艾叶 20 g,当归头 30 g,川芎 15 g,白芍 45 g,干生地 45 g,炮姜 30 g,东阿阿胶(烊化)20 g,炙甘草 25 g,蒸附片 20 g,肉桂(后下)15 g,山茱萸 30 g,山药 30 g,茯苓 25 g,泽泻 25 g,牡丹皮 20 g,黄芩炭 25 g,黄芪 45 g。

煎服法同前,共 3 剂。

1月22日复诊:复上方后,阴道再未出血,乏力改善,面色转红润,尿液减少。继用原方5剂,以巩固之。

2月10日电话随访:精神佳,不再乏力,小便正常。诸症消失而愈。

按:据上文述:胶艾汤,用于妇人阴中漏下者,或半产后因续下血不止,或妊娠下血伴腹中疼痛者,其病机为阳虚不温、冲任虚寒、血失固摄所致,以本方温阳摄血、温补冲任为治。本案表现为阴道出血不止,恶寒,舌质淡、苔白,右脉弱等,属"崩漏"范畴,与胶艾汤病机相合,故首选胶艾汤温阳摄血、温补冲任。又患者年过60,尿液频频,脉沉弱,此为肾气不足、膀胱气化功能失常;肾气不足,精血不固,又可致下血不止。故两方合用,有阴阳双补、化气生精、温阳摄血、温补冲任之功,佐黄芩炭凉肝止血,使温补之品不至过燥,与本案病机相合,故能效验。

第一次复诊:服前方后,阴道出血止,但面色萎黄、乏力,此为气血亏虚所致。故继守原方,加黄芪,以益气生血。

第二次复诊:服前方后,阴道再未出血。面色转红润,乏力改善,尿液减少。效不更方,继以原方巩固之。

七、妊娠小便难之当归贝母苦参丸方证

【原文】

妊娠小便难,饮食如故,当归贝母苦参丸主之。

当归贝母苦参丸方:男子加滑石半两,当归、贝母、苦参各四两。

上三味,末之,炼蜜丸如小豆大,饮服三丸,加至十丸。

【注解】

本条论述妊娠血虚热郁小便难的证治。妊娠小便难,即后世所称"子淋"。妊娠妇女但见小便难而饮食如常,可知病不在中焦,而在下焦。妊娠期间阴血归于胞宫,母体阴血相对亏虚;阴虚常易生热,故形成血虚热郁的病机。以方测症,尚兼膀胱湿热蕴结,气化不利,故见小便难。用当归贝母苦参丸养血开郁、清热除湿。方中当归、蜜养血润燥;贝母清热开郁下气,以复肺之通调;苦参清热燥湿而能通淋涩。诸药合用,使血得濡养,热郁得开,湿热得除,水道通调,则小便自能畅利。

【按】

(1)对于原文中的"小便难",有医家认为应是大便难之误。观本方除能养血润燥外,还有下气开郁,清热除湿作用,且方名后又注云"男子加滑石半两",故仍以小便难为是。不过,肺与大肠相表里,若肺热气郁影响传导之功,则大便难。故妊娠血虚热郁致大小便不利者,均可用本方治疗。

(2)本方体现了下病上取的治疗思路。妊娠小便难,虽与湿热有关,但不可通利太过,以免耗伤津血,还恐引起滑胎。

(3)《金匮要略本义》云:"妊娠小便难,饮食如故者,血虚生热,津液伤而气化斯不利也。主之以当归贝母苦参丸,当归生血,贝母清气化之源,苦参降血热之火,又为虚热之妊娠家。一法也。"

(4)本方临床可用于妊娠膀胱炎、尿道炎、妊娠便秘、前列腺炎、前列腺肥大、酒糟鼻等符合病机者。

八、妊娠水肿之葵子茯苓散方证

【原文】

妊娠有水气，身重，小便不利，洒淅恶寒，起则头眩，葵子茯苓散主之。

葵子茯苓散方：葵子一斤，茯苓三两。

上二味，杵为散，饮服方寸匕，日三服，小便利则愈。

【注解】

本条论述妊娠水气的证治。妊娠水气即后世的"妊娠肿胀"，亦称"子肿"。本证是由胎气影响，膀胱气化受阻，水湿停聚所致。水盛身肿则身重；水气阻遏卫阳，则洒淅恶寒；水湿内阻，清阳不升，故起则头眩。此非脾肾虚所致，而是气化受阻，小便不利，故用葵子茯苓散利水通阳，使小便通利，水湿下走，阳气宣通，气化复常，则诸症悉除。因而，方后注云"小便利则愈"。据此，后世叶天士治湿温提出"通阳不在温，而在利小便"。方中葵子滑利通窍，茯苓淡渗利水，两药合用，利水通窍，渗湿通阳。

【按】

(1)本方证与当归贝母苦参丸证都可出现小便不利，它们各自主症、病机、治法有其特点。

当归贝母苦参丸，主要脉症为小便短黄不爽，或尿频尿急，淋沥涩痛，小便灼热，小腹胀痛；其病机为血虚湿热，虚实夹杂；治法为养血开郁，清热除湿。

葵子茯苓散，其主要脉症为身肿、身重，伴洒淅恶寒，头眩，小便不利；病机为身肿、身重，伴洒淅恶寒，头眩，小便不利；治法是利水通阳。

(2)葵子又名冬葵子，性滑利，后世列为妊娠慎用药，临床须谨慎使用：一是服药量不可太大；二是不可久服，小便利则宜停服；三是晚期妊娠方可使用。但若孕妇素体虚弱或有滑胎史者，则不宜用本方。

(3)《金匮要略心典》云："妊娠小便不利与上条同，而身重恶寒头眩，则全是水气为病，视虚热液少者，霄壤悬殊矣。葵子、茯苓滑窍利水，水气既行，不淫肌肤，身不重矣，不侵卫阳，不恶寒矣，不犯清道，头不眩矣。"

(4)本方临床可用于妊娠高血压、妊娠水肿、妊娠小便不通等符合病机者。

九、妊娠养胎

(一)血虚湿热之当归散方证

【原文】

妇人妊娠，宜常服当归散主之。

当归散方：当归、黄芩、芍药、川芎各一斤，白术半斤。

上五味，杵为散，酒饮服方寸匕，日再服。妊娠常服即易产，胎无疾苦，产后百病悉主之。

【注解】

本条论述血虚湿热养胎的方法。妇人妊娠后,需重视肝脾两脏。因胎在母腹,全赖气血以养之。肝血足则胎得养,脾运健则气血充。若肝血不足,脾运不健,酿湿蕴热,则胞胎失养,影响胎儿,甚至可导致胎动不安,故用当归散养血安胎,清热除湿。方中用当归、芍药补肝养血;配川芎行血中之气,补而不滞;白术健脾除湿;黄芩坚阴清热。诸药合用,使血虚得补,湿热得除,自可收邪去胎自安,血足胎得养的效果。"常服"二字宜活看。妊娠肝脾不调,血虚湿热者常服之,确能清化湿热、安胎保产;若孕妇体健无病,胎有所养,胎元自安,则勿需服药。"妊娠常服即易产,胎无苦疾。产后百病悉主之",亦应从肝虚脾弱,血虚湿热着眼,并非产后百病,都可概用当归散。

【按】

(1)后世医家将白术、黄芩视为安胎圣药,其源概出于此。但白术长于健脾安胎,黄芩长于清热安胎,并非安胎通用之品。

(2)本方用于胎动不安或预防滑胎时,方中川芎用量宜小,一般为 3～6 g。如长期服用,以散剂为佳;短期服用,以汤剂为宜。

(3)《医宗金鉴》曰:"妊娠无病,不须服药;若其人瘦而有热,恐耗血伤胎,宜常服当归散以安之。"

(二)脾虚寒湿之白术散方证

【原文】

妊娠养胎,白术散主之。

白术散方:白术、川芎、小蜀椒(去汗)三分,牡蛎二分。

上四味,杵为散,酒服一钱匕,日三服,夜一服。但苦痛,加芍药;心下毒痛,倍加川芎;心烦吐痛,不能食饮,加细辛一两、半夏大者二十枚。服之后,更以醋浆水服之。若呕,以醋浆水服之;复不解者,小麦汁服之。已后渴者,大麦粥服之。病虽愈,服之勿置。

【注解】

本条论述脾虚寒湿的养胎方法。古人虽有多种养胎方法,但一般都是借防治疾病,以收安胎的效果。若孕妇素体健康,则无须服药养胎。唯禀赋薄弱,屡为半产或漏下,或已见胎动不安或漏红者,则需积极治疗,此即所谓养胎或安胎。本方所治即属脾虚寒湿者。方中白术健脾除湿,川芎和肝舒气,蜀椒温中散寒,牡蛎收敛固涩,合而用之,共收温中健脾、除湿安胎之功。"妊娠养胎"是泛指之词,白术散只适用于脾虚而寒湿中阻之人,通过祛病而达到养胎安胎的作用。

【按】

(1)本方与当归散都是去病安胎之剂,兹比较如下:

当归散,主要脉症为胎动下坠或妊娠下血,腹痛或曾有流产史,伴神疲肢倦,纳少,舌微红或苔薄黄,脉细滑;其病机为湿热血虚;治法为养血安胎、清热除湿,重在补血。

白术散,主要脉症为胎动不安,恶心呕吐,不思饮食,肢倦便溏,或带下量多,舌淡,脉沉滑或缓滑;其病机为脾虚寒湿;治法是温中健脾、除湿安胎,重在健脾。

(2)妊娠养胎宜重视肝脾。这从当归散与白术散皆借调理肝脾以去病养胎可以看出。

(3)《金匮要略心典》云:"妊娠伤胎,有因湿热者,亦有因寒湿者,随其人之脏气之阴阳而为异也。当归散正治湿热之剂也。白术散,白术、牡蛎燥湿,川芎温血,蜀椒祛寒,则正治寒湿之剂也。仲景并列于此,其所以昭示后人者深矣。"

十、妊娠伤胎证治

【原文】

妇人伤胎,怀身腹满,不得小便,从腰以下重,如有水气状,怀身七月,太阴当养不养,此心气实,当刺泻劳宫及关元,小便微利则愈。见《玉函》。

【注解】

本条论述妊娠伤胎的证治。此所言伤胎,是指因脏腑功能失调、胎失所养而引起的证候。妇女怀孕后,腹部本应逐月增大,但若胀满异常,并见小便不通,腰以下感觉沉重不适,如患水气病一样,是心肺两脏功能失调导致的伤胎证。按逐月分经养胎之说,妊娠 7 个月,为手太阴肺经养胎之时。若此时心火气盛,火乘肺金,致肺失清肃治节之职,影响气血津液的输布,将使胎失所养,还可妨碍水道通调,气滞水停,故见上述诸症。法当泻心火、利水道,宜针刺劳宫、关元两穴。劳宫为手厥阴心包经荥穴,针刺该穴能清心泻火;关元乃小肠募穴,刺之能利小便,导心火下行。如此配合,使心火得泻,肺气清肃,治节复常,小便通利,则诸证自愈,胎亦自得所养。

【按】

本条"不得小便",实属标急之证。仲景提出刺关元,寓"有故无殒"、急则治标之意。

第二十一章　妇人产后病脉证治

本篇专论妇人产后常见病的证治,内容有产后三病(痉病、郁冒、大便难)、产后腹痛、产后中风、产后下利和产后呕逆烦扰等。产后腹痛为本篇证治重点。

妇人产后多虚、多瘀、易于外感,病证有虚、实、虚实夹杂之分。治疗产后病,重在辨证论治,既要考虑产后体质特点,又不能仅从"虚"处着眼。

本篇奠定了后世诊治产后病的基础。

一、产后三病的病因病机

【原文】

问曰:新产妇人有三病,一者病痉,二者病郁冒,三者大便难,何谓也? 师曰:新产血虚,多汗出,喜中风,故令病痉。亡血复汗,寒多,故令郁冒。亡津液,胃燥,故大便难。

【注解】

本条论述产后病痉、郁冒、大便难的病机。三病的形成,内因皆由产后亡血、伤津、气血不足,随中风与感寒的不同,临床表现各异。痉病的发生,由于产后失血、多汗,营卫俱虚,腠理不固,感受风邪,致使筋脉失濡,发生挛急,轻则口噤不开、肢体抽搐,重则角弓反张。郁冒的发生,由于产后失血、多汗,伤津耗气,寒邪侵袭,郁闭于内,阳气不得外达,逆而上冲所致,临床以头昏目眩、郁闷不舒为主要见症。产后大便难,是由于产后失血、多汗而重伤津液,肠道失于濡润,传导失司而成。

【按】

(1)本篇所论痉病与第二章《痉湿暍病脉证治》篇,痉病症状相同,但病因病机和治法有别:前者因产后亡血伤津,复感外邪,主要病机是筋脉失养,治疗重在滋养筋脉;而后者则由于感受外邪,或外感误治伤津,以邪阻筋脉为主要病机,治疗重在散邪舒筋。

(2)痉、郁冒、大便难均为新产妇常见病证,皆有失血伤津的共同特点,故治疗上必须顾护津液。

二、产后郁冒之小柴胡汤方证

【原文】

产妇郁冒,其脉微弱,不能食,大便反坚,但头汗出。所以然者,血虚而厥,厥而必冒。冒家欲解,必大汗出,以血虚下厥,孤阳上出,故头汗出。所以产妇喜汗出者,亡阴血虚,阳气独盛,故当汗出,阴阳乃复。大便坚,呕不能食,小柴胡汤主之。方见呕吐中。

【注解】

本条论述了产妇郁冒兼大便难的脉因证治。产后亡血伤津,阴虚则阳气相对偏亢,感受邪气后阳气因闭阻上逆而致郁冒,故见头昏目眩、郁闷不舒但头汗出。胃失和降故呕不能食,津亏肠燥故大便难,脉微弱为津血不足之象。"孤阳上出",指阴虚不能敛阳而阳气上逆,津血不足,不能与阳气和谐,故称"孤阳"。"大汗出"与"头汗出"相对而言,并非大汗淋漓,指阴阳恢复平衡状态,全身津津汗出,营卫调和。郁冒见呕不能食、大便秘结,属阴阳失调,胃失和降,血虚津伤,治用小柴胡汤扶正达邪、和利枢机。气机和调,则阴阳自和,而诸症可解。

【按】

(1)产后"但头汗出"反映了郁冒的病机,是重要的临床辨证依据。全身汗出津津为自身调节阴阳平衡或疾病向愈之兆,在产妇属生理现象;若仅见局部汗出而全身无汗,则需治疗。

(2)参见第十五章《黄疸病脉证治》中"十一、少阳黄疸之小柴胡汤方证"相关内容。

三、产后发热之大承气汤方证

【原文】

病解能食,七八日更发热者,此为胃实,大承气汤主之。方见痉病中。

【注解】

本条论述产后郁冒经治缓解,又转为胃实的证治。"胃实"即《伤寒论》"胃家实",指胃肠燥结,大便不通,且兼有邪热炽盛之证。产后郁冒本有呕不能食之症,经服小柴胡汤后转而能食,为疾病向愈之兆。但七八日后患者"更发热",说明在服小柴胡汤之前即有发热之症,经服汤缓解后再次出现,此为未尽之余邪与食滞搏结胃肠而化燥成实所致,故曰"此为胃实"。治用大承气汤通腑泄热,荡涤燥结。

【按】

(1)本条所论"胃实"的辨证要点为大便秘结、腹满痛拒按、舌红苔黄燥、脉沉实有力,兼见发热等。与前条相比,其发热特点为午后热盛,兼手足濈然汗出。

(2)参见第二章《痉、湿、暍病脉证治》中"十三、痉病之大承气汤方证"相关内容。

四、血虚腹痛之当归生姜羊肉汤方证

【原文】

产后腹中疠痛,当归生姜羊肉汤主之,并治腹中寒疝,虚劳不足。

当归生姜羊肉汤方:见寒疝中。

【注解】

本条论述产后血虚里寒的腹痛证治。产后腹中疠痛,即妇人产后失血,气随血耗,血虚寒凝,经脉失于阳气的温煦和阴血的濡养,则腹痛乃作。其特点为腹部绵绵作痛,喜温按。宗《内经》"形不足者,温之以气;精不足者,补之以味"之旨,方用当归生姜羊肉汤。该方用药关键在羊肉,此为血肉有情之品,温补气血,散寒定痛。孙思邈云:"羊肉止痛利产妇",且用当归养血温散,生姜温中散寒,共奏补虚养血、温中散寒之功。

【按】

(1)本证与前《妇人妊娠病脉证治》篇中当归芍药散证,主症均为"腹中疠痛",但病因病机不同,故治法有别。

当归生姜羊肉汤证,主症为腹中绵绵作痛,面色少华,舌淡,脉细;病机为血虚寒凝,经脉失于温养;治法为温经养血。

当归芍药散证,主症为腹中拘急作痛,伴头昏,面唇少华,或肢肿,小便不利;病机为肝脾失调,气郁血滞湿阻;治法为养血调肝,健脾渗湿。

(2)《医宗金鉴》曰:"产后暴然腹中急痛,产后虚寒痛也。主之以当归生姜羊肉汤者,补虚散寒止痛也。并治虚劳不足,寒疝腹痛者,亦以其虚而寒也。"

3.本证验之临床,亦可用大建中汤、小建中汤施治。

4.参见第十章《腹满寒疝宿食病脉证治》中"十六、寒疝之当归生姜羊肉汤方证"相关内容。

五、气血郁滞之枳实芍药散方证

【原文】

产后腹痛,烦满不得卧,枳实芍药散主之。

枳实芍药散方:枳实(烧令黑,勿太过),芍药等份。

上二味,杵为散,服方寸匕,日三服,并主痈脓,以麦粥下之。

【注解】

本条论述产后气血郁滞成实的腹痛证治。产后多虚、多瘀,故病证有虚有实。产后恶露未尽,瘀阻气滞,故腹满腹痛,当见硬满拒按,其病势较剧,故有心烦、不得安卧之症。"烦"亦示腹满较甚。其病机为气血郁滞成实,但气滞较血滞为重,故治当行气和血。方中枳实破气散结,烧黑则入血分而行血中之气滞,且能缓和其破气之性以防伤正,因产后气血不足;芍药和血行滞、缓急止痛;大麦粥和胃安中,以防破气之品伤及中气。本方破气散结,和血止痛,使气血得畅,瘀阻得通,腹满痛诸症自除。

气血郁滞日久,可酿成痈脓。本方行气活血,可预防痈脓的形成,提示有病早治,寓"治未病"之意。

【按】

(1)本证以"满"为主症,气滞重于血滞,故以理气为先,而不以活血药物为主。

(2)《金匮要略心典》云:"产后腹痛,而至烦满不得卧,知血郁而成热,且下病而碍上也,与虚寒绞痛不同矣。枳实烧令黑,能入血行滞,同芍药为和血止痛之剂也。"

(3)本方主治产后或者男女腹痛腹胀、心烦、失眠属此方证病机者。

六、干血内结之下瘀血汤方证

【原文】

师曰:产妇腹痛,法当以枳实芍药散,假令不愈者,此为腹中有干血着脐下,宜下瘀血汤主之;亦主经水不利。

【注解】

本条论述产后瘀血内结的腹痛证治。产后腹痛,属气血郁滞,一般用枳实芍药散行气和血。若服此方后病不愈,则须考虑为瘀血凝着胞宫所致,证属瘀血内结,非枳实芍药散所能胜任。以方测症,当有少腹刺痛拒按、痛处固定不移之症,脉多沉涩,治当破血逐瘀,方用下瘀血汤。方中大黄通腑泄热逐瘀,桃仁活血润燥,䗪虫破血逐瘀。三药合用,药力峻猛,故以蜜和丸缓和药性,酒煎以助药势。病重贵在速去,故选择"顿服",一战而捷。服药后所下之血色如豚肝,为药已中病,瘀血下行的表现。"新血"指新下的瘀血而言。

本方还可治瘀血内结所致的经水不利。

【按】

(1)辨治产后腹痛不能仅凭服用枳实芍药散不效即断定有瘀血,必须审明具有腹部刺痛不移、拒按、舌质紫暗等症状,方可运用下瘀血汤治疗。

(2)《金匮要略直解》曰:"䗪虫主下血闭,咸能软坚也;大黄主下瘀血,苦能泄滞也;桃仁亦下瘀血,滑以去着也。三味相合,以攻脐下干血。"

《金匮方论衍义》也云:"血之干燥者,非润燥荡涤不能去也。芍药、枳实不能治,须用大黄荡逐之,桃仁润燥缓中破结,䗪虫下血,用蜜补不足,止痛和药,缓大黄之急,尤为润也。与抵当同类,但少缓尔。"

【下瘀血汤方证解析】

1.方剂组成

大黄二两,桃仁二十枚,䗪虫(熬,去足)二十枚。

2.用法

上3味,末之,炼蜜合为四丸,以酒一升,煎一丸,取八合,顿服之。新血下如猪肝。

3.参考处方

(改为汤剂)大黄15 g,桃仁15 g,䗪虫10 g。

上3味,以冷水300 mL,加酒100 mL,煎煮40 min,去渣。取汤150 mL,顿服,下猪肝色便为效。

4.方解

䗪虫,咸寒,《神农本草经》曰:"主血积癥瘕,破坚,下血闭。"是以强效的祛瘀破结药,并治瘀血腹痛;桃仁,活血滑下,与大黄泄下逐瘀,借酒力,以加强活血下瘀之功。三药合用,治顽固性瘀血腹痛而大便秘结者。

5.辨证要点

①舌暗或紫、苔黄,脉沉涩。②腹痛拒按。③腹部刺痛或拒按、大便秘结者。

6.临床运用

(1)脐下有瘀血、腹痛拒按者。

(2)妇人闭经、有瘀血者。

(3)肝硬化、肝脾肿大者,加龟板、鳖甲。

(4)腹部陈旧性损伤,有瘀血者。

（5）脐下疼痛,有抵抗者。

（6）羸瘦腹满、疼痛,内有干血、肌肤甲错者。

（7）肝硬化腹水,合五苓散;有肾气虚者,再合八味肾气丸;有肝郁者,合柴桂干姜汤。

（8）静脉曲张者,合当归四逆汤。

（9）狂犬病。（下后大便无猪肝色,如鱼肠状物为效。）

（10）顽痔,合赤小豆当归散。

七、瘀阻热结之大承气汤方证

【原文】

产后七八日,无太阳证,少腹坚痛,此恶露不尽,不大便,烦躁发热,切脉微实,再倍发热,日晡时烦躁者,不食,食则谵语,至夜即愈,宜大承气汤主之。热在里,结在膀胱也。方见痉病中。

【注解】

本条论述产后瘀血内阻兼阳明里实的证治。产后七八日,见少腹部坚硬疼痛,为恶露未尽,瘀血内阻于胞宫所致,其疼痛特点为刺痛不移,按之有块。"无太阳证"强调病位不在表而在里。患者"日晡所"发热、烦躁、不大便,为阳明里实之证。阳明里实,胃气不降,勉强进食则更助胃肠气滞,胃热气盛,上扰神明而谵语。至夜阳明之气转衰,则邪热相对减轻,故曰"愈",并非完全自愈,指谵语止而言。"热在里,结在膀胱"是对病机的概括,即热结胃肠,瘀阻胞宫。此处"膀胱"指胞宫部位。本证里热盛实与瘀血阻滞并见,但从发热、烦躁、谵语可知里实热盛,病情急重,故用大承气汤通腑泄热。大承气汤中大黄还可逐瘀,使瘀血随大便而下,用此方可谓一举两得。若阳明里实热盛已退而瘀血仍在者,可用下瘀血汤继服。

【按】

（1）《金匮要略广注》云:"此一节具两证在内,一是下焦蓄血证,一是阳明里实证,因古人文法错综,故难辨也。无太阳证,谓无表证也。少腹坚痛者,血必结于此,则坚痛亦在此。此恶露不尽,是为热在里,结在膀胱,此下焦蓄血证也,宜下祛瘀血。若不大便,烦躁,脉实谵语者,阳明里实也。发热者,热在里,蒸蒸发于外也。"以上论述,可作参考。临证可以大承气汤合桃核承气汤取效。

（2）参见第二章《痉、湿、暍病脉证治》中"十三、痉病之大承气汤方证"相关内容。

（3）产后腹痛的辨证关键:一是辨腹痛的性质,二要辨腹痛的位置,三要细审伴随症状。

（4）当归生姜羊肉汤、枳实芍药散、下瘀血汤、大承气汤4方均治产后腹痛,现将4方证鉴别如下:

当归生姜羊肉汤方证,主症为腹中绵绵痛或拘急而痛,喜温喜按,脉虚缓;病机为血虚寒凝;治法当养血散寒。

枳实芍药散方证,主症为烦满不得卧,胀甚于痛,不能食,大便不通,脉弦;病机为气郁血滞;治法当行气和血。

下瘀血汤方证,主症为痛甚于胀,刺痛不移,拒按,脉沉涩有力,舌质紫暗;病机为瘀热内结,干血凝着；治法当破血逐瘀。

大承气汤方证，主症为腹满腹痛，拒按，潮热，大便燥结，脉滑实有力；病机为瘀血与阳明腑实相结；治法当通腑逐瘀泄热。

八、虚寒腹痛之《千金》内补当归建中汤

【原文】

治妇人产后虚羸不足，腹中刺痛不止，吸吸少气，或苦少腹中急摩痛，引腰背，不能食饮，产后一月，日得服四五剂为善，令人强壮，宜。

当归四两，桂枝三两，芍药六两，生姜三两，甘草二两，大枣十二枚。

上六味，以水一斗，煮取三升，分温三服，一日令尽。若大虚，加饴糖六两，汤成内之，于火上暖，令饴消。若去血过多，崩伤内衄不止，加地黄六两、阿胶二两，合八味，汤成，内阿胶。若无当归，以川芎代之；若无生姜，以干姜代之。

【注解】

本条论述产后虚寒性腹痛证治。当归建中汤即小建中汤加当归。产后气血虚少，若脾胃虚弱，则化源不足，身体羸瘦，气血失于温养，故腹中疼痛不止，吸吸少气。本方散寒止痛，温养气血，调和阴阳，还有建中补虚、强壮补益的功效。若中焦虚寒，失于温煦，出现少腹拘急，痛引腰背，不思饮食，亦可用本方治疗。

【按】

《金匮要略疏义》曰："妇人新产，血气必虚，是以虚羸不足，腹中绞痛，吸吸少气，或小腹拘急，痛引腰背，不能食饮，非大补气血，建立中气则不可，故于建中汤内加当归以养阴血……方后加减法，果旧经文否，未可知，临用斟酌为宜矣。"

九、产后中风之桂枝汤方证

【原文】

产后风，续之数十日不解，头微痛，恶寒，时时有热，心下闷，干呕汗出，虽久，阳旦证续在耳，可予阳旦汤，即桂枝汤，方见下利中。

【注解】

本条论述产后中风持续不愈的证治。妇人产后营卫俱虚，易于外感。持续数十天头痛、恶寒、汗出、发热，并兼干呕、心下闷等症，是产后感受风邪，正气无力抗邪，而邪气亦不盛，病程迁延。此时，若桂枝汤证（太阳中风证）续在，仍用桂枝汤调和营卫，解肌祛风。仲景强调"虽久，阳旦证续在耳"，明示临证不可拘于病程时日，但以证为凭。

【按】

(1)辨证强调"有是证，用是方"，紧扣病机则用方无误。

(2)《金匮要略心典》云："夫审证用药，不拘日数，表里既分，汗下斯判。上条里热成实，虽产后七八日，与大承气汤而不伤于峻；此条表邪不解，虽数十日之久，与阳旦汤而不虑其散。"

(3)参见第十七章《呕吐、哕、下利病脉证治》中"二十一、虚寒下利之四逆汤及兼表证桂枝汤

方证"相关内容。

十、产后阳虚中风之竹叶汤方证

【原文】

产后,中风发热,面正赤,喘而头痛,竹叶汤主之。

竹叶汤方:竹叶一把,葛根三两,防风、桔梗、桂枝、人参、甘草各一两,附子(炮)一枚,大枣十五枚,生姜五两。

上十味,以水一斗,煮取二升半,分温三服,温覆使汗出。颈项强,用大附子一枚,破之如豆大,煎药扬去沫。呕者加半夏半升,洗。

【注解】

本条论述产后中风兼阳虚的证治。产后气血亏虚,卫外失固,感受风邪,病邪在表则发热、头痛;阳气亏虚,虚阳上浮则面红、气喘。病机为产后大虚,邪伤卫表,治疗上不可纯用发散,以免出现虚阳外脱之证。治当扶正祛邪,标本兼顾,表里同治,方用竹叶汤。方中竹叶甘淡而寒,此处用之以折阳浮之势;葛根辛平,外散风邪,内升津液以解筋脉之急;桂枝、防风解表,桔梗开利肺气;参、附、姜、草、枣益气扶阳、调和营卫。并经"温覆"令汗出,内外之气交通,则邪去正安。

【按】

(1)《金匮要略释义》曰:"主以竹叶汤者,盖产后中风,发热,面正赤,喘而头痛,乃阳无根而上浮,复为阴翳所累,故用柔润和阳,轻清散阴之竹叶为君,率葛根、防风、桔梗以解散其阴,且此证虽系桂枝证,然其面戴阳而喘,则为下虚,故用桂枝汤中之桂枝、甘草、生姜、大枣,不用破阴结性苦泄之芍药,而加扶下焦虚阳之附子……此证阳不蟠曲于下而蟠于上,不能不以竹叶清之,桔梗开之,然阳之离根而上者,未必遽因附子遂猝然止也,故用防风使之随卫气外达而行,藉其发散即藉其悍护;用人参辑中气,内固根本;用葛根则在解阳郁,起阴气,以和阳;呕为胃气上逆,故加半夏以和胃降逆。此汤既能祛邪,又能扶正,可谓面面顾到。"

(2)本方以竹叶名方,强调始终须兼顾妇人新产,亡血伤津的特点,若外感风邪,不可纯用辛温发汗;同时须注意攻补兼施,祛邪而不伤正。

(3)产后发热,仲景提出了3种治法,现就其三方证治比较如下:

阳旦汤(桂枝汤)方证,病机为表虚伤风,营卫失和;临床主症为产后风数十日不解,头微痛,恶寒,时时有热,心下闷,干呕,汗出,虽久,阳旦证续在;治法为解肌发汗、调和营卫。

大承气汤方证,病机为瘀阻胞宫,阳明里实;主症为产后七八日,少腹坚痛,不大便,烦躁发热,日晡时烦躁,不食,食则谵语;治法为通腑泄热、活血祛瘀。

竹叶汤方证,病机为虚阳上浮,外感风邪;主症为发热,面色正赤,头痛而喘;治法为温阳扶正、解表祛风。

【临床案例】

患者唐某,女,56岁,仪陇县城人,2020年11月30日以"头晕、头痛、发热2月"就诊。

2个月前,因感冒出现头晕、头痛、发热、汗出、乏力等症,经院外中医治疗(用药不详),效不显。经人介绍,来我处求治。

刻诊：面色萎黄，精神差，头晕头痛，发热汗出，怕风，乏力。舌质淡、苔薄白，脉沉细。

中医辨证：太阴少阴合病。

拟竹叶汤合补中益气汤：淡竹叶20 g，桂枝15 g，生姜15 g，大枣15 g，炙甘草15 g，蒸附片15 g，葛根15 g，防风10 g，桔梗10 g，人参10 g，黄芪15 g，陈皮15 g，炒白术15 g，全当归15 g，升麻6 g，柴胡10 g。

上方加水8小碗，约1200 mL，浸泡1 h，小火煎煮1 h，去渣。分3次温服，每天1剂。共3剂。

12月3日复诊：服上方后，发热减轻，头晕头痛好转，乏力、汗出改善，精神转佳。效不更方，继用原方3剂。

12月7日复诊：未再发热，头晕头痛明显好转，汗出怕风消除，精神好，面色改善。述上腹胀满，原方加春砂仁、厚朴、淡竹叶各20 g，桂枝15 g，生姜15 g，大枣15 g，炙甘草15 g，蒸附片15 g，葛根15 g，防风10 g，桔梗10 g，人参10 g，黄芪15 g，陈皮15 g，炒白术15 g，全当归15 g，升麻6 g，柴胡10 g，砂仁10 g，厚朴15 g。

煎服法同前。共4剂。

12月15日，电话随访，诸症消失而愈。

按：竹叶汤为产后体虚、感受外邪所致发热、面赤、头痛、咳喘而设，此案表现为精神差，头晕头痛、发热、汗出，舌淡、苔薄白，脉沉细等，以上表现为阳虚外感、虚阳外越所致，与竹叶汤病机吻合，故用之。方中竹叶为君，甘寒清热；以桂枝去芍药加附子汤，温阳解表祛风、降冲气，治头晕头痛；加桔梗、葛根、防风开宣上焦、祛风解表；加人参益气和中、滋阴养液。患者又精神差、汗出、乏力、怕风等，此为中气不足、气虚不固所致，以补中益气汤健中益气、补虚固表。两方合用，标本兼顾，故而奏效。

第一次复诊：服上方后，发热、头晕头痛、汗出、乏力等减轻。效不更方，继用原方。

第二次复诊：发热消除，头晕头痛减轻，汗出、乏力改善，精神转佳。出现上腹胀满，此为中虚不运、虚不受补所致，加砂仁、厚朴芳香行气、消胀除满。

第三次电话随访：服上方后，诸症消失而愈。

十一、产后烦热之《千金》三物黄芩汤方证

【原文】

治妇人在草蓐，自发露得风，四肢苦烦热，头痛者，与小柴胡汤；头不痛，但烦者，此汤主之。

黄芩一两，苦参二两，干地黄四两。

上三味，以水八升，煮取二升，温服一升，多吐下虫。

【注解】

本方出自《备急千金要方》第三卷妇人中风门，论述产后中风的证治。产妇在分娩时，掀露衣被，不慎受邪，症见四肢烦热，酸楚不适，经络阻滞而头痛，用小柴胡汤。以方测症，患者尚有寒热往来见症，病在少阳。若无头痛，但见烦热者，是邪已化热入里，内陷血分，用三物黄芩汤治

疗。黄芩、苦参清热除烦躁湿,地黄凉血清热滋阴,本方有清热除烦、凉血养阴之功。

【按】

(1)《金匮要略疏义》云:"此言妇人未离产褥,气血未复,而盖覆不周,自发露得风,则四肢烦热头痛者,外感风寒,内动血热,小柴胡汤能解半表半里之邪,而又且主清血热,故与之。若头不痛,而但四肢烦热,则风轻热重,是当用黄芩汤,黄芩、苦参除热,地黄养血也。"

(2)四肢苦烦热,随证可用以下方证。阳证者,可选用小柴胡汤、大柴胡汤、桃核承气汤、三物黄芩汤;阴证者,可选用四逆辈;阴阳错杂者,可用八味肾气丸、温经汤、乌梅丸。

(3)参见第十五章《黄疸病脉证治》中"十一、少阳黄疸之小柴胡汤方证"相关内容。

十二、产后虚热烦呕之竹皮大丸方证

【原文】

妇人乳中虚,烦乱呕逆,安中益气,竹皮大丸主之。

竹皮大丸方:生竹茹二分,石膏二分,桂枝一分,甘草七分,白薇一分。

上五味,末之,枣肉和丸,弹子大,以饮服一丸,日三夜二服。有热者,倍白薇;烦喘者,加柏实一分。

【注解】

本条论述产后虚热烦呕的证治。妇人产后失血并哺乳,耗伤气血。阴血不足,虚热扰神则心烦意乱,热扰中焦则胃失和降而呕逆,治用清热降逆、安中益气的竹皮大丸。竹皮即竹茹,《本草逢源》云:"竹茹清胃腑之热,为虚烦、烦渴、胃虚呕逆之要药。"方中竹茹清虚热止呕逆;石膏清热除烦;白薇清阴分虚热;甘草补气,与桂枝、枣肉合用,建中补虚益气,中气旺则阴血自生;桂枝甘温,用量较少,既为避免助热,更防清热药物伤及胃阳。若虚热甚,加重白薇用量;虚烦而喘,用柏实(即柏子仁)宁心润肺。

【按】

(1)甘草用量至七分,桂枝用量仅为一分,其他药物相合共六分,甘草用量独重为本方剂量特点;同时,枣肉和丸,旨在安中益气。

(2)《金匮发微》曰:"乳中虚者,或产妇体本虚羸,纳谷减少,或因小儿吮乳过多,乳少不能为继,于是营阴不足,心中烦乱,胃纳既少,生血之原,本自不足,加以无魇之吸吮,引动胆胃之火,发为呕逆。仲师出竹皮丸方治,竹茹、石膏以清胆胃之逆,三倍甘草以和中气,减半桂枝、白薇以略扶中阳而清里热,更用枣和丸,以扶脾而建中,但令胃热除而谷食增,则生血之原既富,胆胃之上逆自平矣。"

十三、产后热利阴伤之白头翁加甘草阿胶汤方证

【原文】

产后下利虚极,白头翁加甘草阿胶汤主之。

白头翁加甘草阿胶汤方:白头翁、甘草、阿胶各二两,秦皮、黄连、柏皮各三两。

上六味,以水七升,煮取二升半,内胶令消尽,分温三服。

【注解】

本条论述产后热利伤阴的证治。产后阴血本不足，又兼下利，更伤其阴，故曰"虚极"，治用白头翁汤。以方测症，患者当有发热、腹痛、里急后重、下利脓血等症。病发于产后，证属虚实夹杂，治疗当邪正兼顾。白头翁汤清热止痢；加阿胶补阴养血、甘草补虚和中，且可缓和白头翁汤苦寒之性以防伤及中阳，使治疗清热不伤阴，养阴不敛邪。

【按】

(1)《金匮发微》曰："产后下利，寒热不同。今但云下利虚极，白头翁加甘草阿胶汤主之……则为白头翁汤证，加甘草以补中，阿胶以养血，亦第为热利虚极而设。"

(2)本方主治产后阴血亏虚，而有白头翁汤证者；或白头翁汤证，又兼阴虚亏、出血者；或贫血、阴液亏虚者，而见白头翁汤证。

(3)参见第十七章《呕吐、哕、下利病脉证治》中"二十五、湿热下利之白头翁汤方证"相关内容。

第二十二章 妇人杂病脉证治

本章主要论述月经病、带下病、情志病、腹痛、热入血室、转胞及前阴疾患等多种妇科杂病。仲景在治法上,既有内治法,也有外治法。其内容丰富,治法独特,为妇科杂病的辨证治疗奠定了基础。

一、妇人杂病之成因、证候与治则

【原文】

妇人之病,因虚、积冷、结气,为诸经水断绝,至有历年,血寒积结胞门,寒伤经络,凝坚在上,呕吐涎唾,久成肺痈,形体损分。在中盘结,绕脐寒疝;或两胁疼痛,与脏相连;或结热中,痛在关元。脉数无疮,肌若鱼鳞,时着男子,非止女身。在下未多,经候不匀。冷阴掣痛,少腹恶寒,或引腰脊,下根气街,气冲急痛,膝胫疼烦,奄忽眩冒,状如厥癫,或有忧惨,悲伤多嗔,此皆带下,非有鬼神。久则羸瘦,脉虚多寒。

三十六病,千变万端;审脉阴阳,虚实紧弦;行其针药,治危得安;其虽同病,脉各异源;子当辨记,勿谓不然。

【注解】

本条论述妇人杂病的成因、证候与治则,是本篇的总纲。

首先,论述妇人杂病的成因,可概括为虚、积冷、结气3个方面。气血虚少无以滋养、寒冷久积血脉不通、气机郁结失于调达,三者有其一,日久必然导致气血凝结,进而引发妇人疾病。

其次,论述上、中、下三焦的病变。由于虚、积冷、结气等病因,还可影响上、中、下三焦的功能,出现男女皆患的某些病证。在上焦,因寒邪伤肺,可见咳吐涎沫,日久寒郁化热,邪热壅肺,损伤肺络,形成肺痈,进而可致形体羸瘦。在中焦,则累及肝脾。由于患者的体质不同,病有寒化、热化之别。若病从寒化,可出现两胁疼痛和绕脐疼痛的寒疝病;若病从热化,热灼血瘀,可见脐下关元穴处作痛,瘀热在内,肌肤失养,故虽身无疮疡,肌肤仍见鳞甲状。以上病变,无论男女均可出现。在下焦,可见多种妇人杂病,以经带病为主,如月经不调,来潮时前阴掣痛,或少腹恶寒,甚至牵及腰背,或下连气街,冲气急痛,同时伴有两腿膝胫疼烦。此外,妇人情志不遂,气机失于调达,还可出现昏厥、癫狂、忧愁悲伤、时而发怒等情志病变。

最后,论述妇人杂病的治疗方法和原则。妇人杂病,变化多端,错综复杂,身体羸瘦,脉虚多寒。医者应审脉之阴阳,证之寒热虚实,辨证施治。在治法上,既病早治,针药结合,才能切中病机,使患者转危为安。对于同病异脉之证,尤应详加审查,辨明疾病的根源,以免贻误治疗时机。

【按】

(1)本条重点论述了妇人杂病的成因,其为虚、积冷、结气 3 个方面,三者既有区别又有联系,临证时应辨证分析。

(2)妇人杂病的症状较繁杂,可按上、中、下三焦加以归类,诊病时注重脉诊加以辨证,治疗上依据病情针药结合,才能"治危得安"。

(3)《金匮要略论注》曰:"此段叙妇人诸病之由,所以异于男子,全从经起,舍此则与男子等也。及其变为各病,因禀之强弱,时之虚实,上下寒热之偏胜,而见证不同,则治之或从标,或从本,即前后所述诸病可推,此则言其大概也。妇人之病至凝坚数句,为一篇纲领。因虚积冷结六字,尤为纲中之纲,谓人不虚则邪不能乘之,因虚故偶感之,冷不化而积,气热则行,冷则凝,冷气凝滞久则结,结者不散也。血遇冷气而不行,则经水断绝也。胞门即子宫,所通阴中之门也。审脉阴阳虚实紧弦二句,此总结全篇之治法,诸变虽万端,总不出乎阴阳虚实。"

二、热入血室

(一)辨证和治禁

【原文】

妇人伤寒发热,经水适来,昼日明了,暮则谵语,如见鬼状者,此为热入血室,治之无犯胃气及上二焦,必自愈。

【注解】

本条论述热入血室的证候和治疗禁忌。妇人患伤寒发热时,正逢经水适来,邪热易乘虚侵入血室,热扰血分,出现谵语等症状。由于血属阴,夜暮也属阴,因此可见患者白昼神志清楚,入夜则胡言乱语,精神错乱。治疗时,应与阳明腑实证、邪犯心包证区分,治不在中、上二焦,而应清血室之热,则病自愈。

(二)寒热如疟之小柴胡汤方证

【原文】

妇人中风,七八日续来寒热,发作有时,经水适断,此为热入血室,其血必结,故使如疟状,发作有时,小柴胡汤主之。方见呕吐中。

【注解】

本条论述热入血室的证治。妇人患太阳中风证已七八日,本应已无寒热,但今仍有寒热往来,发作有时如疟状,究其原因为外感病之初,适值经期,行经中断,邪热乘虚侵入血室,热与血结。因其主要临床表现为寒热往来,故以小柴胡汤治之。

【按】

参见第十五章《黄疸病脉证治》中"十一、少阳黄疸之小柴胡汤方证"相关内容。

(三)胸胁痞满证

【原文】

妇人中风,发热恶寒,经水适来,得七八日,热除、脉迟、身凉和,胸胁满,如结胸状,谵语者,此为热入血室也,当刺期门,随其实而取之。

【注解】

本条论述热入血室重症且表热已罢的证治。妇人患中风,发热恶寒,正逢经期,七八日后,虽热除脉迟身凉,但出现胸胁满如结胸状、谵语等症。此虽表证已罢,然邪热已乘虚侵入血室,瘀热互结,血热上扰神明则谵语,瘀阻肝脉,经脉不利,故胸胁满如结胸状。治宜取肝经之募穴期门刺之,泻其实而清其瘀热。

(四)下血谵语证

【原文】

阳明病,下血谵语者,此为热入血室,但头汗出,当刺期门,随其实而泻之。濈然汗出者愈。

【注解】

本条论述阳明病热入血室的证治。妇人患阳明病,虽不逢经期,但因阳明里热太盛,邪热亦可迫入血室,故见阳明热盛、里热熏蒸的烦躁谵语和但头汗出,又可见到迫血妄行之下血,故治疗仍以泻肝清热为主,选肝经之募穴期门刺之。

【按】

辨别热入血室,首先,以妇人经期感受外邪为前提,出现月经不调、胸胁胀满甚至神昏谵语等症。其次,妇人虽不在经期,但由于感受外邪,少阳邪热或阳明热盛,迫于血室,亦可见热入血室证。

热入血室证的治疗,应以泻热为主,同时还应根据病情辨证施治,或用汤药,或用针刺法。

三、梅核气之半夏厚朴汤方证

【原文】

妇人咽中如有炙脔,半夏厚朴汤主之。

半夏厚朴汤方:《千金》作胸满,心下坚,咽中帖帖,如有炙肉,吐之不出,吞之不下。

【注解】

本条论述气结痰凝而致咽如炙脔的证治。妇人自觉咽中如有烤肉样物梗阻,咳之不出,咽之不下,但饮食吞咽无妨碍,后世俗称"梅核气"。本病的发生,多由七情郁结、气机不畅、气郁津液结聚而成痰,痰凝气滞搏结于咽喉所致。治以开结化痰、顺气降逆,方用半夏厚朴汤。方中半夏、厚朴、生姜辛开苦降,辛以散结,苦以降逆,辅以茯苓利饮化痰,佐以苏叶芳香宣气解郁,合而用之,使气顺痰消,则咽中炙脔之感可除。

【按】

(1)梅核气的主要临床表现当为咽中如有异物梗阻不适,吐之不出,吞之不下,但无碍饮食。此病非妇人独有,亦可见于男子,其病机多因气郁痰凝所致。

(2)《医宗金鉴》云:"咽中如有炙脔,谓咽中有痰涎,如同炙肉,咯之不出,咽之不下者,即今之梅核气病也。此病得于七情郁气,凝涎而生,故用半夏、厚朴、生姜辛以散结,苦以降逆;茯苓佐半夏,以利饮行涎;紫苏芳香,以宣通郁气,俾气舒涎去,病自愈矣。此证男子亦有,不独妇人也。"

【半夏厚朴汤方证解析】

1.方剂组成

半夏一升,厚朴三两,茯苓四两,生姜五两,干苏叶二两。

2.用法

上五味,以水七升,煮取四升,分温四服,日三夜一服。

3.参考处方

半夏 20 g,厚朴 12 g,茯苓 15 g,生姜 15 g,苏叶 10 g。

4.方解

本方为小半夏加茯苓汤,更加厚朴、苏叶消胀行气之品。方中半夏、厚朴、生姜苦以降气、辛以散结,更加茯苓淡渗利湿、苏叶芳香解郁。诸药合用,用以气郁痰饮水湿结于咽喉如"炙脔",胸满,咳嗽,脘腹胀满等。

5.辨证要点

①舌淡、苔白或白腻,脉沉迟。②痰饮气结所致,咽中如有异物。③胸满、咳逆者。④脘腹胀满、嗳气呃逆。

6.临床运用

(1)咽中如有异物,吞之不下、吐之不出。

(2)胸满、咳嗽、吐白色痰者。

(3)头晕、目眩、心下悸者。

(4)咽中如有异物、咽喉堵、咳吐白痰者。

(5)脘腹痞满、呕逆、苔白者。

(6)胸满、心下痞满、嗳气呃逆、不欲饮者。

【临床案例】

患者魏某,女,56 岁,仪陇县城人,2021 年 5 月 8 日以"上腹胀满,咽喉干疼 1 年,加重 1 月"就诊。

1 年前,患者出现上腹胀气,打呃,咽喉不爽、干燥等。在我院做胃镜检查提示:慢性胃窦炎,做喉镜检查提示:慢性咽喉炎、滤泡增生。经多方治疗(中西药,不详),效不显,故来我处求治。

刻诊:上腹胀痛、打呃,咽喉不爽、疼痛,口干欲饮,小便量少。舌质淡、苔白微厚,脉沉弱。

中医辨证:太阴病。

拟半夏厚朴汤合五苓散加味:姜半夏 25 g,厚朴 15 g,茯苓 15 g,紫苏叶 15 g,生姜 15 g,桂枝 15 g,猪苓 15 g,泽泻 15 g,炒白术 15 g,春砂仁 10 g。

上方加水 8 小碗,约 1400 mL,浸泡 1 h,小火煎煮 1 h,去渣。分 3 次温服,每天 3 次,每天 1剂。共 4 剂。

5 月 12 日复诊:服上方后,上腹胀痛减轻,咽喉干疼减轻,口不干,少饮水,背心怕冷,不思饮食,乏力。舌苔淡、苔白微厚,脉沉。上方合理中汤:姜半夏 15 g,厚朴 15 g,茯苓 15 g,紫苏叶15 g,生姜 15 g,桂枝 15 g,猪苓 15 g,泽泻 15 g,炒白术 15 g,春砂仁 10 g,人参 10 g,筠姜 10 g,炙甘草 10 g,杏仁 10 g,桔梗 10 g。

煎服法同上,共 6 剂。

5 月 19 日复诊:服上方后,诸症减轻,背心仍怕冷,大便干燥,小便黄。舌质淡、苔微黄,脉沉细。上方加枳实 15 g,茵陈 15 g。

煎服法同前,共 6 剂。

5 月 28 日电话随访:服上方后,诸症消除,临床治愈。

按:半夏厚朴汤,上述主治"咽中如有炙脔",又名"梅核气",指咽中如有异物,吞之不下、吐之不出,为痰气交阻于咽喉所致。此案患者咽喉不爽、疼痛,舌质淡、苔白微厚,正是痰饮阻滞、气机不畅所致。上腹胀痛、小便不利,舌白厚、脉沉弱,亦为水气停于胃脘,气机阻滞不通所致。《伤寒论》第 156 条曰:"本以下之,故下痞,与泻心汤;痞不解,其人渴而口燥,烦,小便不利者,五苓散主之。"五苓散可用于水饮停于心下(胃脘)而致的"水痞"。故上述两方合用,化气行水、行气消痰、散寒止痛,加砂仁理气和中,与本案病机相合,故而效验。

第一次复诊:服上方后,上腹胀痛、咽喉疼痛减轻,患者又有背心怕冷、乏力、不思饮食等中焦阳气不足表现,故于原方中加温中散寒的理中汤,并加杏仁、桔梗,以宣上焦之气。

第二次复诊:患者上腹胀满、咽喉疼痛减轻,背心仍冷,又有大便干燥、小便黄等阳明里热表现,此为寒热错杂证,故于原方中加枳实、茵陈清热导滞、通利大小便。

第三次服药后电话随访:诸症消失而愈。

四、脏躁之甘麦大枣汤方证

【原文】

妇人脏躁,喜悲伤欲哭,象如神灵所作,数欠伸,甘麦大枣汤主之。

甘麦大枣汤方:甘草三两,小麦一升,大枣十枚。

上三味,以水六升,煮取三升,温分三服。亦补脾气。

【注解】

本条论述脏躁的证治。本病多由情志不舒或思虑太过,肝郁化火,心脾受损所致。郁火伤阴耗液,心脾两虚,生化无源,阴血不足,心神失养,一般表现为情志不宁,无故悲伤欲哭,情绪易于波动,频作欠伸,神疲乏力等。《医宗金鉴》谓:"脏,心脏也,心静则神藏,若为七情所伤,则心不得静,而神躁扰不宁也,故喜悲伤欲哭,是神不能主情也,象如神灵所凭,是心不能神明也,即今之失志癫狂病也。"《内经》曰:"肝苦急,急食甘以缓之。"故选甘麦大枣汤,以甘缓柔润之品治之,方用小麦养心安神,甘草、大枣甘润补中而缓急,达到补益心脾、宁心安神的目的。

【按】

(1)所谓"脏躁",即五脏因虚而躁也,此指肝阴不足、情志抑郁,故喜悲伤欲哭;心血亏虚、心神不宁而精神失守。除上述表现外,还可有心烦、失眠、神志恍惚、癫证等。本证虽多见于妇女,男子亦可见。

(2)《金匮要略释义》曰:"脏躁谓五脏之全部或一部,津液阴血不足……方中甘草养胃阴,生用能生津缓急;小麦能养肺阴,舒肝郁,又能养心阴;大枣养脾,补气补津液,诚治脏躁之良剂。"

五、表实兼饮证误下后辨治

【原文】

妇人吐涎沫，医反下之，心下即痞，当先治其吐涎沫，小青龙汤主之。涎沫止，乃治痞，泻心汤主之。

小青龙汤方：见痰饮中。

泻心汤方：见惊悸中。

【注解】

本条论述表实兼寒饮误下成痞的先后治法。此处"吐涎沫"症状为寒饮所致，如《金匮》原文"水气病脉证并治"第14篇第2条有"上焦有寒，其口多涎"的论述，治之应以辛温解表、温化寒饮的小青龙汤，而医反误用攻下法，使表邪内陷而成心下痞证。若已误下，仍有"吐涎沫"症状者，亦当先用小青龙汤辛温解表、温化寒饮，待吐涎沫止，再用泻心汤治心下痞。

【按】

(1)《金匮要略衍义》云："《伤寒论》表不解，心下有水气者，用小青龙汤解表散水也。又曰：表不解，医反下之，阳邪内陷，实则结胸，虚则心下痞。由此观之，吐涎沫者，盖由水气之为病，因反下之为痞；吐涎沫仍在，故先以小青龙汤治涎沫，然后以泻心汤除心下之热痞也。"

(2)参见第十二章《痰饮咳嗽病脉证治》中"十五、溢饮之大青龙汤及小青龙汤方证"相关内容。

(3)参见第十六章《惊悸、吐衄下血、胸满瘀血病脉证治》中"十、热盛吐衄之泻心汤方证"相关内容。

六、月经病证治

（一）阴阳俱虚挟瘀之温经汤方证

【原文】

问曰：妇人年五十所，病下利，数十日不止，暮即发热，少腹里急，腹满，手掌烦热，唇口干燥，何也？师曰：此病属带下。何以故？曾经半产，瘀血在少腹不去。何以知之？其症唇口干燥，故知之。当以温经汤主之。

【注解】

本条论述妇人阴阳俱虚挟瘀血而致崩漏的证治。妇人50岁左右，天癸竭，任脉虚，太冲脉衰少，理应绝经。"下利数十日"，指"下血"数十日不止，属崩漏。病由冲任虚寒，曾经半产，瘀阻胞宫所致。胞中寒结，瘀血不去，故腹满里急，或伴有刺痛、拒按等症；漏下不止，耗伤阴血，致虚热内生，故见入暮发热、手掌烦热；瘀血内停，新血不生，血失濡养，故唇口干燥。瘀阻不去则血不循经，下血难愈。盖血得温则通行，虚得补则气复，故治以温经散寒、养血祛瘀、滋阴清热，方用温经汤。方中吴茱萸、桂枝、生姜温经散寒，通利血脉；阿胶、当归、川芎、芍药、牡丹皮活血祛瘀、养血调经；麦冬养阴润燥而清虚热；人参、甘草、半夏补中益气，降逆和胃。诸药合之，可收止血而不留瘀，化瘀而不伤正之效。

【按】

(1)《金匮悬解》云:"下寒上热,下寒故下利里急,上热故烦热干燥,此当温肾肝两经之下寒。温经汤,归、胶、芍药养血而清风,丹、桂、芎破瘀而疏木,半夏、麦冬降逆而润燥,甘草、人参补中而培土,茱萸、生姜暖血而温经也。"以上论述可作参考。

(2)《金匮要略点睛》曰:"此方化裁治疗妇女更年期综合征疗效很好。温经汤的证机为阴阳俱虚而夹瘀,凡月经来过多、经期提前、经期后错乃至闭经、崩、漏、不孕等,属此证机者,都可以运用此方治疗。温经汤,方中吴茱萸、桂、姜温经散寒,归、芍、胶、麦冬滋阴养血,芎、芍、牡丹皮行血化瘀,参、草以气以资阴血之化源,半夏燥湿,以防湿滞而寒凝。诸药合用,共奏温经益阴行血之功。"

【温经汤方证解析】

1.方剂组成

吴茱萸三两,当归二两,川芎二两,芍药二两,人参二两,桂枝二两,阿胶二两,牡丹皮(去心)二两,生姜二两,甘草二两,半夏半升,麦冬(去心)一升。

2.用法

上十二味,以水一斗,煮取三升,分温三服。

3.参考处方

吴茱萸(沸水冲泡)15 g,当归 10 g,川芎 10 g,芍药 10 g,人参 10 g,桂枝 10 g,阿胶(烊化)10 g,牡丹皮 10 g,生姜 10 g,甘草 10 g,半夏 20 g,麦冬 20 g。

上 12 味(除阿胶外),以冷水 1200 mL,浸泡 1 h,小火煮 1 h,去渣。取汤 650 mL,再将药汤煮沸,加入阿胶,再煮 10 min,温服 200 mL,日 3 次。

4.方解

方中吴茱萸、生姜、桂枝温阳散寒,当归、芍药、阿胶滋阴养血,当归、川芎、牡丹皮活血行瘀,麦冬、牡丹皮清热养阴,人参、甘草益气建中,以资化源,半夏燥湿,以防湿而寒凝。诸药合用,共奏温阳散寒、滋阴养血、活血行瘀、清热养阴之功。

5.辨证要点

①舌淡红或淡,苔薄白,脉沉弱或细弱。②崩漏下血。③月经过多或至期不来。④少腹寒、久不受胎。⑤手足心烦热、唇干口燥。⑥腹满、少腹里急或腹部冷痛。

6.临床运用

(1)妇人月经不调,或过多,或量少,或至期不来,或者闭经,腹部软、无压痛,属阴阳俱虚者。

(2)手足心烦热、唇干口燥,脉弱无力者。

(3)更年期综合征,或便秘,或腹满,或手足心烦热,或心烦失眠,属阴阳虚挟瘀血者。

(4)不孕,属阴阳俱虚者。

(5)腹满腹痛、唇干口燥,属阴阳俱虚挟瘀证者。

(6)妇人年五十所、腹满腹痛、腹软无抵抗,头晕头痛,心烦失眠,属阴阳俱虚兼瘀血者。

(7)手掌皮肤皲裂、肌肤甲错,合薏苡附子败酱散。

(8)妇人崩、漏,或半产后下血不止,属阴阳俱虚者。

【临床案例】

患者王某,女,27 岁,仪陇县城人,2021 年 4 月 1 日以"月经期延长、淋漓不尽半年,加重 1 月"就诊。

半年前,出现月经时间延长,每次月经需 10 天左右、淋漓不尽,经量多。本次月经已 12 天,还淋漓未干净。院外中医治疗(用药不详),效不显,经人介绍来我处求治。

刻诊:面色萎黄,黑眼圈,精神差,月经淋漓不净,怕冷,乏力,短气。舌质淡、苔白微厚,脉沉细。

中医辨证:太阴少阴合病。

拟温经汤合补中益气汤合真武汤加减:吴茱萸 6 g,人参 10 g,生姜 15 g,大枣 10 g,炙甘草 10 g,桂枝 15 g,白芍 15 g,姜半夏 15 g,麦冬 15 g,全当归 15 g,川芎 6 g,干生地 20 g,阿胶(烊化)10 g,黄芪 30 g,炒白术 15 g,陈皮 15 g,升麻 6 g,柴胡 6 g,蒸附片 15 g,茯苓 15 g,伏龙肝(布包)30 g。

上方加水 8 小碗,约 1200 mL,浸泡 1 h,小火煎煮 1 h,去渣。分 3 次温服(阿胶分次烊化),每天 1 剂。共 5 剂。

4 月 9 日复诊:服上方后,月经干净,面色改善,怕冷、乏力、短气好转。舌淡、苔薄白,脉沉细。上方去真武汤,改为四逆汤:吴茱萸 6 g,人参 10 g,生姜 15 g,大枣 10 g,炙甘草 10 g,桂枝 15 g,白芍 15 g,姜半夏 15 g,麦冬 15 g,全当归 15 g,川芎 6 g,干生地 20 g,阿胶(烊化)10 g,黄芪 30 g,炒白术 15 g,陈皮 15 g,升麻 6 g,柴胡 6 g,蒸附片 15 g,干姜 10 g,伏龙肝(布包)30 g。

煎服法同前,共 5 剂。

4 月 15 日复诊:服上方后,面色转红润,眼圈黑色变浅,怕冷、乏力、短气再一步改善。效不更方,上方再服 7 剂。

4 月 30 日电话随访:本次月经 5 天即干净,其余症状消失而愈。

按:本案表现以月经期延长、淋漓不尽为主症,同时有面色痿黄、乏力、短气、脉细等表现,此为气血亏虚之征;又有精神差(神疲)、怕冷、舌淡苔白微厚、脉沉细等症,此为阳虚湿邪为患,其眼圈黑,黑主水饮。综上所述,本案病机为阳虚不足、阴寒内盛、气血亏虚、气不摄血。故以温经汤阴阳双补、温阳摄血、补血养阴、止血润燥,以补中益气汤补益中气、升阳举陷、益气固脱,以真武汤温阳散寒、化气行水。上三方合用,有温阳摄血、益气温中、补气固脱、气血双补、温阳散寒之功,加伏龙肝温阳止血,故而效验。

第一次复诊:服上方后,月经干净,面色痿黄、精神差改善,黑眼圈变淡,怕冷、乏力、短气减轻。去真武汤,改为四逆汤,以加强温中补土之功。

第二次复诊:服用上方后,面色变红润,黑眼圈变淡,精神转佳,怕冷、乏力、短气进一步改善。继守原方巩固之。

服完上方后,电话随访:诸症消失,月经正常,病告痊愈。

(二)冲任虚寒之胶姜汤方证

【原文】

妇人陷经,漏下黑不解,胶姜汤主之。臣亿等校诸本无胶姜汤方,想是前妊娠中胶艾汤。

【注解】

本条论述妇人陷经的证治。妇人漏下不止，其色黑者，为冲任虚寒、不能摄血所致，治以胶姜汤温补冲任、养血止血。

【按】

(1)《金匮要略疏义》云："此举漏下属内寒者，证治。陷经漏下，盖言经血陷下而漏泄不止也。黑不解，言内寒而色瘀也。凡血温则红活，冷则浊黑……用胶姜汤者，温中养血，而推陈致新之力自寓其中。"

(2)仲景书中胶姜汤药物组成不详，后世多数医家认为系胶艾汤加干姜，可作参考。

(三)瘀血阻络之旋覆花汤方证

【原文】

寸口脉弦而大，弦则为减，大则为芤，减则为寒，芤则为虚，寒虚相搏，此名曰革，妇人则半产漏下，旋覆花汤主之。

旋覆花汤方：旋覆花三两，葱十四茎，新绛少许。

上三味，以水三升，煮取一升，顿服之。

【注解】

本条论述半产漏下的脉象和治法。条文指出脉弦而大为革脉，此脉象揭示的病机为弦脉主阳气不足，大而芤脉主精血亏虚。由于精血亏虚，阴损及阳，妇人可见半产漏下。治疗可选用旋覆花汤。

【按】

本证为阳气不足、精血亏虚所致的半产漏下，而旋覆花汤是疏肝理血通络之剂，病与方药似不相符，故《医宗金鉴》认为本条"必有错简"。但也有医家认为，虚寒必至瘀结，故先以开结治之，如徐彬。

(四)经水不利之土瓜根散方证

【原文】

带下经水不利，少腹满痛，经一月再见者，土瓜根散主之。

土瓜根散方：阴癫肿亦主之。

土瓜根、芍药、桂枝、䗪虫各三分。

上四味，杵为散，酒服方寸匕，日三服。

【注解】

本条论述因瘀血而致月经不调的证治。妇人经行不利，或一月两潮，若伴有少腹满痛，月经量少、色暗有块，舌质紫暗，脉涩等症，为瘀血所致，治当以活血通经为主，方用土瓜根散。方中土瓜根、䗪虫祛瘀破血，桂枝、芍药调营止痛，加酒以助药势，瘀去则经水自调。

【按】

(1)《金匮要略浅述》云："本条是瘀血内阻，经水不利，一月再见，实而不虚，故宜通经行瘀。"

(2)土瓜根即王瓜根（葫芦科植物王瓜的根），目前临床很少用，常用丹参、桃仁等代之。

（五）瘀热内结之抵当汤方证

【原文】

妇人经水不利下，抵当汤主之。亦治男子膀胱满急，有瘀血者。

【注解】

本条论述经水不利属瘀结成实的治法。经水不利，即闭经，是由于瘀血阻滞、内结成实所致，欲使经行通利，必先去其瘀结，故用抵当汤攻瘀破血通经。方中以水蛭、虻虫攻其瘀，大黄、桃仁下其血，瘀结去、血脉通、经自行。

男子瘀热聚结在少腹、小腹硬满、拘按、小便自利者，亦本方主之。

【按】

本条原文简略，以方测症，其经水不利应属瘀血阻滞之重证。

【抵当汤方证解析】

1.方剂组成

水蛭（熬）、虻虫（去翅足，熬）各三十个，桃仁（去皮尖）二十个，大黄（酒洗）三两。

2.用法

上四味，以水五升，煮取三升，去滓，温服一升。不下，更服。

3.参考处方

水蛭 10 g，虻虫 10 g，桃仁 10 g，大黄 10～15 g。

上 4 味，先以冷水 800 mL，浸泡 1 h，煎煮 30 min，去渣。取汤 600 mL，温服 200 mL，大便通下则停服余药或者减量服；如大便不通，继服余药。

4.方解

水蛭、虻虫、桃仁均为强力的活血祛瘀药，加大黄泻热逐瘀，故治较顽固的瘀血与热相结，为通下逐瘀法。

5.仲景对此方证的其他论述

(1)《伤寒论》第 124 条："太阳病六七日，表证仍在，脉微而沉，反不结胸，其人发狂者；以热在下焦，少腹当硬满，小便自利者，下血乃愈。所以然者，以太阳随经，瘀热在里故也。抵当汤主之。"

注解：太阳病六七日，常为传里而发阳明病之时。但太阳病不罢者，不可下。今表证仍在，而反下之，阳气内陷，脉微而沉，理当结胸。今反不结胸，其人发狂者，以热与瘀血结在下焦之故。若小腹硬满，小便自利，其为瘀血之证，故须下血乃愈。其所以病此，由于太阳病，邪热内陷，与瘀血相结合于里所致，宜抵当汤主之。

(2)《伤寒论》第 125 条："太阳病，身黄，脉沉结，少腹硬，小便不利者，为无血也。小便自利，其人如狂者，血证谛也，抵当汤主之。"

注解：身黄，指身体俱黄的黄疸证。病在里则脉沉，血受阻则脉结。少腹硬为蓄水、蓄血的共有症状。如其小便不利者，为水病而无血也，当以茵陈蒿汤为宜；若小便自利，为血病而非水病，尤以其人如狂，更是蓄血的确证，应以抵当汤主之。

按：本条是论述瘀血性黄疸的证治，据以上所论，结脉亦有因瘀血所致者。

(3)《伤寒论》第 237 条："阳明证，其人喜忘者，必有蓄血。所以然者，本有久瘀血，故令喜忘。屎虽硬,大便反易,其色必黑者,宜抵当汤下之。"

注解:里实的阳明证,若其人喜忘者,必有蓄血。蓄血所以忘者,以本有久瘀血的关系,故令喜忘。热结于里则大便硬。血与屎结,故排出反易而其色必黑。宜以抵当汤下其瘀血。

按:其人如狂、喜忘,为瘀血的要症,即《内经》所谓"血并于下则乱而喜忘"是也。久瘀血其来也渐,故令喜忘;新瘀血其来也暴,故令如狂。但新者易攻,桃仁承气汤辈即能治之;久者难拔,势须抵当汤或丸,方可克之。忘与狂均属神经症,由是可知,诸神经症,多与瘀血为患有关,临床常用祛瘀方药而愈。由此也可知,如疯狂、癫痫喜忘等脑系病变,用祛瘀法治疗,是为有效之原因。

(4)《伤寒论》第257条:"患者无表里证,发热七八日,虽脉浮数者,可下之。假令已下,脉数不解,合热则消谷喜饥,至六七日不大便者,有瘀血,宜抵当汤。"

注解:无表里证,指无表证和半表半里证言,此和无太阳柴胡证同义。但发热七八日不已,明是里有热,虽脉浮数,当是里热外应之候,故可以随证下之。假令已下,脉浮数不解,热合于瘀血则消谷喜饥,至六七日又不大便,是里有瘀血之故,宜抵当汤下之。

按:下后脉数不解,是热有所居而不去。消谷喜饥,即嗜食证,为热合瘀血所致。至六七日复不大便,因其热合瘀血结于里,必以通下逐瘀法为治。

6.辨证要点

①舌红、苔黄或黄厚腻,脉沉结。②少腹硬满、小便利,闭经。③或喜忘、或狂躁不安、或发热者。

7.临床运用

(1)少腹满、胀痛、拒按者。

(2)黄疸、少腹硬满、小便自利者。

(3)发热、其人烦躁、消谷善饥、少腹疼痛、不大便者。

(4)狂躁、大便硬者,合柴胡加龙牡汤。

(5)健忘、心烦、口干燥或者大便秘结者,合柴胡加龙牡汤。

(6)易饥、大便硬、脉数者。

(7)闭经、烦躁、便秘结者。

(8)脑外伤,健忘、大便硬者,合柴胡加龙牡汤。

(9)闭经、腹部有瘀块、腹壁静脉怒张者。

(10)精神分裂症,狂躁,属阳证者,合柴胡加龙牡汤。

(11)脑梗塞,健忘,属阳证者,合柴胡加龙牡汤。

(12)心肌梗塞,大便硬者。

(13)冠心病,心痛彻背、背痛彻心,有瘀血征者。

(14)癫痫,有瘀血征者,合柴胡加龙牡汤。

(15)哮喘,属阳热里实夹瘀者,合麻杏石甘汤。

(16)闭经、痛经、不孕、有子宫肌瘤者,合桂枝茯苓丸。

(六)血水并结之大黄甘遂汤方证

【原文】

妇人少腹满如敦状,小便微难而不渴,生后者,此为水与血并结在血室也,大黄甘遂汤主之。

大黄甘遂汤方:大黄四两,甘遂二两,阿胶二两。

上三味,以水三升,煮取一升,顿服之,其血当下。

【注解】

本条论述妇人水血并结血室的证治。妇人少腹满,有蓄水与蓄血之别。若满而小便自利,为蓄血;满而小便不利,口渴,为蓄水。今少腹胀满,其形高起如敦状,小便微难且口不渴,又发生于产后,故本病应为水血俱结于血室,治用大黄甘遂汤破血逐水。方中大黄攻瘀,甘遂逐水,因两药性猛而峻,病又由产后所得,故佐以阿胶养血扶正,使邪去而正不伤。

【按】

(1)《类聚方广义》曰:"大黄甘遂汤与抵当汤皆主小腹满者也,而抵当汤证硬满而小便自利,此方证小腹膨满而不甚硬,小便微难,斯可以见瘀血与水血结滞之异矣。"

(2)本方与土瓜根散、抵当汤均用于治疗瘀血内阻的月经病,但同中有异,鉴别如下:

大黄甘遂汤,药物组成为大黄、甘遂、阿胶;病机为水血俱结;主症为少腹满,小便微难,口不渴;治法为破血逐水。

土瓜根散,药物组成为土瓜根、桂枝、䗪虫、芍药;病机为瘀血内阻;主症为月经不调,少腹满痛;治法为活血行瘀调经。

抵当汤,药物组成为水蛭、虻虫、大黄、桃仁;病机为瘀血结实;主症为少腹硬满结痛,闭经;治法为攻瘀破血通经。

七、带下病证治

(一)湿热带下之矾石丸方证

【原文】

妇人经水闭不利,脏坚癖不止,中有干血,下白物,矾石丸主之。

矾石丸方:矾石三分(烧),杏仁一分。

上二味,末之,炼蜜和丸枣核大,内脏中,剧者再内之。

【注解】

本条论述湿热带下的证治。妇人经闭或经行不利,以致瘀血内留于胞宫,久积而化湿热,腐败而成白带。治以清热燥湿止带,用矾石丸,纳入阴中。矾石清热燥湿、去腐杀虫,杏仁、白蜜滋润制矾石燥涩之性,以达除湿清热止带之效。

【按】

(1)本证除有湿热带下的表现外,还有经水闭不利,脏坚癖不止,中有干血等症,在使用矾石丸外治的同时,还应选用祛瘀通经之药内服。

(2)本方为带下病之外治法。若带下伴有阴中糜烂者,不宜使用。

(3)《金匮要略疏义》云:"脏字广指阴内之辞,下文内脏中语可征。"

(二)寒湿带下之蛇床子散方证

【原文】

蛇床子散方,温阴中坐药。

蛇床子散方:蛇床子仁。

上一味,末之,以白粉少许,和令相得,如枣大,绵裹内之,自然温。

【注解】

本条论述寒湿带下的证治。本条原文简略,但从本条的"温阴中"及方后注:"绵裹内之,自然温",可知本方证由寒湿凝着于下焦所致。以方测症,本病还应伴有带下清稀,少腹冷,腰酸重坠,阴痒,自觉阴中寒冷等症。治疗应以温肾暖宫、燥湿杀虫为法,故用蛇床子散治之。蛇床子性温味苦,有暖宫除湿、止痒杀虫的作用,可使寒湿去、带下除。

【按】

(1)方后注中白粉,一说为米粉,可作为外用药的赋形剂;另一说为铅粉,功用为杀虫。

(2)《类聚方广义》云:"称之'坐药'者,似禁止起行之义。"坐药,即外用蛇床子散方后,不能行走活动,以使药物停于阴中。

(3)本方与矾石丸均为张仲景首创的治疗带下病的外治方,但功能主治各异,区别如下:

矾石丸,药物组成为矾石、杏仁、白蜜;功效为清热燥湿;病机为下焦湿热;主症为带下量多,黄白相兼,质稠而臭,阴痒。

蛇床子散,药物组成为蛇床子仁、白粉;功效为苦温燥湿;病机为下焦寒湿;主症为带下清稀,少腹冷,阴痒,自觉阴中寒冷。

八、腹痛证治

(一)瘀血内阻之红蓝花酒方证

【原文】

妇人六十二种风,及腹中血气刺痛,红蓝花酒主之。

红蓝花酒方:疑非仲景方。

红蓝花一两。上一味,以酒一大升,煎减半,顿服一半,未止,再服。

【注解】

本条论述气滞血凝腹痛的治法。妇人经期或产后,风邪易乘虚侵入,与气血搏结,致使血凝气滞,腹中刺痛,治应活血行瘀,理气止痛,方用红蓝花酒。方中红蓝花辛温活血,通经祛瘀,酒性辛热能散寒行血,以助红蓝花之力,使瘀阻除、气血畅、腹痛止。

【按】

(1)本方的病机关键是血瘀,故用活血之品而不用祛风之药。后世用酒剂,泡药服,或用红花酒浸后再煎,皆从本方和《金匮》书中之酒剂发展而来。

条文中"妇人六十二种风",历代注家注释不一,今多将此看作病因。

(2)《金匮要略疏义》云:"六十二种风未详。腹中血气刺痛者,血气相搏而为痛如刺也。红蓝花酒主之者,和血行血以散刺痛也。"

(3)腹中瘀血刺痛,可随证选用桂枝茯苓丸、当归芍药散、下瘀血汤等,不可拘泥于红蓝花酒。

(二)肝脾失调之当归芍药散方证

【原文】

妇人腹中诸疾痛,当归芍药散主之。

当归芍药散方:见前妊娠中。

【注解】

本条论述妇人肝脾不调腹痛的证治。妇人腹痛,原因诸多,以方测症,当属肝脾不调所致。肝虚不疏则气滞血凝,脾虚失运则水湿内生,故临床上除腹痛外,还可见小便不利,腹微胀满,或带下清稀,或经期面浮肢肿、大便溏泻等症。治以调肝养血、健脾利湿,方用当归芍药散。

【按】

(1)临床治疗妇人腹痛,本方病机为肝脾不调、血虚血瘀兼水饮者,并非能治腹中诸疾痛。

(2)妇人腹中诸疾痛,随证可选用桂枝茯苓丸、当归芍药散、下瘀血汤、抵当汤、芎归胶艾汤、枳实芍药散、当归生姜羊肉汤、小建中汤等。

(3)参见第二十章《妇人妊娠病脉证治》中"五、妊娠腹痛之当归芍药汤方证"相关内容。

(三)脾胃虚寒之小建中汤方证

【原文】

妇人腹中痛,小建中汤主之。

小建中汤方:见前虚劳中。

【注解】

本条论述妇人虚寒腹痛的证治。此处腹痛是由于中焦脾胃虚寒,脏腑经脉失于温养所致。故其症应见腹痛喜按,神疲乏力,面色无华,纳少便溏,舌质淡红,脉沉弱等。治以温中健脾,缓急止痛,方用小建中汤。

【按】

(1)小建中汤在《金匮》原文中三见之,一是血痹虚劳病脉证并治第六篇,用以治疗阴阳两虚、脾胃阳虚之虚劳;二是黄疸病脉证并治第十五篇,用以治疗血虚萎黄;三是本篇用以治疗妇人虚寒腹痛。病虽各异,病机相同,体现了仲景异病同治的辨证施治原则。

(2)参见第六章《血痹、虚劳病脉证治》中"十四、虚劳之小建中汤方证"相关内容。

(3)本篇论述腹痛,治疗各异,鉴别如下:

红蓝花酒,药物组成为红蓝花、酒;主症为腹中刺痛;治法为活血行瘀、利气止痛。

当归芍药散,药物组成为当归、芍药、茯苓、白术、泽泻、川芎;病机为肝脾不调、血虚血瘀兼水气;主症为腹痛兼小便不利,带下清稀,面浮肢肿,大便溏泻;治法为调肝养血、健脾利湿。

小建中汤,药物组成为桂枝、甘草、大枣、芍药、生姜、饴糖;病机为中焦虚寒;主症为腹痛喜按,神疲乏力,面色无华,纳少便溏,心悸虚烦;治法为温中健脾、缓急止痛。

九、转胞之肾气丸方证

【原文】

问曰：妇人病，饮食如故，烦热不得卧，而反倚息者，何也？师曰：此名转胞，不得溺也，以胞系了戾，故致此病，但利小便则愈，宜肾气丸主之。

肾气丸方：干地黄八两，薯蓣四两，山茱萸四两，泽泻三两，茯苓三两，牡丹皮三两，桂枝、附子（炮）各一两。

上八味，末之，炼蜜和丸梧子大，酒下十五丸，加至二十五丸，日再服。

【注解】

本条论述妇人肾虚转胞的证治。妇人转胞的主症是脐下急痛，小便不通。引起本病的原因较多，此处是由肾气虚弱、膀胱气化不行所致。病在膀胱，故少腹胀满而不溺；中焦无病变，则饮食如故；水气不行，浊气上逆，故烦热不得卧而倚息。治应温振肾阳、化气行水，方用肾气丸，使肾气充、气化行、小便利。

【按】

（1）转胞一证，男女均可发生，但以妇女多见，尤其是妊娠妇女。

（2）临床上引起小便不利的原因很多，下焦肾气虚弱、膀胱气化不行，中焦脾虚下陷，上焦肺虚通调失职，妊娠胎气上迫均为病因所在，故应结合具体病症，辨证施治。

（3）参见第五章《中风、历节病脉证治》中"十八、治脚气之崔氏八味丸（八味肾气丸）方证"相关内容。

十、前阴病证治

（一）阴疮之狼牙汤方证

【原文】

少阴脉滑而数者，阴中即生疮，阴中蚀疮烂者，狼牙汤洗之。

狼牙汤方：狼牙三两。

上一味，以水四升，煮取半升，以绵缠箸如茧，浸汤沥阴中，日四遍。

【注解】

本条论述下焦湿热而阴中生疮的外治法。少阴属肾，肾主二阴。今少阴脉滑而数，为下焦湿热；湿热下注前阴，日久必致阴中痒痛糜烂，并可伴有带浊淋漓。治宜清热燥湿、杀虫止痒，方用狼牙汤煎水外洗。

【按】

狼牙汤究系何物，至今尚无定论。《金鉴》《浅注》均以狼毒代之，但狼毒有毒，临证宜慎之。

（二）阴吹之膏发煎方证

【原文】

胃气下泄，阴吹而正喧，此谷气之实也，膏发煎导之。

膏发煎方：见黄疸中。

【注解】

本条论述阴吹的证治。由于胃肠燥结,腑气不通,浊气下泄,而出现阴中出气,犹如后阴矢气之状。其症应有大便燥结,小便不利等。治以猪膏发煎润肠通便,使燥结去、腑气通,浊气归于肠道则病愈。

【按】

(1)阴吹一证可由多种病因引起,如气虚下陷、饮邪内停等,临证时应详加辨证。

(2)《金匮要略疏义》曰:"阴吹证,胃气下泄不自后窍,而前阴声响如大便矢气之状,连续不止,故曰正喧。此胃中谷气壅实不通,其气主胞门而出于阴户,当以膏发煎导之,则气转后阴。"

附:关于经方原用量与现代剂量关系

经方的剂量,千百年来一直是个谜,所以有"经方不传之谜,在于量"之说。直到1981年,马王堆文物的出土,才揭开了中医经方计量之谜。据有关文物记载,东汉出土的"大司农铜权",1斤为现代的250 g,当时为十六进制,即1斤为16两,换算东汉1两为今日15.625 g,如取其整数,1两等于当今15 g。1斛=10斗=20000 mL,1斗=10 L=2000 mL,1 L=10合=200 mL(其他药物剂量换算值附于后)。以上计量换算,上海中医药大学柯雪帆教授曾在1983年《上海中医药杂志》上发文给予肯定,后来山西著名中医李可老师在多年临床中得以验证(见《李可经方基础有效量》,孙其新编著,人民军医出版社),并取得了满意疗效。尽管如此,在中医界并未得到广泛认可。本书中作者推荐的"经方"用量,是在参考以上内容的基础上,结合个人多年的临床验证得出的,仅供读者参考。

《伤寒杂病论》中其他药物剂量换算值(供参考):梧桐子大=黄豆大,蜀椒1 L=50 g,葶苈子1 L=60 g,吴茱萸1 L=50 g,五味子1 L=50 g,半夏1 L=130 g,虻虫1 L=16 g,附子大者1枚=20~30 g、中者1枚=15 g、小者1枚=10 g,乌头小者1枚=3 g、大者1枚=5 g,杏仁大者10枚=4 g,栀子10枚平均=15 g,栝蒌大小平均1枚=46 g,枳实1枚约=14.4 g,石膏鸡蛋大1枚约=40 g,芒硝1 L=160 g左右,麦门冬1 L=125 g,粳米1 L=200 g,豆豉1 L=140 g,大枣12枚=50 g,竹叶1握=12 g,火麻仁1 L=125 g,水蛭百枚=160 g,䗪虫1 L=53 g,虻虫1 L=30 g,蛴螬1 L=92 g,赤小豆1 L=180 g,厚朴1尺=125 g。